Depressão
e Cognição

2ª edição

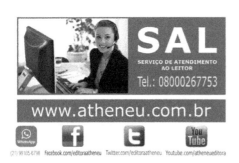

Depressão e Cognição

2ª edição

Editores
Teng Chei Tung
Ana Cristina Gargano Nakata
Cristiana Castanho de Almeida Rocca
Stella Yano

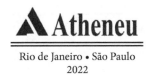

Rio de Janeiro • São Paulo
2022

EDITORA ATHENEU

São Paulo	— Rua Maria Paula, 123 – 18º andar Tel.: (11) 2858-8750 E-mail: atheneu@atheneu.com.br
Rio de Janeiro	— Rua Bambina, 74 Tel.: (21) 3094-1295 E-mail: atheneu@atheneu.com.br

PRODUÇÃO EDITORIAL: *Equipe Atheneu*
CAPA: *Equipe Atheneu*
DIAGRAMAÇÃO: *Know-How Editorial*

CIP-Brasil. Catalogação na Publicação
Sindicato Nacional dos Editores de Livros, RJ

D47

Depressão e cognição / Teng Chei Tung... [et al.]. - 2. ed. - Rio de Janeiro : Atheneu, 2022.
: il. ; 24 cm.

Inclui bibliografia e índice
ISBN 978-65-5586-596-7

1. Depressão mental. 2. Transtorno bipolar. 3. Emoções e cognição. 4. Terapia cognitiva.
I. Teng, Chei Tung, 1966-. II. Título.

22-77907

CDD: 616.8527
CDU: 616.89-008.454

Gabriela Faray Ferreira Lopes – Bibliotecária – CRB-7/6643

24/05/2022   26/05/2022

TUNG, T. C.; NAKATA, A. C. G.; ROCCA, C. C. A.; YANO, Y.

Depressão e Cognição – 2ª edição

© *Direitos reservados à EDITORA ATHENEU – Rio de Janeiro, São Paulo, 2022*

Sobre os Editores

Teng Chei Tung

Doutor em Medicina pela Faculdade de Medicina da Universidade de São Paulo (FMUSP). Coordenador do Serviço de Pronto-Atendimento e de Interconsultas do Instituto de Psiquiatria do Hospital das Clínicas da Faculdade de Medicina da Universidade de São Paulo (HCFMUSP). Médico Supervisor do HCFMUSP.

Ana Cristina Gargano Nakata

Médica pela Faculdade de Medicina da Universidade de São Paulo (FMUSP). Psiquiatra pelo Instituto de Psiquiatria do Hospital das Clínicas da Faculdade de Medicina da Universidade de São Paulo (HCFMUSP).

Cristiana Castanho de Almeida Rocca

Mestre e Doutora em Ciências pela Faculdade de Medicina da Universidade de São Paulo (FMUSP). Psicóloga Supervisora no Serviço de Psicologia e Neuropsicologia do Instituto de Psiquiatria da FMUSP. Psicóloga Colaboradora no Grupo de Pesquisa em Transtorno Bipolar (PROMAN) do Instituto de Psiquiatria (IPq) do Hospital das Clínicas (HC) da FMUSP.

Stella Yano

Mestre e Doutora pelo Instituto de Psicologia da Universidade São Paulo. Professora Titular e Supervisora Clínica da Universidade Paulista. Psicóloga Clínica e Supervisora Clínica da CLIAD (Clínica de Ansiedade e Depressão).

Sobre os Colaboradores

Alexandre Duarte Gigante

Mestre e Doutor em Ciências pelo Instituto de Psiquiatria do Hospital das Clínicas da Faculdade de Medicina da Universidade de São Paulo (IPq-HCFMUSP). Especialista em Transtornos de Humor pelo Centro de Transtornos do Humor da Universidade de British Columbia, Vancouver, Canadá. Docente de Psiquiatria da Universidade do Oeste Paulista (UNOESTE). Coordenador da Residência Médica em Psiquiatria do Hospital Regional de Presidente Prudente.

Alison Morroni

Pedagogo pela Universidade do Norte do Paraná (UNOPAR). Especialista em Psicopedagogia pela Faculdade Anhanguera, em Alfabetização e Letramento pelo Instituto Superior de Educação da América Latina (ISAL) e em Neuroeducação pela Universidade Mozarteum (FAMOSP/CEFAC). Colaboradora do Hospital Dia Infantil do Instituto de Psiquiatria do Hospital das Clínicas da Faculdade de Medicina da Universidade de São Paulo (IPq-HCFMUSP), no Grupo de Estimulação das Funções Executivas.

Antonio de Pádua Serafim

Neuropsicólogo. Doutor pela Faculdade de Medicina da Universidade de São Paulo (FMUSP). Diretor do Serviço de Psicologia e Neuropsicologia do Instituto de Psiquiatria do Hospital das Clínicas da FMUSP (IPq-HCFMUSP). Coordenador do Programa de Psiquiatria e Psicologia Forense (NUFOR) do IPq-HCFMUSP. Professor Colaborador do Departamento de Psiquiatria da FMUSP. Professor do Programa de Neurociências e Comportamento do Instituto de Psicologia da Universidade de São Paulo (IP-USP). Bolsista de Produtividade em Pesquisa do Conselho Nacional de Desenvolvimento Científico e Tecnológico (CNPq) Nível 2.

Bernardo Carramão Gomes

Psicólogo. Bacharel e Formado pela Universidade Federal do Rio de Janeiro (UFRJ). Extensão em Terapia Cognitivo-Comportamental pela UFRJ. Mestre e Doutor em Ciências pelo Instituto de Psiquiatria do Hospital das Clínicas da Faculdade de Medicina da Universidade de São Paulo (IPq-HCFMUSP). Membro do Programa de Transtorno Bipolar (PROMA) do IPq-HCFMUSP.

Daniel Martins de Barros

Psiquiatra. Doutor pela Faculdade de Medicina da Universidade de São Paulo (FMUSP). Coordenador da Seção de Psiquiatria Forense do Programa de Psiquiatria e Psicologia Forense (NUFOR) do Instituto de Psiquiatria do Hospital das Clínicas da Faculdade de Medicina da Universidade de São Paulo (IPq-HCFMUSP). Professor Colaborador do Departamento de Psiquiatria da FMUSP.

Fabrícia Quintão Loschiavo-Alvares

Terapeuta Ocupacional e Especialista em Neuropsicologia. Formada em Avaliação e Reabilitação Neuropsicológicas pelo Instituto Oliver Zangwill, Reino Unido. Ph.D. em Neurociências pela Universidade Federal de Minas Gerais (UFMG), com complemento de estágio na Universidade de Cambridge, Reino Unido. Atuação clínica em Reabilitação Neuropsicológica, com ênfase nos transtornos psiquiátricos. Sócia Fundadora e Diretora da Nexus Clínica de Neuropsicologia, em Belo Horizonte. Coordenadora do Curso de Formação Clínica em Reabilitação Neuropsicológica da Nexus Clínica. Vice-Presidente do Special Interest Group Brazil (SIG-BRA), filiado à World Federation of Neuropsychological Rehabilitation (WFNR).

Fernando Fernandes

Médico Psiquiatra e Pesquisador do Grupo de Estudos de Doenças Afetivas (GRUDA) do Instituto de Psiquiatria do Hospital das Clínicas da Faculdade de Medicina Universidade de São Paulo (IPq-HCFMUSP), onde coordena o Programa de Tratamento em Depressão. Mestre em Ciências pelo Departamento de Psiquiatria da Faculdade de Medicina da Universidade de São Paulo (FMUSP).

Flávia Bancher

Qualificada em Clínica Analítico-Comportamental pelo Centro Paradigma de Ciências do Comportamento de São Paulo. Graduada em Psicologia pela Universidade Paulista de São Paulo (UNIP-SP) e em Psicologia Experimental: Análise do Comportamento pela Pontifícia Universidade Católica de São Paulo (PUC-SP). Mestre em Comunicação e Semiótica pela PUC-SP. Psicoterapeuta para adolescentes e adultos.

Gabriel Okawa Belizário

Psicólogo formado pela Universidade da Califórnia, Santa Bárbara. Doutorando e Pesquisador do Instituto de Psiquiatria do Hospital das Clínicas da Faculdade de Medicina da Universidade de São Paulo (IPq-HCFMUSP).

Gilmara Peixoto Rister

Graduada em Medicina pela Universidade do Oeste Paulista (UNOESTE). Residência Médica em Psiquiatria pela Faculdade de Medicina de Marília (FAMEMA). Especialista em Psiquiatria pela Associação Médica Brasileira (AMB) e Associação Brasileira de Psiquiatria (ABP). Docente da Faculdade de Medicina de Presidente Prudente (UNOESTE). Mestranda em Ciências da Saúde pela UNOESTE. Preceptora da Residência Médica em Psiquiatria no Hospital Regional de Presidente Prudente. Médica Psiquiatra do Ambulatório de Psicogeriatria no Hospital Regional de Presidente Prudente. Médica Psiquiatra Coordenadora do Polo de Atenção Intensiva em Saúde Mental (PAI) no Hospital Regional de Presidente Prudente.

Sobre os Colaboradores

Isete Yoshiko Kawasoko

Terapeuta Cognitivo-Comportamental. Psicóloga formada pela Universidade Presbiteriana Mackenzie. Neuropsicóloga pelo Programa de Aprimoramento Profissional no Instituto de Psiquiatria do Hospital das Clínicas da Faculdade de Medicina da Universidade de São Paulo (IPq-HCFMUSP).

João Emílio Franccato

Especialista em Psiquiatria pela Associação Brasileira de Psiquiatria (ABP). Residência em Psiquiatria pelo Complexo Hospitalar do Juqueri, em Franco da Rocha, SP. Pós-Graduado em Terapia Sexual pela Sociedade Brasileira de Estudos em Sexualidade Humana (SBRASH). Preceptor da Residência Médica em Psiquiatria da Faculdade de Medicina São Leopoldo Mandic, em Araras, SP. Coordenador da Disciplina de Psicopatologia na Faculdade de Medicina São Leopoldo Mandic.

Karoline Modesto Alvarenga

Médica Psiquiatra. Assistente da Enfermaria Feminina do Hospital Psiquiátrico Francisca Júlia, em São José dos Campos, SP. Preceptora do Programa de Residência Médica do Centro de Valorização à Vida (CVV), em São José dos Campos, SP.

Lee Fu-I

Médica, formada pela Escola Paulista de Medicina (UNIFESP). Especialista em Psiquiatria pela Associação Brasileira de Psiquiatria (ABP). Membro de Academia Americana de Psiquiatria. Membro da Academia Americana de Psiquiatria Infantil e Adolescente. Coordenadora do Programa de Transtornos Afetivos – Infância e Adolescência do Instituto de Psiquiatria do Hospital das Clínicas da Faculdade de Medicina da Universidade de São Paulo (IPq-HCFMUSP).

Lucas Tokeshi

Graduado em Medicina pela Faculdade de Medicina da Universidade de São Paulo (FMUSP). Residência Médica em Psiquiatria pelo Instituto de Psiquiatria do Hospital das Clínicas da Faculdade de Medicina da Universidade de São Paulo (IPq-HCFMUSP). Ex-Preceptor da Graduação da FMUSP. Atualmente, é Psiquiatra do Serviço de Assistência em Saúde Mental (GRAPAL) da FMUSP e Membro da Sociedade Brasileira de Psicopatologia Fenômeno-Estrutural (SBPFE).

Miguel Angelo Boarati

Médico Psiquiatra da Infância e Adolescência. Formado pela Faculdade de Medicina de Ribeirão Preto da Universidade de São Paulo (USP). Especialização em Psiquiatria da Infância e Adolescência pelo Instituto de Psiquiatria do Hospital das Clínicas da Faculdade de Medicina da USP (IPq-HCFMUSP). Professor de Medicina da Faculdade das Américas (FAM). Supervisor de Médicos Residentes em Psiquiatria Geral e Psiquiatria da Infância e Adolescência (2006-2016). Colaborador do Programa de Transtornos Afetivos da Infância e Adolescência (PRATA) e do Programa Teórico de Residência Médica, ambos do IPq-HCFMUSP.

Depressão e Cognição

Odeilton Tadeu Soares

Mestre em Ciências pela Faculdade de Medicina da Universidade de São Paulo (FMUSP). Coordenador da Unidade de Ansiedade e Depressão do Instituto de Psiquiatria do Hospital das Clínicas da Faculdade de Medicina da USP (IPq-HCFMUSP). Coordenador da Residência em Psiquiatria do Centro de Valorização à Vida Francisca Júlia (CVV-FJ), em São José dos Campos, SP. Diretor Clínico do Hospital Psiquiátrico do CVV-FJ.

Telma Pantano

Fonoaudióloga e Psicopedagoga do Serviço de Psiquiatria Infantil do Hospital das Clínicas da Faculdade de Medicina da Universidade de São Paulo (HCFMUSP). Coordenadora da Equipe Multidisciplinar do Hospital Dia Infantil do Instituto de Psiquiatria da FMUSP. Professora Colaboradora da FMUSP. Especialista em Linguagem, Mestre e Doutora em Ciências pela FMUSP. Master em Neurociências pela Universidade de Barcelona, Espanha. Pós-Doutora em Psiquiatria pela FMUSP.

Valdeli Vieira

Psicóloga, Neuropsicóloga e Psicanalista. Mestre em Ciências pela Universidade Federal de São Paulo (UNIFESP). Psicóloga Colaboradora do Hospital Dia Infantil do Instituto de Psiquiatria do Hospital das Clínicas da Faculdade de Medicina da Universidade de São Paulo (IPq-HCFMUSP). Autora de artigos e capítulos de livros na área da saúde mental.

Ynajare Cristina Duarte da Silva

Psicóloga, Neuropsicóloga pelo Instituto de Psiquiatria do Hospital das Clínicas da Faculdade de Medicina da Universidade de São Paulo (IPq-HCFMUSP). Especializanda em Avaliação Neuropsicológica em Lesão Encefálica Adquirida pelo Centro Paulista de Neuropsicologia da Universidade Federal de São Paulo (UNIFESP).

Agradecimentos

Aos nossos pacientes que nos motivam a estudar
e produzir conhecimento.

Aos nossos professores, orientadores, colegas
e todos os profissionais inspiradores.

Aos demais profissionais que contribuem incansavelmente
para a promoção da saúde mental.

E, finalmente, aos colegas e amigos que participaram,
direta ou indiretamente, na confecção deste livro.

A todos vocês, nossa eterna gratidão!

Dedicatórias

Dedico este livro à minha esposa, Tania, aos meus filhos, Tatiana e Andre, e aos meus pais, com muito amor e carinho.
Teng Chei Tung

Para Mateus, João, Horácio e Lucila, meus apoiadores mais próximos.
Ana Cristina Gargano Nakata

Àqueles que me inspiram, meu marido, Marcus Eduardo Rocca, meus sobrinhos, Pedro, César e Cecília, minha família e amigos.
Cristiana Castanho de Almeida Rocca

Dedico este livro àqueles que me inspiram, meus filhos.
Stella Yano

Apresentação

Já se passou mais de uma década desde o lançamento da primeira edição deste livro, e uma atualização se fazia extremamente necessária, uma vez que os estudos e o conhecimento sobre o assunto cresceram de maneira exponencial. Assim, o livro foi totalmente remodelado, a fim de incluir diversos aspectos específicos da relação entre transtorno afetivo bipolar e cognição, tornar o seu conteúdo mais amplo e englobar os transtornos de humor de modo geral.

Houve cuidado em separar capítulos com descrições clínicas gerais, para permitir que profissionais que não estejam familiarizados com esses temas tenham melhor compreensão e possam avançar sobre a complexa problemática da associação transtornos de humor e cognição, estando mais preparados e com mais capacidade para absorver os conhecimentos apresentados e refletir sobre eles.

A estrutura do livro também foi alterada, sendo dividida em quatro seções.

A primeira Seção apresenta os aspectos clínicos dos transtornos de humor.

A segunda aborda as propostas terapêuticas tanto do ponto de vista psiquiátrico como do cognitivo-comportamental e do neuropsicológico. Um ponto interessante é o capítulo sobre os efeitos dos psicofármacos na cognição, o qual foi atualizado.

Já na terceira Seção, incluí outro tópico muito importante: a abordagem dos aspectos cognitivos nos transtornos de humor na infância e adolescência, com abordagens psiquiátricas, cognitivo-comportamentais e psicopedagógicas.

Por fim, a quarta Seção abarca temas bem específicos e não menos relevantes. Um de seus capítulos foi dedicado aos aspectos forenses dos transtornos de humor, no qual necessariamente se discute o impacto das consequências dos transtornos de humor nas questões jurídicas e legais, que invariavelmente estarão relacionadas com sintomas da esfera cognitiva desses transtornos. Já o capítulo "Transtornos do humor, envelhecimento e doenças neurodegenerativas" discorre sobre um tema que gera muita controvérsia e preocupação, que é a relação entre os transtornos de humor e as doenças neurodegenerativas e o seu reflexo no processo natural e patológico do envelhecimento.

A questão da cognição nos transtornos de humor, apesar de ser cada vez mais importante e mais profundamente estudada, ainda carece de publicações que organizem e apresentem de forma pragmática os conhecimentos sobre o assunto para os profissionais da área de saúde mental. Esse é o desafio que esta edição se propôs

Depressão e Cognição

a enfrentar, de tal forma que o leitor que não domine os conceitos e conhecimentos relacionados aos transtornos de humor e aos aspectos neuropsicológicos e cognitivo--comportamentais das alterações cognitivas possa acompanhar e evoluir na aquisição desse conhecimento complexo e altamente relevante. É um enorme desafio, uma vez que a literatura é esparsa e muito pouco inter-relacionada, e o resultado do enorme esforço dos autores dos capítulos para alcançar esses objetivos certamente será devidamente apreciada e valorizada pelo leitor.

Teng Chei Tung e Editores

Prefácio

O tempo costuma ser impiedoso com algumas teorias (supostamente) bem estabelecidas na Medicina. Hoje, sabemos que a ingestão do colesterol em si (presente na gema de ovo) tem pouco efeito nos níveis de colesterol sanguíneo, que dependem muito mais de outros produtos presentes na dieta (gorduras saturadas e trans) e da vulnerabilidade genética.

Na Psiquiatria, a validade das ideias de Emil Kraepelin (1856-1926) parece seguir em sentido contrário. O seu modelo médico de observação clínica cuidadosa e seguimento longitudinal dos pacientes foi sendo cada vez mais aceito (com maior ou menor oposição teórica), e hoje as suas concepções nosológicas estão presentes nos modernos manuais diagnósticos (como o DSM-5 e a CID-11).

A dicotomia kraepeliniana, fundamentada na perda cognitiva e afetiva longitudinal da "demência precoce", em oposição à "psicose maníaco-depressiva (PMD)", não isentava a PMD (hoje transtornos do humor, ou transtornos afetivos) da possibilidade de prejuízos persistentes. A ciclicidade, a alternância, entre estados de humor, com ou sem recuperação completa entre as fases, era o marcador longitudinal da PMD, mas a presença de resíduos afetivos e cognitivos nunca foi negada. Com a colaboração de Weygandt, Kraepelin reconheceu três domínios sintomatológicos básicos (chamados de: atividade; pensamento ou cognição; e humor), os quais se combinam de forma não unidirecional nos diversos estados (fases) da doença maníaco-depressiva, explicando os estados mistos (hoje amplamente aceitos) e as alterações cognitivas como integrantes das fases da PMD. Assim, acertadamente, sintomas residuais e eventuais prejuízos conativos e cognitivos (tanto durante quanto após a remissão dos episódios) estavam presentes nas descrições clínicas de Kraepelin. Outro grande acerto foi a manutenção de certos tipos das chamadas "melancolias involutivas" junto à PMD, reforçando a importância do prejuízo cognitivo em algumas formas de depressão. Novamente, Kraepelin foi preciso ao separar muitos outros quadros clínicos (antes agrupados junto às melancolias involutivas) da doença maníaco-depressiva, pois estes, com a futura descrição anatomopatológica das demências senis e pré-senis (Alzheimer, Pick, Wernicke), se revelariam, primariamente, neurodegenerativos.

O estudo das disfunções cognitivas nos transtornos do humor (sobretudo no transtorno afetivo bipolar) apresentou crescimento exponencial nos últimos 30 anos. O prejuízo cognitivo tem sido descrito em todos os episódios da doença, inclusive durante o período assintomático, evidenciando serem inerentes aos transtornos, podendo variar em termos qualitativos e quantitativos, dependendo da fase. O prejuízo

Depressão e Cognição

cognitivo persistente está associado a um comprometimento funcional significativo, com reflexos na recuperação plena do paciente, mesmo após a remissão do episódio agudo. A atrofia de determinadas áreas cerebrais na depressão crônica e a depressão como antecedente de doenças neurodegenerativas também são hoje de amplo conhecimento.

Nesse contexto, a publicação da obra *Depressão e Cognição* é muito oportuna. Especialistas na área descrevem os aspectos clínicos das alterações cognitivas presentes nos transtornos do humor e a sua caracterização (pois nem todas as habilidades cognitivas estão igualmente comprometidas), assim como o seu eventual agravamento quando da cronicidade dos transtornos.

Descrições clínicas precisas e caracterização dos episódios dentro dos critérios diagnósticos vigentes estão presentes na primeira Seção do livro. Na melhor tradição kraepeliniana, a caracterização das fases (corte transversal) e da evolução do transtorno (observação longitudinal) permite que o leitor se familiarize com o objeto de estudo (os transtornos do humor) para, logo em seguida, entrar em contato com a avaliação cognitiva propriamente dita (avaliação neuropsicológica), os seus instrumentos e as principais alterações encontradas (ao longo da vida, sejam dependentes de estado, um marcador de traço, ou de eventual sintomatologia residual).

Uma vez bem caracterizadas, as alterações cognitivas passam a ter uma abordagem terapêutica na segunda Seção da obra, na qual o tratamento médico dos quadros de difícil manejo e os eventuais efeitos colaterais dos tratamentos biológicos na cognição são apresentados; abordagem psicológica, notadamente cognitivo-comportamental dos transtornos do humor, psicoeducação, assim como a reabilitação cognitiva estão descritas nessa Seção.

Na terceira Seção, temos a abordagem dos transtornos do humor na infância e na adolescência, uma janela de oportunidade para a sua detecção e tratamento precoce (biológico e psicoterápico), respeitando as peculiaridades dessas etapas da vida e prevenindo possíveis sequelas neurocognitivas no futuro. Por fim, outros aspectos importantes, inclusive médico-legais, estão contemplados na quarta e última Seção do livro.

Temos em mãos uma revisão atualizada das melhores evidências sobre o tema. Pela amplitude da abordagem, *Depressão e Cognição* se torna importante facilitador para estudos e novas pesquisas na área, reunindo material de qualidade que antes demandaria detalhada pesquisa bibliográfica; aqui está uma futura obra de referência, na qual o interessado pode encontrar informações válidas, de maneira sucinta e precisa, sobre os aspectos cognitivos dos transtornos do humor.

Boa leitura!

Frederico Navas Demetrio
M.D., Ph.D. Coordenador do Ambulatório Didático do Grupo
de Estudos de Doenças Afetivas (GRUDA) do Instituto de Psiquiatria
do Hospital das Clínicas da Faculdade de Medicina da Universidade
de São Paulo (IPq-HCFMUSP). Supervisor da Enfermaria de
Ansiedade e Depressão (EAND) do IPq-HCFMUSP.

Leitura complementar sugerida

1. Berrios GE, Hauser R. O desenvolvimento inicial das ideias de Kraepelin sobre classificação: uma história conceitual. Rev Latinoam Psicopat Fund. 2013 Mar;16(1):126-46.

2. Del Porto JA. Evolução do conceito e controvérsias atuais sobre o transtorno bipolar do humor. Rev Bras Psiquiatr. 2004;26(Supl III):3-6.

3. Malhi GS, Bell E, Bassett D, Boyce P, Bryant R, Hazell P et al. The 2020 Royal Australian and New Zealand College of Psychiatrists clinical practice guidelines for mood disorders. Aust N Z J Psychiatry. 2021 Jan;55(1):7-117.

Sumário

Seção I
Aspectos clínicos dos transtornos de humor e cognição

1. Cognição e Depressão – conceitos fundamentais, *3*

   Cristiana Castanho de Almeida Rocca ■ *Stella Yano* ■ *Ana Cristina Gargano Nakata* ■ *Teng Chei Tung*

2. Aspectos Clínicos do Transtorno Afetivo Bipolar, *19*

   Karoline Modesto Alvarenga ■ *Odeilton Tadeu Soares*

3. Epidemiologia e Fisiopatologia da Depressão – foco na cognição, *37*

   Fernando Fernandes ■ *Teng Chei Tung*

4. Epidemiologia e Fisiopatologia do Transtorno Afetivo Bipolar, *55*

   João Emílio Franccato ■ *Teng Chei Tung*

5. Neuropsicologia da Depressão, *69*

   Ynajare Cristina Duarte da Silva ■ *Cristiana Castanho de Almeida Rocca*

Seção II
Tratamento clínico e dos aspectos cognitivos dos transtornos de humor

6. Tratamento Farmacológico da Depressão e Cognição, *87*

   Teng Chei Tung

7. Abordagem Farmacológica do Transtorno Depressivo Maior Refratário ao Tratamento, *105*

   Teng Chei Tung ■ *Lucas Tokeshi*

8. Tratamento em Terapias Analítico-Comportamental e Cognitivo-Comportamental, *113*

   Stella Yano ■ *Flávia Bancher*

9. Reabilitação Neuropsicológica na Depressão, *129*

   Fabrícia Quintão Loschiavo-Alvares

10. Tratamento Farmacológico do Transtorno Afetivo Bipolar e a Cognição, *145*

    Alexandre Duarte Gigante ■ *Gilmara Peixoto Rister* ■ *Teng Chei Tung*

Depressão e Cognição

11. Terapia Cognitivo-Comportamental para Tratamento do Transtorno Afetivo Bipolar, *163*

Stella Yano

12. Uso da Terapia Cognitivo-Comportamental nas Intervenções Neuropsicológicas nos Transtornos do Humor, *171*

Bernardo Carramão Gomes ▪ Gabriel Okawa Belizário ▪ Cristiana Castanho de Almeida Rocca

13. Alterações Cognitivas Associadas aos Psicofármacos, *193*

Isete Yoshiko Kawasoko ▪ Teng Chei Tung

Seção III
Transtornos de humor na infância e adolescência e cognição

14. Aspectos Clínicos e Diagnósticos, *207*

Miguel Angelo Boarati ▪ Telma Pantano ▪ Valdeli Vieira

15. Tratamento Farmacológico em Crianças e Adolescentes com Transtornos do Humor, *223*

Miguel Angelo Boarati ▪ Lee Fu-I

16. Terapia Cognitivo-Comportamental para Tratamento da Depressão e Bipolaridade em Crianças e Adolescentes, *239*

Stella Yano ▪ Flávia Bancher

17. Psicopedagogia, *255*

Telma Pantano ▪ Alison Morroni

18. Reabilitação Neuropsicológica para Crianças e Adolescentes com Transtornos do Humor, *267*

Cristiana Castanho de Almeida Rocca ▪ Telma Pantano

Seção IV
Outros aspectos dos transtornos de humor e cognição

19. Aspectos Forenses nos Transtornos do Humor, *285*

Antonio de Pádua Serafim ▪ Daniel Martins de Barros

20. Transtornos do Humor, Envelhecimento e Doenças Neurodegenerativas, *299*

Gilmara Peixoto Rister ▪ Alexandre Duarte Gigante

Índice Remissivo, *319*

Seção I

Aspectos clínicos dos transtornos de humor e cognição

1

Cognição e Depressão
Conceitos fundamentais

Cristiana Castanho de Almeida Rocca
Stella Yano
Ana Cristina Gargano Nakata
Teng Chei Tung

Introdução

É cada vez mais frequente observarmos pessoas que apresentam transtornos psiquiátricos com queixas de dificuldades cognitivas em determinado nível. Essas dificuldades parecem ser um fator crucial, que afeta várias habilidades, gerando consequências aversivas e limitantes em suas vidas.

O termo "cognição" é derivado da palavra latina "*cognitione*", que significa a aquisição de conhecimento, o saber, que ocorre por meio de vários processos cognitivos, como a percepção, a atenção, a memória, o raciocínio, o pensamento e a linguagem.

Na depressão, muitas disfunções cognitivas estão presentes; e costumam ser detectadas por avaliação psiquiátrica ou avaliação neuropsicológica.

Quadro clínico e diagnóstico da depressão

Em psiquiatria, as principais classificações diagnósticas são: o Código Internacional de Doenças 10ª Versão (CID-10 – OMS, 2003); e o Manual Diagnóstico e Estatístico das Doenças Mentais 5ª Versão (Diagnostic and Statistical Manual of Mental Disorders – DSM-5), da Associação Psiquiátrica Americana (APA, 2013). Esses sistemas diagnósticos definem dois tipos de conceito descritivo: os episódios e os transtornos. Os episódios afetivos são conjuntos de sintomas que ocorrem em determinado intervalo de tempo. Já os transtornos afetivos são o conjunto de episódios

Seção I – *Aspectos clínicos dos transtornos de humor e cognição*

que caracterizam um padrão mórbido específico, representando o que mais se aproxima do conceito de doença afetiva (Teng, 2007). Os episódios e os transtornos afetivos estão listados no Quadro 1.1.

Quadro 1.1	
Episódios e transtornos afetivos, de acordo com a terminologia do CID-10.	
Episódios afetivos	F32 – Episódio depressivo F30.0 – Episódio hipomaníaco F30.1 e F30.2 – Episódio maníaco F31.6 – Episódio de estado misto
Transtornos afetivos	F33 – Transtorno depressivo recorrente F31 – Transtorno afetivo bipolar F34.0 – Ciclotimia F34.1 – Distimia

Fonte: Desenvolvido pela autoria do capítulo.

A definição de um episódio depressivo exige pelo menos quatro sintomas depressivos, em período não inferior a 2 semanas, sendo obrigatório ter pelo menos 2 dos sintomas típicos, que correspondem ao humor depressivo, à anedonia e à fatigabilidade. Os sintomas devem persistir na maior parte do dia, quase todos os dias, por pelo menos 2 semanas consecutivas. O episódio deve ser acompanhado por sofrimento ou prejuízo clinicamente significativo no funcionamento social, profissional ou em outras áreas importantes da vida do indivíduo.

O humor deprimido é caracterizado pela predominância do sentimento de tristeza, mesmo sem fatores desencadeantes ou motivos aparentes, sendo acompanhado de ideias pessimistas, sentimento de culpa e baixa autoestima. Também pode haver angústia e ansiedade associadas.

A anedonia se caracteriza pelo prejuízo da capacidade de sentir prazer, ou seja, atividades de lazer são esquecidas ou evitadas e hábitos de autocuidado podem estar negligenciados.

A psicomotricidade está diminuída, ou seja, o indivíduo se mostra lentificado, na fala e na movimentação corpórea, e se apresenta apático, desanimado e sem energia. O paciente deprimido costuma manter a crítica sobre seu estado mórbido, mas distorce a realidade para o lado negativo.

O sentimento de desvalia ou culpa associado a um episódio depressivo pode incluir ruminações sobre fracassos do passado, preocupações, avaliações negativas e irrealistas do próprio valor. Há sobrevalorização de eventos triviais do cotidiano como evidências de defeitos pessoais, com exagerado senso de responsabilidade pelas adversidades, podendo assumir proporções delirantes.

Frequentemente, há prejuízo na capacidade de concentração, atenção e tomada de decisões, com queixas de dificuldades de memória e pensamento. Pode haver queda súbita do rendimento escolar em crianças ou do rendimento profissional em adultos. Em idosos, as dificuldades de memória podem ser a queixa principal e ser confundidas com os sinais iniciais de demência (pseudodemência).

Pensamentos sobre morte, ideação suicida ou tentativas de suicídio são comuns, podendo se apresentar como um desejo vago de não estar vivo, como pensamentos transitórios ou recorrentes sobre cometer suicídio, ou até mesmo como planos estruturados para se matar.

A depressão também pode se apresentar de maneira atípica, com aumento de apetite e sono, agitação psicomotora e agressividade associadas ao humor depressivo, e nesses casos é importante realizar o diagnóstico diferencial de outros transtornos mentais. Casos graves têm manifestação psicótica, com prejuízo da crítica e alterações psicomotoras catatônicas em casos raros.

Os principais sintomas que definem o episódio depressivo estão listados no Quadro 1.2.

Quadro 1.2		
Critérios diagnósticos de episódio depressivo – CID-10 *versus* depressão maior (DSM-5).		
	Episódio depressivo (CID-10)	Depressão maior (DSM-5)
Sintomas típicos	1. Humor depressivo 2. Anedonia 3. Fatigabilidade	1. Humor depressivo 2. Anedonia
Outros sintomas comuns	4. Concentração e atenção reduzidas 5. Autoestima e autoconfiança reduzidos 6. Ideias de culpa e inutilidade 7. Visões desoladas e pessimistas do futuro 8. Ideias ou atos autolesivos ou suicídio 9. Sono perturbado 10. Apetite diminuído	3. Concentração e atenção reduzidas 4. Insônia ou hipersonia 5. Perda ou ganho significativo de peso 6. Psicomotricidade alterada (agitação ou lentificação) 7. Fadiga ou perda de energia 8. Sentimentos de inutilidade ou culpa excessivos 9. Pensamentos de morte e suicídio

Fonte: Desenvolvido pela autoria do capítulo.

Vale notar que, na prática, aproximadamente metade dos sintomas que definem o episódio depressivo do CID-10 ou a depressão maior no DSM-5 corresponde a sintomas cognitivos (anedonia, concentração, autoestima, culpa, pessimismo e suicídio).

Na versão mais atual do DSM-5, foi descrito um especificador "com caraterísticas mistas", definido como a coexistência dentro de um episódio depressivo maior de pelo menos três sintomas maníacos (o que é insuficiente para satisfazer os critérios de episódio maníaco), substituindo o episódio misto. A presença de características mistas em um episódio depressivo maior aumenta a probabilidade da evolução para transtorno afetivo bipolar.

Além disso, a ocorrência de sintomas depressivos após luto de ente querido por até 2 meses era um critério de exclusão para o diagnóstico de episódio depressivo no DSM-IV-TR. Isso não ocorre mais no DSM-5, ou seja, no luto, se os critérios são preenchidos, deve-se fazer o diagnóstico de episódio depressivo maior concomitante ao luto.

Os especificadores dos episódios depressivos estão descritos no Quadro 1.3 e a intensidade dos sintomas no Quadro 1.4.

Seção I – *Aspectos clínicos dos transtornos de humor e cognição*

Quadro 1.3
Especificadores para transtornos depressivos.

Com sintomas ansiosos	**Critério de episódio depressivo + pelo menos 2 sintomas dos seguintes:** 1. Ansiedade ou tensão 2. Inquietação 3. Dificuldade de concentração decorrente de preocupações 4. Temor de que algo terrível aconteça 5. Sentimento de perda de controle sobre si
Com características mistas	**Critério de episódio depressivo + pelo menos 3 sintomas dos seguintes:** 1. Humor elevado 2. Grandiosidade 3. Eloquência ou pressão de discurso 4. Fuga de ideias ou pensamentos acelerados 5. Aumento de energia 6. Envolvimento em atividades de risco 7. Diminuição de necessidade de sono
Com características melancólicas	**Critério de episódio depressivo + pelo menos 1 sintoma dos seguintes:** 1. Anedonia quase total 2. Falta de reatividade a estímulos positivos **Além de 3 sintomas dos seguintes:** 1. Insônia terminal (pelo menos 2 horas antes do normal) 2. Piora matinal 3. Retardo psicomotor 4. Perda do apetite com perda de 5% de peso ou mais 5. Perda marcante da libido
Com características atípicas	**Reatividade do humor e pelo menos 2 sintomas dos seguintes:** 1. Aumento do peso e/ou apetite 2. Hipersonia 3. Peso no corpo ("paralisia de chumbo") 4. Sensibilidade à rejeição (não limitada à fase depressiva)
Com características psicóticas	Presença de alucinações (geralmente auditivas) e/ou delírios (crenças irredutíveis não compartilhadas culturalmente)
Com catatonia	Características catatônicas
Com padrão sazonal	Início dos episódios deve ter relação temporal com período específico do ano, com remissão plena interepisódica, e nos últimos 2 anos pelo menos 2 episódios sazonais e nenhum não sazonal
Com início no periparto	Episódio depressivo que se inicia durante a gravidez ou nas primeiras 4 semanas após o parto

Fonte: Desenvolvido pela autoria do capítulo.

Quadro 1.4
Classificação dos episódios depressivos.

F32.0 – Episódio depressivo leve	Sem incapacitação total
F32.1 – Episódio depressivo moderado	Dificuldade considerável em manter atividades sociais, laborativas e domésticas
F32.2 – Episódio depressivo grave	Incapacitação grave ou risco de suicídio

Fonte: Desenvolvido pela autoria do capítulo.

Os transtornos afetivos descritos no CID-10 são o transtorno depressivo recorrente, o transtorno afetivo bipolar, a ciclotimia e a distimia. Os critérios diagnósticos estão listados no Quadro 1.5.

Quadro 1.5	
Critérios diagnósticos dos transtornos afetivos pelo CID-10 (resumidos).	
Transtornos	Critérios
Transtorno depressivo recorrente (TDR) F33.0 a F33.9	• Pelo menos 2 episódios depressivos (nenhum episódio afetivo de outra natureza) • Pelo menos 2 episódios são separados, por vários meses, sem perturbação significativa do humor
Transtorno afetivo bipolar (TAB) F31.0 a F31-9	• Pelo menos 2 episódios afetivos, sendo que pelo menos um deles não é depressivo (hipomaníaco, maníaco ou misto)
Ciclotimia (F34.0)	• Instabilidade persistente do humor, numerosos períodos depressivos e elações leves • Não preenche critérios para qualquer tipo de episódio • Não preenche critério para TDR ou TAB • Tempo mínimo (sugerido no DSM-IV): 2 anos
Distimia (F34.1)	• Sintomas depressivos a maior parte do tempo • Não preenche critérios para TDR a maior parte do tempo (pode preencher critério para TDR no começo ou eventualmente no decorrer da vida) • Começa usualmente no início da idade adulta • Dura vários anos (mínimo de 2 anos pelo DSM-IV)

Fonte: Desenvolvido pela autoria do capítulo.

Esses diagnósticos descrevem quadros crônicos recorrentes (caso do transtorno depressivo recorrente e do transtorno afetivo bipolar) e quadros crônicos persistentes, correspondendo à ciclotimia e à distimia. A evolução e as estratégias terapêuticas na ciclotimia se assemelham às do transtorno afetivo bipolar (TAB), e o mesmo ocorre na distimia em relação ao transtorno depressivo recorrente (TDR), independentemente da aparente menor gravidade dos transtornos crônicos persistentes, pois as consequências clínicas e psicossociais são semelhantes, havendo pior qualidade de vida, maiores problemas de saúde e risco de suicídio presente.

Uma proposta de algoritmo para orientar as etapas de avaliação diagnóstica diante de um paciente com queixas depressivas está apresentada na Figura 1.1. Como princípio geral, é necessário avaliar a história de sintomas de hipomania ou mania no passado, além de se avaliar doenças clínicas, concomitantes ou anteriores à instalação dos sintomas depressivos, que possam ter algum papel relevante na origem ou no desenvolvimento desses sintomas.

Outra questão atual é a redefinição do transtorno afetivo bipolar, com as amplas evidências científicas de que a definição do diagnóstico de hipomania deve ser reavaliada, o que implica na inclusão de grande contingente de pacientes que antes eram diagnosticados como com depressão maior unipolar no diagnóstico de transtorno afetivo bipolar (Teng, 2007; Angst et al., 2003; Moreno e Andrade, 2005). Esse contingente

Seção I – *Aspectos clínicos dos transtornos de humor e cognição*

de pacientes depressivos com características bipolares está sujeito à exposição precoce e inadequada de tratamento com antidepressivos, que podem piorar a evolução e criar resistência ao tratamento habitual (Sharma et al., 2005).

Figura 1.1

Algoritmo para o diagnóstico dos transtornos afetivos.

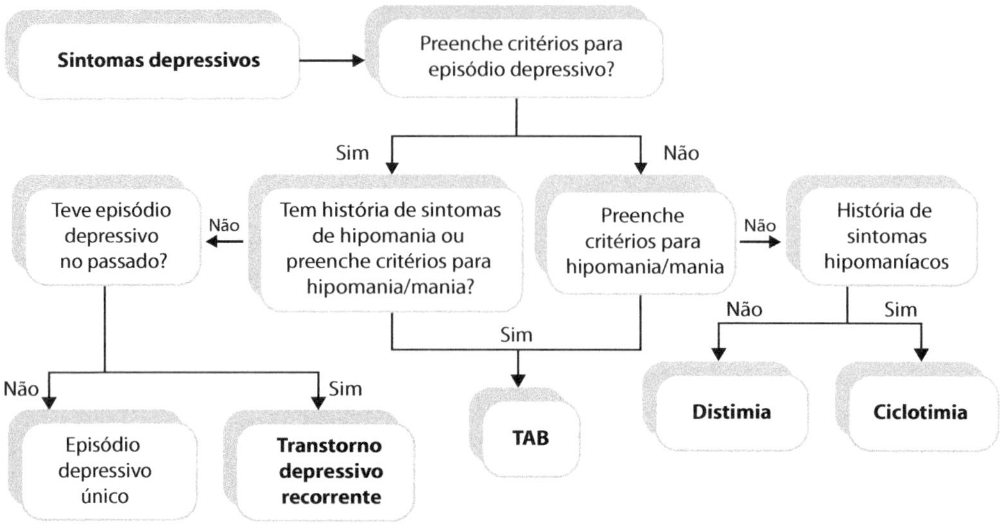

Fonte: Adaptada de Teng, 2007.

Fatores etiológicos e prognósticos da depressão

A depressão é um transtorno com etiologia multifatorial, que envolve fatores biológicos, ambientais e psicológicos que se somam para indicar risco de desenvolver depressão.

A depressão está correlacionada a alterações neuroanatômicas, neuroendócrinas e neurofisiológicas, porém nenhum teste laboratorial produziu resultados de sensibilidade e especificidade suficientes para serem usados como ferramenta diagnóstica para esse transtorno. Estudos sugerem que a depressão é acompanhada por modificações nos neurotransmissores cerebrais, incluindo serotonina, norepinefrina e dopamina. Até pouco tempo atrás, a hiperatividade do eixo hipotalâmico-hipofisário-suprarrenal era a anormalidade mais amplamente investigada na associação com episódios depressivos maiores e parece estar associada a melancolia, características psicóticas e riscos para suicídio subsequente. Estudos moleculares também implicaram fatores periféricos, incluindo variantes genéticas em fatores neurotróficos e citocinas pró-inflamatórias (Pan et al., 2017). Além disso, estudos de imagem de ressonância magnética funcional fornecem evidências de anormalidades em sistemas neurais específicos envolvidos no processamento das emoções, na busca por recompensa e na regulação emocional em adultos com depressão maior (Baldwin, 2007; Lex et al., 2017; Won e Kim, 2016; Lupien et al., 2009; Berton e Nestler, 2006).

Entre os fatores de risco e prognóstico da depressão, há fatores temperamentais, ambientais, genéticos e fisiológicos. A afetividade negativa (neuroticismo) é um fator de risco temperamental e genético bem estabelecido para o início do transtorno depressivo maior, e altos níveis parecem aumentar a probabilidade de os indivíduos desenvolverem episódios depressivos em resposta a eventos estressantes na vida. Experiências adversas na infância constituem um fator ambiental que aumenta a predisposição de desenvolver depressão ao longo da vida, e eventos estressantes no decorrer da vida são gatilhos de episódios depressivos. A história familiar tem impacto relevante na predisposição para a depressão; familiares de primeiro grau de indivíduos com depressão têm risco de 2 a 4 vezes maior de desenvolver a doença do que a população em geral, especialmente para as formas de início precoce e recorrente. A herdabilidade é de aproximadamente 40%, e o traço de personalidade neuroticismo representa uma parte substancial dessa propensão genética.

Entre os fatores modificadores do curso da depressão, todos os transtornos mentais não relacionados ao humor aumentam o risco de um indivíduo desenvolver depressão. Além disso, os episódios depressivos que apresentam comorbidade com outro transtorno mental seguem evolução mais refratária. Os transtornos mentais associados mais comuns são uso de substâncias, ansiedade e transtorno da personalidade Borderline; e frequentemente se confundem com os sintomas depressivos. Entretanto, a melhora clínica persistente da depressão depende diretamente do tratamento adequado dos transtornos subjacentes. Condições médicas crônicas ou incapacitantes, como diabetes e doenças cardiovasculares, também aumentam os riscos de episódios depressivos, que têm correlação de cronicidade e piora de sintomas entre si (Jiang et al., 2011; Rahman et al., 2013).

Importância da depressão

A prevalência de 12 meses do transtorno depressivo maior nos Estados Unidos é de aproximadamente 7%, com acentuadas diferenças por faixa etária, sendo que a prevalência em indivíduos de 18 a 29 anos é 3 vezes maior do que a prevalência em indivíduos acima dos 60 anos. Pessoas do sexo feminino experimentam índices 1,5 a 3 vezes mais altos do que as do masculino, começando no início da adolescência. Embora o achado mais reproduzível na epidemiologia do transtorno depressivo maior tenha sido prevalência maior no sexo feminino, não existem diferenças claras entre os gêneros em sintomas, curso, resposta ao tratamento ou consequências funcionais.

O risco de comportamento suicida existe permanentemente durante os episódios depressivos, sendo que indivíduos com história prévia de tentativas ou ameaças de suicídio apresentam maior possibilidade de repeti-los. O diagnóstico de transtorno da

Seção I – *Aspectos clínicos dos transtornos de humor e cognição*

personalidade Borderline aumenta o risco de tentativas de suicídio futuras. No entanto, características associadas a risco aumentado de suicídio completado incluem sexo masculino, ser solteiro ou viver sozinho e ter sentimentos proeminentes de desesperança, sem histórico prévio de tentativas ou ameaças prévias (Hawton et al., 2013).

As consequências funcionais do transtorno depressivo maior derivam de sintomas individuais, podendo haver prejuízos funcionais muito leves e imperceptíveis até a total incapacidade, com prejuízo de atividades inerentes às necessidades básicas de cuidado.

Segundo a Organização Mundial da Saúde (OMS), depressão e ansiedade aumentaram em 50% entre 1990 e 2013, afetam 10% da população mundial e geram custos globais anuais de até U$ 1 trilhão de dólares, sendo a depressão a maior causa de piora da saúde e da incapacitação do mundo. No Brasil (Viana e Andrade, 2012), 17% a 20% da população poderá ter depressão ou outros transtornos de humor durante a vida, afetando 23% das mulheres e 10% dos homens.

Os transtornos depressivos estão associados a grande ônus para a sociedade e para os indivíduos afetados, na forma de perdas de dias de trabalho e produtividade (Kessler et al., 2003; Stewart et al., 2003), piora da qualidade de vida (Murray e Lopez, 1997), além do grave sofrimento psíquico e físico, que pode resultar em má evolução de doenças clínicas concomitantes (Moussavi et al., 2007; Teng et al., 2005) e até mesmo em morte por suicídio (Teng et al., 2005) (Quadro 1.6). Todas essas consequências têm suas dimensões ampliadas pela alta prevalência da depressão, que acomete em média 16% da população em alguma fase da vida (Waraich et al., 2004).

É unanimidade que a depressão é um dos maiores problemas de saúde pública no mundo. No Brasil, os dados não são diferentes, uma vez que as consequências da depressão são também muito prejudiciais. Ela parece estar associada a mais dias de trabalho perdidos (Simon et al., 2006), ao pior funcionamento no trabalho (Fleck et al., 2002), além de ser uma das maiores causas de afastamento do trabalho.

Quadro 1.6

Algumas consequências da depressão.

1. **Funcional:**
   a. Pacientes deprimidos ficam incapacitados em média 35 dias/ano.
   b. Os custos por perda de produtividade correspondem a 62% dos custos totais da depressão para a sociedade.
   c. 81% das perdas de produtividade não estão relacionadas ao absenteísmo, ou seja, são de difícil mensuração objetiva.
2. **Qualidade de vida:** em 2020, será a segunda doença de maior impacto global na qualidade de vida (abaixo apenas das doenças cardíacas). Ainda não observamos dados que confirmem esta previsão.
3. **Pior evolução de doenças clínicas:**
   a. A depressão está associada à maior mortalidade em idosos com doenças clínicas crônicas.
   b. Pacientes com depressão e doenças clínicas associadas tendem a não aderir aos tratamentos de maneira adequada.
4. **Mortalidade por suicídio:**
   a. A depressão aumenta de 12 a 20 vezes o risco de morte por suicídio, em relação à população normal.
   b. A depressão corresponde a 20,8% a 35,8% dos suicídios.

Fonte: Adaptado de Teng, 2007.

Modelo neuropsicológico da cognição na depressão

O processamento de informação na ausência de qualquer influência emocional é chamado de cognição "fria". Teoricamente, ela pode ser medida por meio de testes nos quais o estímulo emocional é completamente neutro; e envolve o processamento voluntário de informações a partir do córtex pré-frontal (controle inibitório) e o processo automático de memorização e reconhecimento por meio da amigdala e do hipotálamo (memorização de reconhecimento). Processos cognitivos "frios" são usados na avaliação da função neuropsicológica na depressão e geralmente incluem os seguintes subdomínios da cognição: função executiva, aprendizagem e memória, atenção e concentração e velocidade de processamento. Já a cognição quente é dependente da influência emocional, e o processamento de informações ocorre a partir da influência das emoções (Roiser e Sahakian, 2013).

Na depressão, a influência do humor depressivo no processamento de percepções e informações do ambiente se reflete na cognição do indivíduo. As expectativas negativas, percepções negativas e dificuldade de controle cognitivo geram pensamentos automáticos negativos, ruminações, lentificação ou ausência de resposta, gerando atitudes disfuncionais.

Além disso, há interrupção da neurotransmissão das monoaminas em diferentes sistemas, como serotonina, noradrenalina e dopamina, causando a alteração do processamento de estímulos emocionais, com percepções negativas, o que pode alimentar esquemas negativos disfuncionais, particularmente quando o controle cognitivo é prejudicado.

A psicoterapia cognitivo-comportamental propõe, a partir da abordagem da fala, que esquemas negativos estáveis, autorreforçados e disfuncionais sejam rompidos, pelo treinamento para exercer controle cognitivo frio sobre seus vieses negativos, por exemplo por meio da memória de trabalho, da inibição e da resolução de problemas (Cuijpers et al., 2013).

É importante ressaltar que esses diferentes processos cognitivos (percepções negativas, expectativas negativas e controle cognitivo) são decorrentes da operação disfuncional de circuitos neurais separados, porém interativos.

Ser capaz de identificar sinais e manipular esses circuitos pode permitir aos pesquisadores analisar melhor a heterogeneidade mecanicista da depressão e fornecer novas abordagens para o tratamento.

Importância dos sintomas cognitivos na depressão

Muitas questões surgem quando se trata da relação entre as duas variáveis: cognição e depressão. Seriam os déficits cognitivos uma consequência da depressão? O humor depressivo é decorrente da redução ou da perda das funções cognitivas? Será que o humor deprimido e os déficits cognitivos advêm da mesma atividade biológica disfuncional? Todas essas questões merecem atenção, uma vez que podem ter implicações terapêuticas.

Os comprometimentos da cognição mais frequentemente apresentados por depressivos são:

- Lentidão para responder aos estímulos.
- Pensamento prejudicado – há diminuição da flexibilidade cognitiva.
- Memória e atenção reduzidas.
- Redução do raciocínio lógico.
- Dificuldade para solucionar problemas e tomar decisões.

A função executiva se refere aos processos cognitivos de controle e integração que se relacionam à execução de um comportamento para a consecução de um objetivo, o que é bastante prejudicado na depressão (Albert et al., 2019; Zuckerman et al., 2018). Nesses casos, há falhas na atenção, na programação, no planejamento e no monitoramento das atividades (Kristensen, 2006).

Na literatura, há diferentes visões sobre como as disfunções cognitivas estão relacionadas à depressão. Uma visão bastante comum defende que os déficits cognitivos são resultados da depressão. Beck et al. (1979) sugerem que certos tipos de interpretações negativas das experiências, particularmente aquelas que envolvem perdas ou frustrações, podem produzir sintomas depressivos. Para Beck, os indivíduos depressivos teriam visão distorcida com relação à autoimagem (ao *self*), ao mundo e ao futuro. Essas cognições negativas parecem exercer papel relevante no início e na manutenção da depressão.

Evidências clínicas e algumas evidências experimentais (Teasdale e Bancroft, 1977) acabam por colaborar na ideia de que as interpretações negativas podem aumentar o nível da depressão. Outro autor (Nolen-Hoeksema, 1991) verificou que pessoas que ficam ruminando suas depressões permanecem deprimidas durante mais tempo. Elas acabam por focalizar sua atenção nos sentimentos deprimentes, pensando mais tempo em quanto estão tristes e desmotivadas, além de serem letárgicas, ampliando os episódios depressivos.

Há autores que postulam que a depressão seria uma reação psicológica das pessoas com demência, como o Alzheimer, ao perceberem o declínio das suas funções cognitivas (Ott e Fogel, 1992). Esse fato é bastante compreensível, uma vez que não é nada fácil lidar com as limitações e os prejuízos causados pelas disfunções cognitivas, nem aceitá-los, e por isso os pacientes podem reagir com tristeza, anedonia e desmotivação.

Esses déficits cognitivos também poderiam ser responsáveis pelos prejuízos sociais e ocupacionais que acometem os que sofrem desse mal. Nesse sentido, estariam menos associados à falta de motivação, fato costumeiramente apontado como responsável por esses prejuízos (Trivedi, 2001).

Outro grande problema enfrentado por quem apresenta depressão é o prejuízo na memória. As reclamações dessas pessoas por não se lembrarem de eventos, principalmente os positivos, de não registrarem novas informações, de terem pouca ou nenhuma concentração e sentirem dificuldade para adquirir novas aprendizagens são unânimes e recorrentes. No entanto, com a melhora do transtorno, muitas dessas deficiências também melhoram. Por sua vez, pouco se sabe a respeito da frequência e da

Capítulo 1 | Cognição e Depressão

importância dos sintomas que permanecem mesmo com a melhora da depressão, uma vez que não há pesquisas suficientes para essa afirmação.

Um estudo controlado de tarefas executivas (Trichard et al., 1995) mostrou que há melhora na fluência verbal, mas não na tarefa de Stroop (relacionada à atenção). Outro estudo (Sternberg e Jarvik, 1976) demonstrou que a melhora da memória está relacionada ao grau de recuperação da depressão, contudo a aprendizagem e as tarefas que medem a memória de curto-prazo permanecem prejudicadas após a recuperação. O que podemos concluir é que parece não haver consenso entre os pesquisadores e clínicos da área quanto a serem reduzidos os prejuízos à medida que a depressão termina ou serem mantidos indefinidamente.

Variáveis clínicas, como gravidade da depressão, medicação, a idade, a história de hospitalizações, comorbidades e as habilidades verbais (diminuição da fluência verbal, redução do vocabulário e dificuldade em compreender os relatos ou histórias), também devem ser consideradas quanto ao comprometimento cognitivo.

A terapêutica medicamentosa antidepressiva visa equilibrar a neurotransmissão das monoaminas, tendo efeito direto nos sintomas depressivos. Estudos recentes têm examinado a eficácia de medicações antidepressivas na melhora da cognição de pacientes deprimidos. A vortioxetina, um antidepressivo multimodal com ação estimuladora do receptor 5-HT1A e antagonista do receptor 5-HT3, pode melhorar a ativação neuronal glutamatérgica cortical, é o único agente farmacológico aprovado para o tratamento da depressão com direcionamento específico da disfunção cognitiva (Lundbeck FDA Updates, 2018) e demonstrou mais efeitos terapêuticos na psicomotricidade, no controle executivo e no controle cognitivo, em comparação com os outros antidepressivos, em ensaios controlados com placebo (Rosenblat et al., 2015; Katona et al., 2012).

Em um estudo avaliando uma amostra de idosos de comunidade (n = 1982), foi observada associação significativa entre sintomas depressivos e cognitivos, apesar de os sintomas depressivos serem raros nessa amostra, tornando-os menos importantes do que a idade e o nível educacional para explicar a variância dos resultados dos testes cognitivos (Ganguli et al., 2009).

Já em populações clínicas, as taxas de prejuízos cognitivos significativos são altas, representando 21% dos pacientes com depressão unipolar e 30% dos bipolares. Numa amostra de pacientes sem outros diagnósticos que pudessem induzir vieses como transtorno de déficit de atenção e hiperatividade, os prejuízos cognitivos foram mínimos (Mild Cognitive Impairment – MCI) (Gualtieri e Morgan, 2008).

Um dos sintomas depressivos que pode ter mais relevância como preditor de prejuízos cognitivos é a perda do interesse. Um estudo longitudinal avaliando pacientes com prejuízos cognitivos mínimos (MCI) sugere associação de perda de interesse com maior risco de desenvolvimento de doença de Alzheimer (Robert et al., 2008). Outro estudo com o mesmo tipo de paciente mostrou associação de depressão crônica (e não mera presença/ausência de depressão) e padrão melancólico com risco aumentado para desenvolvimento de Alzheimer (Houde et al., 2008). Esse padrão melancólico poderia reforçar o valor da falta de interesse, que é um dos sintomas relacionados ao padrão melancólico.

Com relação aos pacientes com depressão de instalação tardia (idosos), o que se nota é que os déficits em vários domínios cognitivos persistem mesmo após a "remissão" dos sintomas depressivos (Köhler et al., 2009).

Já pacientes com transtornos do humor psicóticos (tanto unipolares como bipolares) apresentam prejuízos cognitivos que não regridem completamente com a melhora do quadro afetivo e psicótico, sugerindo que os déficits cognitivos sejam uma característica de traço, e não de estado (Hill et al., 2009). Prejuízos cognitivos também são observados nos pacientes bipolares que apresentam múltiplos episódios afetivos, especialmente os maníacos, que em geral são psicóticos (Kapczinski et al., 2008).

Muitos estudos têm mostrado disfunções cognitivas em pacientes eutímicos com transtorno afetivo bipolar (TAB), sugerindo traços de anormalidade (Ferrier e Thompson, 2002). Outros acrescentam que esses déficits estariam relacionados a sinais neurológicos alterados (Negash et al., 2004).

Um trabalho de interesse (Goswami et al., 2006) procurou medir a função neurocognitiva em pacientes eutímicos com TAB e estabelecer relação entre os sintomas subsindrômicos do humor, sinais leves neurológicos e dificuldade psicossocial. Os resultados mostraram que esses pacientes apresentam déficits na função executiva, bem como na memória verbal (mas não na atenção), o que estaria associado a alteração leve nos sinais neurológicos, aos sinais subsindrômicos do humor e às dificuldades psicossociais.

Outro dado relevante é que os prejuízos cognitivos estão aparentemente relacionados à gravidade da depressão, com pior desempenho em memória episódica, função executiva e velocidade de processamento, mas não para memória semântica ou visuoespacial (McDermott e Ebmeier, 2009).

Independentemente das causas, os prejuízos cognitivos apresentados pelos que sofrem de transtornos do humor são bem conhecidos e podem ser confirmados por avaliação neuropsicológica. Esta tem como premissa que há interdependência entre o cérebro e o comportamento. Essa avaliação vai examinar o indivíduo de maneira global, por meio da sua história pessoal, familiar, social e médica, bem como de maneira mais específica (funções cognitivas e emocionais), por uma variedade de testes psicométricos qualificados e padronizados. Em geral, essa avaliação possibilita evidenciar se as alterações funcionais de áreas cerebrais se traduzem clinicamente como déficit cognitivo durante a vigência de um episódio depressivo.

A partir de avaliações seguras, torna-se possível traçar uma terapêutica mais integrada, voltada para os diferentes déficits que aparecem nos quadros depressivos, sejam eles cognitivos, fisiológicos ou sociais. Essencialmente, os tratamentos devem ser direcionados no sentido de identificar os fatores que contribuem para o início e a manutenção da depressão, ou seja, que mantêm esse círculo vicioso (Pan et al., 2018).

Várias terapêuticas são aplicadas nesses casos. Uma possibilidade, compartilhada numa perspectiva cognitivista, favorece que o indivíduo aprenda a: reconceitualizar sua depressão como um problema a ser resolvido; desenvolver habilidades ou o uso de instrumentos para modificar o humor; considerar os pensamentos negativos como reflexos da depressão mais do que da sua realidade; aprender a lidar com o ambiente de modo a ter menos oportunidades de ruminar pensamentos negativos; engajar-se em atividades que gerem soluções de problema, o que por sua vez pode desconfirmar as ideias de que seria uma pessoa incapaz.

Considerar as três possibilidades, cognição, depressão e alteração neuroquímica, no sentido de que podem alimentar-se entre si, parece ser o caminho a ser seguido.

Referências bibliográficas

- Albert KM, Potter GG, Boyd BD, Kang H, Taylor WD. Brain network functional connectivity and cognitive performance in major depressive disorder. J Psychiatr Res. 2019.

- American Psychiatric Association (APA). Diagnostic and statistical manual of mental disorders. 5th ed., text revised. Washington, DC: American Psychiatric Association; 2013.

- Angst J, Gamma A, Benazzi F et al. Toward a re-definition of subthreshold bipolarity: epidemiology and proposed criteria for bipolar-II, minor bipolar disorders and hypomania. J Affec Disord. 2003;73:133-46.

- Atkinson RC, Schiffrin RM. Human memory: a control system and its control processes. In: Spence K, editor. The psychology of learning and motivation. New York: Academic Press; 1968. v. 2.

- Baldwin RC. Recent understandings in geriatric affective disorder. Curr. Opin. Psychiatry. 2007; 20:539-43.

- Beck AT, Rush AJ, Shaw BF, Emery G. Cognitive therapy of depression. New York: Guilford Press; 1979.

- Berton O, Nestler EJ. New approaches to antidepressant drug discovery: beyond monoamines. Nat. Rev. Neurosci. 2006;7:137-51.

- Chomsky N. Aspects of theory of syntax. Cambridge, MA: MIT Press; 1965.

- Cuijpers P, Berking M, Andersson G, Quigley L, Kleiboer A, Dobson KS. A meta-analysis of cognitive-behavioral therapy for adult depression, alone and in comparison with other treatments. Can J Psychiatry. 2013;58:376-85.

- Ferrier IN, Thompson JM. Cognitive impairment in bipolar affective disorder: implications for the bipolar diathesis. British Journal of Psychiatry. 2002;180:293-5.

- Fleck MPA, Lima AFBS, Louzada S et al. Associação entre sintomas depressivos e funcionamento social em cuidados primários à saúde. Rev Saúde Pública. 2002;36(4):431-8.

- Ganguli M, Snitz B, Bilt JV, Chang CC. How much do depressive symptoms affect cognition at the population level? The Monongahela-Youghiogheny Healthy Aging Team (MYHAT) study. Int J Geriatr Psychiatry. 2009.

- Goswami U, Sharma A, Khastigir U, Ferrier IN, Yong AH, Gallagher P et al. Neuropsychological dysfunction soft neurological signs and social disability in euthimic patients with bipolar disorder. Br. J. Psychiatric. 2006;188:366-73.

- Gualtieri CT, Morgan DW. The frequency of cognitive impairment in patients with anxiety, depression, and bipolar disorder: an unaccounted source of variance in clinical trials. J Clin Psychiatry. 2008;69(7):1122-30.

- Guenther K. Mood and memory. In: Davies GM, Thomson DM, editors. Memory and context: context in memory. New York: Wiley; 1988.

- Hawton K, Casañas I, Comabella C, Haw C, Saunders K. Risk factors for suicide in individuals with depression: a systematic review. J Affect Disord. 2013 May;147(1-3):17-28.

Seção I – *Aspectos clínicos dos transtornos de humor e cognição*

Hill SK, Reilly JL, Harris MS, Rosen C, Marvin RW, Deleon O et al. A comparison of neuropsychological dysfunction in first-episode psychosis patients with unipolar depression, bipolar disorder, and schizophrenia. Schizophr Res. 2009 Sep;113(2-3):167-75.

Houde M, Bergman H, Whitehead V, Chertkow H. A predictive depression pattern in mild cognitive impairment. Int J Geriatr Psychiatry. 2008;23(10):1028-33.

Jiang W, Krishnan R, Kuchibhatla M, Cuffe MS, Martsberger C, Arias RM et al.; SADHART-CHF Investigators. Characteristics of depression remission and its relation with cardiovascular outcome among patients with chronic heart failure (from the SADHART-CHF Study). Am J Cardiol. 2011 Feb 15;107(4):545-51.

Kapczinski F, Frey BN, Kauer-Sant'Anna M, Grassi-Oliveira R. Brain-derived neurotrophic factor and neuroplasticity in bipolar disorder. Expert Rev Neurother. 2008;8(7):1101-13.

Katona C, Hansen T, Kurre Olsen C. A randomized, double-blind, placebo-controlled, duloxetine-referenced, fixed-dose study comparing the efficacy and safety of Lu AA21004 in elderly patients with major depressive disorder. Int Clin Psychopharmacol. 2012 Jul;27(4):215-23.

Kessler RC, Berglund P, Demler O, Jin R, Koretz D, Merikangas KR et al.; National Comorbidity Survey Replication. The epidemiology of major depressive disorder: results from the National Comorbidity Survey Replication (NCS-R). JAMA. 2003;289:3095-105.

Köhler S, Thomas AJ, Barnett NA, O'Brien JT. The pattern and course of cognitive impairment in late-life depression. Psychol Med. 2009;6:1-12.

Kristensen CH. Funções executivas e envelhecimento. In: Parent MAM, organizadora. Cognição e envelhecimento. Porto Alegre: Artmed; 2006. p. 97-111.

Lex C, Bazner E, Meyer TD. Does stress play a significant role in bipolar disorder? A meta-analysis. J. Affect. Disord. 2017;208:298-308.

Loftus EF. Eyewitness testimony. Cambridge, MA: Harvard University Press; 1979.

Lundbeck FDA Updates. Trintellix® (vortioxetine) label to include data showing improvement in processing speed, an important aspect of cognitive function in acute major depressive disorder (MDD). 2018.

Lupien SJ, McEwen BS, Gunnar MR, Heim C. Effects of stress throughout the lifespan on the brain, behaviour and cognition. Nat. Rev. Neurosci. 2009;10:434-45.

Matlin MW. Psicologia cognitiva. Rio de Janeiro: LTC; 2004.

McDermott LM, Ebmeier KP. A meta-analysis of depression severity and cognitive function. J Affect Disord. 2009.

Moreno DH, Andrade LH. The lifetime prevalence, health services utilization and risk of suicide of bipolar spectrum subjects, including subthreshold categories in the São Paulo ECA study. J Affect Disord. 2005;87(2-3):231-41.

Moreno DH, Dias RS, Moreno RA. Transtornos do humor. In: Louza Neto MR, Elkis H, editores. Psiquiatria básica. 2. ed. Porto Alegre: Artmed; 2007.

Moussavi S, Chatterji S, Verdes E, Tandon A, Patel V, Ustun B. Depression, chronic diseases, and decrements in health: results from the World Health Surveys. Lancet. 2007;370:851-8.

Murray CJL, Lopez AD. Global mortality, disability, and the contribution of risk factors: Global Burden of Disease Study. Lancet. 1997;349:1436-42.

Negash A, Kebede D, Alem A, Melaku Z, Deyessa N, Shibire T et al. Neurological soft signs in bipolar I disorder patients. Journal of Affective Disorders. 2004;80:221-30.

Nolen-Hoeksema S. Responses to depression and their effects on the duration of depressive-episodes. Journal of Abnormal Psychology. 1991;100:569-82.

Nunes JMG. Linguagem e cognição. Rio de Janeiro: LTC; 2006.

Organização Mundial da Saúde (OMS). Classificação de transtornos mentais e do comportamento da CID-10. Porto Alegre: Artmed; 1993.

Ott BR, Fogel BS. Measurement of depression in dementia: self vs clinical rating. International Journal of Geriatric Psychiatry. 1992;7:899-904.

Pan Z, Grovu RC, Cha DS et al. Pharmacological treatment of cognitive symptoms in major depressive disorder. CNS Neurol Disord Drug Targets. 2017;16(8):891-9.

Pan Z, Park C, Brietzke E, Zuckerman H, Rong C, Mansur RB et al. Cognitive impairment in major depressive disorder. CNS Spectr. 2018 Nov;23:1-8.

Piaget J. Piaget's theory. In: PH Mussen, editor. Handbook of child psychology. New York: Wiley; 1983.

Rahman I, Humphreys K, Bennet AM, Ingelsson E, Pedersen NL, Magnusson PK. Clinical depression, antidepressant use and risk of future cardiovascular disease. Eur J Epidemiol. 2013 Jul;28(7):589-95.

Robert PH, Berr C, Volteau M, Bertogliati-Fileau C, Benoit M, Guerin O et al.; PréAL Study Group. Importance of lack of interest in patients with mild cognitive impairment. Am J Geriatr Psychiatry. 2008;16(9):770-6.

Roiser JP, Sahakian BJ. Hot and cold cognition in depression. CNS Spectr. 2013 Jun;18(3):139-49.

Rosenblat JD, Kakar R, McIntyre RS. The cognitive effects of antidepressants in major depressive disorder: a systematic review and meta-analysis of randomized clinical trials. Int J Neuropsychopharmacol. 2015;19:1-13.

Sharma V, Khan M, Smith A. A closer look at treatment resistant depression: is it due to a bipolar diathesis? J Affect Disord. 2005;84:251-7.

Simon GE, Savarino J, Operskalski B, Wang PS. Suicide risk during antidepressant treatment. Am J Psychiatry. 2006;163(1):41-7.

Skinner BF. Verbal behavior. New York: Appleton-Century-Crofts; 1957.

Sternberg DE, Jarvik ME. Memory functions in depression. Archives of General Psychiatry. 1976;33:219-24.

Sternberg RJ. Psicologia cognitiva. Porto Alegre: Artmed; 2000.

Stewart WF, Ricci JA, Chee E, Hahn SR, Morganstein D. Cost of lost productive work time among US workers with depression. JAMA. 2003;289:3135-44.

Teasdale J, Brancroft J. Journal of Abnormal Psychology. 1977;86:235-41.

Teng CT. Depressão. RBM. Revista Brasileira de Medicina (RJ). 2007;64:14-29.

Teng CT, Humes EC, Demetrio FN. Depressão e comorbidades clínicas. Rev. Psiq. Clín. 2005;32(3):149-59.

Thomson RF. Memory. Current Opinion in Neurobiology. 1992;2:203-8.

Trichard C, Martinot JL, Alagille M. Time course of prefrontal lobe dysfunction in severely depressed in-patients: a longitudinal neuropsychological study. Psychological Medicine. 1995;25:79-85.

Trivedi JK. Cognition and depression. Indian Journal of Psychiatry. 2001;43(3):197-8.

Viana MC, Andrade LH. Lifetime prevalence, age and gender distribution and age-of-onset of psychiatric disorders in the São Paulo Metropolitan Area, Brazil: results from the São Paulo Megacity Mental Health Survey. Braz J Psychiatry. 2012 Oct;34(3):249-60.

Seção I – *Aspectos clínicos dos transtornos de humor e cognição*

- Waraich P, Goldner EM, Somers JM, Hsu L. Prevalence and incidence studies of mood disorders: a systematic review of literature. Can J Psychiatry. 2004;49:124-38.

- Won E, Kim YK. Stress, the autonomic nervous system, and the immune-kynurenine pathway in the etiology of depression. Curr. Neuropharmacol. 2016;14:665-73.

- World Health Organization (WHO). Mental health and behavioral disorders (including disorders of psychological development). In: World Health Organization, editor. International classification of diseases: ICD-10. Geneva: World Health Organization; 1992. p. 311-87.

- Zuckerman H, Pan Z, Park C, Brietzke E, Musial N, Shariq AS et al. Recognition and treatment of cognitive dysfunction in major depressive disorder. Front Psychiatry. 2018.

2

Aspectos Clínicos
do Transtorno Afetivo Bipolar

Karoline Modesto Alvarenga
Odeilton Tadeu Soares

Introdução

O transtorno afetivo bipolar é caracterizado por alterações de humor, com aumento da atividade motora e psíquica, impulsividade, comportamentos de risco e problemas interpessoais com prejuízo significativo (Soares, 2010).

Para um correto diagnóstico do transtorno afetivo bipolar (TAB), é necessária a caracterização de um episódio de mania, para o tipo I, ou de hipomania, para o tipo II, durante o curso da doença, associado ou não a um quadro depressivo maior.

Cerca de 40% dos pacientes com transtorno afetivo bipolar são diagnosticados inicialmente de maneira incorreta, e isso ocorre porque tendem a procurar atendimento quando estão em fase depressiva (Ghaemi et al., 2002) e muitas vezes os clínicos não costumam perguntar sobre sintomas de hipomania.

O diagnóstico dos transtornos de humor baseia-se na avaliação clínica. É adequado que haja uma abordagem diagnóstica longitudinal, que possibilite a avaliação de mudanças no padrão de atividade, desempenho social e ocupacional, saúde física, eventos de impacto negativo e a sua correlação com as variações de humor.

Diagnóstico do transtorno afetivo bipolar

O tipo I do transtorno afetivo bipolar, segundo o DSM-5, é caracterizado por uma ou mais fases de mania durante a vida. Trata-se da forma clássica e mais

Seção I – *Aspectos clínicos dos transtornos de humor e cognição*

conhecida do transtorno afetivo bipolar, e essas fases podem, ou não, alternar-se com episódios depressivos, com características mistas ou de hipomania. O TAB tipo II se caracteriza por pelo menos uma fase de hipomania ao longo da vida, associada ou não a alternância de fases depressivas. A ciclotimia, por sua vez, caracteriza-se pela presença de vários períodos com sintomas hipomaníacos que não satisfazem os critérios para episódio hipomaníaco e vários períodos com sintomas depressivos que não satisfazem os critérios para episódio depressivo maior; essas oscilações devem ocorrer pelo menos por 2 anos, sem remissão sintomatológica por período maior que 2 meses. Esses episódios não podem ser mais bem explicados por esquizofrenia, transtorno esquizoafetivo, transtorno esquizofreniforme, transtorno delirante, nem pelos "psicóticos sem outras especificações" (APA, 2013).

Muitas substâncias de abuso, alguns medicamentos e várias condições médicas podem desencadear um quadro maníaco. Esse fato é reconhecido nos diagnósticos de TAB como transtorno afetivo bipolar relacionado a substâncias/medicamentos e transtorno afetivo bipolar decorrente de outra condição médica. Temos como exemplos: uso de anfetaminas, substâncias psicoativas (álcool, alucinógenos, cocaína etc.), antidepressivos, antiparkinsonianos, tireoidianos e corticosteroides, além de deficiências nutricionais, epilepsia, infecção por HIV, traumatismos cranianos, entre outros (Brenner e Shyn, 2014).

Episódio depressivo maior

O paciente com TAB permanece aproximadamente metade da sua vida sintomático, e o sintoma mais frequente, bem como o que mais causa desconforto, é o depressivo (Ghaemi et al., 2004).

De acordo com o DSM-5, são critérios para diagnóstico de um quadro depressivo: (Quadro 2.1)

Quadro 2.1

Critérios diagnósticos de episódio depressivo maior, de acordo com o DSM-5 – Manual Diagnóstico e Estatístico dos Transtornos Mentais.

A. Cinco (ou mais) dos seguintes sintomas estiveram presentes durante o mesmo período de 2 semanas e representam uma mudança em relação ao funcionamento anterior; pelo menos um dos sintomas é (1) humor deprimido ou (2) perda de interesse ou prazer. *Nota:* não incluir sintomas que sejam claramente atribuíveis a outra condição médica.

1. Humor deprimido na maior parte do dia, quase todos os dias, conforme indicado por relato subjetivo (p. ex., sente-se triste, vazio ou sem esperança) ou por observação feita por outra pessoa (p. ex., parece choroso). *Nota:* em crianças e adolescentes, pode ser humor irritável.

2. Acentuada diminuição de interesse ou prazer em todas, ou quase todas, as atividades na maior parte do dia, quase todos os dias (conforme indicado por relato subjetivo ou observação feita por outra pessoa).

3. Perda ou ganho significativo de peso sem estar fazendo dieta (p. ex., mudança de mais de 5% do peso corporal em 1 mês) ou redução ou aumento no apetite quase todos os dias. *Nota:* em crianças, considerar o insucesso em obter o ganho de peso esperado.

4. Insônia ou hipersonia quase diária.

5. Agitação ou retardo psicomotor quase todos os dias (observável por outras pessoas; não meramente sensações subjetivas de inquietação ou de estar mais lento).

(continua)

> **Quadro 2.1**
>
> **Critérios diagnósticos de episódio depressivo maior, de acordo com o DSM-5 – Manual Diagnóstico e Estatístico dos Transtornos Mentais. (*Continuação*)**
>
> 6. Fadiga ou perda de energia quase todos os dias.
> 7. Sentimentos de inutilidade ou culpa excessiva ou inapropriada (que podem ser delirantes) quase todos os dias (não meramente autorrecriminação ou culpa por estar doente).
> 8. Capacidade diminuída para pensar ou se concentrar, ou indecisão quase todos os dias (por relato subjetivo ou observação feita por outra pessoa).
> 9. Pensamentos recorrentes de morte (não somente medo de morrer), ideação suicida recorrente sem um plano específico, tentativa de suicídio ou plano específico para cometer suicídio.
>   a. Os sintomas causam sofrimento clinicamente significativo ou prejuízo no funcionamento social, profissional ou em outras áreas importantes da vida do indivíduo.
>   b. O episódio não é atribuível aos efeitos fisiológicos de uma substância ou a outra condição médica.

Fonte: APA, 2013.

A presença de sintomas depressivos deve ser objeto de investigação diagnóstica, pois pode representar um processo de recaída em um paciente que esteve eutímico por longo tempo. Os principais sintomas da depressão pelo DSM-5 são humor deprimido ou triste e anedonia, que é a perda do interesse ou prazer. Não é exigida mais a exclusão do luto, pois, até o DSM-IV, exigia-se que os sintomas "não se justificassem melhor pelo luto". O luto é considerado um estressor psicológico grave, que precipita a depressão em pessoas vulneráveis.

A distimia, diagnóstico que era atribuído aos pacientes com sintomas depressivos leves que durassem pelo menos 2 anos, passou a ser chamada de transtorno depressivo persistente. O transtorno depressivo maior pode preceder ou ocorrer durante o persistente. A partir do DSM-5, novos especificadores foram acrescentados, para descrever melhor os episódios depressivos, que podem ter características ansiosas, mistas, melancólicas, atípicas, psicóticas congruentes ou não com o humor, catatônicas, com início no periparto e com padrão sazonal (APA, 2013).

A escala de depressão de Hamilton foi criada em 1960 para ser utilizada em pacientes previamente diagnosticados com transtorno depressivo. O objetivo é identificar a gravidade dos sintomas depressivos. É considerada padrão-ouro para diversos estudos, além de auxiliar profissionais da área de saúde na triagem de um possível quadro depressivo (Hamilton, 1960) (Quadro 2.2).

A versão da escala mais utilizada é composta por 17 itens, que devem ser respondidos de acordo com a intensidade dos sintomas apresentados pelo paciente, em uma escala de 0 a 2 ou de 0 a 4. O escore total varia entre 0 e 52 pontos; e o tempo de avaliação, entre 15 e 30 minutos.

Os escores acima de 25 pontos caracterizam pacientes gravemente deprimidos; entre 18 e 25 pontos, pacientes moderadamente deprimidos; entre 7 e 17 pontos, depressão leve (Gorestein et al., 2016).

Seção I – *Aspectos clínicos dos transtornos de humor e cognição*

Quadro 2.2	
Escala de Hamilton para depressão (HAM 17).	
Humor deprimido	0. Ausente 1. Sentimentos relatados apenas ao ser perguntado 2. Sentimentos relatados espontaneamente, com palavras 3. Comunica os sentimentos com expressão facial, postura, voz e tendência ao choro 4. Sentimentos deduzidos da comunicação verbal e não verbal do paciente
Sentimento de culpa	0. Ausente 1. Autorrecriminação; sente que decepcionou os outros 2. Ideias de culpa ou ruminação sobre erros passados ou más ações 3. A doença atual é um castigo. Delírio de culpa 4. Ouve vozes de acusação ou denúncia e/ou tem alucinações visuais ameaçadoras
Suicídio	0. Ausente 1. Sente que a vida não vale a pena 2. Desejaria estar morto; pensa na possibilidade de sua morte 3. Ideias ou gestos suicidas 4. Tentativa de suicídio (qualquer tentativa séria)
Insônia inicial	0. Sem dificuldade 1. Tem alguma dificuldade ocasional, isto é, mais de meia hora 2. Queixa de dificuldade para conciliar o sono todas as noites
Insônia intermediária	0. Sem dificuldade 1. Queixa-se de inquietude e perturbação durante a noite 2. Acorda à noite; qualquer saída da cama (exceto para urinar)
Insônia tardia	0. Sem dificuldade 1. Acorda de madrugada, mas volta a dormir 2. Incapaz de voltar a conciliar o sono ao deixar a cama
Trabalhos e atividades	0. Sem dificuldade 1. Pensamento/sentimento de incapacidade, fadiga, fraqueza relacionada às atividades; trabalho ou passatempos 2. Perda de interesse por atividades (passatempos, trabalho) – quer diretamente relatada pelo paciente, ou indiretamente, por desatenção, indecisão e vacilação (sente que precisa se esforçar para o trabalho ou atividades) 3. Diminuição do tempo gasto em atividades ou queda da produtividade. No hospital, marcar 3 se o paciente passa menos de 3 horas em atividades externas (passatempos ou trabalho hospitalar) 4. Parou de trabalhar devido à doença atual. No hospital, marcar 4 se o paciente não se ocupar de outras atividades além de pequenas tarefas do leito, ou for incapaz de realizá-las sem auxílio
Retardo	0. Pensamento e fala normais 1. Leve retardo durante a entrevista 2. Retardo óbvio à entrevista 3. Estupor completo
Agitação	0. Nenhuma 1. Brinca com as mãos ou com os cabelos etc. 2. Torce as mãos, rói as unhas, puxa os cabelos, morde os lábios

(*continua*)

Capítulo 2 | Aspectos Clínicos do Transtorno Afetivo Bipolar

Quadro 2.2	
Escala de Hamilton para depressão (HAM 17). (*Continuação*)	
Ansiedade psíquica	0. Sem ansiedade 1. Tensão e irritabilidade subjetivas 2. Preocupação com trivialidades 3. Atitude apreensiva aparente no rosto ou fala 4. Medos expressos sem serem inquiridos
Ansiedade somática	Sintomas fisiológicos de ansiedade: boca seca, flatulência, indigestão, diarreia, cólicas, eructações; pal- pitações, cefaleia, hiperventilação, suspiros, sudorese, frequência urinária 0. Ausente 1. Leve 2. Moderada 3. Grave 4. Incapacitante
Sintomas somáticos gastrointestinais	0. Nenhum 1. Perda do apetite, mas alimenta-se voluntariamente; sensações de peso no abdome 2. Dificuldade de comer se não insistirem. Solicita ou exige laxativos ou medicações para os intestinos ou para sintomas digestivos
Sintomas somáticos em geral	0. Nenhum 1. Peso nos membros, costas ou cabeça. Dores nas costas, cefaleia, mialgia. Perda de energia e cansaço 2. Qualquer sintoma bem caracterizado e nítido, marcar 2
Sintomas genitais	Perda da libido, sintomas menstruais 0. Ausentes 1. Leves distúrbios menstruais 2. Intensos
Hipocondria	0. Ausente 1. Auto-observação aumentada (com relação ao corpo) 2. Preocupação com a saúde 3. Queixas frequentes, pedidos de ajuda etc. 4. Ideias delirantes hipocondríacas

Perda de peso	(Marcar A ou B; A – pela história; B – pela avaliação semanal do psiquiatra responsável)
	A. 0. Sem perda de peso
	   1. Provável perda de peso da doença atual
	   2. Perda de peso definida
	B. 0. Menos de 0,5 kg de perda por semana
	   1. Mais de 0,5 kg de perda por semana
	   2. Mais de 1 kg de perda por semana

Consciência da doença	0. Reconhece que está deprimido e doente 1. Reconhece a doença, mas atribui-lhe a causa à má alimentação, ao clima, ao excesso de trabalho, a vírus, necessidade de repouso 2. Nega estar doente

Fonte: Hamilton, 1960.

Episódio maníaco

Um ou mais episódios de mania ao longo da vida são necessários para caracterização do transtorno afetivo bipolar tipo I. A característica essencial de um episódio maníaco é um período distinto de humor anormal e persistentemente elevado, expansivo ou irritável e aumento persistente da atividade ou da energia, com duração de pelo menos 1 semana e presente na maior parte do dia, quase todos os dias. Esse quadro deve ser acompanhado de pelo menos 3 sintomas do critério B, como ideias de grandeza, necessidade de sono diminuída, aumento da atividade dirigida a um objeto ou agitação psicomotora e exposição a riscos sem crítica (APA, 2013) (Quadro 2.3).

Quadro 2.3
Critérios diagnósticos de episódio maníaco, de acordo com o DSM-5 – Manual Diagnóstico e Estatístico dos Transtornos Mentais.
A. Um período distinto de humor anormal e persistentemente elevado, expansivo ou irritável e aumento anormal e persistente da atividade dirigida a objetivos ou da energia, com duração mínima de 1 semana e presente na maior parte do dia, quase todos os dias (ou qualquer duração, se a hospitalização se fizer necessária).
B. Durante o período de perturbação do humor e aumento da energia ou atividade, 3 (ou mais) dos seguintes sintomas (4 se o humor é apenas irritável) estão presentes em grau significativo e representam uma mudança notável do comportamento habitual:
1. Autoestima inflada ou grandiosidade.
2. Redução da necessidade de sono (p. ex., sente-se descansado com apenas 3 horas de sono).
3. Mais loquaz que o habitual ou pressão para continuar falando.
4. Fuga de ideias ou experiência subjetiva de que os pensamentos estão acelerados.
5. Distratibilidade (isto é, a atenção é desviada muito facilmente por estímulos externos insignificantes ou irrelevantes), conforme relatado ou observado.
6. Aumento da atividade dirigida a objetivos (seja socialmente, no trabalho ou escola, seja sexualmente) ou agitação psicomotora (isto é, atividade sem propósito não dirigida a objetivos).
7. Envolvimento excessivo em atividades com elevado potencial para consequências dolorosas (p. ex., envolvimento em surtos desenfreados de compras, indiscrições sexuais ou investimentos financeiros insensatos).
C. A perturbação do humor é suficientemente grave a ponto de causar prejuízo acentuado no funcionamento social ou profissional ou para necessitar de hospitalização a fim de prevenir dano a si mesmo ou a outras pessoas, ou existem características psicóticas.
D. O episódio não é atribuível aos efeitos fisiológicos de uma substância (p. ex., droga de abuso, medicamento, outro tratamento) ou a outra condição médica.

Fonte: APA, 2013.

Ativação – característica nuclear da mania

Recentemente, foi proposto o conceito de ativação para descrever o fenômeno representado pelos termos atividade e energia do DSM-5. A literatura contém muitos termos e conceitos associados à ativação, os quais se superpõem, incluindo hiperatividade, aumento de energia, agitação, excitação, ativação psicomotora, ativação comportamental, impulsividade, procura de novidades, atividades objetivo-dirigidas, ativação de recompensa, atividade física, motivação, entre outros.

O termo ativação "emerge" de alterações fisiológicas subjacentes e pode-se medi-la no comportamento observável (atividade motora), mas também se apresenta um componente subjetivo, que só pode ser obtido por meio do exame psíquico e está relacionado ao aumento nos níveis de energia.

Para avaliar o nível de ativação, devemos entender as diversas dimensões desse fenômeno, avaliando características como a autopercepção do paciente, assim como a capacidade dele de controlar os seus sintomas e a frequência com que estes incidem (Scott et al., 2017) (Quadro 2.4).

Quadro 2.4

Características do fenômeno de ativação.

Parâmetro	Aumentado	Reduzido
Controle	Intencional Voluntário	Automático Involuntário
Direcionalidade	Dirigida, motivada Relacionada a recompensa	Não focada Relacionada a ameaça
Dinâmica	Regular/rotineira Previsível Linear	Irregular Imprevisível Não linear/caótica
Periodicidade	Sincronizada Infradiana Diurna	Dessincronizada Ultradiana Noturna
Autopercepção	Energizada Excitada/agitada	Branda Indiferente

Fonte: Scott et al., 2017.

Estudos de análise fatorial fornecem evidências bastante consistentes de que o humor e a ativação representam dimensões distintas do transtorno afetivo bipolar. Padrões interindividuais de atividade sugerem que a mania pode ser mais bem caracterizada por diferenças na robustez, variabilidade, previsibilidade ou complexidade de ativação, em vez de níveis médios de atividade.

A mania passa a ser considerada como um transtorno de características e sintomatologia variável, com diferentes intensidades e qualidades de sintomas com variação constante do humor, mas com persistência da ativação como efeito central. Esse quadro é de mais difícil identificação do que a mania clássica. O não tratamento da mania pode resultar em um quadro de progressão para a disforia e desorganização psicótica, conforme conclusão em estudo prospectivo (Carlson e Goodwin, 1973). Com o tratamento, a progressão sintomatológica se inverte. O paciente psicótico melhora, passando pelo estágio de mania franca antes da remissão sintomatológica. A presença de alucinações visuais e auditivas é possível, podendo ocorrer síndromes de automatismo mental, sentimentos de influência e de inspiração profética (Quadro 2.5).

Quadro 2.5

Escala de mania de Young.

1. Humor e afeto elevados

Este item compreende uma sensação difusa e prolongada, subjetivamente experimentada e relatada pelo indivíduo, caracterizada por sensação de bem-estar, alegria, otimismo, confiança e ânimo. Pode haver um afeto expansivo, ou seja, uma expressão dos sentimentos exagerada ou sem limites, associada à intensa relação com sentimentos de grandeza (euforia). O humor pode ou não ser congruente ao conteúdo do pensamento.

   (0) Ausência de elevação do humor ou afeto.
   (1) Humor ou afeto discreta ou possivelmente aumentados, quando questionado.
   (2) Relato subjetivo de elevação clara do humor; mostra-se otimista, autoconfiante, alegre; afeto apropriado ao conteúdo do pensamento.
   (3) Afeto elevado ou inapropriado ao conteúdo do pensamento; jocoso.
   (4) Eufórico; risos inadequados, cantando.
   (x) Não avaliado.

(continua)

Seção I – *Aspectos clínicos dos transtornos de humor e cognição*

Quadro 2.5
Escala de mania de Young. (*Continuação*)

2. Atividade motora – energia aumentada

Este item compreende a psicomotricidade – e expressão corporal – apresentada pelo paciente, incluindo a sua capacidade em controlá-la, variando desde um grau de normalidade, até um estado de agitação, com atividade motora sem finalidade, não influenciada por estímulos externos. O item compreende ainda o relato subjetivo do paciente, quanto à sensação de energia, ou seja, capacidade de produzir e agir.

    (0) Ausente.

    (1) Relato subjetivo de aumento da energia ou atividade motora.

    (2) Apresenta-se animado ou com gestos aumentados.

    (3) Energia excessiva; às vezes hiperativo; inquieto (mas pode ser acalmado).

    (4) Excitação motora; hiperatividade contínua (não pode ser acalmado).

    (x) Não avaliado.

3. Interesse sexual

Este item compreende ideias e/ou impulsos persistentes relacionados a questões sexuais, incluindo a capacidade do paciente em controlá--los. O interesse sexual pode restringir-se a pensamentos e desejos não concretizados, em geral verbalizados apenas após solicitação, podendo chegar até a um comportamento sexual frenético e desenfreado, sem qualquer controle ou crítica quanto a riscos e normas morais.

    (0) Normal; sem aumento.

    (1) Discreta ou possivelmente aumentado.

    (2) Descreve aumento subjetivo, quando questionado.

    (3) Conteúdo sexual espontâneo; discurso centrado em questões sexuais; autorrelato de hipersexualidade.

    (4) Relato confirmado ou observação direta de comportamento explicitamente sexualizado, pelo entrevistador ou outras pessoas.

    (x) Não avaliado.

4. Sono

Este item inclui a redução ou falta da capacidade de dormir, e/ou a redução ou falta de necessidade de dormir, para sentir-se bem-disposto e ativo.

    (0) Não relata diminuição do sono.

    (1) Dorme menos que a quantidade normal, cerca de 1 hora a menos do que o seu habitual.

    (2) Dorme menos que a quantidade normal, mais que 1 hora a menos do que o seu habitual.

    (3) Relata diminuição da necessidade de sono.

    (4) Nega necessidade de sono.

    (x) Não avaliado.

5. Irritabilidade

Este item revela a predisposição afetiva para sentimentos/emoções como raiva ou mau humor apresentados pelo paciente frente a estí-mulos externos. Inclui baixo limiar à frustração, com reações de ira exagerada, podendo chegar a um estado constante de comportamento desafiador, querelante e hostil.

    (0) Ausente.

    (2) Subjetivamente aumentada.

    (4) Irritável em alguns momentos durante a entrevista; episódios recentes (nas últimas 24 horas) de ira ou irritação na enfermaria.

    (6) Irritável durante a maior parte da entrevista; ríspido e lacônico o tempo todo.

    (8) Hostil; não cooperativo; entrevista impossível.

    (x) Não avaliado.

6. Fala (velocidade e quantidade)

Este item compreende a velocidade e quantidade do discurso verbal apresentado pelo paciente. Inclui sua capacidade de percebê-lo e controlá-lo, por exemplo, frente a solicitações para que permaneça em silêncio ou permita que o entrevistador fale.

    (0) Sem aumento.

    (2) Percebe-se mais falante do que o seu habitual.

    (4) Aumento da velocidade ou quantidade da fala em alguns momentos; verborreico, às vezes (com solicitação, consegue-se inter-romper a fala).

    (6) Quantidade e velocidade constantemente aumentadas; dificuldade para ser interrompido (não atende a solicitações; fala junto com o entrevistador).

    (8) Fala pressionada, ininterrompível, contínua (ignora a solicitação do entrevistador).

    (x) Não avaliado.

(continua)

Capítulo 2 ⅠⅠ Aspectos Clínicos do Transtorno Afetivo Bipolar

Quadro 2.5
Escala de mania de Young. (*Continuação*)

7. Linguagem – distúrbio do pensamento

Este item refere-se a alterações da forma do pensamento, avaliado pelas construções verbais emitidas pelo paciente. O pensamento pode estar mais ou menos desorganizado, de acordo com a gravidade das alterações formais do pensamento, descritas a seguir:

- Circunstancialidade: fala indireta que demora para atingir o ponto desejado, mas eventualmente vai desde o ponto de origem até o objetivo final, a despeito da superinclusão de detalhes.
- Tangencialidade: incapacidade para manter associações do pensamento dirigidas ao objetivo – o paciente nunca chega do ponto inicial ao objetivo final desejado.
- Fuga de ideias: verbalizações rápidas e contínuas, ou jogos de palavras que produzem uma constante mudança de uma ideia para outra; as ideias tendem a estar conectadas e, mesmo em formas menos graves, podem ser difíceis de ser acompanhadas pelo ouvinte.
- Ecolalia consonante: repetição automática de palavras ou frases, com entonação e forma que produzem efeito sonoro de rima.
- Incoerência: fala ou pensamento essencialmente incompreensíveis aos outros, porque as palavras ou frases são reunidas sem uma conexão com lógica e significado.

    (0) Sem alterações.

    (1) Circunstancial; pensamentos rápidos.

    (2) Perde objetivos do pensamento; muda de assuntos frequentemente; pensamentos muito acelerados.

    (3) Fuga de ideias; tangencialidade; dificuldade para acompanhar o pensamento; ecolalia consonante.

    (4) Incoerência; comunicação impossível.

    (x) Não avaliado.

8. Conteúdo

Este item compreende ideias e crenças apresentadas pelo paciente, variando, de acordo com a intensidade, de ideias novas e/ou incomuns ao paciente, ideação supervalorizada (ou seja, crença falsa, intensamente arraigada, porém suscetível à argumentação racional), a delírios (crenças falsas, baseadas em inferências incorretas sobre a realidade, inconsistentes com a inteligência e antecedentes culturais do paciente, e que não podem ser corrigidas pela argumentação). Conteúdos comumente encontrados no paciente maníaco incluem:

- Ideias místicas: de conteúdo religioso;
- Ideias paranoides: crença de estar sendo molestado ou perseguido;
- Ideias de grandeza: concepção exagerada da própria importância, poder ou identidade, incluindo posses materiais, qualidades incomuns e relacionamentos especiais com personalidades famosas ou entidades místicas;
- Ideias de referência: crença de que o comportamento dos outros tem relação consigo próprio ou de que eventos, objetos ou outras pessoas possuem um significado particular e incomum para si.

    (0) Normal.

    (2) Novos interesses e planos compatíveis com a condição sociocultural do paciente, mas questionáveis.

    (4) Projetos especiais totalmente incompatíveis com a condição socioeconômica do paciente; hiper-religioso.

    (6) Ideias supervalorizadas.

    (8) Delírios.

    (x) Não avaliado.

9. Comportamento disruptivo agressivo

Este item compreende a atitude e as respostas do paciente ao entrevistador e à situação da entrevista. O paciente pode apresentar-se desconfiado ou irônico e sarcástico, mas ainda assim respondendo aos questionamentos, ou então não cooperativo e francamente agressivo, inviabilizando a entrevista.

    (0) Ausente, cooperativo.

    (2) Sarcástico; barulhento, às vezes, desconfiado.

    (4) Ameaça o entrevistador; gritando; entrevista dificultada.

    (6) Agressivo; destrutivo; entrevista impossível.

    (x) Não avaliado.

(continua)

Seção I – *Aspectos clínicos dos transtornos de humor e cognição*

Quadro 2.5
Escala de mania de Young. (*Continuação*)

10. Aparência
Este item compreende a apresentação física do paciente, incluindo aspectos de higiene, asseio e modo de vestir-se.
  (0) Arrumado e vestido apropriadamente.
  (1) Descuidado minimamente; adornos ou roupas minimamente inadequados ou exagerados.
  (2) Precariamente asseado; despenteado moderadamente; vestido com exagero.
  (3) Desgrenhado; vestido parcialmente; maquiagem extravagante.
  (4) Completamente descuidado; com muitos adornos e adereços; roupas bizarras.
  (x) Não avaliado.

11. *Insight* (discernimento)
Este item refere-se ao grau de consciência e compreensão do paciente quanto ao fato de estar doente. Varia de um entendimento adequado (afetivo e intelectual) quanto à presença da doença, passando por concordância apenas frente à argumentação, chegando a uma negação total de sua enfermidade, referindo estar em seu comportamento normal e não necessitando de qualquer tratamento.
  (0) ***Insight*** presente: espontaneamente refere estar doente e concorda com a necessidade de tratamento.
  (1) ***Insight*** duvidoso: com argumentação, admite possível doença e necessidade de tratamento.
  (2) ***Insight*** prejudicado: espontaneamente admite alteração comportamental, mas não a relaciona com a doença, ou discorda da necessidade de tratamento.
  (3) ***Insight*** ausente: com argumentação, admite de forma vaga alteração comportamental, mas não a relaciona com a doença e discorda da necessidade de tratamento.
  (4) ***Insight*** ausente: nega a doença, qualquer alteração comportamental e necessidade de tratamento.
  (x) Não avaliado.

Fonte: Young et al., 1978.

Pode-se dividir os sintomas em congruentes ou incongruentes com o humor, sendo: os congruentes, por exemplo, um delírio de grandeza, seguindo o humor elado; e os incongruentes quando o paciente apresenta um delírio de ruína, apesar dos sintomas maniformes (Akiskal et al., 2000).

A diminuição da necessidade de sono é o sintoma físico mais frequente. O paciente não se sente cansado, mesmo que durma apenas poucas horas por noite. É comum acordar e, em decorrência da ativação, procurar atividades para fazer, mesmo de madrugada (hiperatividade), como limpar a casa, trabalhar. É frequente o aumento do apetite, bem como do consumo de cigarro, drogas e álcool (Moreno e Moreno, 2008).

Sintomas cognitivos incluem atividade mental elevada, aceleração dos pensamentos, distraibilidade e dificuldade em se concentrar, bem como dificuldade em distinguir o que é ou não relevante nas atividades do cotidiano. O indivíduo também pode apresentar fuga de ideias, que são as mudanças súbitas de assunto entre tópicos distintos e não relacionados, em razão do pensamento acelerado. A pressão de fala pode ser de difícil interrupção, presença de choro ou riso fora do contexto, gesticulação excessiva durante a fala. Em pacientes com predomínio do humor irritado, pode também ocorrer atitudes hostis quando são contrariados ou interrompidos (Mitchell et al., 2010).

O curso do episódio de mania é variável, podendo durar entre semanas e meses. Em um estudo prospectivo realizado, foram analisados 246 episódios de mania, sendo que 25% dos casos tinham remissão em 4 semanas, e de 50% a 75%, entre 7 e 15 semanas. Geralmente, a resolução completa do episódio de mania não deixa sintomas residuais. Entretanto, o clínico deve estar atento à presença desses sintomas, pois aumentam a possibilidade de recaídas e recorrências (Solomon et al., 2010).

A escala de Young visa quantificar os sintomas e sua gravidade, podendo ser usada tanto para medida complementar do diagnóstico como para estudos clínicos, sendo considerada padrão-ouro na avaliação desse quadro. No Brasil, a escala foi denominada Escala de Avaliação de Mania de Young modificada (EAM-m) e está validada para aplicação em indivíduos entre 18 e 60 anos.

É recomendável que sua aplicação seja conduzida por um profissional que tenha conhecimentos para identificar os sintomas e sinais apresentados pelo paciente. O paciente deve responder com base na presença ou não dos sintomas nas últimas 48 horas. O resultado deve ser avaliado de acordo com score obtido: até 19: mínimo; 20 a 25: leve; 26 a 37: moderado; e maior que 38: grave (Gorestein et al., 2016).

Episódio de hipomania

Trata-se do diagnóstico mais controverso dentre os transtornos de humor. O transtorno afetivo bipolar tipo II foi apresentado em 1987, no DSM-III-R. O seu não reconhecimento é frequente e pode resultar em erro no diagnóstico e no tratamento, especialmente quando esse não reconhecimento ocorre durante uma fase depressiva (Soares et al., 2010).

A definição proposta pelo DSM-5 (um período distinto de humor anormal e persistentemente elevado, expansivo ou irritável e aumento anormal e persistente da atividade ou energia, com duração de pelo menos 4 dias consecutivos e presente na maior parte do dia, quase todos os dias) é polêmica em relação à duração. Alguns autores já mencionaram que a duração da hipomania pode ser de 1 a 3 dias.

Ainda pelo DSM-5, a hipomania deve ser observável por outros, não ser acompanhada de sintomas psicóticos, nem provocar o comprometimento funcional do indivíduo (APA, 2013) (Quadro 2.6).

Quadro 2.6
Critérios diagnósticos de episódio de hipomania, de acordo com o DSM-5 – Manual Diagnóstico e Estatístico dos Transtornos Mentais.

A. Um período distinto de humor anormal e persistentemente elevado, expansivo ou irritável e aumento anormal e persistente da atividade ou energia, com duração mínima de 4 dias consecutivos e presente na maior parte do dia, quase todos os dias.

B. Durante o período de perturbação do humor e aumento de energia e atividade, 3 (ou mais) dos seguintes sintomas (4 se o humor é apenas irritável) persistem, representam uma mudança notável em relação ao comportamento habitual e estão presentes em grau significativo:
1. Autoestima inflada ou grandiosidade.
2. Redução da necessidade de sono (p. ex., sente-se descansado com apenas 3 horas de sono).
3. Mais loquaz que o habitual ou pressão para continuar falando.
4. Fuga de ideias ou experiência subjetiva de que os pensamentos estão acelerados.
5. Distratibilidade (isto é, a atenção é desviada muito facilmente por estímulos externos insignificantes ou irrelevantes), conforme relatado ou observado.
6. Aumento da atividade dirigida a objetivos (seja socialmente, no trabalho ou escola, seja sexualmente) ou agitação psicomotora.
7. Envolvimento excessivo em atividades com elevado potencial para consequências dolorosas (p. ex., envolvimento em surtos desenfreados de compras, indiscrições sexuais ou investimentos financeiros insensatos).

C. O episódio está associado a uma mudança clara no funcionamento que não é característica do indivíduo quando assintomático.

D. A perturbação do humor e a mudança no funcionamento são observáveis por outras pessoas.

E. O episódio não é suficientemente grave a ponto de causar prejuízo acentuado no funcionamento social ou profissional ou para necessitar de hospitalização. Existindo características psicóticas, por definição, o episódio é maníaco.

F. O episódio não é atribuível aos efeitos fisiológicos de uma substância (p. ex., droga de abuso, medicamento, outro tratamento).

Fonte: APA, 2013.

Seção I – *Aspectos clínicos dos transtornos de humor e cognição*

Os principais sintomas da hipomania, encontrados em amostra clínica, são: alegria, jocosidade, procura de companhia, tagarelice, autoconfiança e otimismo exagerados, desinibição, necessidade de sono diminuída, vitalidade e ânimo, aumento do desejo e compulsão sexual e aumento em envolvimento em projetos novos.

Alguns aspectos têm sido considerados importantes para o correto diagnóstico da hipomania. O paciente não relata espontaneamente momentos ou dias de hipomania, pois, como visto, pode experimentar como agradáveis esses períodos e, como permanece a maior parte do tempo em fase de depressão, sente esses momentos como o alívio de não estar depressivo. Isso dificulta o diagnóstico, que deve ser feito com avaliação longitudinal, levando em conta períodos anteriores, muitas vezes só recordados com a história objetiva, relatada por parentes e amigos (Akiskal et al., 2000).

Como ferramenta adicional para o rastreamento dos quadros de hipomania, temos o Questionário de Autoavaliação de Hipomania (HCL-32). Foi desenvolvido a partir da necessidade de aumentar a sensibilidade do clínico aos sintomas de hipomania, uma vez que o transtorno afetivo bipolar muitas vezes não é reconhecido e deixa de ser adequadamente tratado. É composto por uma escala com 32 itens, autoaplicável, para avaliação de sintomas de hipomania ao longo da vida. Os sintomas devem ser assinalados como "não" (não presente ou não é típico) ou "sim" (presente ou típico em mim). Essas questões avaliam o estado emocional da pessoa no momento da aplicação do teste, a percepção desse humor por ela mesma e por pessoas da sua convivência, seus níveis de atividade e como é a percepção dela em relação a esses sintomas.

A pontuação de corte é de 18, ou seja, 18 ou mais respostas afirmativas têm bom poder discriminatório entre TAB e depressão unipolar, na versão brasileira da escala.

A análise fatorial dessa escala, com comparação entre os seus principais fatores, replicou os dois domínios principais da hipomania, que seriam o humor e a ativação.

O domínio do humor correlaciona-se à elação presente na hipomania (planejar mais, ter mais atividades, ter mais ideias, ficar mais sociável, menos inibido, conhecer mais pessoas) e não distingue bipolares dos pacientes com depressão e dos controles normais. Isso ocorre provavelmente porque essas características se referem a comportamentos positivos do ser humano, que em uma autoavaliação não são aceitos como patológicos.

Já no domínio da ativação da escala (correr riscos desnecessários, gastar dinheiro demais, distrair-se com facilidade, pensamentos acelerados pulando de assunto rapidamente), houve diferenças significativas entre bipolares e pacientes com depressão, o que demonstra a utilidade dessa escala para reconhecer a hipomania em pacientes com depressão. Essa é mais uma evidência de que a ativação é, de fato, a característica nuclear da síndrome hipomaníaca (Soares et al., 2010).

Episódios de humor com características mistas

Os critérios diagnósticos da DSM-IV-TR, para episódios mistos, estabeleciam a necessidade da concorrência de episódios depressivos e maníacos por pelo menos 1 semana. A dificuldade para realizar o diagnóstico com essa exigência da concomitância dos dois polos do humor gerou a busca de critérios "intermediários" (Soares et al., 2010) (Quadro 2.7). A partir daí, a inferência de um possível "estado misto" passou a ser feita com a presença de sintomas depressivos durante um quadro de mania aguda. Com o advento do DSM-5, a definição de estados mistos no transtorno bipolar passa a usar uma perspectiva dimensional, em que a presença de características mistas, durante um episódio, caracteriza um subtipo particular de transtorno do humor (Verdolini et al., 2015).

Agora podemos utilizar o novo especificador "com características mistas", para episódios de mania/hipomania, nos quais características depressivas estão presentes, bem como para episódios depressivos, quando características maníacas/hipomaníacas estão presentes. Essas mudanças tiveram um impacto na prevalência no diagnóstico do transtorno bipolar.

Comparando-se pacientes com transtorno bipolar que têm o padrão de episódios apenas mania/hipomania e depressão com aqueles que apresentam os especificadores mistos, nesses se observam pior curso da doença, aparecimento dos sintomas em idade mais jovem, maior prevalência de sintomas psicóticos associados e maiores taxas de comorbidades, bem como maior risco de suicídio (Shim et al., 2014).

Quadros de mania ou hipomania com características mistas podem ser observados quando ocorrem pelo menos 3 dos seguintes sintomas, durante a maior parte dos dias: humor deprimido, diminuição do interesse em atividades que antes eram prazerosas, lentificação psicomotora, diminuição de energia, excesso de pensamentos de culpa ou menos-valia e pensamentos de morte.

Já os quadros depressivos com características mistas podem ser identificados quando ocorrem pelo menos 3 dos sintomas a seguir, associados ao sintomas do quadro de humor atual, na maioria dos dias: humor elevado ou expansivo, aumento da autoestima ou ideias de grandiosidade, estar mais falante que o habitual ou apresentar pressão de fala, fuga de ideias, pensamentos acelerados, aumento de energia para atividades direcionadas, excesso de envolvimento em atividades prazerosas com alto potencial de risco ou consequências potencialmente dolorosas e necessidade de sono diminuída (APA, 2013).

Em estudo realizado por Shim et al., 2014, 19,3% da amostra estudada apresentou algum episódio de humor com especificadores mistos ao longo da vida, sendo a maioria com polo predominante de mania/hipomania associada a especificadores do polo depressivo (80,1% dos casos). Se fossem usados os critérios diagnósticos do DSM-IV-TR, que exigia a concomitância de sintomas maniformes e depressivos, com duração mínima de 1 semana, apenas 6% dos pacientes que se enquadram na nova abordagem do DSM-5, mais liberal, seriam diagnosticados, demonstrando que a flexibilidade dos critérios diagnósticos possibilita uma abordagem mais adequada desses pacientes, antes classificados em apenas um dos polos de humor (Shim et al., 2014).

Seção I – *Aspectos clínicos dos transtornos de humor e cognição*

Quadro 2.7
Escala de autoavaliação de hipomania (HCL 32 – VB).

Energia, atividade e humor

Em diferentes períodos durante a vida todos sentem mudanças ou oscilações em energia, atividade e humor ("altos e baixos" ou "para cima e para baixo"). O objetivo deste questionário é o de avaliar as características dos períodos "altos" ou "para cima".

1. Antes de tudo, **como você está se sentindo hoje comparando com seu estado normal**?

- ☐ Muito pior que o normal
- ☐ Um pouco melhor que o normal
- ☐ Pior que o normal
- ☐ Melhor que o normal
- ☐ Um pouco pior que o normal
- ☐ Muito melhor que o normal
- ☐ Nem pior nem melhor que o normal

2. Como você é normalmente, comparado com outras pessoas?

Independentemente de como você se sente hoje, por favor, conte-nos como você é normalmente comparado com outras pessoas, marcando qual dos seguintes itens melhor o descreve.

Comparando com outras pessoas, meus níveis de atividade, energia e humor...

- ☐ ...sempre são mais para estáveis e equilibrados
- ☐ ...geralmente são maiores
- ☐ ...geralmente são menores
- ☐ ...frequentemente passo por períodos de altos e baixos

3. Por favor, **tente lembrar de um período em que você esteve num estado "para cima"**. Como você se sentia na época?

Por favor, responda a todas estas questões, independentemente do seu estado atual.

Em tal estado:

1. Preciso de menos sono.	☐ Sim	☐ Não
2. Eu me sinto com mais energia e mais ativo(a).	☐ Sim	☐ Não
3. Fico mais autoconfiante.	☐ Sim	☐ Não
4. Me entusiasmo mais com meu trabalho.	☐ Sim	☐ Não
5. Fico mais sociável (faço mais ligações telefônicas, saio mais).	☐ Sim	☐ Não
6. Quero viajar ou viajo mais.	☐ Sim	☐ Não
7. Tenho tendência a dirigir mais rápido ou a me arriscar mais enquanto dirijo.	☐ Sim	☐ Não
8. Gasto mais ou gasto dinheiro demais.	☐ Sim	☐ Não
9. Me arrisco mais em minha vida diária (no meu trabalho e/ou outras atividades).	☐ Sim	☐ Não
10. Fico mais ativo(a) fisicamente (esporte etc.).	☐ Sim	☐ Não
11. Planejo mais atividades e projetos.	☐ Sim	☐ Não
12. Tenho mais ideias, fico mais criativo(a).	☐ Sim	☐ Não
13. Fico menos tímido(a) ou inibido(a).	☐ Sim	☐ Não
14. Uso roupas/maquiagem mais coloridas e extravagantes.	☐ Sim	☐ Não
15. Quero me encontrar ou de fato me encontro com mais pessoas.	☐ Sim	☐ Não

(continua)

Capítulo 2 Aspectos Clínicos do Transtorno Afetivo Bipolar

Quadro 2.7		
Escala de autoavaliação de hipomania (HCL 32 – VB). (*Continuação*)		
16. Fico mais interessado(a) em sexo e/ou tenho desejo sexual aumentado.	☐ Sim	☐ Não
17. Paquero mais e/ou fico mais ativo(a) sexualmente.	☐ Sim	☐ Não
18. Falo mais.	☐ Sim	☐ Não
19. Penso mais rápido.	☐ Sim	☐ Não
20. Faço mais piadas ou trocadilhos quando falo.	☐ Sim	☐ Não
21. Eu me distraio com mais facilidade.	☐ Sim	☐ Não
22. Eu me envolvo em muitas coisas novas.	☐ Sim	☐ Não
23. Meus pensamentos pulam de assunto rapidamente.	☐ Sim	☐ Não
24. Faço coisas mais rapidamente e/ou com maior facilidade.	☐ Sim	☐ Não
25. Fico mais impaciente e/ou fico irritado(a) mais facilmente.	☐ Sim	☐ Não
26. Posso ser cansativo(a) ou irritante para os outros.	☐ Sim	☐ Não
27. Eu me envolvo em mais discussões e disputas.	☐ Sim	☐ Não
28. Meu humor fica melhor, mais otimista.	☐ Sim	☐ Não
29. Bebo mais café.	☐ Sim	☐ Não
30. Fumo mais cigarros.	☐ Sim	☐ Não
31. Bebo mais álcool.	☐ Sim	☐ Não
32. Uso mais drogas (sedativos, tranquilizantes, estimulantes etc.).	☐ Sim	☐ Não

4. Impacto dos seus "altos" em vários aspectos de sua vida:

Vida familiar ☐ positivo e negativo ☐ positivo ☐ negativo ☐ nenhum impacto
Vida social ☐ positivo e negativo ☐ positivo ☐ negativo ☐ nenhum impacto
Trabalho ☐ positivo e negativo ☐ positivo ☐ negativo ☐ nenhum impacto
Recreação ☐ positivo e negativo ☐ positivo ☐ negativo ☐ nenhum impacto

5. Reação e comentários das pessoas sobre seus "altos":

Como as pessoas próximas a você reagiram ou comentaram seus "altos"?

☐ Positivamente (encorajando ou apoiando)

☐ Neutros

☐ Negativamente (preocupadas, aborrecidas, irritadas, críticas)

☐ Positivamente e negativamente

☐ Nenhuma reação

6. Via de regra, qual foi a duração de seus "altos" (em média):

☐ 1 dia ☐ 4 a 7 dias ☐ maior que 1 mês

☐ 2 a 3 dias ☐ maior que 1 semana ☐ não posso julgar/não sei

7. Você sentiu tais "altos" durante o último ano?

☐ Sim ☐ Não

8. Se sim, por favor, calcule quantos dias você passou nestes "altos" durante os últimos 12 meses.

Levando todos os dias em conta foram cerca de _____ dias.

Fonte: Soares et al., 2010.

Seção I – *Aspectos clínicos dos transtornos de humor e cognição*

Transtorno bipolar e comorbidades

Alguns autores relatam que o aumento de codiagnósticos se deve a um sistema de classificação sistematizado em critérios diagnósticos rígidos e que, em alguns casos, os sintomas de duas patologias poderiam ser manifestações de apenas um quadro; sabe-se que a variedade de sintomas levando a vários diagnósticos dentro do transtorno bipolar está diretamente ligada a um pior prognóstico do quadro em si.

Em estudo realizado, foram entrevistados 288 pacientes com diagnóstico de transtorno bipolar para avaliar o diagnóstico de patologias concomitantes. Apresentaram algum outro diagnóstico psiquiátrico ao longo da vida 65% dos pacientes. Dentre eles, 42% apresentavam abuso de substâncias, 42% transtornos ansiosos e 5% transtornos alimentares. Não foram observadas diferenças entre pacientes com diagnóstico de transtorno bipolar dos tipos I e II (McElroy et al., 2001).

Transtornos de ansiedade

A prevalência de transtornos ansiosos em pacientes com bipolaridade varia entre 13% e 22,3%. Os transtornos mais comuns identificados, em ordem de maior prevalência, foram: transtorno de pânico, fobia social e fobias específicas, ansiedade generalizada, transtorno de estresse pós-traumático o (TEPT) e, por fim, transtorno obsessivo-compulsivo. O risco de desenvolver algum transtorno ansioso ao longo da vida é 3,8 a 16 vezes maior que na população geral (McIntyre et al., 2006; Pavlova et al., 2017).

Comparando-se a evolução do quadro entre pacientes com transtorno bipolar com e sem um quadro ansioso associado, observa-se um pior prognóstico entre aqueles com mais de um diagnóstico. Entre os fatores observados, estão, por exemplo, menor idade de início do transtorno bipolar, maior tempo para remissão dos sintomas do episódio de humor, menor intervalo entre os episódios de humor, aumento da prevalência de uso de substâncias, *insight* pobre e maior risco de suicídio (Seo et al., 2016).

Transtornos por uso de substâncias

Em estudo realizado em 11 países, a prevalência de uso de substâncias entre pacientes bipolares foi de 52% naqueles com diagnóstico do tipo I e 37% nos que tinham diagnóstico do tipo II (Merikangas et al., 2011).

Em outro estudo, realizado nos Estados Unidos, foi encontrada uma taxa de 60% de uso de substâncias em pacientes bipolares tipo I e 40% em pacientes bipolares tipo II. A prevalência na população geral encontrada foi de 15% (Merikangas et al., 2007).

Um dos possíveis motivos para essa associação é a sensação de melhora dos sintomas depressivos (77,8%) e sintomas maníacos (66,7%) após o uso de substâncias (Weiss et al., 2004).

Transtorno de déficit de atenção e hiperatividade

O transtorno de déficit de atenção e hiperatividade (TDAH) e o transtorno bipolar são patologias com curso crônico e persistente na idade adulta que causam prejuízo nas diversas esferas da rotina do indivíduo, como trabalho, relações interpessoais e aprendizado.

O diagnóstico diferencial entre essas duas patologias é difícil de ser realizado, uma vez que elas compartilham vários sintomas, como agitação psicomotora e impulsividade. A prevalência de TDAH associada ao transtorno bipolar varia entre 9,5% e 37,8%

(Nierenberg et al., 2005). A comorbidade entre essas duas patologias está associada a maiores taxas de impulsividade, presença de sintomas mistos, maior número de tentativas de suicídio e grande comorbidade com uso de sustâncias psicoativas e, consequentemente, maior comprometimento do funcionamento global.

Observa-se também maior proporção de cicladores rápidos (4 ou mais episódios de humor em 1 ano) entre os pacientes com TDAH associado a transtorno bipolar (Aedoa et al., 2018).

Transtornos alimentares

Os transtornos alimentares também são frequentes em pacientes com transtorno bipolar. Um estudo realizado com 885 indivíduos demonstrou que a prevalência de algum episódio de transtorno alimentar era de 14,3% dos pacientes avaliados, sendo mais comum o transtorno de compulsão alimentar (8,8%), seguido de bulimia nervosa (4,8%) e anorexia nervosa (3,1%). Também foi demonstrado que 2,2% dos pacientes tiveram mais de um diagnóstico de transtornos alimentares ao longo da vida (McElroy et al., 2011).

Transtornos de personalidade

Os transtornos de personalidade em geral são mais prevalentes em pacientes com transtorno bipolar. Em estudo realizado nos Estados Unidos, que acompanhou 9.282 pacientes pelo prazo de 1 ano, identificou-se que a prevalência de transtornos de personalidade em geral, entre os indivíduos com transtorno bipolar, era de 51%, sendo 13% Cluster A (paranoide, esquizoide e esquizotípico), 15% Cluster B (antissocial, Borderline, histriônico e narcisista) e 22% Cluster C (evitativo, dependente e obsessivo-compulsivo) (Lenzenweger et al., 2007).

A taxa de prevalência de transtorno de personalidade Borderline ao longo da vida é de aproximadamente 25% (Dermid et al., 2015).

Referências bibliográficas

- Aedoa A, Murrub A, Sancheza R et al. Clinical characterization of rapid cycling bipolar disorder: association with attention deficit hyperactivity disorder. Journal of Affective Disorders. 2018;240:187-92.

- Akiskal HS, Bourgeois ML, Angst J, Post R, Moller H, Hirschfeld R. Reevaluating the prevalence of and diagnostic composition within the broad clinical spectrum of bipolar disorders. J Affect Disord. 2000 Sep;59(Supp 1):S5-30.

- American Psychiatric Association (APA). Diagnostic and statistical manual of mental disorders: DSM-5. 5th ed. Washington, DC: American Psychiatric Publishing; 2013.

- Brenner CJ, Shyn SI. Diagnosis and management of bipolar disorder in primary care: a DSM-5 update. Med Clin North Am. 2014 Sep;98(5):1025-48.

- Carlson GA, Goodwin FK. The stages of mania. A longitudinal analysis of the manic episode. Arch Gen Psychiatry. 1973 Feb;28(2):221-8.

- Dermid J, Sareen J, El-Gabalawy R et al. Co-morbidity of bipolar disorder and borderline personality disorder: findings from the National Epidemiologic Survey on Alcohol and Related Conditions. Compr Psychiatry. 2015;58:18.

Seção I – *Aspectos clínicos dos transtornos de humor e cognição*

- Ghaemi SN, Ko JY, Goodwin FK. "Cade's disease" and beyond: misdiagnosis, antidepressant use, and a proposed definition for bipolar spectrum disorder. Can J Psychiatry. 2002 Mar;47(2):125-34.
- Ghaemi SN, Hsu DJ, Ko JY, Baldassano CF, Kontos NJ, Goodwin FK. Bipolar spectrum disorder: a pilot study. Psychopathology. 2004 Sep-Oct;37(5):222-6.
- Gorestein C, Wang YP, Hungerbuhler I, organizadores. Instrumentos de avaliação em saúde mental. Porto Alegre: Artmed; 2016.
- Hamilton M. A rating scale for depression. J Neurol Neurosurg Psychiat. 1960;23(56):56-62.
- Lenzenweger MF, Lane MC, Loranger AW, Kessler RC. DSM-IV personality disorders in the National Comorbidity Survey Replication. Biol Psychiatry. 2007;62:553.
- McElroy SL, Alshuler LL, Suppes T et al. Axis I psychiatric comorbidity and its relationship to historical illness variables in 288 patients with bipolar disorder. Am J Psychiatry. 2001;158:3.
- Mitchell PB, Loo CK, Gould BM. Diagnosis and monitoring of bipolar disorder in general practice. SO Med J Aust. 2010 Aug;193(4 Suppl):S10-3.
- McElroy SL, Frye MA, Hellemann G et al. Prevalence and correlates of eating disorders in 875 patients with bipolar disorder. J Affect Disord. 2011;128:191.
- McIntyre RS, Soczynska JK, Bottas A. Anxiety disorders and bipolar disorder: a review. Bipolar Disord. 2006 Dec;8(6);665-76.
- Merikangas KR, Akiskal HS, Angst J et al. Lifetime and 12-month prevalence of bipolar spectrum disorder in the National Comorbidity Survey replication. Arch Gen Psychiatry. 2007 May;64(5);543-52.
- Merikangas KR, Jin R, He JP et al. Prevalence and correlates of bipolar spectrum disorder in the world mental health survey initiative. Arch Gen Psychiatry. 2011 Mar;68(3):241-51.
- Moreno RA, Moreno DH. Da psicose maníaco-depressiva ao espectro bipolar. São Paulo: Segmento Farma; 2008. p. 141-69.
- Nierenberg AA, Miyahara S, Spencer T, Wisniewski SR et al. Clinical and diagnostic implications of lifetime attention-deficit/hyperactivity disorder comorbidity in adults with bipolar disorder: data from the first 1000 STEP-BD participants. Biol Psychiatry. 2005 Jun;57(11):1467-73.
- Pavlova B, Perlis R, Mantere O, Sellgren C, Isometsä E, Mitchell P et al. Prevalence of current anxiety disorders in people with bipolar disorder during euthymia: a meta-analysis. Psychol Med. 2017 Apr;47(6):1107-15.
- Solomon DA, Leon AC, Coryell WH, Endicott J, Li C, Fiedorowicz JG et al. Longitudinal course of bipolar I disorder: duration of mood episodes. SO Arch Gen Psychiatry. 2010;67(4):339.
- Scott J, Murray G, Henry C, Morken G, Scott E, Angst J et al. Activation in bipolar disorders: a systematic review. JAMA Psychiatry. 2017 Feb 1;74(2):189-96.
- Seo HJ, Wang HR, Jun TY, Woo YS, Bahk WM. Factors related to suicidal behavior in patients with bipolar disorder: the effect of mixed features on suicidality. Gen Hosp Psychiatry. 2016;39:91-6.
- Shim IH, Woo YS, Jun TY, Bahk WM. Mixed-state bipolar I and II depression: time to remission and clinical characteristics. J Affect Disord. 2014;152-4:340-6.
- Soares OT. Avaliação da confiabilidade e validação da versão em português de uma escala de autoavaliação de hipomania (HCL-32). São Paulo: Universidade de São Paulo; 2010.
- Soares OT, Moreno DH, Moura EC, Angst J, Moreno RA. Reliability and validity of a Brazilian version of the Hypomania Checklist (HCL-32) compared to the Mood Disorder Questionnaire (MDQ). Braz J Psychiatr. 2010 Dec;32(4):416-23.
- Verdolini N, Agius M, Ferranti L, Moretti P, Piselli M, Quartesan R. The state of the art of the DSM-5 "with mixed features" specifier. The Scientific World Journal. 2015:757258.
- Weiss RD, Kolodziej M, Griffin ML, Najavits LM, Jacobson LM, Greenfield SF. Substance use and perceived symptoms improvement among patients with bipolar disorder and substance dependence. J Affect Disord. 2004;79(1-3):279-83.
- Young RC, Biggs JT, Ziegler VE, Meyer DA. A rating scale for mania: reliability, validity and sensitivity. British Journal of Psychiatry. 1978;133(5):429-35.

3

Epidemiologia e Fisiopatologia da Depressão
Foco na cognição

Fernando Fernandes
Teng Chei Tung

Epidemiologia

O transtorno depressivo maior (TDM) é condição comum, grave, recorrente e associada a alta morbimortalidade, disfuncionalidade e queda na qualidade de vida. Apesar disso, informações sobre a epidemiologia do TDM simplesmente não existem para a maioria dos países. Os dados disponíveis indicam grande variabilidade quanto à prevalência de depressão em diferentes países. Estudo epidemiológico encontrou estimativas de prevalência ao longo da vida variando de 1,5% em Taiwan a 19% na cidade de Beirute, com valores intermediários de 9,2% na Alemanha e 9,3% em Belmont, Canadá. Prevalência em 12 meses variou de 0,8% em Taiwan a 5,8% em Christchurch, Nova Zelândia, com valores intermediários de 3% nos Estados Unidos e 4,5% em Paris. Uma comparação transnacional subsequente que incluiu 10 estudos de base populacional encontrou estimativas de prevalência ao longo da vida que variaram de 1% na República Checa até 16,9% no Estados Unidos, com valores médios de 8,3% no Canadá e 9% no Chile (Kessler e Bromet, 2013). As estimativas de prevalência de 12 meses variaram de 0,3% na República Checa a 10% nos Estados Unidos, com valor intermediário de 4,5% no México e 5,2% na Alemanha Ocidental. Uma hipótese para algumas dessas diferenças poderia ser problemas de notificação, porém os dados epidemiológicos diferem mesmo entre países de primeiro mundo com sistemas de notificação eficientes, como pode ser observado na Figura 3.1.

Figura 3.1
Prevalência do TDM em diferentes países.

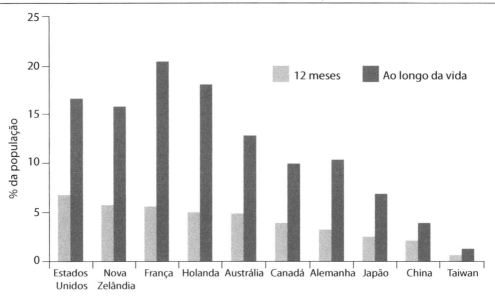

Fonte: Adaptada de CANMAT, 2016.

Apesar das diferenças nas estimativas de prevalência, algumas características estiveram presentes em todos os levantamentos que foram realizados, independentemente da população abordada (Kessler e Bromet, 2013):

1. A depressão maior é um distúrbio comum em todos os países onde os levantamentos foram realizados.
2. As distribuições de idade de início mostram evidências consistentes para uma ampla faixa etária de risco, com mediana tipicamente no início da idade adulta.
3. O curso da depressão maior é frequentemente recorrente e/ou crônico.
4. Mulheres consistentemente, em todos os países, têm o dobro de risco de TDM que os homens. Outros correlatos sociodemográficos são muito menos consistentes.
5. A depressão maior está associada a uma ampla gama de indicadores de incapacidade e morbidade, sendo algumas dessas associações mais fortes em países de alta renda do que em países de renda baixa a média.

A Tabela 3.1 traz dados de um levantamento em 18 países corroborando essas conclusões. Dez países foram classificados como desenvolvidos (Bélgica, França, Alemanha, Israel, Itália, Japão, Holanda, Nova Zelândia, Espanha e Estados Unidos) e 8 como em desenvolvimento (Brasil, Colômbia, Índia, Líbano, México, África do Sul, Ucrânia e Shenzhen na República Popular da China). Um total de 89.750 adultos participaram dos levantamentos, 52.485 nos países desenvolvidos e 37.265 nos países em desenvolvimento. Os dados de idade de início, recorrência, cronicidade e duração média do episódio são semelhantes entre os países. O comprometimento ocupacional e a incapacitação foram maiores em países desenvolvidos (Kessler et al., 2010).

Tabela 3.1
Dados epidemiológicos em 18 países.

Características	Países desenvolvidos	Países em desenvolvimento
Prevalência 12 meses (%)	5,5	5,9
Idade média de início (anos)	28,9	27,2
Número médio de episódios na vida (n)	14,8	10,9
Persistência e gravidade		
Duração média (semanas)	27	26
Clinicamente grave (%)	33,9	41,8
Comprometimento ocupacional grave (%)	65,8	49,3
Média de dias incapacitado (n)	48,3	25,3
Dezoito países: 10 classificados pelo Banco Mundial como desenvolvidos (n = 52.485): Bélgica, França, Alemanha, Israel, Itália, Japão, Holanda, Nova Zelândia, Espanha e Estados Unidos; e 8 como em desenvolvimento (n = 37.265): Brasil, Colômbia, Índia, Líbano, México, África do Sul, Ucrânia e Shenzhen, na China.		

Fonte: Kessler et al., 2010.

Um recente estudo epidemiológico nos Estados Unidos constatou aumento significativo da prevalência de depressão de 2005 a 2015. A taxa de aumento da depressão entre os mais jovens foi significativamente maior em relação à dos grupos com mais idade (Weinberger et al., 2018).

Carga e custos da depressão

Os dados apresentados mostram que a carga e os prejuízos pessoais e socioeconômicos da depressão são enormes, tanto em países desenvolvidos como em desenvolvimento. Esse alto impacto pode ser explicado por alta prevalência, início da doença em idade produtiva, tendência a cronicidade e recorrência, prejuízo das capacidades sociais e cognitivas necessárias à adaptação aos problemas da vida e do trabalho. Entre as métricas para se medir a carga de doenças, pode-se usar: a Disability-Adjusted Life Year (DALY), que representa os anos que a pessoa vive com incapacidade; e o Health-Adjusted Life Years (HALYs), que contabiliza os anos perdidos por incapacidade e por mortalidade precoce. Estudo sobre o ônus global da doença em 2010 descobriu que os transtornos depressivos representavam a segunda principal causa de incapacidade em todo o mundo; o TDM foi responsável por 2,5% dos DALYs globais (Lam et al., 2016). A Organização Mundial de Saúde (OMS) classificou a depressão como a quarta causa principal de HALYs em todo o mundo, com projeção (já confirmada) de que até 2020 seria a segunda causa. Isso significa que depressão não causa apenas muita incapacidade, mas também mortalidade precoce. Essa mortalidade ocorre sobretudo pelo aumento

Seção I – *Aspectos clínicos dos transtornos de humor e cognição*

da morbimortalidade das doenças cardiovasculares e pela mortalidade por suicídio (Murray e Lopez, 1996).

O TDM está associado a comprometimento grave da capacidade e da qualidade de vida. Obviamente, isso gera grave impacto econômico, em razão de custos de serviços, ocupacionais e custos relacionados ao suicídio. As perdas de produtividade ocupacionais são decorrentes do absenteísmo e da perda de produtividade ou desempenho no local de trabalho. A baixa produtividade no trabalho está muito fortemente associada a concentração prejudicada e humor deprimido, ou seja, além do *core-symptom* tristeza/humor depressivo, é a desconcentração, um sintoma cognitivo, o mais relacionado à incapacidade. Outros sintomas relacionados à incapacidade são fadiga e insônia (Fried e Nesse, 2014). Nos Estados Unidos, o custo econômico com o TDM em 2010 foi estimado em 210,5 bilhões de dólares (Lam et al., 2016).

Quando falamos na carga e nos prejuízos do TDM, o suicídio precisa ser lembrado. É a principal causa de morte de jovens adultos e é responsável por 1,3% de todos os DALYs. O fator de risco mais importante para tentativa de suicídio ao longo da vida é a depressão, com uma proporção de risco atribuível em torno de 28%. Isso implica que a prevalência do suicídio ao longo da vida poderia ser significativamente reduzida, prevenindo-se a depressão, reconhecendo-a e tratando-a adequadamente (Miret et al., 2013).

Epidemiologia no Brasil

Um levantamento sobre saúde mental bem representativo de uma área urbana brasileira avaliou os transtornos psiquiátricos em uma amostra de 5.037 residentes adultos na Região Metropolitana de São Paulo. A prevalência ao longo da vida para qualquer transtorno foi de 44,8%. Os transtornos de ansiedade foram a classe de transtornos mais prevalente (28,1%), seguidos pelos transtornos de humor (19,1%) e pelos transtornos por uso de substâncias (11%). Entretanto, como transtorno isolado, a depressão foi a morbidade mais frequente, seguida por fobias específicas e abuso de álcool. A prevalência de TDM ao longo da vida foi 16,9%; a de fobias específicas, 12,4%; e a de abuso de álcool, 9,8%. As mulheres foram mais propensas a ter ansiedade e transtornos de humor do que os homens, com *odds ratio* em torno de 3 para depressão. Contudo, os homens eram mais propensos a ter transtornos por uso de substâncias do que as mulheres, com chances significativamente maiores *odds ratio* (abuso de álcool: 4,7; dependência de álcool: 6; abuso de drogas: 2,9; e dependência de drogas: 2,5) (Viana e Andrade, 2012).

Fisiopatologia – foco na cognição

A compreensão da fisiopatologia dos transtornos do humor vem crescendo rapidamente com o avanço dos conhecimentos advindo de estudos nas áreas de genética, neuroimagem e biologia celular. Hoje se tem uma visão mais global sobre as relações entre os sistemas neurológico, endócrino e imunológico. Aspectos relacionados aos circuitos neurais, genética e aspectos da fisiologia celular dos neurônios e células da glia podem estar diretamente relacionados à interação entre gene, comportamento e ambiente (Goodwin, 2007). Essa complexa integração de aspectos genéticos, intracelulares, fisiológicos e comportamentais pode ser resumido na Figura 3.2 (Manji, 2004).

Figura 3.2

Múltiplos níveis fisiológicos intrinsecamente correlacionados podem explicar e direcionar o estudo da fisiopatologia dos transtornos de humor.

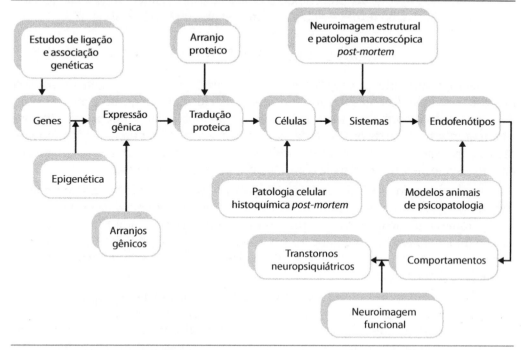

Fonte: Adaptada de Gould e Manji, 2004.

Um dos modelos atuais que mais contribui para explicar essa complexa interação e a multiplicidade de apresentações e curso clínico dos transtornos psiquiátricos – e da depressão em particular – é o conceito de endofenótipo. Os endofenótipos são traços que compõem um fenótipo clínico e que são determinados por um conjunto conhecido ou hipotético de genes que se expressa em vários membros da família dos portadores e pode ser desencadeado pela ação de eventos estressores. Esses endofenótipos precisam se manifestar mesmo quando a doença não está em atividade, e os parentes de primeiro grau devem apresentar frequência maior dessas características fenotípicas do que a população em geral (Hasler et al., 2006). Disfunções neurocognitivas, como na memória declarativa e nas funções executivas, foram sugeridas como candidatas a endofenótipos no transtorno bipolar e depressão unipolar (Glahn et al., 2004; Clark et al., 2005). Entretanto, diversos estudos neuropsicológicos subsequentes obtiveram resultados mistos e controversos, exigindo mais estudos (Balanzá-Martínez et al., 2008; Bora et al., 2009).

Poucos polimorfismos genéticos, que são variações genéticas mais raras, foram associados a endofenótipos neurocognitivos. O polimorfismo STin2 do gene da proteína transportadora de serotonina (principal alvo dos antidepressivos que agem em serotonina) foi associada a endofenótipos neurocognitivos em pacientes com depressão, assim como o polimorfismo 66met do fator neurotrófico derivado do cérebro (Brain Derived Neurotrophic Factor – BDNF), que é uma proteína intracelular neuronal que garante neuroproteção, prevenindo a morte celular e aumentando a capacidade do neurônio de criar conexões e sinapses (Sarosi et al., 2008; Gatt et al., 2007).

Alterações intracelulares, neuroplasticidade e atrofia neuronal

Neuroplasticidade é a capacidade dos neurônios – e por conseguinte do sistema nervoso – de modificar-se em nível estrutural e funcional ao longo do tempo, seja no desenvolvimento normal ou atendendo a demandas ambientais. É importante diferenciar neuroplasticidade de plasticidade sináptica, uma vez que a primeira exige mudanças nas diversas vias bioquímicas intracelulares, enquanto a segunda envolve apenas alterações que afetam a eficiência das sinapses e da neurotransmissão.

As vias bioquímicas intracelulares envolvem complexos mecanismos de sinalização. Informações recebidas pelos receptores de membrana por meio da taxa de disparos neuronais e de neurotransmissores são transmitidas por cascatas bioquímicas que ativam genes específicos, regulando a sua atividade e definindo o ritmo de produção de proteínas efetoras responsáveis pela diversidade de respostas dos neurônios no curto, médio e longo prazos.

Anormalidades dessas cascatas sinalizadoras e das proteínas efetoras podem gerar as alterações observadas nos transtornos de humor, incluindo as relacionadas ao comprometimento cognitivo. Algumas dessas anormalidades intracelulares podem ser comuns a outras doenças clínicas, como as doenças cardiovasculares, o diabetes *mellitus* e a doença de Alzheimer. A quase totalidade das evidências científicas sobre essas associações entre as vias bioquímicas intracelulares e transtornos do humor e distúrbios cognitivos são indiretos e inconclusivos, porém dão um importante direcionamento para pesquisas futuras.

O fosfatidilinositol é substância-chave de uma importante cascata sinalizadora e alvo de ação de estabilizadores do humor como o lítio. Sua atividade pode ser aumentada com o aumento do seu precursor, uma substância chamada inositol. Quando se administra altas doses de inositol (12 g por dia), é possível diminuir sintomas depressivos, ansiosos e melhorar sintomas cognitivos em pacientes com a doença de Alzheimer (Levine, 1997). Pacientes idosos deprimidos parecem ter o metabolismo do inositol alterado, com menores concentrações que o esperado, o que pode estar associado a prejuízos cognitivos (Elderkin-Thompson et al., 2004).

Outra substância-chave, denominada glicogênio-sintase-quinase-3beta (GSK-3beta), participa de uma série de vias intracelulares, e sua hiperativação está associada tanto à tendência a neurotoxicidade e morte neuronal quanto ao aumento da produção de proteínas tau, que estão associadas à gênese da doença de Alzheimer. O lítio, tradicional estabilizador de humor com comprovado efeito neuroprotetor e potencializador de neuroplasticidade, inibe o GSK-3beta. Esse efeito parece estar associado à eficácia do lítio no tratamento do transtorno bipolar (Schloesser et al., 2008). Assim, o

GSK-3beta poderia estar associado tanto à fisiopatologia do transtorno bipolar como ao da doença de Alzheimer. Seu papel nas disfunções cognitivas associadas aos transtornos do humor ainda precisa ser explorado.

Diversas outras substâncias estão relacionadas às vias bioquímicas intracelulares, e estudos futuros certamente vão desvendar quais estão relacionadas aos déficits cognitivos dos transtornos do humor.

Atrofia neuronal e neurogênese

A atrofia neuronal foi bem documentada em modelos de estresse crônico e estudos clínicos *post-mortem* de depressão em cobaias, sobretudo no córtex pré-frontal (CPF) e no hipocampo. No pós-morte, há redução da arborização dendrítica, atrofia e perda discreta de neurônios no CPF e no cíngulo anterior de indivíduos deprimidos. Além da atrofia neuronal, há evidências ainda mais notáveis de redução da glia em resposta ao estresse, incluindo, em sujeitos deprimidos, astrócitos e oligodendrócitos, células que desempenham um papel crítico na regulação da função sináptica. Estudos *post-mortem* relatam diminuição da densidade glial no CPF e no cíngulo anterior de sujeitos deprimidos. Estudos recentes também relatam redução no número de interneurônios gabaérgicos no CPF de pacientes depressivos. Há evidências fornecidas por estudos de espectroscopia, demonstrando redução da transmissão GABA em pacientes deprimidos. Esses interneurônios exercem controle inibitório do disparo de neurônios excitatórios glutamatérgicos. A vulnerabilidade de interneurônios gabaérgicos poderia então resultar em maior atividade glutamatérgica e suscetibilidade e dano a outros neurônios (Banasr et al., 2011).

A redução do número de células pode resultar também da diminuição do nascimento de novos neurônios e células da glia no cérebro adulto. O hipocampo é uma das poucas áreas neurogênicas no cérebro adulto, e o estresse diminui o nascimento de novos neurônios. A gliogênese ocorre em todo o cérebro e é similarmente diminuída pela exposição ao estresse crônico. Em animais, há evidências de que mutações que impedem a neurogênese não geram comportamento depressivo, mas tornam o indivíduo mais suscetível a exibir comportamento depressivo quando exposto ao estresse. Evidências *post-mortem* de proliferação celular foram encontradas no hipocampo de pacientes tratados com antidepressivos no momento do óbito, demonstrando potencial relevância clínica na indução da neurogênese (Banasr et al., 2011).

Estresse e depressão estão associados a diminuição da expressão de vários fatores neurotróficos. A maioria dos trabalhos se concentrou no Brain-Derived Neurotrophic Factor (BDNF). Um polimorfismo comum e funcional do BDNF, o Val66Met, ocorre em 30% dos humanos e diminui o processamento e liberação de BDNF. O alelo Met do BDNF está associado à diminuição do volume do hipocampo e déficits cognitivos em humanos. A expressão ou liberação reduzida de BDNF é suficiente para reproduzir a atrofia dos neurônios que é causada por estresse crônico. Sujeitos que expressam o alelo Met e que são expostos a estresse ou trauma correm risco de maiores taxas de transtornos de humor e déficits cognitivos. A disfunção na expressão de fatores neurotróficos e na sinalização intracelular poderiam diminuir a neuroproteção, resultando na ativação de

Seção I – *Aspectos clínicos dos transtornos de humor e cognição*

vias apoptóticas (de morte celular). O déficit na expressão do fator neurotrófico e na sinalização intracelular poderia contribuir para diminuir a neuroproteção e aumentar a vulnerabilidade à excitoxicidade (toxicidade por estímulo excitatório), resultando em ativação de vias apoptóticas. O estresse crônico aumenta a expressão mitocôndrica de proteínas pró-apoptóticas (p. ex., Bax) e regula negativamente os fatores antiapoptóticos, como Bcl2, por exemplo. O desequilíbrio entre Bcl2 e Bax favorece a morte celular em condições de estresse crônico, enquanto o tratamento antidepressivo tem efeito oposto (Banasr et al., 2011).

Neurotransmissão, cognição e humor

Os principais sistemas de neurotransmissão relacionados aos transtornos do humor também são cruciais para o bom funcionamento das funções cognitivas. Os sistemas serotoninérgico, noradrenérgico, dopaminérgico, glutamatérgico e colinérgico apresentam evidências relevantes tanto na fisiologia dos transtornos do humor como nas funções cognitivas.

Sistema serotoninérgico

Evidências sugerem o envolvimento do sistema serotoninérgico nos transtornos do humor e na função cognitiva. O triptofano é um aminoácido precursor da serotonina, e sua ingestão aumentada parece aumentar a síntese e a disponibilidade de serotonina. O teste da supressão aguda do triptofano por meio da ingestão de uma solução de aminoácidos com total ausência de triptofano induz sintomas depressivos e maior impulsividade (Quintin et al., 2001) em parentes de primeiro grau de pacientes bipolares saudáveis e piora o desempenho em testes cognitivos (principalmente velocidade de processamento de informação e tarefas de planejamento) em parentes saudáveis de primeiro grau de bipolares (Sobczak et al., 2002). Os mesmos autores observaram prejuízos na memória de parentes de primeiro grau de pacientes bipolares tipo I.

Esses resultados sugerem que o sistema serotoninérgico parece mediar tanto o humor como a cognição nos indivíduos com endofenótipo cognitivo. Isso poderia ser explicado pela importância de um dos 14 receptores de serotonina, o 5HT1a. A estimulação desse receptor está relacionada à melhora dos sintomas depressivos e ansiosos (Teng et al., 2008) e modula processos de memória e aprendizado, podendo piorar processos cognitivos em cérebros normais, ou melhorá-los em pacientes depressivos (Ogren et al., 2008).

Sistema noradrenérgico

O sistema noradrenérgico está intimamente relacionado aos transtornos do humor. Quando esse sistema está inibido, ocorre anedonia, anergia e perda de libido, entre outras funções prejudicadas (Teng et al., 2008). Entretanto, o sistema noradrenérgico também é responsável pela manutenção do estado de ativação dos sistemas relacionados aos circuitos da memória, atenção e concentração (Berridge e Waterhouse, 2003). O sistema noradrenérgico gerencia o modo como o cérebro direciona a atenção

Capítulo 3 Epidemiologia e Fisiopatologia da Depressão

e apreende o ambiente, para selecionar, guardar e reutilizar as informações, gerando comportamento adaptativo (Sobczak et al., 2002). Isso justifica sua importância no funcionamento cognitivo e nos transtornos do humor.

Sistema dopaminérgico

Duas vias dopaminérgicas estão intimamente relacionadas à mediação do humor e cognição: o sistema mesolímbico, localizado no tegmento ventral cerebral e com conexões para a maior parte do sistema límbico (núcleo *accumbens*, amígdala, hipocampo, núcleo medial dorsal do tálamo e giro cingulado), responsável pela regulação de expressões emocionais, aprendizado, reforçamento e capacidade hedônica; e a via mesocortical, localizada no tegmento ventral mesocortical, com conexões para regiões corticais orbitofrontais e pré-frontais, a qual auxilia na regulação da motivação, concentração e iniciação de tarefas cognitivas executivas complexas (Teng et al., 2008). Alterações nas funções dopaminérgicas podem estar associadas a quadros depressivos e podem explicar diversos sintomas cognitivos associados, como os prejuízos de memória de trabalho, planejamento e atenção (Seamans e Yang, 2004).

Outros sistemas de neurotransmissão

Os neurônios colinérgicos utilizam a acetilcolina como neurotransmissor, por meio de conexões amplas e difusas no sistema nervoso central (SNC), interagindo com diversos sistemas neuronais, em especial com os três sistemas monoaminérgicos (noradrenalina, dopamina e serotonina) (Teng et al., 2008). Baixo tônus colinérgico cerebral está associado a prejuízos cognitivos relacionados à doença de Alzheimer, justificando a teoria da reserva colinérgica, que explica a eficácia de medicamentos que aumentam a acetilcolina no SNC (Milgram et al., 2006). Prejuízos colinérgicos, observados em estudos de lesão cerebral ou por ação de substâncias anticolinérgicas, causam diversas alterações cognitivas, como distúrbios amnésticos e de desempenho (Picciotto et al., 2002).

O neurotransmissor glutamato representa o principal sistema excitatório cerebral e se liga aos receptores de N-metil-d-aspartato (NMDA) e a-amino-3-hidroxi-5-metil-4-isoxazol propiato (AMPA). O sistema do glutamato está relacionado aos transtornos do humor, especificamente ao transtorno bipolar, pela evidência da ação antidepressiva de moduladores e antagonistas do receptor de NMDA, como a lamotrigina e a quetamina (Teng et al., 2008). Em comparação com pacientes depressivos, pode haver redução do glutamato no córtex pré-frontal (CPF) e cíngulo anterior, assim como níveis aumentados no córtex occipital. A redução da ação sináptica do glutamato no CPF está associada ao número de falhas em tratamentos antidepressivos, assim como com a recorrência dos episódios. Uma possível explicação aventada para essa baixa ação sináptica seria a disfunção mitocondrial na produção de energia nos neurônios glutamatérgicos. Pacientes depressivos têm redução de 26% de energia mitocondrial quando comparados a controles normais. Há autores que sugerem que a redução na energia produzida em neurônios glutamatérgicos resulta de perda da força sináptica via redução dos receptores AMPA ou NMDA pós-sinápticos (Lener et al., 2017).

Seção I – *Aspectos clínicos dos transtornos de humor e cognição*

Além disso, os receptores NMDA estão amplamente distribuídos no hipocampo, estrutura importante para a memória e para o controle de resposta ao estresse, com fortes evidências sugerindo que estresse comportamental pode causar hiperatividade glutamatérgica e neurotoxicidade hipocampal associado a diversas alterações cognitivas (Kim et al., 1996).

Regiões e redes cerebrais associadas ao humor e à cognição

O córtex pré-frontal está intrinsecamente relacionado tanto com a cognição como com o humor. Tem papel fundamental no afeto positivo necessário para o planejamento de ações com objetivos direcionados, ao proporcionar a formação de regras, a partir das experiências vividas, que podem ser usadas para guiar o pensamento e a ação. Portanto, o córtex pré-frontal gerencia as informações relevantes para se atingir um objetivo, sendo componente crucial de pensamentos e emoções complexas (Davidson, 2002).

A amígdala está claramente relacionada ao aprendizado emocional, principalmente pelo medo condicionado (Fanselow e LeDoux, 1999). O hipocampo, além de ser um dos principais órgãos relacionados à memória, tem também papel fundamental na regulação do humor, principalmente pela sua relação com o eixo hormonal do estresse (eixo hipotálamo-hipófise-adrenal). O excesso de atividade desse eixo, que provoca o aumento de glicocorticoides na corrente sanguínea, pode causar lesões e morte dos neurônios do hipocampo, já que eles têm sensibilidade aumentada a glicocorticoides. A diminuição dos neurônios e do volume hipocampal foi observada em pacientes com estresse pós-traumático e depressão (Davidson, 2002).

A ativação do córtex cingulado anterior está associada à detecção de um conflito, como a percepção de um ambiente não familiar. Isso causa a ativação de diversos outros núcleos e vias cerebrais, gerando a resposta emocional a esse conflito (Carter et al., 1999).

Outras áreas do cérebro também estão relacionadas a funções cognitivas e ao humor. O circuito límbico-frontoestriatal é responsável por prejuízos nas funções executivas e motoras, especialmente em idosos (Porter et al., 2007). A redução do volume hipocampal em pacientes deprimidos não tratados também foi observada (Sheline et al., 2003). O hipocampo apresenta-se anormalmente ativado em pacientes bipolares, o que justifica alterações cognitivas tanto nas fases afetivas como nos períodos livres de sintomas (Frey et al., 2007).

A habênula lateral (Hb) é uma estrutura cujo papel na depressão tem sido alvo de estudos recentes. Vários achados importantes propuseram que a habênula participa do processamento de informações de valência negativa e na promoção da aversão comportamental. A Hb é ativada por diferentes estressores e estímulos emocionais negativos, o que sugere que ela pode mediar respostas comportamentais subjacentes ao estresse e à aversão em condições fisiológicas normais. A atividade aberrante da Hb pode estar associada a sintomas depressivos, como desamparo, insegurança e anedonia. Por causa do pequeno tamanho do Hb, exames de imagem funcional em humanos são desafiadores e ainda incipientes, no entanto vários estudos forneceram evidências da hiperatividade da habênula em seres humanos deprimidos. Em consistência com essa

Capítulo 3 Epidemiologia e Fisiopatologia da Depressão

hipótese, sabe-se que a Hb exerce poderosa influência inibitória sobre os neurônios dopaminérgicos e serotoninérgicos do mesencéfalo (Yang et al., 2018).

Um conceito que tem sido objeto de estudo, tanto em cognição quanto em humor, são as redes cerebrais funcionais. Trata-se de padrões de funcionamento momentaneamente estáveis de atividade neuronal. A atividade neuronal é flutuante, mas por meio de dados de neuroimagem pode ser calculada a média de conectividade ou ativação do cérebro em uma série temporal de dados de neuroimagem. Essa situação estacionária pode ser capturada durante uma tarefa cognitiva predefinida ou em descanso, o chamado *resting state*. As pesquisas frequentemente focaram nas redes que poderiam estar relacionadas aos sintomas cardinais dos transtornos afetivos, como humor depressivo e anedonia. Evidências crescentes, contudo, apontam que interações anormais com redes relacionadas à cognição podem desempenhar papel na expressão de diversas esferas de sintomas depressivos, como somáticos, afetivos e, obviamente, cognitivos. Foram identificadas duas redes relacionadas ao processamento cognitivo que estão alteradas em pacientes com depressão, a rede autobiográfica de memória (RAM) e a rede de controle cognitivo (RCC). Pontos-chave da RAM compreendem a porção orbitomesial do CPF, cíngulo, hipocampo, *precuneus* e região parietal. A RAM é a rede funcional mais bem descrita. É reconhecida em modo de descanso e também pode ser ativada por tarefas de processamento cognitivo autorreferencial, incluindo memória autobiográfica, cognição social, imaginação e introspecção. Em comparação com controles normais, indivíduos com depressão apresentam aumento da ativação da RAM durante pensamentos autorreferenciais, processamento emocional e no descanso. RAM tem a hiperatividade acentuada sobretudo em tarefas desenhadas para invocar tristeza e está relacionada à gravidade da depressão, ao sentimento de desesperança e ao viés cognitivo depressivo no processamento de informações. A RCC recruta estruturas do CPF, cíngulo, regiões do lobo mesial temporal e sulco intraparietal. Está ativada durante tarefas comportamentais relacionadas a um objetivo, relacionando-se com memória de trabalho, atenção seletiva, flexibilidade cognitiva e atenção sustentada. Pessoas com depressão unipolar apresentam atividade diminuída em toda a RCC na execução de tarefas, com pior desempenho nessas tarefas. Além disso, precisam de maior ativação da RCC para executá-las satisfatoriamente, em relação a controles normais (Rayner et al., 2016).

Estresse, transtornos do humor e prejuízos cognitivos

A resposta ao estresse crônico é representada fisiologicamente pelo eixo hormonal hipocampo-hipotálamo-hipófise-adrenal (HHA). A ativação desse eixo de vias neurológicas e hormonais causa aumento da secreção de glicocorticoides, que são os hormônios que sinalizam e preparam o corpo para o estresse. Frequentemente, os transtornos do humor apresentam disfunções nesse eixo, principalmente uma hiperatividade com hipersecreção de glicocorticoides em quadros depressivos melancólicos e psicóticos (Teng et al., 2008). O aumento crônico de glicocorticoides também está associado a história de traumas precoces (violência física ou sexual) e alterações cerebrais, como redução do córtex cerebral (Bremne e Vermetten, 2001).

Alterações do eixo HHA ocorrem em 50% a 70% dos pacientes com depressão; e incluem hipercotisolemia e redução da sensibilidade periférica dos receptores de glicocorticoides (RG). Um importante achado é menor supressão dos níveis de cortisol depois do teste com o uso de dexametasona. Alguns estudos encontraram associação entre níveis de cortisol e prejuízo cognitivo, mas outros estudos falharam em fazer essa associação. Um achado interessante é que a administração de cortisol traz prejuízo à memória declarativa e de trabalho em controles normais, mas, ao contrário, em pacientes com depressão não há efeito nos domínios cognitivos, em decorrência da reduzida sensibilidade dos RG na depressão (Figura 3.3).

Figura 3.3
Modelo hipotético do efeito da administração de glicocorticoides em controles normais e pacientes com depressão.

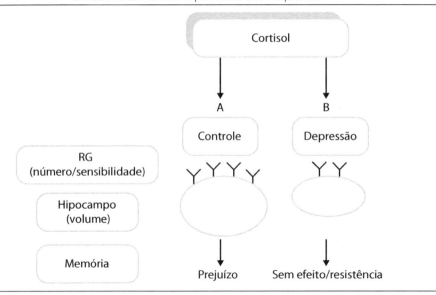

Fonte: Adaptada de Wingenfeld e Wolf, 2015.

Desse modo, a elevação crônica de glicocorticoides e catecolaminas pode provocar prejuízos cognitivos, particularmente na memória e na aprendizagem, em associação a alterações estruturais cerebrais (Lacerda et al., 2009). Em estudo recente, foram observados prejuízos cognitivos em pacientes com depressão unipolar que apresentavam diminuição do volume do hipocampo e redução do córtex cerebral (Vasic et al., 2008).

Ao abordar-se o papel do estresse na depressão, é preciso falar da relação entre a vulnerabilidade (herdabilidade) e o estresse e de como o estresse poderia ser modulado pela herdabilidade, e vice-versa. Existe forte variação interindividual quanto à vulnerabilidade à depressão. O modelo de diátese-estresse (ou vulnerabilidade-estresse) fornece uma proposta para entender esse diferencial na propensão para desenvolver depressão. A diátese estaria relacionada à vulnerabilidade para se desenvolver depressão. À medida que a diátese aumenta, a magnitude do estresse necessário para precipitar um episódio depressivo diminui. Estimativas de herdabilidade apontam diátese genética de até 43%. Há convincentes evidências de que múltiplos genes interagem com insultos ambientais para aumentar o risco de depressão. Estressores da primeira infância também aumentam significativamente o risco de depressão, incluindo contatos emocionais inadequados com pais e abuso sexual. De fato, estresse no início da vida e cuidados maternos inadequados, assim como estresse na adolescência, podem ter grandes consequências na função neuronal. Substratos fisiopatológicos com alteração do eixo HHA e diminuição do BDNF estão relacionados e esses estressores (Ota e Duman, 2013). Fatores de personalidade também desempenham um papel no desenvolvimento de depressão. Por exemplo, o neuroticismo (simplificadamente, reagir de maneira ansiosa e negativa a eventos de modo geral) é um fator de risco consistente.

Fato amplamente documentado é que o nível de estresse necessário para precipitar um episódio depressivo diminui gradualmente após cada recorrência. Esse fato é chamado de *kindling*. Isso pode indicar duas conclusões não mutuamente excludentes: os episódios recorrentes são marcadores de uma diátese preexistente; ou o episódio causa alterações que aumentam a vulnerabilidade. Há dados que sugerem que o cérebro nem sempre recupera completamente sua estrutura e função após a remissão de um episódio depressivo. Por exemplo, mudanças no volume do hipocampo podem persistir após a resolução dos sintomas depressivos. Além disso, alterações na conectividade do cíngulo anterior e do CPF são observadas mesmo em remissão. Essas alterações podem explicar alterações em tarefas cognitivas relacionadas ao CPF (Carvalho et al., 2014).

Inflamação e processos oxidativos

O aumento de algumas substâncias pró-inflamatórias, especificamente o fator de necrose tumoral alfa (*tumour necrosis factor*-alfa ou TNF-alfa) e a interleucina-1, foi observado em depressão; e também está associado a prejuízos cognitivos, maior risco de entrar em depressão e menor resposta ao tratamento (Khairova et al., 2009).

Outro processo biológico que poderia explicar maior neurotoxicidade, em decorrência de processos oxidativos que podem estar relacionados a estados depressivos e prejuízos cognitivos, é a hiper-homocisteinemia. A homocisteína é um aminoácido cujo aumento nos níveis séricos está associado a maior risco de prejuízos cognitivos, em uma série de estudos (Elias et al., 2006; Kado et al., 2005; Tucker et al., 2005), além de estar associada a sintomas depressivos (Tolmunen et al., 2004; Folstein et al., 2007), depressão maior com ataques de raiva (Fraguas et al., 2006), depressão no idoso (Almeida et al., 2008) e bipolares eutímicos (Dias et al., 2009). Apenas um estudo observou associação entre hiper-homocisteinemia e distúrbios cognitivos em pacientes bipolares eutímicos (Osher et al., 2008). Vitaminas do complexo B (ácido fólico, B6 e B12) participam do ciclo de metabolização da homocisteína, diminuindo a sua concentração. Baixos níveis de ácido fólico são preditores de resistência a tratamento antidepressivo (Papakostas et al., 2004b) e pior evolução após remissão (Papakostas et al., 2004a).

Seção I – *Aspectos clínicos dos transtornos de humor e cognição*

O papel da hiper-homocisteinemia na depressão e cognição poderia ser explicada pela sua forte correlação com doenças cardiovasculares e alterações isquêmicas cerebrais (Folstein et al., 2007) ou pela desregulação dos processos epigenéticos relacionados à metilação de DNA, prejudicando sua transcrição para RNA mensageiro (Hillemacher et al., 2007). Esta última hipótese foi reforçada por um estudo recente, que observou uma ação neurotóxica mediada pela homocisteína em receptores NMDA (ácido N-Metil-D-Aspártico), aumentando vias intracelulares que provocam morte celular (Poddar e Paul, 2009). O conjunto crescente de evidências sugere que o metabolismo da homocisteína pode ser importante via fisiopatológica da depressão, prejudicando a resiliência celular e aumentando também os prejuízos cognitivos.

Os ácidos graxos Ômega-3 são óleos essenciais que o ser humano não consegue produzir, sendo necessária sua reposição pela dieta, principalmente por meio de peixes e frutos do mar. Há evidências consistentes que sugerem seu papel relevante na terapêutica antidepressiva e também como elemento protetor para prejuízos cognitivos (Kidd, 2007). Estudos epidemiológicos mostram correlação inversa entre níveis de Ômega 3 e sintomas depressivos e depressão pós-parto, com altos índices de sintomas depressivos e depressão pós-parto em indivíduos com dieta pobre em Ômega-3. Da mesma maneira, grandes estudos epidemiológicos observaram correlação inversa também entre consumo de peixe e prejuízos cognitivos relacionados à idade ou nos pacientes com prejuízos cognitivos leves (Kalmijn et al., 1997; Solfrizzi et al., 2006; Solfrizzi et al., 2010). Metanálise de 10 estudos duplo-cegos controlados com placebo apontou eficácia do Ômega 3 na potencialização da terapêutica antidepressiva, apesar da heterogeneidade dos desenhos de estudos e do viés de publicação (Lin e Su, 2007). Pequeno estudo mostrou que o uso de suplementação dietética com Ômega 3 diminuiu prejuízos cognitivos em pacientes com prejuízos cognitivos leves (Kotani et al., 2006).

Apesar de não serem conhecidos estudos que avaliaram possíveis relações diretas entre Ômega 3, prejuízos cognitivos e depressão, os mecanismos de ação parecem ser os mesmos, uma vez que a eficácia tanto na proteção em relação aos prejuízos cognitivos quanto nos sintomas depressivos parece estar relacionada à ausência do transportador varepsilon4 da apolipoproteína E (Solfrizzi et al., 2010). Duas das quarto isoformas da apolipoproteína E (dois e quatro) têm significante associação com a redução anatômica de estruturas cerebrais e redução da função cognitiva em indivíduos em depressão (Jesulola et al., 2018).

Outras possíveis explicações da ação do Ômega 3 seriam: a presença de outras substâncias antioxidantes nos frutos do mar; a ação antiateromatosa e antitrombótica que poderia diminuir eventos isquêmicos cerebrais; possível inibição da produção de proteína beta-amiloide; efeito anti-inflamatório intrínseco dos Ômega 3; e efeito de aumento de fluidez das membranas plasmáticas, que permitiriam melhor ação nas sinapses e regulação da transmissão neuronal (Solfrizzi et al., 2010).

Conclusão

Inúmeras evidências mostram fortes correlações biológicas entre os transtornos do humor e distúrbios cognitivos. Desde as alterações intracelulares até as alterações neuroendócrinas, diversas vias fisiopatológicas relacionadas aos transtornos do humor também explicam disfunções cognitivas. A maioria das evidências indica processos de toxicidade neuronal, com a tendência para morte dos neurônios (com diminuição do córtex cerebral e do volume do hipocampo) e prejuízo no funcionamento neuronal, tanto em nível intracelular quanto na eficiência da neurotransmissão, principalmente nos sistemas de neurotransmissores monoaminérgicos (serotonina, noradrenalina e dopamina). As redes neurais responsáveis pelas funções cognitivas e emocionais não seriam redes paralelas independentes, mas sim altamente integradas (Gatt et al., 2007); e demandam processos similares de abordagem clínica e tratamento.

Referências bibliográficas

Balanzá-Martínez V, Rubio C, Selva-Vera G, Martinez-Aran A, Sánchez-Moreno J, Salazar-Fraile J et al. Neurocognitive endophenotypes (endophenocognitypes) from studies of relatives of bipolar disorder subjects: a systematic review. Neurosci Biobehav Rev. 2008;32(8):1426-38.

Banasr M, Dwyer JM, Duman RS. Cell atrophy and loss in depression: reversal by antidepressant treatment. Curr Opin Cell Biol. 2011;23(6):730-7.

Berridge CW, Waterhouse BD. The locus coeruleus-noradrenergic system: modulation of behavioral state and state-dependent cognitive processes. Brain Res Rev. 2003;42(1):33-84.

Bora E, Yucel M, Pantelis C. Cognitive endophenotypes of bipolar disorder: a meta-analysis of neuropsychological deficits in euthymic patients and their first-degree relatives. J Affect Disord. 2009;113(1-2):1-20.

Bremne JD, Vermetten E. Stress and development: behavioral and biological consequences. Dev Psychopathol. 2001;13(3):473-89.

Carter CS, Botvinick MM, Cohen JD. The contribution of the anterior cingulate cortex to executive processes in cognition. Rev Neurosci. 1999;10(1):49-57.

Carvalho AF, Miskowiak KK, Hyphantis TN, Kohler CA, Alves GS, Bortolato B et al. Cognitive dysfunction in depression: pathophysiology and novel targets. CNS Neurol Disord Drug Targets. 2014;13(10):1819-35.

Clark L, Sarna A, Goodwin GM. Impairment of executive function but not memory in first-degree relatives of patients with bipolar I disorder and in euthymic patients with unipolar depression. Am J Psychiatry. 2005;162(10):1980-2.

Davidson RJ. Activation paradigms in affective and cognitive neuroscience: probing the neuro-circuitry underlying mood and anxiety disorders. In: Davis KL, Charney CD, Coyle JT, Nemeroff C, editors. Neuropsychopharmacology the fifth generation of progress. Philadelphia: Lippincott Williams & Wilkins; 2002. p. 373-81.

Dias VV, Brissos S, Cardoso C, Andreazza AC, Kapczinski F. Serum homocysteine levels and cognitive functioning in euthymic bipolar patients. J Affect Disord. 2009;113(3):285-90.

Elderkin-Thompson V, Thomas MA, Binesh N, Mintz J, Haroon E, Dunkin JJ et al. Brain metabolites and cognitive function among older depressed and healthy individuals using 2D MR spectroscopy. Neuropsychopharmacology. 2004;29(12):2251-7.

Elias MF, Robbins MA, Budge MM, Elias PK, Brennan SL, Johnston C et al. Homocysteine, folate, and vitamins B6 and B12 blood levels in relation to cognitive performance: the Maine-Syracuse study. Psychosom Med. 2006;68(4):547-54.

Seção I – *Aspectos clínicos dos transtornos de humor e cognição*

- Fanselow MS, LeDoux JE. Why we think plasticity underlying Pavlovian fear conditioning occurs in the basolateral amygdala. Neuron. 1999;23(2):229-32.

- Folstein M, Liu T, Peter I, Buell J, Buel J, Arsenault L et al. The homocysteine hypothesis of depression. Am J Psychiatry. 2007;164(6):861-7.

- Fraguas R, Papakostas GI, Mischoulon D, Bottiglieri T, Alpert J, Fava M. Anger attacks in major depressive disorder and serum levels of homocysteine. Biol Psychiatry. 2006;60(3):270-4.

- Frey BN, Andreazza AC, Nery FG, Martins MR, Quevedo J, Soares JC et al. The role of hippocampus in the pathophysiology of bipolar disorder. Behav Pharmacol. 2007;18(5-6):419-30.

- Fried EI, Nesse RM. The impact of individual depressive symptoms on impairment of psychosocial functioning. PLoS One. 2014;9(2):e90311.

- Gooldwin FK. Manic depressive illness. In: Jamison KR, editor. 2nd ed. New York: Oxford University Press; 2007.

- Gatt JM, Clark CR, Kemp AH, Liddell BJ, Dobson-Stone C, Kuan SA et al. A genotype-endophenotype-phenotype path model of depressed mood: integrating cognitive and emotional markers. J Integr Neurosci. 2007;6(1):75-104.

- Glahn DC, Bearden CE, Niendam TA, Escamilla MA. The feasibility of neuropsychological endophenotypes in the search for genes associated with bipolar affective disorder. Bipolar Disord. 2004;6(3):171-82.

- Gould TD, Manji HK. The molecular medicine revolution and psychiatry: bridging the gap between basic neuroscience research and clinical psychiatry. J Clin Psychiatry. 2004;65(5):598-604.

- Hasler G, Drevets WC, Gould TD, Gottesman II, Manji HK. Toward constructing an endophenotype strategy for bipolar disorders. Biol Psychiatry. 2006;60(2):93-105.

- Hillemacher T, Frieling H, Muschler MA, Bleich S. Homocysteine and epigenetic DNA methylation: a biological model for depression? Am J Psychiatry. 2007;164(10):1610.

- Jesulola E, Micalos P, Baguley IJ. Understanding the pathophysiology of depression: from monoamines to the neurogenesis hypothesis model: are we there yet? Behav Brain Res. 2018;341:79-90.

- Kado DM, Karlamangla AS, Huang MH, Troen A, Rowe JW, Selhub J et al. Homocysteine versus the vitamins folate, B6, and B12 as predictors of cognitive function and decline in older high-functioning adults: MacArthur Studies of Successful Aging. Am J Med. 2005;118(2):161-7.

- Kalmijn S, Launer LJ, Ott A, Witteman JC, Hofman A, Breteler MM. Dietary fat intake and the risk of incident dementia in the Rotterdam Study. Ann Neurol. 1997;42(5):776-82.

- Kessler RC, Birnbaum HG, Shahly V, Bromet E, Hwang I, McLaughlin KA et al. Age differences in the prevalence and co-morbidity of DSM-IV major depressive episodes: results from the WHO World Mental Health Survey Initiative. Depress Anxiety. 2010;27(4):351-64.

- Kessler RC, Bromet EJ. The epidemiology of depression across cultures. Annu Rev Public Health. 2013;34:119-38.

- Khairova RA, Machado-Vieira R, Du J, Manji HK. A potential role for pro-inflammatory cytokines in regulating synaptic plasticity in major depressive disorder. Int J Neuropsychopharmacol. 2009;12(4):561-78.

- Kidd PM. Omega-3 DHA and EPA for cognition, behavior, and mood: clinical findings and structural-functional synergies with cell membrane phospholipids. Altern Med Rev. 2007;12(3):207-27.

- Kim JJ, Foy MR, Thompson RF. Behavioral stress modifies hippocampal plasticity through N-methyl-D-aspartate receptor activation. Proc Natl Acad Sci U S A. 1996;93(10):4750-3.

Capítulo 3 Epidemiologia e Fisiopatologia da Depressão

Kotani S, Sakaguchi E, Warashina S, Matsukawa N, Ishikura Y, Kiso Y et al. Dietary supplementation of arachidonic and docosahexaenoic acids improves cognitive dysfunction. Neurosci Res. 2006;56(2):159-64.

Lacerda ALT, Borgio J, Baldaçara LR, Santos SAM, Rosa MA, Jackowski AP As bases neurobiológicas da depressão. In: Lacerda ALT, Quarantini LC, Miranda-Scippa, Del Porto JA, editores. Depressão: do neurônio ao funcionamento social. Porto Alegre: Artmed; 2009. p. 237-53.

Lam RW, McIntosh D, Wang J, Enns MW, Kolivakis T, Michalak EE et al. Canadian Network for Mood and Anxiety Treatments (CANMAT) 2016. Clinical guidelines for the management of adults with major depressive disorder: section 1. Disease burden and principles of care. Can J Psychiatry. 2016;61(9):510-23.

Lener MS, Niciu MJ, Ballard ED, Park M, Park LT, Nugent AC et al. Glutamate and gamma-aminobutyric acid systems in the pathophysiology of major depression and antidepressant response to ketamine. Biol Psychiatry. 2017;81(10):886-97.

Levine J. Controlled trials of inositol in psychiatry. Eur Neuropsychopharmacol. 1997;7(2):147-55.

Lin PY, Su KP. A meta-analytic review of double-blind, placebo-controlled trials of antidepressant efficacy of omega-3 fatty acids. J Clin Psychiatry. 2007;68(7):1056-61.

Minatogawa TM. Etiologia do transtorno bipolar. In: Moreno RA, Moreno DH, editores. Da psicose maníaco-depressiva ao espectro bipolar. São Paulo: Segmento Farma; 2008. p. 283-90.

Milgram NW, Siwak-Tapp CT, Araujo J, Head E. Neuroprotective effects of cognitive enrichment. Ageing Res Rev. 2006;5(3):354-69.

Miret M, Ayuso-Mateos JL, Sanchez-Moreno J, Vieta E. Depressive disorders and suicide: epidemiology, risk factors, and burden. Neurosci Biobehav Rev. 2013;37(10 Pt 1):2372-4.

Murray CJL, Lopez AD, editors. The global burden of disease: a comprehensive assessment of mortality and disability from diseases, injuries, and risk factors in 1990 and projected to 2020. Cambridge, MA: Harvard Univ. Press; 1996.

Ogren SO, Eriksson TM, Elvander-Tottie E, D'Addario C, Ekström JC, Svenningsson P et al. The role of 5-HT(1A) receptors in learning and memory. Behav Brain Res. 2008;195(1):54-77.

Osher Y, Bersudsky Y, Silver H, Sela BA, Belmaker RH. Neuropsychological correlates of homocysteine levels in euthymic bipolar patients. J Affect Disord. 2008;105(1-3):229-33.

Ota KT, Duman RS. Environmental and pharmacological modulations of cellular plasticity: role in the pathophysiology and treatment of depression. Neurobiol Dis. 2013;57:28-37.

Picciotto MR, Alreja M, Jentsch JD. Acetylcholine. In: Davis KL, Charney CD, Coyle JT, Nemeroff C, editors. Neuropsychopharmacology the fifth generation of progress. Philadelphia: Lippincott Williams & Wilkins; 2002. p. 3-14.

Papakostas GI, Petersen T, Mischoulon D, Green CH, Nierenberg AA, Bottiglieri T et al. Serum folate, vitamin B12, and homocysteine in major depressive disorder, Part 2: predictors of relapse during the continuation phase of pharmacotherapy. J Clin Psychiatry. 2004a;65(8):1096-8.

Papakostas GI, Petersen T, Mischoulon D, Ryan JL, Nierenberg AA, Bottiglieri T et al. Serum folate, vitamin B12, and homocysteine in major depressive disorder, Part 1: predictors of clinical response in fluoxetine-resistant depression. J Clin Psychiatry. 2004b;65(8):1090-5.

Poddar R, Paul S. Homocysteine-NMDA receptor-mediated activation of extracellular signal-regulated kinase leads to neuronal cell death. J Neurochem. 2009;110(3):1095-106.

Porter RJ, Bourke C, Gallagher P. Neuropsychological impairment in major depression: its nature, origin and clinical significance. Aust N Z J Psychiatry. 2007;41(2):115-28.

Seção I – *Aspectos clínicos dos transtornos de humor e cognição*

Quintin P, Benkelfat C, Launay JM, Arnulf I, Pointereau-Bellenger A, Barbault S et al. Clinical and neurochemical effect of acute tryptophan depletion in unaffected relatives of patients with bipolar affective disorder. Biol Psychiatry. 2001;50(3):184-90.

Rayner G, Jackson G, Wilson S. Cognition-related brain networks underpin the symptoms of unipolar depression: evidence from a systematic review. Neurosci Biobehav Rev. 2016;61:53-65.

Sarosi A, Gonda X, Balogh G, Domotor E, Szekely A, Hejjas K et al. Association of the STin2 polymorphism of the serotonin transporter gene with a neurocognitive endophenotype in major depressive disorder. Prog Neuropsychopharmacol Biol Psychiatry. 2008;32(7):1667-72.

Schloesser RJ, Huang J, Klein PS, Manji HK. Cellular plasticity cascades in the pathophysiology and treatment of bipolar disorder. Neuropsychopharmacology. 2008;33(1):110-33.

Seamans JK, Yang CR. The principal features and mechanisms of dopamine modulation in the prefrontal cortex. Prog Neurobiol. 2004;74(1):1-58.

Sheline YI, Gado MH, Kraemer HC. Untreated depression and hippocampal volume loss. Am J Psychiatry. 2003;160(8):1516-8.

Sobczak S, Riedel WJ, Booij I, Rot MAH, Deutz NE, Honig A. Cognition following acute tryptophan depletion: difference between first-degree relatives of bipolar disorder patients and matched healthy control volunteers. Psychol Med. 2002;32(3):503-15.

Solfrizzi V, Colacicco AM, D'Introno A, Capurso C, Torres F, Rizzo C et al. Dietary intake of unsaturated fatty acids and age-related cognitive decline: a 8.5-year follow-up of the Italian Longitudinal Study on Aging. Neurobiol Aging. 2006;27(11):1694-704.

Solfrizzi V, Frisardi V, Capurso C, D'Introno A, Colacicco AM, Vendemiale G et al. Dietary fatty acids in dementia and predementia syndromes: epidemiological evidence and possible underlying mechanisms. Ageing Res Rev. 2010;9(2):184-99.

Teng CT, Humes EC, Nakata AC, Melzer DL. Modelos bioquímicos. In: Moreno RA, Moreno DH, editores. Da psicose maníaco-depressiva ao espectro bipolar. São Paulo: Segmento Farma; 2008. p. 301-26.

Tolmunen T, Hintikka J, Voutilainen S, Ruusunen A, Alfthan G, Nyyssönen K et al. Association between depressive symptoms and serum concentrations of homocysteine in men: a population study. Am J Clin Nutr. 2004;80(6):1574-8.

Tucker KL, Qiao N, Scott T, Rosenberg I, Spiro A. High homocysteine and low B vitamins predict cognitive decline in aging men: the Veterans Affairs Normative Aging Study. Am J Clin Nutr. 2005;82(3):627-35.

Vasic N, Walter H, Höse A, Wolf RC. Gray matter reduction associated with psychopathology and cognitive dysfunction in unipolar depression: a voxel-based morphometry study. J Affect Disord. 2008;109(1-2):107-16.

Viana MC, Andrade LH. Lifetime prevalence, age and gender distribution and age-of-onset of psychiatric disorders in the São Paulo Metropolitan Area, Brazil: results from the São Paulo Megacity Mental Health Survey. Rev Bras Psiquiatr. 2012;34(3):249-60.

Weinberger AH, Gbedemah M, Martinez AM, Nash D, Galea S, Goodwin RD. Trends in depression prevalence in the USA from 2005 to 2015: widening disparities in vulnerable groups. Psychol Med. 2018;48(8):1308-15.

Wingenfeld K, Wolf OT. Effects of cortisol on cognition in major depressive disorder, posttraumatic stress disorder and borderline personality disorder. 2014 Curt Richter Award Winner. Psychoneuroendocrinology. 2015;51:282-95.

Yang Y, Wang H, Hu J, Hu H. Lateral habenula in the pathophysiology of depression. Curr Opin Neurobiol. 2018;48:90-6.

4

Epidemiologia e Fisiopatologia do Transtorno Afetivo Bipolar

João Emílio Franccato
Teng Chei Tung

Introdução

A doença bipolar e suas formas receberam ao longo do tempo várias denominações diferentes até chegarem às classificações atuais, que adotam o termo *transtorno afetivo bipolar.*

As modificações na nomenclatura refletiram e ainda refletem o processo contínuo de compreensão das manifestações clínicas da doença e o entendimento cada vez mais refinado dos mecanismos patofisiológicos subjacentes aos diferentes fenótipos dessa enfermidade tão complexa e desafiadora, capaz de ser responsável por mais anos perdidos de saúde[1] que todas as formas de câncer ou muitas doenças neurológicas, como epilepsia ou doença de Alzheimer (Merikangas et al., 2011). Suas consequências não se limitam às fases agudas da doença. Numa recente revisão, foram encontrados em indivíduos bipolares adultos **eutímicos** prejuízos cognitivos importantes na função executiva, atenção e memória de trabalho, tempo de velocidade e reação, memória verbal e memória visual (Cullen et al., 2016).

---

1 "A Organização Mundial da Saúde utiliza o critério Disability-Adjusted Life Year (DALY). Um DALY pode ser compreendido como um ano perdido de vida saudável. A soma desses DALYs em toda a população, ou o 'fardo' da doença, pode ser pensada como medida da diferença entre o estado de saúde atual e uma situação ideal, em que toda a população vive até idade avançada, livre de doenças e deficiências" (tradução nossa). [acesso em 22 fev 2002]. Disponível em: http://www.who.int/healthinfo/global_burden_disease/metrics_daly/en/.

Tomando por base o Manual Estatístico e Diagnóstico, da Associação Americana de Psiquiatria, na sua 5ª edição (DSM-5), os critérios utilizados para o diagnóstico do transtorno bipolar (TAB) envolvem, no Tipo I, a presença de um episódio maníaco, que pode ser precedido ou seguido de um episódio hipomaníaco ou depressivo maior. No TAB Tipo II, é necessário o preenchimento dos critérios para episódio hipomaníaco atual ou anterior e os critérios para episódio depressivo maior atual ou anterior. No transtorno ciclotímico, o diagnóstico é feito em adultos que têm pelo menos dois anos (um ano em crianças) de períodos hipomaníacos e depressivos, sem jamais atender aos critérios para um episódio de mania, hipomania ou depressão maior. O DSM-5 ainda comporta em sua classificação os quadros induzidos por substâncias e aqueles relacionados a uma condição médica específica. Também cria especificadores, como presença de sintomas ansiosos, formas mistas, presença de psicose congruente ou não com o humor, padrão sazonal, com catatonia e com início no pós-parto (APA, 2013).

Epidemiologia

As manifestações do transtorno afetivo bipolar ocorrem de maneira distinta entre os sexos, sendo a prevalência nos homens igual à das mulheres no TAB tipo I (APA, 2013). Entretanto, no padrão de ciclagem rápida e nas formas mistas, as mulheres são mais suscetíveis que os indivíduos do sexo masculino. Tanto no TAB I quanto no TAB II, as representantes do sexo feminino têm maior probabilidade de manifestar sintomas depressivos. Além disso, apresentam risco maior ao longo da vida de desenvolver transtornos por uso de álcool do que os indivíduos do sexo masculino e probabilidade ainda maior de transtornos por uso de álcool do que indivíduos do sexo feminino na população em geral. No TAB tipo II, a prevalência em relação ao gênero é menos clara, havendo divergências entre os estudos (Moreno e Moreno, 2002). No transtorno ciclotímico, a prevalência entre os sexos parece ser semelhante (APA, 2013).

Em um grande estudo realizado em 11 países, localizados nas Américas, na Europa, na Ásia e na Oceania, a prevalência do transtorno ao longo da vida apresenta taxas de 0,6% para TAB I, 0,4% para TAB II, 1,4% para TAB subliminar[2] e 2,4% para o espectro bipolar. Ao longo de 12 meses, as taxas eram de 0,4% para TAB I, 0,3% para TAB II, 0,8% para TAB subliminar e 1,5% para o espectro bipolar (Merikangas et al., 2011). O mesmo estudo revela a enorme ocorrência de comorbidades com o transtorno afetivo bipolar: constatou-se que três quartos dos indivíduos portadores de alguma forma de TAB, incluindo seu espectro, preenchiam critérios para alguma outra patologia psiquiátrica ao longo da vida, particularmente transtornos de ansiedade, em especial ataques de pânico, seguidos por outras comorbidades, como transtornos de conduta e uso de substâncias (Merikangas et al., 2011).

---

2   Nesse estudo, foi considerado TAB subliminar, ou *subthreshold bipolar disorder,* como aquele em que sujeitos respondiam afirmativamente para pelo menos uma questão de *screening* para mania e não preenchiam todos os critérios para hipomania.

Grave também é a associação entre TAB e suicidabilidade: 1 em cada 4 ou 5 pessoas com a doença tentou o suicídio num período de 12 meses, sendo 1 em 5 para TAB I e 1 em 10 para TAB II (Merikangas et al., 2011).

Na realidade brasileira, especificamente na cidade de São Paulo, um estudo mostrou que os transtornos de humor como classe diagnóstica é a segunda mais prevalente ao longo da vida, com taxas de 19,1%, abaixo apenas dos transtornos ansiosos (28,1%), com prevalência de 2,1% para o TAB. A idade de início da doença, na média, foi de 31 anos. Também foi constatado que o início mais precoce da doença coincide com maior morbidade ao longo da vida (Viana e Andrade, 2012).

Fisiopatologia

O entendimento de que o TAB é uma patologia crônica, recorrente e progressiva, associada à presença de diversas comorbidades clínicas e psiquiátricas, com elevado risco para dependência e abuso de substâncias, transtornos metabólicos, endócrinos e doença vascular (Kim et al., 2017), conduz à ideia de que sua etiopatogenia não pode ser explicada por um fator único, mas por diferentes mecanismos complexos, muitas vezes inter-relacionados.

O transtorno afetivo bipolar provavelmente resulta de interações entre vulnerabilidade genética e aspectos ambientais estressores, os quais causam disfunções generalizadas em ampla gama de sistemas biológicos (Machado-Vieira et al., 2014).

Serão revisados a seguir aspectos relacionados ao risco genético e polimorfismos, influência de citocinas inflamatórias, sinalização intracelular, vias dos fatores neurotróficos, além das alterações em alguns sistemas de neurotransmissores, estresse oxidativo e disfunções na atividade mitocondrial e do retículo endoplasmático e mudanças nos ritmos biológicos.

Fatores genéticos

O TAB é uma doença psiquiátrica, com alto fator de hereditariedade (acima de 80%) e complexa base genética não mendeliana. A maior parte do risco genético está correlacionada a múltiplos polimorfismos (Harrison et al., 2016), podendo inclusive haver achados coincidentes com os de outras patologias psiquiátricas em relação a certos fenótipos, por exemplo comportamento de risco presente tanto no TAB quanto no transtorno de déficit de atenção e hiperatividade (Strawbridgeet et al., 2015).

Estudos revelando maior concordância genética em gêmeos monozigóticos do que dizigóticos foram os primeiros a sugerir a relevância de fatores genéticos no TAB (Machado-Vieira et al., 2014). Pesquisas posteriores, como estudos *linkages* e estudos de associação genômica (*genome-wide association studies* – GWS), encontraram inúmeros *locis* mostrando forte associação com o TAB, sendo o primeiro gene identificado o *diacylglycerol kinase eta* (*DGKH*), responsável por ativar a proteína quinase C (PKC) (Weber et al., 2011), com importante papel na fisiopatologia molecular da doença bipolar, que será discutida mais adiante.

Seção I – *Aspectos clínicos dos transtornos de humor e cognição*

Outros polimorfismos, como o do *alpha 1C subunit of the L-type voltage-gated calcium channel (CACNA1C)* e o do *ankirin3*, têm sido também associados ao TAB. Esses genes estão relacionados ao transporte de íons pelos canais de membrana, estruturas celulares e metabolismo dos neurotransmissores, todos os quais associados a mudanças cognitivas e do humor em diversos modelos (SCOTT et al., 2009).

Na Tabela 4.1, é possível visualizar alguns genes de risco para o TAB que foram identificados e, diretamente ou indiretamente, interagem com sistemas de segundos mensageiros e de ritmos circadianos.

Tabela 4.1	
Descobertas genéticas no TAB: visão geral.	
Genética	Elevada taxa de concordância em gêmeos monozigóticos
	Evidências de sobreposição (alelos comuns) com esquizofrenia
	Vários alelos de risco não replicados por diferentes estudos
Aspectos gerais	Muitos dos alelos de risco com papel desconhecido na patofisiologia do TAB
	Sem relação com fenótipos específicos, sem impacto direto na terapêutica
	Sem risco relativo para genes individuais (base poligênica)
Genética	Potencialmente relacionados à patofisiologia do TAB
	DGKH (envolvido na sensibilidade do lítio na via do inositol)
	CACNA1C (regula a dinâmica do cálcio e plasticidade sináptica)
Potenciais genes de risco	*ANK-3* (exerce papel na ativação e proliferação celular)
	NCAM
	Genes com relevância incerta
	NDUFAB1, PALB2, DCTN5, MYO5B

TAB = transtorno afetivo bipolar; *DGKH = diacylglycerol kinase eta; CACNA1C = alpha 1C subunit of the L-type voltage-gated calcium channel; ANK-3 = ankirin3; NCAM = neuronal adhesin cell molecule.*
Fonte: Machado-Vieira et al., 2014.

A análise combinada das descobertas e replicações de estudos confirmou a evidência da ampla associação genômica entre esses genes e o transtorno bipolar.

Contraditoriamente, recente metanálise, reunindo 487 estudos de associação genômica em TAB, não encontrou genes candidatos associados ao risco de doença bipolar após correção de múltiplos testes (Seifuddin et al., 2012). Embora sejam menos encorajadores, estes últimos achados reforçam a necessidade de abordagens alternativas para a avaliação das potenciais bases genéticas do TAB.

Uma alternativa para atender a essa demanda surgiu ao longo das últimas décadas, a partir do desenvolvimento de uma nova disciplina chamada farmacogenética, que examina as bases genéticas das variações individuais às respostas terapêuticas. Considera-se que polimorfismos genéticos modulam as reações farmacológicas

Capítulo 4 | Epidemiologia e Fisiopatologia do Transtorno Afetivo Bipolar

e tóxicas diante da exposição a determinados fármacos, assim como as variações farmacocinéticas na absorção, distribuição, metabolização e excreção, além das variações farmacodinâmicas, incluindo polimorfismos nos receptores e transportadores de neurotransmissores (Shi et al., 2001). Graças a essa disciplina, surgiram testes genéticos que conseguem determinar muitos dos polimorfismos (mas não todos eles) relacionados às respostas ou falhas terapêuticas no tratamento dos transtornos de humor. Há evidentes limitações para o uso indiscriminado desses testes até o momento, como o número relativamente limitado de genes identificados, as complexas interações entre fármacos, álcool e nicotina, além de modificações farmacodinâmicas influenciadas pela idade, padrão alimentar, peso etc. Embora úteis em alguns casos, os testes genéticos devem ser analisados de maneira crítica e cautelosa.

Outra abordagem para melhor compreensão da relação entre genética e transtornos do humor pode ser vista nos estudos que correlacionam o comprimento dos telômeros e a progressão da doença bipolar. Telômeros são estruturas de repetição de DNA no final de cada cromossomo, os quais protegem o cromossomo dos fenômenos de degradação do nucleotídeo e recombinação (Aubert, 2008; Powel et al., 2018). Os telômeros sofrem encurtamento durante o processo de mitose e essa modificação está associada à exposição celular ao estresse, aspectos de estilo de vida e adversidades sociais, progredindo com o envelhecimento (Powel et al., 2018).

A esse respeito, um estilo de vida não saudável ou fatores ambientais podem ter efeito negativo sobre a estrutura do telômero, induzindo prematuro envelhecimento do fenótipo, o que pode resultar em morte celular ou eventual falha do funcionamento normal de determinado órgão (Barbé-Tuana, 2016).

Com relação ao TAB, admite-se a possibilidade de que o encurtamento do telômero já ocorra nos estágios iniciais do curso da doença (Barbé-Tuana, 2016). Esse conceito reforça a teoria de que esse fenômeno nos transtornos psiquiátricos pode ser fator de risco, precedendo e causando todas as mudanças na regulação do estresse oxidativo e respostas inflamatórias observadas no transtorno bipolar (Lindqvist et al., 2015).

Além disso, o encurtamento do telômero pode ser fator comum que liga a vulnerabilidade genética para o TAB à vulnerabilidade para descompensações multissistêmicas, como hipertensão, elevação dos lipídios, controle deficitário da glicemia e diabetes tipo 2 (Powel et al., 2018). Estudo recente mostrou que 26% dos parentes em primeiro grau de indivíduos bipolares relataram serem portadores de doença cardiovascular, em comparação com 13% dos indivíduos sem história familiar para TAB (Mothi et al., 2015).

Por fim, comprimentos maiores dos telômeros nos pacientes bipolares podem predizer melhor resposta ao tratamento com lítio em longo prazo (Powel et al., 2018).

Disfunção mitocondrial e do retículo endoplasmático

Há acúmulo de evidências que indicam o desequilíbrio no funcionamento mitocondrial como papel central no TAB, caracterizado pelo impacto no processo de fosforilação oxidativa, no número de mitocôndrias disponíveis, mudanças na própria morfologia mitocondrial e na sinalização intracelular de cálcio (Kato e Kato, 2000). Além das

Seção I – *Aspectos clínicos dos transtornos de humor e cognição*

funções classicamente conhecidas, acredita-se que as mitocôndrias também desempenham papéis ativos na plasticidade sináptica, a partir de achados em modelos experimentais pelos quais foi possível observar a motilidade e o funcionamento, ou seja, regulação do cálcio, metabolismo energético e produção de radicais livres (Mattson et al., 2008).

Como principais produtores de energia celular, as mitocôndrias são essenciais para todos os sistemas do corpo humano e particularmente importantes para órgãos altamente dependentes de energia, como o cérebro (Anglin, 2016). Alterações metabólicas decorrentes de um processo ineficiente de fosforilação oxidativa e uma menos eficiente via de glicólise cerebral provavelmente ocorrem em indivíduos com TAB. Nos episódios maníacos, especula-se que os pacientes experimentam aumento geral nos processos de neurotransmissão; isso requer altos níveis de energia, sugerindo aumento na atividade das mitocôndrias, o que resulta em aumento da produção de trifosfato de adenosina (ATP) e espécies reativas de oxigênio (ROS). A superprodução de ROS mitocondriais provoca mudanças no estado redox de certas proteínas, alterando sua função. Isso pode explicar, em parte, a natureza cíclica do TAB. As modulações de redox nas proteínas podem diminuir a atividade mitocondrial, alterando a neurotransmissão e produzindo sintomas de depressão (Machado et al., 2016).

A principal função do retículo endoplasmático é a síntese de proteínas, enovelamento e modificações proteicas pós-translacional, interagindo funcionalmente com a mitocôndria na sinalização de cálcio e apoptose (Kim et al., 2017).

Alterações nas respostas ao estresse por parte do retículo endoplasmático (RE) têm sido descritas no TAB. Diversas chaperonas do RE foram encontradas prejudicadas em células periféricas em indivíduos bipolares, um efeito revertido pelo uso de lítio e valproato (Machado-Vieira et al., 2014). Chaperonas são proteínas que funcionam como fatores de transcrição que auxiliam no enovelamento proteico, encaminhando a proteína para a destruição, caso não seja possível atingir a configuração estrutural correta. A acumulação de proteínas não enoveladas, mudanças no cálcio e desequilíbrio nos processos antioxidantes causam o estresse no funcionamento do RE.

Um exemplo é a chaperona XBP1, um fator de transcrição envolvido na plasticidade celular. Um polimorfismo da XBP1 foi encontrado na resposta ao estresse menos eficiente do retículo endoplasmático em linfoblastos de sujeitos bipolares (Machado-Vieira et al., 2014).

A **autofagia** é uma via de resposta ativada pelo RE diante desse estresse, com o objetivo de restaurar a homeostasia ou induzir a morte celular, sob condições de privação de nutrientes. Durante a autofagia, proteínas, componentes citoplasmáticos e organelas são degradados. Esse mecanismo depende de uma complexa ligação entre a mitocôndria e o retículo. Admite-se que esse sistema esteja hipofuncionante na esquizofrenia, na depressão e possivelmente no TAB (Kim et al., 2017).

Também uma resposta elevada para a liberação de cálcio (relacionada a morte celular por efeito excitotóxico) e expressão alterada de várias proteínas do RE foram observadas em células periféricas de indivíduos com TAB (Machado-Vieira et al., 2014).

Capítulo 4 · Epidemiologia e Fisiopatologia do Transtorno Afetivo Bipolar

De modo geral, mitocôndria e retículo endoplasmático são importantes alvos em potencial para o desenvolvimento de novos tratamentos do transtorno bipolar, possivelmente por meio da regulação integrada das chaperonas do RE, cálcio intracelular e do sistema mitocondrial de fosforilação oxidativa (Machado-Vieira et al., 2014).

Estresse oxidativo

Uma célula está em estresse oxidativo quando ocorre um desequilíbrio entre a produção de espécies reativas (agentes oxidantes) e agentes antioxidantes, o que com frequência resulta em morte celular. No caso do TAB, o estresse oxidativo celular é acumulativo, piorando com o tempo e com o número de episódios maníacos (Kim et al., 2017).

O sistema nervoso central (SNC) é particularmente vulnerável ao dano oxidativo, pois, além de apresentar capacidade antioxidante limitada, o cérebro usa grande quantidade de oxigênio (pesa aproximadamente 2% do peso corporal total, mas consome 20% de todo o oxigênio inspirado) para seu funcionamento, que por sua vez promove a formação de radicais livres e espécies reativas de oxigênio. As enzimas mais importantes que compõem a primeira linha de defesa do sistema antioxidante são a superóxido dismutase (SOD), a catalase (CAT) e a glutationa peroxidase (Ighodaro e Akinlye, 2017; Muneer, 2016b). Marcadores de estresse oxidativo no TAB confirmam que peroxidação lipídica, danos ao DNA/RNA (vistos no encurtamento dos telômeros, citado anteriormente) e óxido nítrico estão significativamente aumentados em indivíduos bipolares em comparação a controles saudáveis (Brown et al., 2014).

Outros fenômenos que exercem papel no aumento do estresse oxidativo e nitrosativo incluem a ativação das vias imunoinflamatórias e autoimunes, modulação da defesa antioxidante por meio da ativação da via TRYCAT (catabólitos de triptofano), toxicidade glutamatérgica em decorrência de diminuição da glutationa intracelular, disfunções mitocondriais, provocando aumento da produção de ROS e ativação dos receptores Toll-*like* pelos lipopolissacarídeos ou por estressores psicossociais (Lucas e Maes, 2013). Adicionalmente, a associação do aumento do estresse oxidativo com níveis menores do fator neurotrófico derivado do cérebro (em inglês, *brain-derivated neurotrophic factor* – BDNF) tem sido também confirmada no TAB (Sigitova et al., 2017).

Ainda que a introdução de agentes antioxidantes pareça não exercer efeito significativo no tratamento das diversas fases da doença (Kim et al., 2017), o uso de lítio em pacientes bipolares provoca significativa redução nos níveis de peróxidos de lipídeos plasmáticos e melhora do *status* antioxidante de modo geral, além de também causar redução importante na razão SOD/CAT. A peroxidação lipídica, decorrente do superóxido, entre outros elementos, danifica a estrutura e o funcionamento da membrana celular, comprometendo sua permeabilidade, além de afetar receptores e enzimas nela contidos (Ighodaro e Akinlye, 2017).

Níveis elevados de SOD diminuem com a atenuação das condições de estresse e, em contraste, elevados valores na razão SOD/CAT induzem a aumento dos níveis de estresse oxidativo, muito associado à elevação nas concentrações celulares de peróxido de hidrogênio (agente oxidante). O lítio atua diretamente sobre a superóxido dismutase, limitando sua ação catalisadora no processo de transformação do superóxido em peróxido de hidrogênio e consequentemente favorecendo a ação da catalase, que transforma o peróxido de hidrogênio em moléculas de água e oxigênio, evitando assim danos celulares (Ighodaro e Akinlye, 2017; Khairova et al., 2012).

Fatores inflamatórios

Inflamação refere-se a um processo fisiológico homeostático pelo qual o organismo, utilizando-se do sistema imunológico, dos vasos sanguíneos e de mediadores moleculares, defende-se de agressões de agentes externos, como uma infecção bacteriana, ou de agressores internos, como aterosclerose ou um episódio isquêmico. Em circunstâncias habituais, o sistema imune produz mediadores tanto **pró**-inflamatórios quanto **anti**-inflamatórios. Entretanto, quando esses mediadores anti-inflamatórios não são capazes de inibir os pró-inflamatórios, ocorre uma reação inflamatória, que pode ser aguda ou crônica, esta última podendo persistir por vários anos, de maneira silenciosa e sem sintomas clínicos evidentes (Kohler et al., 2016).

Esses mediadores ou fatores inflamatórios, também chamados de citocinas, são secretados pelas células do sistema imune e chegam ao SNC via periferia e também via micróglia, resultando em um processo pró-apoptótico e morte celular (Muneer, 2016b). Recentes estudos em pacientes bipolares confirmaram a presença de um estado inflamatório crônico em distúrbios do humor. De modo geral, episódios afetivos patológicos podem ser classificados como verdadeiros estados pró-inflamatórios (Leboyer et al., 2012). Pacientes em fase maníaca apresentam níveis elevados de interleucina 6 (IL-6) e TNF-alfa quando comparados a indivíduos não bipolares. Em estágios avançados do TAB, concentrações séricas de IL-10 (citocina de ação anti-inflamatória) e BDNF diminuem e níveis plasmáticos de TNF-alfa aumentam significativamente (Kauer-Sant'Anna et al., 2009).

Concentrações aumentadas de citocinas pró-inflamatórias no TAB podem indicar associação com elevadas taxas de comorbidades clínicas, especialmente doenças cardiovasculares, podendo ser fatores de risco para o desenvolvimento de obesidade, hipertensão, diabetes e aterosclerose (Drake et al., 2011). Dessa maneira, as comorbidades não apenas são consideradas consequências da farmacoterapia empregada no tratamento ou meramente aspectos negativos do estilo de vida dos indivíduos bipolares, mas também são manifestações de uma doença cada vez mais reconhecida como multissistêmica (Leboyer et al., 2012).

Neurotransmissores

Estudos anteriores propuseram que o TAB seria o resultado de alterações nas concentrações sinápticas dos neurotransmissores acetilcolina, serotonina, dopamina, GABA e glutamato, assim como de modificações nos receptores celulares para as aminas biogênicas. As evidências baseiam-se em medidas indiretas de neurotransmissores a partir de fontes periféricas, como plasma, urina e soro (Machado-Vieira et al., 2014; Manji e Lenox, 2006). Além disso, a possibilidade de antidepressivos desencadearem episódios maníacos e promoverem ciclagens rápidas de humor reforça a hipótese monoaminérgica para o TAB (Ashok et al., 2017).

Conclusões convergentes a partir de estudos farmacológicos e de imagem dão suporte à hipótese de que um estado hiperdopaminérgico, especificamente aumento na disponibilidade de receptores D2 e D3 e hiperatividade do sistema de recompensa, esteja subjacente às manifestações do estado maníaco. Entretanto, na fase depressiva, estudos mostram aumento dos níveis de transportadores de dopamina (Ashok et al., 2017).

O glutamato é o mais abundante neurotransmissor excitatório do cérebro, sendo capaz de regular a plasticidade sináptica por meio de diferentes mecanismos (Genoux e Montgomery, 2007). Vários estudos encontraram níveis aumentados de glutamato no plasma, no soro e no líquido cerebroespinhal em indivíduos bipolares (Zarate et al., 2010). Agentes terapêuticos que afetam os níveis de glutamato têm mostrado rápidos efeitos antidepressivos nesses sujeitos. O mais estudado dentre eles é a cetamina, um antagonista não competitivo NMDA (Machado-Vieira et al., 2014). Adultos bipolares evidenciam consistente elevação de glutamato em áreas frontais do córtex cerebral, independentemente da fase da doença. O uso de estabilizadores do humor, como lítio e valproato de sódio, tende a restaurar os níveis normais de glutamato nessas regiões (Kim et al., 2017).

Sistema de segundos mensageiros

O sistema de transdução de sinais é composto de elementos de membrana e complexos intracelulares de múltiplas proteínas, enzimas e pequenos componentes moleculares chamados de *segundos mensageiros*, responsáveis por desencadear respostas celulares de ativação ou inibição a partir da tradução de informações do meio extracelular para o meio intracelular (Manji e Lenox, 2006).

O íon cálcio é um importante segundo mensageiro que apresenta função na homeostasia iônica celular, plasticidade e sobrevivência da célula por afetar diretamente o funcionamento mitocondrial e do retículo endoplasmático (Machado-Vieira et al., 2014). Também participa da regulação da síntese e da liberação de neurotransmissores e, por suas características na regulação da excitabilidade neuronal, é fator significativo na transdução de sinal (Del-Porto et al., 2010). O sistema de transdução é composto por diferentes moléculas, tanto ligadas à membrana neuronal quanto localizadas internamente no neurônio, as quais modulam os sinais exteriores à célula para os sistemas de processamento intracelular. O sistema de transdução pode amplificar ou atenuar um sinal, regulando dessa maneira a propagação de determinado estímulo, assim como a intensidade do *feedback* gerado por ele, modulando a resposta intracelular e o funcionamento de circuitos neuronais (Manji e Lenox, 2006).

A regulação prejudicada da sinalização de cálcio, bem como o aumento dos níveis de cálcio intracelular, está entre as anormalidades celulares mais amplamente reproduzidas nas pesquisas do transtorno bipolar (Machado-Vieira et al., 2014).

Outro importante segundo mensageiro envolvido na neurobiologia do TAB é a proteína quinase C (PKC), uma família de enzimas largamente distribuída no cérebro, atuando na regulação da neurotransmissão, tanto pré-sináptica quanto pós-sináptica, na regulação da excitabilidade neuronal, da plasticidade sináptica e várias formas de aprendizagem e formação de memória (Zarate et al., 2007).

Vários pesquisadores acreditam que a cascata envolvida na síntese de PKC pode ser importante alvo para estabilizadores de humor, como lítio e valproato de sódio, constituindo ponto de partida para a ação antimaníaca desses fármacos (Machado-Vieira et al., 2014). Outro exemplo de fármaco com potencial aplicação no tratamento do TAB é o tamoxifeno, um modulador seletivo de receptores de estrogênio utilizado na prevenção de recorrência de câncer de mama, cuja inibição da cascata de PKC apresenta efeitos antimaníacos (Zarate et al., 2007).

Outro segundo mensageiro parece ter papel relevante na patofisiologia do TAB: a glicogênio sintase quinase 3 (GSK-3), que atua em diversos processos de sobrevivência celular, tendo como ação básica a diminuição da síntese de glicogênio. GSK-3 participa de processos de plasticidade sináptica, resiliência celular e ciclo circadiano, além de regular o *turnover* de neurotransmissores, como dopamina, glutamato e serotonina, todos envolvidos na patofisiologia da doença bipolar (Zarate et al., 2007). A inibição da GSK-3 interfere diretamente na transcrição genética, resultando em uma ação antiapoptótica e melhorando a estabilidade estrutural celular. Diversos estudos têm mostrado que a ação da GSK-3 é diminuída pelo lítio, induzindo a proteção neural contra diversos agressores, provendo novos *insights* sobre os efeitos neuroprotetores desse fármaco (Machado-Vieira et al., 2009). Curiosamente, em estudos em humanos, um polimorfismo de GSK-3 esteve associado a início precoce do TAB (Benedetti et al., 2005).

Neurotrofinas

Neurotrofinas, incluindo BDNF, fator de crescimento neuronal (NGF), fator neurotrófico derivado de linhagem de células gliais (GDNF) e neurotrofinas-3 (NT-3), 4, 5 e 6, são essenciais para a sobrevivência e o funcionamento das células nervosas. A sinalização alterada das neurotrofinas tem sido descrita no TAB em diversos estudos (Machado-Vieira et al., 2014).

O BDNF é um importante elemento na patofisiologia do TAB e recentemente tem sido envolvido na tradução do estresse psicossocial em recorrências de episódios na evolução da doença (Palmiero et al., 2009). Mansur et al. concluíram, a partir de uma análise que correlacionou BDNF, impacto no metabolismo da glucose e curso do transtorno bipolar, que indivíduos com TAB, comparados a controles saudáveis, tinham níveis de BDNF menores. Na população de sujeitos bipolares, os níveis de BDNF estavam positivamente correlacionados aos ciclos da doença (Mansur et al., 2016).

Do ponto de vista terapêutico, o tratamento de longo prazo com lítio tende a alterar as concentrações cerebrais de NGF e GNDF em modelos animais para depressão (Angelucci et al., 2003), além de elevar os níveis de BDNF (Souza et al., 2011).

Ritmos circadianos

Ritmos biológicos que se alternam no período aproximado de 24 horas são chamados de ritmos circadianos, envolvendo fenômenos bioquímicos, fisiológicos ou comportamentais. São controlados por sincronizadores (*zeitgebers*) externos, como a luz e a alimentação, entre outros, mas também persistem mesmo na ausência dessas pistas ambientais, o que os caracteriza como ritmos gerados endogenamente (Pereira et al., 2009).

Há consenso de que a instabilidade dos ritmos circadianos é um importante aspecto no desenvolvimento e no curso do TAB (Young et al., 2010). Anormalidades na regulação hormonal (observadas nas flutuações nos níveis de melatonina e cortisol), diferentes padrões actigráficos (identificados por meio da análise das atividades locomotoras nos ciclos sono/vigília) e preferências nas atividades cronotípicas (escolhas pessoais para a realização de atividades, incluindo o horário para acordar e dormir), funcionam como marcadores circadianos na doença (Milhiet et al., 2014). Essas alterações são vistas não apenas durante as fases agudas do TAB, mas também nos períodos de eutimia (Muneer, 2016a).

As fases do TAB (depressão, mania, episódio prodrômico e períodos intercrises) estão associadas a anormalidades do sono e ritmicidade. Mudanças no sono precedem as fases da doença, especialmente mania, e correlacionam-se com a intensidade dos sintomas (Murray e Harvey, 2010).

Entretanto, a vulnerabilidade para a diátese bipolar diante de mudanças nos *zeitgebers* sugere associação entre a doença bipolar e genes específicos, os chamados *clock genes*. Alguns genes relacionados à ritmicidade circadiana e ao TAB são, por exemplo, *CLOCK* (do inglês *circadian locomotor output cycle kaput*), *NPAS2, ARNTL1, NR1D1, PER3 RORB* e *CSNK1* (Murray e Harvey, 2010; Muneer, 2016b).

De maneira integrativa, a cronobiologia é o campo da ciência que estuda os efeitos na periodicidade do tempo sobre os sistemas fisiológicos. Os dados obtidos a partir desses estudos revelaram métodos capazes de manipular os ritmos circadianos. Dentre eles, destacam-se *light therapy* (ou terapia de luz), uso de melatonina, privação total ou parcial do sono e adiantamento das fases do sono. Esses métodos, segundo as evidências, podem ser úteis nas abordagens dos transtornos de humor, inclusive no TAB. Estudos cronobiológicos, como pesquisa translacional no campo da psiquiatria, podem trazer avanços no diagnóstico e no tratamento dos transtornos de humor no futuro (Çaliyurt, 2017).

Conclusão

Em função tanto do grave impacto socioeconômico imposto pelos sintomas do transtorno afetivo bipolar quanto dos danos, muitos deles definitivos, na funcionalidade individual, pesquisadores se lançam na busca pelo entendimento mais amplo e detalhado sobre as causas da doença e, por consequência, de formas mais eficazes de tratamento.

Estresse oxidativo, mecanismos inflamatórios, vulnerabilidade genética, disfunções mitocondriais e do retículo endoplasmático, alterações das neurotrofinas, neurotransmissores e segundos mensageiros, além de mudanças do ritmo circadiano, estão no centro dessa busca.

Apesar de grandes descobertas sobre a fisiopatologia da doença, ainda se encontra no estágio inicial a compreensão exata dos mecanismos subjacentes à doença e de sua transposição para formas personalizadas de tratamento.

Dessa maneira, muitos esforços ainda serão necessários para encontrar as respostas às diversas perguntas ainda existentes sobre o transtorno afetivo bipolar.

Referências bibliográficas

American Psychiatric Association (APA). Diagnostic and statistical manual of mental disorders, fifth edition (DSM-5). Washington DC: American Psychiatric Association; 2013.

Angelucci F et al. Lithium treatment alter brain concentrations of nerve growth factor, brain-derived neurotrophic factor and glial cell line-derived neurotrophic factor in a rat model of depression. Int J Neuropsychopharmacol. 2003 Sep;6(3):225-31.

Anglin R. Mitochondrial dysfunction in psychiatric illness. Can J Psychiatry. 2016 Aug;61(8):444-5.

Ashok AH et al. The dopamine hypothesis of bipolar affective disorder: the state of the art and implications for treatment. Molecular Psychiatry. 2017 May;22(5):666-79.

Aubert G. Telomere and aging. Physiol Rev. 2008 Apr;88(2):557-79.

Barbé-Tuana FEA. Shortened telomere length in bipolar disorder: comparison of the early and late stage of disease. Revista Brasileira de Psiquiatria. 2016;38:281-6.

Benedetti F et al. Long-term response to lithium salts in bipolar illness is influenced by the glycogen synthase kinase 3-beta- 50 T/C SNP. Neuroscience Letters. 2005 Mar;376(1):51-5.

Brown NC et al. An updated meta-analysis of oxidative stress markers in bipolar disorder. Psychiatry Research. 2014 Aug;218(1-2):61-8.

Çaliyurt O. Role of chronobiology as a transdisciplinary field of research: its applications in treating mood disorders. Balkan Med J. 2017 Dec;34(6):514-21.

Cullen B et al. Prevalence and correlates of cognitive impairment in euthymic adults with bipolar disorder: a systematic review. J Affect Disord. 2016 Nov;205:165-81.

Del-Porto JA, Del-Porto KO, Grinberg LP. Transtorno bipolar: fenomenologia, clínica e terapêutica. Rio de Janeiro: Atheneu; 2010.

Drake C et al. Brain inflammation is induced by comorbidities and risk factors for stroke. Brain Behav Immnun. 2011 Aug;25(6-4):1113-22.

Genoux D, Montgomery JM. Glutamate receptor plasticity at excitatory synapses in the brain. Clin Exp Pharmacol Physiol. 2007 Oct;34(10):1058-63.

Harrison PJ et al. Innovative approaches to bipolar disorder and its treatment. Annals of The New York Academy of Sciences. 2016 Feb;1366(1):76-89.

Ighodaro OM, Akinlye OA. First line defense antioxidants-superoxide dismutase (SOD), catalase (CAT) and glutathione peroxidase (GPX): their fundamental role in the entire antioxidant defense grid. Alexandria Journal of Medicine. 2017.

Kato T, Kato N. Mitochondrial dysfunction in bipolar disorder. Bipolar Disord. 2000 Sep;2(3 Pt 1):180-90.

Kauer-Sant'Anna M et al. Brain-derived neurotrophic factor and inflammatory markers in patients with early- vs. late-stage bipolar disorder. International Journal of Neuropsychopharmacology. 2009 May;12(4):447-58.

Khairova R et al. Effects of lithium on oxidative stress parameters in healthy subjects. Mol Med Rep. 2012 Mar;5(3):680-682.

Kim Y et al. Molecular mechanisms of bipolar disorder: progress made and future challenges. Front Cell Neurosci. 2017;11(30):1-15.

Kohler O et al. Inflammation in depression and the pretreatment and potential for anti-inflammatory treatment. Current Neuropharmacology. 2016;14(7):732-42.

Leboyer M et al. Can bipolar disorder be viewed as a multi-system inflammatory disease? J Affect Disord. 2012 Dec;141(1):1-10.

Lindqvist D et al. Psychiatric disorders and leukocyte telomere length: underlying mechanisms linking mental illness with cellular aging. Neurosci Biobehav Rev. 2015 Aug;55:333-64.

Lucas K, Maes M. Role of the Toll-like receptor (TLR) radical cycle in chronic inflammation: possible treatments targeting the TLR4 pathway. Mol. Neurobipoly. 2013 Aug;48(1):190-204.

Machado AK et al. Upstream pathways controlling mitochondrial function in major psychosis: a focus on bipolar disorder. The Canadian Journal of Psychiatry. 2016;61(8):446-56.

Machado-Vieira R et al. Multiple levels of impaired neural plasticity and cellular resilience in bipolar disorder: developing treatments using an integrated translational approach. World J Biol Psychiatry. 2014 Feb;15(2):84-95.

Machado-Vieira R, Manji HK, Zarate CA. The role of lithium in the treatment of bipolar disorder: a convergence for neurotrophics effects as a unifying hypothesis. Bipolar Disorder. 2009;11(Suppl 2):92-109.

Manji HK, Lenox RH. The nature of bipolar disorder. J Clin Psychiatry. 2006;61(Suppl 13):42-57.

Mansur RB et al. Brain-derivated neurotrophic factor, impaired glucose metabolism, and bipolar disorder course. Bipolar Disorder. 2016;18:373-8.

Mattson MP, Gleichmann M, Cheng A. Mitochondria in neuroplasticity and neurological disorders. Neuron. 2008 Dec 10;60(5):748-66.

Merikangas KR et al. Prevalence and correlates of bipolar spectrum disorder in the world mental health survey initiative. Arch Gen Psychiatry. 2011 Mar;68(3):241-51.

Milhiet V et al. Circadian abnormalities as markers of susceptibility in bipolar disorders. Frontiers in Bioscience. 2014 Jan:120-37.

Moreno RA, Moreno DH. Transtorno bipolar do humor. São Paulo: Lemos; 2002.

Mothi SS et al. Increased cardiometabolic dysfunction in first-degree relatives of patients with psychotic disorders. Schizophrenia Research. 2015;165:103-7.

Muneer A. Staging models in bipolar disorder: a systematic review of the literature. Clinical Psychopharmacology and Neuroscience. 2016a May;14(2):117-30.

Muneer A. The neurobiology of bipolar disorder: an integrated approach. Chonnam Med J. 2016b Jan;52(1):18-37.

Murray G, Harvey A. Circadian rhythms and sleep in bipolar disorder. Bipolar Disorder. 2010; 12:459-72.

Palmiero M et al. Brain-derived neurotrophic factor in mood disorder: reply to Kapcinski et al.'s comment. Bipolar Disorder. 2009;11(2):222-3.

Pereira DS, Tufik S, Pedrazzoli M. Moléculas que marcam o tempo: implicações para os fenótipos circadianos. Rev Bras Psiquiatr. 2009 Mar;31:63-71.

Powel TR et al. Telomere length and bipolar disorder. Neuropsychopharmacology. 2018;43:445-53.

Scott LJ et al. Genome-wide association and meta-analysis of bipolar disorder in individuals of European ancestry. Proc Natl Acad Sci U S A. 2009 May;106(18):7501-6.

Seifuddin et al. Meta-analysis of genetic association studies on bipolar disorder. Am J Med Genet B Neuropsychiatr Genet. 2012 Jul;159B(5):508-18.

Shi MM, Bleavins MR, De La Iglesia FA. Pharmacogenetic application in drug development and clinical trials. Drug Metabolism and Disposition. 2001 Apr;29(4):591-5.

Seção I – *Aspectos clínicos dos transtornos de humor e cognição*

- Sigitova et al. Biological hypotheses and biomarkers of bipolar disorder. Psychiatry and Clinical Neurosciences. 2017 Feb;71(2):77-103.

- Souza RT et al. Lithium increases plasma brain-derived neurotrophic factor in acute bipolar mania: a preliminary 4-week study. Neurosci Lett. 2011 Apr;494(1):54-6.

- Strawbridgeet R et al. Genome-wide analysis of self-reported risk-taking behaviour and cross-disorder genetic correlations in the UK Biobank cohort. Translational Psychiatry. 2015;8(39):1-11.

- Streck L et al. Mitochondria and the central nervous system: searching for a pathophysiological basis of psychiatric disorders. Rev. Bras. Psiquiatr. 2014 Abr/Jun;36(2):156-67.

- Viana MC, Andrade LH. Lifetime prevalence, age and gender distribution and age-of-onset of psychiatric disorders in the São Paulo Metropolitan Area, Brazil: results from the São Paulo Megacity Mental Health Survey. Rev Bras Psiquiatr. 2012 Oct;34(3):249-60.

- Weber H et al. Cross-disorder analysis of bipolar risk genes: further evidence of DGKH as a risk gene for bipolar disorder, but also unipolar depression and adult ADHD. Neuropsychopharmacology. 2011 Sep;36(10):2076-85.

- Young AH, Ferrier IN, Michalak EE. Practical management of bipolar disorder. New York: Cambrige; 2010.

- Zarate CA et al. Efficacy of a protein kinase C inhibitor (tamoxifen) in the treatment of acute mania: a pilot study. Bipolar Disord. 2007 Sep;9(6):561-70.

- Zarate CA et al. Glutamatergic modulators: the future of treating mood disorders? Harv Rev Psychiatry. 2010 Sep-Oct;18(5):293-303.

5

Neuropsicologia da Depressão

Ynajare Cristina Duarte da Silva
Cristiana Castanho de Almeida Rocca

Os déficits cognitivos são muito frequentes nos transtornos depressivos. O Manual Diagnóstico e Estatístico de Transtornos Mentais (DSM-5) descreve que as características de humor estão acompanhadas de alterações cognitivas com importante impacto funcional. Além disso, as pessoas diagnosticadas com transtorno depressivo maior podem apresentar "capacidade diminuída de pensar ou se concentrar, ou indecisão, quase todos os dias" (APA, 2014, p. 161), o que causa funcionamento prejudicado nas atividades acadêmicas e profissionais. Em crianças, tende a afetar o rendimento escolar e prejudicar a concentração. Já os idosos podem apresentar queixas relacionadas principalmente à memória, resultando em diagnóstico equivocado de demência. No entanto, ainda não é possível afirmar se a disfunção cognitiva é resultado do humor depressivo, já que, em alguns casos, ela persiste mesmo após a remissão dos sintomas (Gonda et al., 2015).

Atualmente, esse assunto é muito pesquisado mundialmente. Estudos buscam identificar se os déficits cognitivos são consequência dos episódios de humor, caso em que os sintomas depressivos remeteriam quando tratados. Todavia, existem muitos casos em que a cognição permanece prejudicada mesmo após a remissão. Ahern e Semkovska (2017) referem que esse pode ser um indício de que o comprometimento já existia anteriormente, sugerindo a hipótese de que a presença de sintomas cognitivos pode indicar uma vulnerabilidade para o desenvolvimento do transtorno depressivo ou para novos episódios da doença.

Gonda et al. (2015) consideram importante identificar as alterações cognitivas observadas durante e entre episódios depressivos, abrangendo também os parentes de primeiro grau do indivíduo com transtorno, para relacionar se os déficits podem ou não ser considerados um fator de vulnerabilidade para o transtorno.

Para Trivedi e Greer (2014), os déficits cognitivos geralmente estão presentes precocemente no início e permanecem estáveis no curso da doença.

Um estudo longitudinal com gêmeos saudáveis com alto risco para o desenvolvimento de transtorno afetivo (incluindo depressão e bipolaridade), ou seja, que tinham um irmão gêmeo (monozigótico ou dizigótico) afetado, observou que a disfunção cognitiva prevê distúrbios afetivos nessa população. Além disso, a mesma pesquisa indicou que redução discreta das funções executivas faz parte de características pré-mórbidas dos transtornos afetivos (Vinberg et al., 2013).

Nesse sentido, a avaliação neuropsicológica tem se tornado um importante exame, visto que possibilita identificar o grau e os impactos do prejuízo cognitivo durante e entre episódios depressivos. Quando o paciente apresenta dificuldade para retomar a vida laboral, submetê-lo a uma avaliação permite investigar se existe comprometimento cognitivo e quais as áreas afetadas, bem como identificar estratégias que possam auxiliar para um melhor funcionamento psicossocial. Uma vez observada a permanência de déficits que impactam substancialmente o desempenho acadêmico e profissional, torna-se necessário direcionar o tratamento para a reabilitação cognitiva e a recuperação da funcionalidade.

Entre as funções cognitivas mais prejudicadas na depressão, estão a atenção, a velocidade psicomotora, a memória e o funcionamento executivo (Gonda et al., 2015; Trivedi e Greer, 2014; Baune et al., 2014; Mohn e Rund, 2016; Peters et al., 2017; Rock et al., 2014). A seguir, cada função e seus métodos de avaliação serão aprofundados.

Atenção

A atenção é a capacidade de manter o foco, por meio da seleção e da inibição de estímulos relevantes. É considerada a base para outras funções cognitivas, uma vez que se trata de um componente fundamental para que uma informação seja processada, intervindo diretamente nos processos mnemônicos e na capacidade de raciocínio (funcionamento executivo) (Lezak et al., 2012; Luria, 1981). O processamento atencional costuma ser dividido em algumas esferas: *span* atencional; atenção concentrada (também chamada de seletiva ou sustentada); atenção alternada; e atenção dividida.

O *span* atencional refere-se à quantidade de informações que o sujeito consegue processar durante determinado período de tempo.

A atenção concentrada diz respeito à capacidade de concentrar-se e manter a atenção em um estímulo selecionado, função cognitiva utilizada para a leitura de livros, por exemplo. Já a atenção alternada trata da habilidade de alternar o foco atencional entre diferentes estímulos durante a execução de uma tarefa. No dia a dia, podemos observá-la quando, durante uma conversa, a pessoa recebe uma ligação, suspende a conversa, mantém sua atenção na ligação e, ao desligar, consegue retomar a conversa do ponto em que havia parado. Por fim, a atenção dividida implica na manutenção do foco em mais de um estímulo simultaneamente, por exemplo: quando a pessoa está aprendendo a dirigir e precisa prestar atenção em vários estímulos ao mesmo tempo (troca da marcha, trânsito, caminho a ser seguido, entre outros) (Lezak et al., 2012; Rueda e Castro, 2010).

A maioria dos testes que avaliam a atenção visual avaliam também a velocidade psicomotora. Aqui é importante fazer a distinção entre velocidade psicomotora e velocidade de processamento: a primeira está relacionada ao componente motor e atinge o auge do desenvolvimento no início da adolescência; já a segunda envolve a capacidade de processar uma informação, por isso está ligada ao funcionamento executivo que continua evoluindo durante a adolescência, até o início da idade adulta (Baune et al., 2014).

No Brasil, os principais instrumentos reconhecidos para avaliação atencional são:

- **Bateria Psicológica para Avaliação da Atenção (BPA):** avalia atenção concentrada, atenção alternada e atenção dividida, com tempo limite predeterminado. Compreende a faixa etária de 6 a 82 anos (Rueda, 2013).

- **Teste de Atenção Concentrada (TEACO-FF):** para adultos entre 18 e 61 anos (Rueda e Sisto, 2016).

- **Teste de Atenção Dividida (TEADI) e Teste de Atenção Alternada (TEALT):** com validação para adultos entre 18 e 72 anos (Rueda, 2016).

- **Teste dos Cinco Dígitos (FDT):** avalia a velocidade de processamento visual nos processos automáticos de leitura e contagem. Apresenta ainda as fases de processamento controlado de escolha e alternância, que examinam a capacidade de inibir o impulso, a resposta de leitura e a capacidade de flexibilizar o pensamento quando é exigido que se alterne a regra durante a execução da tarefa. As medidas de avaliação são controladas pelo tempo despendido e pelos erros cometidos em cada etapa. Faixa etária: de 6 a 92 anos (Sedó et al., 2015).

- **Teste de Trilhas Coloridas (TTC):** avalia as capacidades de atenção concentrada (sustentada) e dividida. Faixa etária: de 18 a 86 anos (Leme et al., 2010).

Alguns subtestes das baterias Wechsler de inteligência para crianças e adolescentes (WISC IV) e para adultos (WAIS III) avaliam componentes atencionais, são eles:

- **Código:** avalia a atenção visual seletiva aliada a velocidade psicomotora para reprodução de símbolos gráficos.

- **Procurar símbolos:** examina a velocidade de processamento aliada a concentração e atenção alternada para discriminação de símbolos-alvo por meio de rastreio visual.

- **Completar figuras:** avalia a atenção visual para discriminar estímulos essenciais em figura.

- **Cancelamento:** examina a capacidade de rastreio e atenção visual (presente apenas na bateria para crianças e adolescentes).

- **Dígitos em ordem direta:** analisa o *span* atencional auditivo para a reprodução de dígitos.

Seção I – *Aspectos clínicos dos transtornos de humor e cognição*

A versão para crianças e adolescentes compreende a faixa etária de 6 anos a 16 anos e 11 meses; a versão para adultos avalia a faixa etária entre 16 e 89 anos (Santos et al., 2011; Wechsler e Nascimento, 2004).

Existem algumas ferramentas que também avaliam déficits atencionais, não validadas para a população brasileira, mas muito utilizadas em pesquisas. São elas: Stroop parte A e B; e Trail Making Test parte A (Zimmermann et al., 2015).

Uma metanálise de 13 estudos, com um total de 644 sujeitos entre pacientes e controles, notou que indivíduos com transtorno depressivo maior apresentavam comprometimento significativo da atenção e da velocidade psicomotora, além de observarem que as áreas cerebrais relacionadas a essas funções também estavam alteradas (Lee et al., 2012). Trivedi e Greer (2014) ressaltam o comprometimento funcional causado pelos déficits cognitivos, o que torna necessárias terapias que visem à reabilitação, já que alguns déficits permanecem apesar do tratamento farmacológico.

Nilsson et al. (2016) avaliaram uma amostra de 64 pessoas, sendo 30 com transtorno depressivo maior e 34 controles. Verificaram que o déficit atencional não está associado ao episódio depressivo, mas sim à carga acumulada nos anos de adoecimento. Além disso, sugeriram que o déficit cognitivo na depressão pode ser decorrente de um déficit atencional primário, reforçando a importância da atenção como função-base para o funcionamento cognitivo.

Um estudo brasileiro, realizado por Cotrena et al. (2016), constatou que os pacientes deprimidos apresentaram desempenho prejudicado nas medidas de atenção concentrada e dividida quando comparados aos controles. Os autores ainda sugeriram que, por se tratar de tarefas cronometradas e que requerem controle inibitório, esse resultado pode ser significativo de um esforço cognitivo para executar a prova.

Memória

Existem vários modelos de estudo da memória. Em 1960, por exemplo, acreditava-se em um sistema único de memória, no qual a informação do ambiente seria recebida e primeiramente processada por uma memória sensorial, seguindo para a memória de curta duração e consolidando-se na memória de longo prazo (Baddley et al., 2011).

Hoje em dia, Baddley et al. (2011) trabalham com o modelo de memória modal, sugerido, primeiramente, por Atkinson e Shiffrin em 1968. Segundo os autores, nesse modelo a informação flui tanto do ambiente para a cognição quanto da cognição para o ambiente: "nosso conhecimento do mundo, armazenado na memória de longa duração, pode influenciar o nosso foco de atenção, que então determinará o que é alimentado para os sistemas de memória sensorial" (Baddley et al., 2011, p. 18).

O modelo de memória em questão (Figura 5.1) é composto por três memórias diferentes: memória sensorial, memória de curto prazo e memória de longo prazo. A primeira é o "termo aplicado ao breve armazenamento de informação dentro de uma modalidade específica" (Baddley et al., 2011, p. 19), e as diferentes modalidades são: visual e auditiva. Já a memória de curto prazo refere-se à "retenção temporária de pequenas

72

quantidades de material sobre breves períodos de tempo" (Baddley et al., 2011, p. 21). Compondo a memória recente, temos a memória operacional, que corresponde a um "sistema para a manutenção e manipulação temporárias de informação" (Baddley et al., 2011, p. 22). Entretanto, é importante destacar que, mesmo sendo uma função nomeada como um tipo de memória, está altamente relacionada a outras funções e, a depender das teorias exploradas, pode ser classificada como uma face do funcionamento executivo; e adiante será explorado tanto o funcionamento executivo quanto sua relação com essa face da memória.

Por fim, além das memórias sensorial e de curto prazo, existe a memória de longo prazo (ou longa duração). Squire (1992) divide a memória de longo prazo em memória explícita (declarativa) e implícita (não declarativa). A primeira consiste na "memória para palavras, cenas, fatos e histórias e é avaliada por testes convencionais de recuperação e reconhecimento" (Squire, 1992, p. 232). Já "a memória explícita é dividida em semântica (conhecimentos sobre o mundo) e episódica (relembrar eventos específicos)" (Baddley et al., 2011, p. 22). E a memória implícita refere-se a um conjunto de memórias não conscientes, as quais são evocadas por meio da realização e/ou do desempenho, por exemplo: andar de bicicleta (Baddley et al., 2011; Squire, 1992). Portanto, a memória de longo prazo implícita envolve condicionamento, habilidades, *priming* etc.

Figura 5.1
Tipos de memória, considerando tempo e conteúdo.

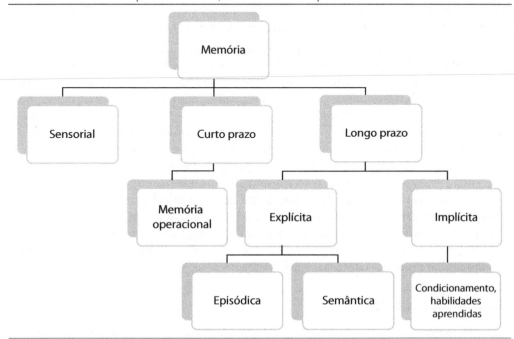

Fonte: Desenvolvida pela autoria do capítulo.

Também é relevante destacar que fatores como o nível de consciência, a atenção e o afeto interferem diretamente na capacidade de armazenar a informação. Por um lado, se a pessoa não estiver consciente e atenta, não será capaz de registrar e armazenar a informação; por outro, conteúdos com forte carga afetiva e emocional são registrados com mais intensidade e evocados mais facilmente.

As ferramentas padronizadas para avaliação da memória na população brasileira são:

- **Teste de Aprendizagem Auditivo-Verbal de Rey (RAVLT):** avalia o processo de aprendizagem auditivo-verbal por meio da repetição de uma lista de palavras; examina o *span* atencional, a memória imediata, tardia e a capacidade de se beneficiar de pistas para reconhecimento; e apresenta índices de aprendizagem, retenção e interferência. Faixa etária: de 6 a 92 anos (Paula e Malloy-Diniz, 2018).
- **Figura Complexa de Rey:** examina a memória visual, quando solicitada a evocação tardia. Validação brasileira para a faixa etária de 5 a 88 anos (Rey et al., 2010).

Existem muitas provas para avaliação da memória que não estão validadas para a população brasileira, mas são muito utilizadas em pesquisas. Dentre elas, destaca-se a Escala Wechsler de Memória (WMS IV), que compreende a faixa etária de 16 a 90 anos (Wechsler, 2009). Outra escala de destaque é o Wide Range Assessment of Memory and Learning (WRAML 2), para a faixa etária de 5 a 90 anos. Ambas as escalas apresentam vários subtestes que avaliam memória audioverbal, memória visual e aprendizagem (Sheslow e Adams, 2003).

Um estudo verificou que os pacientes com histórico de maior número de episódios depressivos tiveram pior desempenho em testes de memória. Esse resultado aponta que as recidivas dos episódios de humor podem agravar os déficits cognitivos, principalmente aqueles relacionados à memória (MacQueen e Memedovich, 2017).

Ao perceberem que as queixas subjetivas de memória dos portadores de transtorno depressivo não eram confirmadas em testes neuropsicológicos, Beblo et al. (2017) realizaram um estudo com 20 pessoas internadas com diagnóstico de depressão e 20 controles. Avaliaram o desempenho dos sujeitos ao fazerem compras em um supermercado seguindo uma lista específica. Com os resultados, identificaram que, apesar do autorrelato indicar problemas graves de memória, não houve discrepância no desempenho dos pacientes quando comparados aos controles em prova de vida cotidiana. Os pacientes foram capazes de lidar com as distrações e mostraram a organização necessária para a realização da tarefa. Os autores justificam que os pacientes estarem conscientes de que estavam sendo testados, o que pode ter interferido na motivação para a realização da tarefa, diminuindo os pensamentos negativos e a ruminação, que são comuns nos quadros depressivos. No entanto, é interessante destacar que os pacientes precisaram de mais tempo para concluir a tarefa, o que pode indicar desaceleração ou lentificação no processamento das informações.

Funções executivas

O funcionamento executivo é uma das esferas mais importantes e refinadas do funcionamento mental, dependendo da interligação de vários sistemas. É responsável

Capítulo 5 | Neuropsicologia da Depressão

pela autorregulação, isto é, pela capacidade de planejar, monitorar e inibir o próprio comportamento. Pode ser definido como: "uma coleção de processos de controle hierárquicos quando comportar-se de maneira instintiva ou com base na intuição é insuficiente, impossível ou não é recomendado" (Diamond, 2013, p. 22). Entre as funções cognitivas que compõem o funcionamento executivo estão o controle inibitório, a flexibilidade cognitiva e a memória operacional.

O controle inibitório consiste na capacidade de controle da atenção, do comportamento e/ou da emoção, ignorando-se esses estímulos em prol da realização de determinada tarefa. Ao tratar de flexibilidade cognitiva, fala-se da possibilidade de mudança no planejamento, ajustando-se a novos contextos e demandas apresentadas pelo meio. Por fim, a memória operacional foi abordada no item Memória, mas também é apontada como componente do funcionamento executivo pela sua importância no planejamento e na execução de ações (Diamond, 2013).

São poucos os testes padronizados para a população brasileira que avaliam o funcionamento executivo. Nas baterias Wechsler de Inteligência para crianças e adolescentes (WISC IV) e para adultos (WAIS III), existem alguns subtestes que avaliam a capacidade de memória operacional. São eles: Dígitos em Ordem Inversa, Sequência de Números e Letras (avaliam a capacidade de manter e manipular a informação); e aritmética (examina o raciocínio lógico por meio da resolução de problemas matemáticos, sem uso de lápis e papel) (Santos et al., 2011; Wechsler e Nascimento, 2004).

A figura Complexa de Rey examina a capacidade de planejamento para a realização da cópia da figura. Validação brasileira para a faixa etária de 5 a 88 anos (Rey et al., 2010).

O Teste Wisconsin de Classificação de Cartas avalia memória operacional, estratégia para solução de problemas e monitorização, raciocínio abstrato e capacidade de se beneficiar de *feedback* externo. Existe uma versão para crianças, adolescentes e adultos e outra exclusiva para idosos (faixa etária: de 6 a 89 anos) (Werlang et al., 2005).

Os itens inibição e flexibilidade do Teste dos Cinco Dígitos (FDT) também são medidas de funcionamento executivo (Sedó et al., 2015).

A Escala de Avaliação de Disfunções Executivas de Barkley é um questionário autoaplicativo para identificar déficits de funções executivas em atividades cotidianas (Godoy et al., 2018).

Algumas tarefas muito utilizadas em pesquisas não contam com padronização brasileira, como o Stroop Color (teste composto por três cartões: o primeiro e o segundo avaliam a velocidade de processamento e a capacidade atencional, como mencionado anteriormente; e o terceiro avalia a capacidade de inibição e flexibilidade mental), o Trail Making Test parte B (examina a memória operacional com estímulos visuais), o Torre de Londres (avalia a capacidade de planejamento e resolução de problemas) e o fluência verbal semântica ou fonêmica (Zimmermann et al., 2015).

Um estudo de metanálise, realizado por Ahern e Semkovska (2017) somente com indivíduos em primeiro episódio depressivo, identificou que os pacientes apresentaram comprometimento moderado da capacidade inibitória, flexibilidade para mudança, memória operacional visuoespacial e fluência verbal, quando comparados aos controles.

Seção I – *Aspectos clínicos dos transtornos de humor e cognição*

Ao avaliar os mesmos pacientes, mas com os sintomas depressivos em remissão, foi observado que apenas o comprometimento com inibição se manteve moderado. Com isso, os autores levantaram a hipótese de que o prejuízo no controle inibitório pode ser um marcador de vulnerabilidade para o transtorno depressivo e estaria presente antes do primeiro episódio e entre as crises.

Outra pesquisa, com jovens entre 18 e 23 anos, identificou que a capacidade inibitória permaneceu prejudicada durante a remissão dos sintomas depressivos, reforçando a ideia de que essa deficiência cognitiva pode representar um fator de risco que precede o transtorno depressivo (Peters et al., 2017).

Outra metanálise constatou que os pacientes com sintomas depressivos remetidos mantêm o comprometimento executivo de modo geral, não apenas o controle inibitório (Rock et al., 2014).

Um estudo brasileiro levantou prejuízos com a memória operacional, velocidade de inibição verbal, flexibilidade cognitiva e baixa eficiência no processamento executivo. Todas essas variáveis prejudicadas envolviam tarefas cronometradas, e os autores sugerem que os pacientes precisam de um esforço cognitivo maior para realizar a tarefa, por isso precisam de mais tempo (Cotrena et al., 2016). O estudo de Beblo et al. (2017) observa também lentificação do processamento da informação nos pacientes com transtorno depressivo, confirmando a hipótese anterior.

Depressão ao longo da vida

Uma metanálise investigou o funcionamento cognitivo de crianças e adolescentes com transtorno depressivo maior e identificou pior desempenho dos pacientes deprimidos quando comparados aos controles em funções executivas, atenção sustentada e memória verbal (com maiores déficits na evocação tardia de uma lista de palavras). Os autores ainda ressaltam a importância da maturação cerebral durante a adolescência, uma vez que esta pode ser prejudicada pela exposição precoce ao transtorno depressivo, com possível impacto psicossocial na vida adulta. Além disso, os adolescentes deprimidos, com episódios recorrentes, apresentavam alta prevalência de prejuízo psicossocial persistente. Por fim, os autores afirmam a importância de estudos longitudinais, uma vez que a doença tem impacto significativo no curso de vida, afetando o desenvolvimento social e acadêmico (Wagner et al., 2015).

Baune et al. (2014) corroboram essa hipótese ao afirmarem que o início precoce está associado a gravidade e a episódios mais frequentes, o que causa, em longo prazo, prejuízo mental e social, afetando os aspectos educacional e ocupacional. Nesse estudo, eles investigaram sujeitos com transtorno depressivo na faixa etária de 12 a 25 anos e identificaram que os adolescentes e adultos jovens com transtorno depressivo apresentavam déficits no funcionamento executivo, memória operacional e velocidade psicomotora.

Peters et al. (2017) estudaram o funcionamento executivo em jovens de 18 a 23 anos com diagnóstico de transtorno depressivo maior, mas sem sintomatologia atual. Os pacientes apresentaram controle inibitório prejudicado e não foram observados prejuízos em outras funções. Com esse resultado, os autores sugerem que a capacidade

Capítulo 5 Neuropsicologia da Depressão

de inibir impulsos prejudicada logo no início da doença pode ser um fator de vulnerabilidade para o transtorno.

Outro estudo realizado com adultos jovens (18 a 30 anos) identificou que o transtorno depressivo comórbido com uso abusivo de álcool associa-se a elevado comprometimento cognitivo, não justificado pelo transtorno depressivo ou abuso de álcool isoladamente, com comprometimento principal em memória visual e flexibilidade mental (Hermens et al., 2013).

Muitos estudos apontam para déficits cognitivos persistentes em adultos com transtorno depressivo; as principais funções afetadas são atenção, velocidade psicomotora, memória e funcionamento executivo (Ahern e Semkovska, 2017; Trivedi e Greer, 2014; Rock et al., 2014).

Outros autores sugerem que a recorrência de episódios depressivos resulta na deterioração cognitiva com o passar dos anos e os déficits de memória do transtorno depressivo podem representar vulnerabilidade para demência (Kessing e Andersen, 2004). Entretanto, muitos idosos com transtorno depressivo apresentam queixas de memória, que podem ser confundidas com um processo demencial (APA, 2014). Para o diagnóstico diferencial, algumas distinções observadas por Lezak podem auxiliar; por exemplo, pacientes depressivos costumam apresentar queixas sobre sua memória, mesmo quando esta se mostra intacta ou não tão prejudicada nos testes, apresentando bastante autocrítica sobre seus déficits, enquanto pacientes demenciados costumam não perceber suas dificuldades. Além disso, na depressão não há prejuízo na estrutura e no conteúdo da fala, nem agnosias, apraxias e/ou afasias. Também é importante salientar que no paciente idoso deprimido será observada inconsistência nos prejuízos referentes à orientação temporal e espacial, pelo fato de a aprendizagem incidental estar intacta nesses pacientes (Lezak et al., 2012).

A senilidade está associada à intensidade de déficits cognitivos e psicossociais (Cotrena et al., 2016; Cambridge et al., 2018). Por isso, é importante o estudo dos déficits neuropsicológicos em diferentes doenças na população idosa. Wang e Blazer (2015) realizaram um estudo de revisão sobre depressão e cognição na população idosa, levantaram vários artigos sobre o tema e encontraram que os principais prejuízos cognitivos observados em pacientes de terceira idade deprimidos se referem à velocidade de processamento e ao funcionamento executivo. Ainda segundo a revisão, esses déficits seriam responsáveis por mediar dificuldades em outras áreas, como memória verbal e atenção.

Outro aspecto importante a ser considerado quando falamos de depressão em idosos é a distinção entre depressão de início precoce e tardio: a idade de divisão seria por volta dos 60 aos 65 anos. Não existe muito consenso sobre o impacto do início precoce ou tardio do transtorno depressivo. Alguns pesquisadores sugerem que o início precoce pode estar associado a comorbidade com transtorno de personalidade, fatores genéticos e histórico familiar. Também seria um mau prognóstico para a recorrência de episódios depressivos e cronicidade, possivelmente decorrentes da liberação excessiva do cortisol (hormônio responsável pela sensação de estresse), em consequência de danos hipocampais (Wang e Blazer, 2015).

Outros estudos mostram que idosos com depressão de início tardio apresentavam maior prejuízo na aprendizagem verbal e na memória do que aqueles com início precoce (Wang e Blazer, 2015). Entretanto, para alguns pesquisadores a gravidade da depressão é o principal fator determinante para o comprometimento cognitivo (Eraydin et al., 2018).

Um estudo recente aponta que a depressão de início tardio (a partir dos 60 anos) vem sendo associada a declínio cognitivo e a processos demenciais, porém ainda não é possível estabelecer se a depressão tardia é um fator de risco ou um sintoma prodrômico para demência. Ao avaliar pessoas com 50 anos ou mais, para identificar a relação entre o funcionamento cognitivo e a fase de início da depressão (início precoce, início na meia-idade e início tardio), o estudo não encontrou diferenças significativas em relação à idade de início; o principal indicador de prejuízo cognitivo estava relacionado à gravidade atual dos sintomas (Eraydin et al., 2018). No entanto, um estudo de revisão identificou risco aumentado de a depressão progredir para demência em pacientes com prejuízo basal de memória e funcionamento executivo (Wang e Blazer, 2015). Outro estudo levantado pelos mesmos autores avaliou 201 pacientes idosos deprimidos e sem demência e os reavaliou após dois anos, encontrando que 25% da amostra voltou ao seu funcionamento cognitivo anterior à depressão, 15% evoluíram para demência (em sua maioria Alzheimer) e o restante persistiu com alguns déficits cognitivos, mas que não caracterizavam quadro demencial (Wang e Blazer, 2015).

Por fim, também é importante salientar que os prejuízos no funcionamento executivo, na velocidade de processamento e na memória apresentados pela população idosa deprimida implicam pior aderência ao tratamento psicofarmacológico, tanto no quesito de resposta a fármacos quanto na aderência ao tratamento proposto (Wang e Blazer, 2015).

Alterações cerebrais na depressão

Estudos mostram que pacientes deprimidos apresentam diferentes alterações no córtex cerebral.

Donix et al. (2018) realizaram uma pesquisa com 27 jovens adultos com episódio depressivo e 23 controles saudáveis com leve prejuízo amnésico ou sem prejuízo cognitivo, comparando imagens de ressonância magnética e desempenho em testes cognitivos. Os autores verificaram associação entre a diminuição da espessura cortical extra-hipocampal com prejuízo amnésico em pacientes em episódio depressivo. Também discutiram diferentes alterações corticais encontradas em pacientes deprimidos, como menor espessura do córtex temporal medial, assim como do córtex fusiforme, menor volume hipocampal e do córtex frontal e, por fim, aumento dos níveis de glucocorticoides no córtex.

O estudo supracitado também afirma que o padrão de alterações cerebrais observados em adultos jovens com depressão difere das mudanças que podem ser detectadas como prodrômicas para doença de Alzheimer. Segundo Donix et al. (2018), os dados encontrados indicam serem processos distintos, principalmente pelo potencial

Capítulo 5 Neuropsicologia da Depressão

de reversibilidade dos déficits cognitivos e até das alterações cerebrais após remissão dos sintomas de depressão.

A redução no volume hipocampal em pacientes com episódios depressivos recorrentes ou com mais de dois anos de diagnóstico também foi verificada em outro estudo, por meio de exames de ressonância magnética. Pacientes em primeiro episódio depressivo apresentaram alterações na amígdala e no hipocampo, entretanto essas alterações foram observadas antes do início do tratamento medicamentoso. A redução volumétrica do hipocampo pode justificar as dificuldades no armazenamento de novas memórias, enquanto a amígdala e o sistema límbico estão relacionados às reações emocionais (Trivedi e Greer, 2014).

A pesquisa de Nord et al. (2018) analisou os resultados de ressonâncias magnéticas funcionais de 99 sujeitos durante duas atividades relacionadas à depressão, sendo 39 pacientes deprimidos sem uso de medicação, 30 parentes de primeiro grau dos pacientes não afetados e 30 controles saudáveis. Os resultados mostraram uma hipoativação do córtex dorsolateral pré-frontal durante a realização da tarefa de memória operacional nos pacientes afetados. Os achados indicam que dificuldades na memória operacional e no funcionamento executivo observadas na depressão também estão associadas a menor ativação das áreas cerebrais relacionadas a esses domínios. Os autores afirmam que a melhora no controle das funções executivas pode proporcionar uma maneira melhor de tratar ou prevenir episódios de depressão.

Além disso, exames de ressonância demonstram que os pacientes deprimidos apresentavam pouca ativação diante de ganhos nas áreas correspondentes ao núcleo bilateral *accumbens* e outras regiões ligadas a recompensa. Gong et al. (2017) identificaram que pacientes com transtorno depressivo maior não tratado estavam com conectividade interrompida entre as redes do núcleo bilateral *accumbens*, incluindo as regiões do córtex orbitofrontal e do córtex cingulado anterior. O estudo sugere que a interrupção nos circuitos de recompensa, envolvidos com a motivação e a sensação de prazer, pode causar depressão; e ainda que esses circuitos estão associados às dificuldades comportamentais e aos déficits de funcionamento executivo, uma vez que foram encontrados circuitos de recompensa interrompidos, principalmente na via frontal-cortical. O estudo também identificou falta de conexão do córtex cingulado anterior dorsal bilateral e *precuneus*. Como essas são regiões centrais para o funcionamento cerebral e o processamento de informação, inclusive emocional, essa alteração poderia explicar os déficits cognitivos e alterações do humor no transtorno depressivo.

Em 2016, foi publicada uma pesquisa que reuniu neuroimagens e dados clínicos de 20 grupos internacionais que trabalham com pacientes com transtorno depressivo maior. O trabalho de Schmaal et al. (2017) analisou e comparou as neuroimagens e dados clínicos de 2.148 pacientes com transtorno depressivo maior e 7.957 controles. Os resultados indicaram que pacientes adultos em primeiro episódio depressivo apresentavam afinamento da massa cinzenta no córtex orbitofrontal, nos giros cingulados posterior e anterior, na ínsula e nos lobos temporais. Já adolescentes com recorrência de episódios depressivos tiveram, em suas imagens, uma área total de superfície cortical

Seção I – *Aspectos clínicos dos transtornos de humor e cognição*

menor na região frontal, em áreas visuais de primeira ordem, somatossensoriais e motoras, quando comparados aos controles, mas sem alterações na espessura.

Schmaal et al. (2017) afirmam que a depressão afeta a estrutura cerebral de maneira dinâmica e com padrões diferentes ao longo da vida e propõem estudos futuros longitudinais para acompanhar essas mudanças corticais. Pensando também nos efeitos da depressão ao longo da vida, Schmaal et al. (2017), Baune et al. (2014) e Hermens et al. (2013) apontam que o estresse e a depressão relacionada ao estresse podem ter mais impacto no funcionamento cognitivo e emocional durante a infância e a adolescência, dado que nesse período o cérebro está passando por mais mudanças críticas em comparação com o que ocorre na vida adulta. Esse impacto deve ser avaliado cuidadosamente, pois pode causar, consequentemente, o comprometimento cognitivo associado à depressão discutido neste capítulo.

Em resumo, as alterações cerebrais na depressão têm sido bastante estudadas atualmente, como uma maneira de buscar biomarcadores estruturais da doença, bem como para entender a relação entre as alterações cognitivas e emocionais observadas com a estrutura cerebral. De modo geral, grande parte das pesquisas apontam para alterações hipocampais e nos lobos temporal e frontal, áreas bastante relacionadas aos déficits observados na avaliação neuropsicológica desses pacientes: comprometimento da memória e do funcionamento executivo.

Funcionalidade, trabalho e qualidade de vida

Pesquisas com pacientes deprimidos apontaram a disfunção cognitiva como importante causa de comprometimento funcional, mesmo quando os sintomas de humor estão remetidos (MacQueen e Memedovich, 2017; Kaser et al., 2017; Cotrena et al., 2017). Dados de uma revisão sugerem que o comprometimento atencional, mnemônico e executivo no transtorno depressivo estão profundamente ligados às dificuldades ocupacionais e sociais (Cambridge et al., 2018). Além disso, novos episódios depressivos podem agravar o dano cognitivo (Ahern e Semkovska, 2017). A persistência dos déficits é capaz de prejudicar a adaptação social, o funcionamento ocupacional e a qualidade de vida, além de aumentar as chances de recaídas (Peters et al., 2017; Rock et al., 2014).

Constantemente, não é possível avaliar o comprometimento funcional da pessoa com transtorno depressivo por meio dos testes: muitos pacientes obtêm desempenho adequado nos testes, apesar de relatarem grande prejuízo da funcionalidade. Para isso, existem algumas hipóteses: em primeiro lugar, os testes não conseguem reproduzir situações do cotidiano e são aplicados em um espaço limitado de tempo; em segundo, o ambiente de testagem deixa a pessoa motivada para conseguir melhor desempenho; e, em terceiro e último lugar, pensamentos negativos e ruminativos, sintomas da depressão, podem levar o sujeito a uma interpretação negativa de sua funcionalidade (Mohn e Rund, 2016; MacQueen e Memedovich, 2017; Beblo et al., 2017).

Um estudo avaliou a relação entre o comprometimento executivo e o funcionamento psicossocial, ao comparar pacientes com sintomatologia depressiva ativa, remetidos e controles. No grupo com episódio depressivo atual, o planejamento futuro, avaliado por meio do Teste Torre de Londres, foi associado à disfunção psicossocial geral, com comprometimento significativo da autonomia, subjetividade, tempo de lazer e relações interpessoais. Os autores ressaltaram a importância da capacidade de planejar um comportamento futuro, como uma habilidade central para antecipação e priorização das responsabilidades na vida diária (Knight e Baune, 2018).

No grupo remetido, a maior quantidade de erros perseverativos, avaliada por meio do teste Berg's Card Sorting Test (semelhante ao Wisconsin Card Sorting Test), foi associada a melhor funcionamento ocupacional; para isso, os autores explicaram que a quantidade reduzida de erros perseverativos está vinculada a hipersensibilidade ao *feedback* negativo, o que comprometeria o funcionamento psicossocial (Knight e Baune, 2018).

Todavia, não existe consenso sobre esse assunto, e outra pesquisa realizada somente com pacientes com sintomas depressivos remetidos e controles encontrou que os prejuízos no funcionamento executivo afetaram diretamente o funcionamento psicossocial geral, bem como domínios específicos, quais sejam: funcionamento ocupacional, tempo de lazer e capacidade de autopercepção dos seus déficits (Knight et al., 2018).

Uma pesquisa brasileira constatou que os pacientes com transtorno depressivo maior relataram menor qualidade de vida e participação social comparados a controles (Cotrena et al., 2016). O impacto da associação entre sintomas depressivos e comprometimento cognitivo torna o transtorno depressivo maior uma das principais causas de incapacidade no mundo (Ferrari et al., 2013), o que significa grave prejuízo em relação à ocupação profissional, à vida em sociedade e, consequentemente, à qualidade de vida.

Déficits relacionados à capacidade de tomar decisão, inibir impulsos e flexibilizar o pensamento (funcionamento executivo), memória e atenção precisam de constante avaliação e tratamentos voltados à reabilitação (Trivedi e Greer, 2014).

O impacto funcional causado pelo transtorno depressivo, associado aos déficits cognitivos, é inegável, o que justifica a necessidade da avaliação neuropsicológica como medida essencial para a identificação de funções cognitivas prejudicadas que possam impactar diretamente na funcionalidade. Cabe ressaltar que a avaliação neuropsicológica envolve a avaliação clínica por meio de entrevista, que possibilita a compreensão da queixa com base no funcionamento diário do indivíduo, pois, como mencionado anteriormente, nem sempre os testes são sensíveis e ecológicos o suficiente para a compreensão do impacto cognitivo na vida do sujeito. Apenas com base em uma compreensão integrativa de fatores cognitivos, psicológicos e ambientais é possível estabelecer tratamentos e estratégias que possam ajudar a minimizar o impacto dos déficits cognitivos, possibilitando melhor funcionamento social, profissional e acadêmico, visando, assim, à reabilitação.

Referências bibliográficas

- Ahern E, Semkovska M. Cognitive functioning in the first episode of major depressive disorder: a systematic review and meta-analysis. American Psychological Association. 2017 Jan:52-72.
- American Psychiatric Association (APA). Manual Diagnóstico e Estatístico de Transtornos Mentais (DSM). 5. ed. Porto Alegre: Artmed; 2014.

Seção I – *Aspectos clínicos dos transtornos de humor e cognição*

Baddley A, Anderson MC, Eysenck MW. Memória. Porto Alegre: Artmed; 2011.

Baune BT, Furh M, Air T, Hering C. Neuropsychological functioning in adolescents and young adults with major depressive disorder: a review. Psychiatry Research. 2014;Article in Press:1-11.

Beblo T, Kater L, Baetge S, Driessen M, Piefke M. Memory performance of patients with major depression in an everyday life situation. Psychiatry Research. 2017;248:28-34.

Cambridge OR, Knight MJ, Mills N, Baune BT. The clinical relationship between cognitive impairment and psychosocial functioning in major depressive disorder: a systematic review. Psychiatry Research. 2018;269:157-71.

Cotrena C, Branco LD, Ponsoni A, Shansis FM, Fonseca RP. Neuropsychological clustering in bipolar and major depressive disorder. Journal of the International Neuropsychological Society. 2017;23:584-93.

Cotrena C, Branco LM, Shansis FM, Fonseca RP. Executive function impairments in depression and bipolar disorder: association with functional impairment and quality of life. Journal of Affective Disorders. 2016;190:744-53.

Diamond A. Executive functions. Annu Rev Psychol. 2013;64:135-68.

Donix M, Haussmann R, Helling F, Zweiniger A, Lange J, Werner A et al. Cognitive impairment and medial temporal lobe structure in young adults with a depressive episode. Journal of Affective Disorders. 2018;237:112-7.

Eraydin IE, Mueller C, Corbett A, Ballard C, Brooker H, Wesnes K et al. Investigating the relationship between age of onset of depressive disorder and cognitive function. International Journal of Geriatric Psychiatry. 2018 Aug.

Ferrari AJ, Charlson FJ, Norman RE, Patten SB, Freedman G, Murray CJ, Vos T, Whiteford HA. Burden of depressive disorders by country, sex, age, and year: findings from the global burden of disease study 2010. PLoS Med. 2013 Nov;10(11):e1001547. doi: 10.1371/journal.pmed.1001547.

Godoy VP, Mattos P, Malloy-Diniz LF. BDEFS: escala de avaliação de disfunções executivas de Barkley. São Paulo: Hogrefe; 2018.

Gonda X, Pompili M, Serafini G, Carvalho AF, Rihmer Z, Dome P. The role of cognitive dysfunction in the symptoms and remission from depression. Annals of General Psychiatry. 2015;14-27.

Gong L, Yin Y, He C, Ye Q, Bai F, Yuan Y et al. Disrupted reward circuits is associated with cognitive deficits and depression severity in major depressive disorder. Journal of Psychiatric Research. 2017;84:9-17.

Hermens DF, Lee RSC, Regt T, Lagopoulos J, Naismith SL, Scott EM et al. Neuropsychological functioning is compromised in binge drinking young adults with depression. Psychiatry Research. 2013;210:256-62.

Kaser M, Zaman R, Sahakian BJ. Cognition as a treatment target in depression. Psychological Medicine. 2017;47:987-9.

Kessing LV, Andersen PK. Does the risk of developing dementia increase with the number of episodes in patients with depressive disorder and in patients with bipolar disorder? J Neurol Neurosurg Psychiatry. 2004 Dec;75(12):1662-6.

Knight MJ, Air T, Baune BT. The role of cognitive impairment in psychosocial functioning in remitted depression. Journal of Affective Disorders. 2018;235:129-34.

Knight MJ, Baune BT. Executive subdomains are differentially associated with psychosocial outcomes in major depressive disorder. Frontiers in Psychiatry. 2018 Jul.

Lee RSC, Hermens DF, Porter MA, Redoblado-Hodge A. A meta-analysis of cognitive deficits in first-episode major depressive disorder. Journal of Affective Disorders. 2012 Out;140(2):113-24.

Leme IFAS, Rabelo IS, Rosseti MO, Pacanaro SV. Teste de trilhas coloridas (TTC). São Paulo: Casapsi; 2010.

Lezak M, Howieson DB, Bigler ED, Tranel D. Neuropsychological Assessment. 5th ed. New York: Oxford; 2012.

Luria AR. Fundamentos da neuropsicologia. Rio de Janeiro: Livros Técnicos e Científicos; 1981.

MacQueen GM, Memedovich KA. Cognitive dysfunction in major depression and bipolar disorder: assessment and treatment options. Psychiatry and Clinical Neurosciences. 2017;71:18-27.

Mohn C, Rund BR. Neurocognitive profile in major depressive disorders: relationship to symptom level and subjective memory complaints. BMC Psychiatry. 2016;16:106.

Nilsson J, Thomas AJ, Stevens LH, McAllister-Williams RH, Ferrier IN, Gallagher P. The interrelationship between attentional and executive deficits in major depressive disorder. Acta Psychiatr Scand. 2016;134:73-82.

Nord CL, Halahakoon DC, Lally N, Limbachya T, Pilling S, Roiser JP. Dorsolateral prefrontal cortex activity is impaired in currently depressed patients, but intact in individuals at high risk: a three-group functional MRI study of hot and cold cognition. The Lancet pre-print. 2018.

Paula JJ, Malloy-Diniz LF. RAVLT teste de aprendizagem auditivo-verbal de Rey. São Paulo: Vetor; 2018.

Peters AT, Jacobs RH, Crane NA, Ryan KA, Weisenbach SL, Ajilore O et al. Domain-specific impairment in cognitive control among remitted youth with a history of major depression. Early Intervention in Psychiatry. 2017;11:383-92.

Rey A, Oliveira MS, Rigoni MS. Figura complexa de Rey. São Paulo: Casa do Psicólogo; 2010.

Rock PL, Roiser JP, Riedel WJ, Blackwell AD. Cognitive impairment in depression: a systematic review and meta-analysis. Psychological Medicine. 2014;44:2029-40.

Rueda FJM. Bateria psicológica para avaliação da atenção (BPA). São Paulo: Vetor; 2013.

Rueda FJM, Castro NR. Capacidade atencional: há decréscimo com o passar da idade? Psicologia, Ciência e Profissão. 2010;30(3):572-87.

Rueda FJM, Sisto FF. Teste de atenção concentrada (TEACO-FF). São Paulo: Vetor; 2016a.

Rueda JMR. Teste de atenção dividida (TEADI) e teste de atenção alternada (TEALT). São Paulo: Vetor; 2016.

Santos AAA, Noronha APP, Rueda FJM, Sisto FF, Castro NR. Escala de inteligência Wechsler para crianças (WISC). 4. ed. São Paulo: Casapsi; 2011.

Schmaal L, Hibar DP, Sämann PG, Hall GB, Baune BT, Jahanshad N et al. Cortical abnormalities in adults and adolescents with major depression based on brain scans from 20 cohorts worldwide in the ENIGMA major depressive disorder working group. Molecular Psychiatry. 2017;22:900-9.

Sedó M, Paula JJ, Malloy-Diniz LF. Teste dos cinco dígitos. São Paulo: Hogrefe; 2015.

Sheslow D, Adams W. Wide range assessment of memory and learning (Wraml II). 2nd ed. Delaware: Wide Range; 2003.

Squire LR. Declarative and nondeclarative memory: multiple brain systems supporting learning and memory. Journal of Cognitive Neuroscience. 1992;4:232-43.

Trivedi MH, Greer TL. Cognitive dysfunction in unipolar depression: implications for treatment. Journal of Affective Disorders. 2014;19-27.

Seção I – *Aspectos clínicos dos transtornos de humor e cognição*

- Vinberg M, Miskowiak KW, Kessing LV. Impairment of executive function and attention predicts onset affective disorder in healthy high-risk twins. J. Clin Psychiatry. 2013 Aug; 74(8):747-53.

- Wagner S, Müller C, Helmreich I, Huss M, Tadic A. A meta-analysis of cognitive functions in children and adolescents with major depressive disorder. Eur Child Adolesc Psychiatry. 2015;24:5-19.

- Wang S, Blazer DG. Depression and cognition in the elderly. Reviews in Advance. 2015 Dec;11:2-30.

- Wechsler D. The Wechsler memory scale (WMS-IV). 4th ed. Texas: Pearson Assessments; 2009.

- Wechsler D, Nascimento E. Escala de inteligência Wechsler para adultos (WAIS). 3. ed. São Paulo: Casapsi; 2004.

- Werlang BG, Trentini CM, Argimon IL, Cunha JA, Oliveira MS, Prieb RG. Teste Wisconsin de classificação de cartas. São Paulo: Casapsi; 2005.

- Zimmermann N, Cardoso CO, Trentini CM, Grassi-Oliveira R, Fonseca RP. Brazilian preliminary norms and investigation of age and education effects on the modified Wisconsin card sorting test, stroop color and word test and digit span test in adults. Dement Neuropsychol. 2015 Jun;9:120-7.

Seção II

Tratamento clínico e dos aspectos cognitivos dos transtornos de humor

6

Tratamento Farmacológico da Depressão e Cognição

Teng Chei Tung

Introdução

O transtorno depressivo maior pode ser considerado uma patologia associada a disfunções neuroquímicas no cérebro que provocam um conjunto de sintomas característicos de emoções negativas, mudança no nível de atividade, prejuízo na capacidade cognitiva, na fala e nas funções vegetativas, o que resulta em comprometimento do funcionamento interpessoal, social e ocupacional.

A etiologia dessa doença está relacionada à associação de fatores biológicos, genéticos e psicossociais, gerando amplas necessidades de tratamento, que pode ser farmacológico ou não farmacológico.

Neste capítulo, serão abordados o tratamento farmacológico e os não farmacológicos, incluindo eletroconvulsoterapia, estimulação magnética transcraniana e estimulação cerebral profunda. Já a psicoterapia será abordada com mais detalhes em outros capítulos.

Tratamento farmacológico

Neurotransmissores nos transtornos de humor

Os três neurotransmissores principais implicados tanto na fisiopatologia quanto no tratamento dos transtornos do humor são: noradrenalina, dopamina e serotonina. Essas três monoaminas frequentemente agem de modo combinado, chamado de

Seção II – *Tratamento clínico e dos aspectos cognitivos dos transtornos de humor*

sistema neurotransmissor monoaminérgico. Hipoteticamente, a disfunção de combinações diversas desses três sistemas pode explicar muitos dos sintomas de um episódio depressivo maior (Stahl, 2014).

Hipóteses de mecanismo de ação neuroquímica da depressão

Hipótese monoaminérgica da depressão

Essa teoria clássica propõe a hipótese de que a depressão ocorre em razão da deficiência de neurotransmissores neuroamínicos, mais especificamente serotonina, noradrenalina e dopamina. Sugere que disfunções nos sistemas relacionados a neurotransmissores, isolados ou em combinações entre si, poderiam justificar disfunções em diversos circuitos cerebrais, dependendo do perfil de sintomas do paciente.

Hipótese monoaminérgica, receptores de monoaminas e expressão gênica

Essa teoria desloca a etiologia da depressão dos neurotransmissores monoamínicos para os receptores e para os eventos moleculares cadeia abaixo que são desencadeados por esses receptores, incluindo a regulação da expressão dos genes. Essa hipótese amplia a hipótese monoaminérgica clássica, postulando que a deficiência da atividade dos neurotransmissores causa a suprarregulação dos receptores pós-sinápticos e que isso causaria a depressão.

Neurocientistas contemporâneos acreditam que a depressão pode resultar de experiências de vida estressantes que causam danos neuronais substanciais e consequentes defeitos no processamento cerebral. A nova palavra de ordem é a "neuroplasticidade" (Berlucchi e Buchtel, 2009), ou mudanças na arquitetura neuronal que surgem em resposta às contingências ambientais, perspectivas que estão substituindo as noções mais antigas de defeitos de neurotransmissores ou receptores em centros científicos (Mulinari, 2012).

Circuitos neuronais disfuncionais na depressão maior

Um conjunto de sintomas é responsável pelo diagnóstico de um episódio de depressão maior. E cada sintoma está associado hipoteticamente à deficiência de processamento de informações em vários circuitos cerebrais, estando diferentes grupos sintomáticos localizados topograficamente em redes de circuitarias cerebrais específicas. As regiões do cérebro que mais se relacionam aos sintomas depressivos são: córtex préfrontal, prosencéfalo basal, estriado, *nucleus accumbens*, tálamo, hipotálamo, amígdala, hipocampo, centros neurotransmissores do tronco cerebral, medula espinhal e cerebelo (Stahl, 2014).

Vários sintomas depressivos podem ser mapeados em circuitos cerebrais e as regulações monoaminérgicas hipotéticas de cada uma das áreas cerebrais podem ser mapeadas também em cada região cerebral que inervam.

O Quadro 6.1 apresenta alguns exemplos de circuitos cerebrais que estariam disfuncionais na depressão maior.

Capítulo 6 Tratamento Farmacológico da Depressão e Cognição

Quadro 6.1	
Exemplos de circuitos cerebrais que estariam disfuncionais na depressão maior.	
Circuito cerebral	Mecanismo deficiente de processamento de informações
Humor deprimido	Deficiência na amígdala e no córtex pré-frontal ventromedial, inervados por projeções serotoninérgicas, noradrenérgicas, dopaminérgicas de núcleos do tronco cerebral.
Apatia	Ineficiência difusa pelo córtex pré-frontal. Centros hipotalâmicos e *nucleus accumbens*.
Sono	Ineficiência no hipotálamo, tálamo, prosencéfalo basal e difusamente no córtex pré-frontal.
Fadiga	Fadiga mental: ineficiência do processamento noradrenérgico e dopaminérgico no córtex pré-frontal. Fadiga física: ineficiência noradrenérgica em projeções medulares espinhais descendentes e dopaminérgica, no estriado, *nucleus accumbens*, hipotálamo e medula espinhal descendente.
Disfunção executiva	Ineficiência no processamento noradrenérgico e dopaminérgico das informações no córtex pré-frontal dorsolateral.
Sintomas psicomotores	Ineficiência no processamento em projeções serotoninérgica, noradrenérgica e dopaminérgica em múltiplas regiões cerebrais, como cerebelo, estriado, *nucleus accumbens* e córtex pré-frontal.
Peso e apetite	Alterações do controle serotoninérgico no hipotálamo.
Suicídio	Ineficiência no processamento de informações em regiões cerebrais relacionadas à emocionalidade, como amígdala, córtex pré-frontal ventromedial e córtex orbital frontal, sendo reguladas por projeções serotoninérgicas.
Culpa	Ineficiência no processamento de informações em regiões cerebrais emocionais, como amígdala e córtex pré-frontal ventromedial, inervadas por projeções controladoras serotoninérgicas.

Fonte: Stahl, 2014.

O tratamento farmacológico visa alcançar cada região com medicações que atuam em neurotransmissores relevantes no sistema de neurotransmissão monoaminérgica, promovendo redução de cada sintoma experimentado pelo paciente, ao regular a eficiência do processamento de informações em circuito disfuncionais de cada sintoma específico (Stahl, 2014).

Antidepressivos

A utilização da farmacoterapia específica quase duplica a chance de que um deprimido se recupere em um mês. A disponibilidade de várias classes antidepressivas, com muitos mecanismos de ação diferentes, representa evidência indireta de heterogeneidade de supostas lesões bioquímicas (Sadock et al., 2017).

Princípios gerais da ação dos antidepressivos (Stahl, 2014)

O erro clínico mais comum que resulta em uma tentativa malsucedida de tratamento com um medicamento antidepressivo é o uso de uma dosagem muito baixa por um tempo muito curto. A menos que os efeitos colaterais impeçam, a dosagem de um antidepressivo deve ser elevada ao nível máximo recomendado e mantida nesse nível por pelo menos 4 a 5 semanas antes que a tentativa seja considerada infrutífera (Sadock et al., 2017).

Ao se instituir o tratamento medicamentoso, o paciente pode evoluir apenas com uma resposta clínica, isto é, quando se alcança pelo menos 50% de redução de

Seção II – *Tratamento clínico e dos aspectos cognitivos dos transtornos de humor*

sintomas. Entretanto, o objetivo final do tratamento é a remissão completa, bem como a manutenção desse nível de melhora.

Quando a depressão retorna antes de ocorrer remissão completa dos sintomas ou dentro dos primeiros meses após a remissão, há a chamada recidiva; já a recorrência é quando a depressão retorna após o paciente ter se recuperado.

O ideal é atingir a remissão total, ou seja, a redução completa dos sintomas e a manutenção nesse nível de melhora do episódio depressivo maior para que o paciente não sofra recidiva logo após a remissão, tampouco recorrência no futuro. Tendo em vista os limites conhecidos da eficácia dos antidepressivos disponíveis, particularmente quando diversas opções de antidepressivos não são empregadas de modo incisivo e no início da evolução da doença, pode ser difícil se alcançar essa meta de remissão duradoura. Mesmo após melhora completa do quadro depressivo, é importante que a equipe médica se esforce para que o paciente atinja a plena recuperação funcional, ou seja, que o retorne ao seu nível anterior de funcionamento psicossocial, profissional e de qualidade de vida (ou fique até melhor), o que é chamado de recuperação funcional.

Apenas de 30% a 40% dos pacientes obtêm remissão com monoterapia, o que leva de 60% a 70% dos pacientes a uma resposta não otimizada ao tratamento. Para pacientes não remitidos, aumenta o risco para suicídio. Considerando-se a prevalência de depressão resistente ao tratamento e suas consequências, a otimização do tratamento se torna imperativa (Block e Nemeroff, 2014).

Outro objetivo do tratamento farmacológico é a intervenção o mais precocemente possível na evolução natural da depressão maior, não apenas para aliviar o sofrimento causado pelos sintomas presentes, mas também pela possibilidade que o tratamento mais agressivo impeça a evolução da doença para cronicidade, a fim de que não se aprofunde um processo crônico de neurodegeneração, também chamada de neuroprogressão (Slyepchenko et al., 2016). A ideia é que o impacto da cronicidade da depressão maior, do desenvolvimento de resistência ao tratamento e da probabilidade de recidiva podem ser reduzidos ou controlados, com melhora dos resultados globais, se for utilizado um tratamento incisivo dos episódios que resulte na remissão de todos os sintomas.

A ação clássica dos antidepressivos consiste em bloquear um ou mais dos transportadores de serotonina, noradrenalina e/ou dopamina. Essa ação farmacológica é totalmente consistente com a hipótese monoaminérgica da depressão, segundo a qual a fisiologia dos sistemas de monoaminas estão de algum modo desregulados e disfuncionais, e o aumento subcrônico da disponibilidade dessas monoaminas na fenda sináptica poderia ajustar essas alterações. Segundo a hipótese dos receptores de monoaminas para a depressão, a doença seria causada pela suprarregulação dos receptores, o que poderia justificar o tempo que leva para o aparecimento dos efeitos antidepressivos, normalmente por volta de 14 dias, correspondente ao tempo decorrido para a adaptação dos receptores, ou seja, sua infrarregulação, que ocorre também em cerca de 14 dias (Stahl, 2014).

Já na hipótese monoaminérgica da ação dos antidepressivos sobre a expressão gênica, as adaptações no número ou na sensibilidade dos receptores provavelmente se devem a alterações na expressão gênica, envolvendo o aumento de neurotransmissores, a infrarregulação de alguns genes, de modo que haja diminuição da síntese de receptores, bem como a suprarregulação de outros genes, com consequente aumento na síntese de proteínas críticas, como o fator neurotrófico derivado do cérebro (em inglês, *brain-derived neurotrophic factor* – BDNF) (Stahl, 2014).

Tempo de tratamento com antidepressivos

A diretriz para o tratamento da depressão do Canadian Network for Mood and Anxiety Treatments (Kennedy et al., CANMAT, 2016) define duas fases do tratamento para a depressão: a fase aguda (período de remissão dos sintomas); e a fase de manutenção (prevenção de recaída e recorrência). A recomendação é que a fase de manutenção do tratamento seja de seis a nove meses após a remissão total dos sintomas. Entretanto, se houver fatores de risco para recorrência, deve-se manter o tratamento por dois anos ou mais. Os fatores de riscos são: episódios recorrentes, episódios graves (psicoses, risco suicida, sintomas graves), cronicidade dos episódios, comorbidades psiquiátricas e/ou clínicas, presença de sintomas residuais e episódios de difícil tratamento (Quadro 6.2).

Quadro 6.2	
Fatores a serem considerados na seleção de um antidepressivo.	
Fatores relacionados aos pacientes	**Fatores relacionados às medicações**
Características e dimensões clínicas	Eficácia
Comorbidades	Tolerabilidade
Resposta e efeitos colaterais previstos durante o uso do antidepressivo	Interações medicamentosas
Preferência do paciente	Facilidade de uso
	Custo e acessibilidade

Fonte: Kennedy et al., CANMAT, 2016.

Classificação dos antidepressivos

Inibidores seletivos da recaptura de serotonina

Os antidepressivos que representam a classe dos inibirecapturadores seletivos da recaptura de serotonina (ISRS) são: fluoxetina, sertralina, paroxetina, fluvoxamina, citalopram e escitalopram.

- **Mecanismo de ação:** todas essas medicações têm em comum uma característica farmacológica específica: a inibição seletiva e potente da recaptura de serotonina, também conhecida como inibição do transportador de serotonina (SERT) (Stahl, 2014).

Cada ISRS exerce outras ações farmacológicas secundárias, além do bloqueio do SERT, e não há dois ISRS que tenham características farmacológicas secundárias idênticas. Ainda não foi comprovado se esses perfis de ligação secundária podem explicar as diferenças na eficácia e na tolerabilidade observadas em pacientes individuais.

- **Fluoxetina:** esse ISRS também exerce ações antagonistas de receptores de serotonina 5HT2C, o que aumenta a dopamina e a noradrenalina no córtex pré-frontal. O antagonismo de 5HT2C pode ser geralmente ativador e, assim, produzir um efeito energizante e de redução de fadiga, havendo também melhora na atenção e na concentração. Esse mecanismo talvez seja mais apropriado para pacientes deprimidos que apresentem redução do afeto positivo, hipersonia, retardo psicomotor, apatia e fadiga. Entretanto, a sua ação antagonista de 5HT2C, por ser ativador, resulta no fato de a fluoxetina ser menos apropriada para pacientes com agitação, insônia e ansiedade. Esses pacientes podem apresentar ativação indesejada e até mesmo ataques de pânico se tomarem agentes que os ativem ainda mais (Sohel e Molla, 2017-2018).

- **Sertralina:** apresenta dois mecanismos candidatos que a diferenciam dos demais ISRS: a inibição do transportador de dopamina (DAT) e a ligação aos receptores sigma 1. A função DAT é leve, mas talvez seja suficiente em algumas pessoas para produzir melhora de energia, motivação e concentração, principalmente em doses mais altas da sertralina. As ações nos receptores sigma 1 da sertralina ainda não estão bem elucidadas e apresentam características mais antagonistas nesse receptor em doses habituais. É o antidepressivo mais usado na gestação e apresenta segurança cada vez mais bem estabelecida na gestação e na lactação (Cipriani et al., 2018).

- **Paroxetina:** apresenta ações anticolinérgicas muscarínicas leves (M1), inibitórias sobre o transportador de noradrenalina fraca (IRN) e inibição da enzima óxido nítrico sintetase (NOS). Tende a ser mais ansiolítica e até mesmo sedativa no início do tratamento. Talvez as ações anticolinérgicas leves contribuam para efeitos antidepressivos adicionais. Uma ação específica da paroxetina é a inibição da enzima NOS (sintase do óxido nítrico), o que pode contribuir para disfunção sexual, em especial nos homens (Purgato et al., 2014).

- **Fluvoxamina:** é um ISRS com propriedades de agonismo e ativação dos receptores sigma 1. De todos os antidepressivos conhecidos, esse fármaco é o que tem mais afinidade com esses receptores, com capacidade de ativação deles, ao contrário da sertralina, que seria antagonista. A função fisiológica dos sítios sigma 1 é bem estabelecida em relação à ativação de cascatas intracelulares de neuroproteção, e sua relação com o efeito antidepressivo continua sendo um mistério, chamado de "enigma sigma", embora tenha sido relacionado hipoteticamente a ansiedade e psicose. Também tem demonstrado atividade terapêutica na depressão psicótica (Omori et al., 2010).

- **Citalopram:** compreende dois enantiômeros, R (destrógrio) e S (levogiro). A mistura desses enantiômeros é conhecida como citalopram racêmico e apresenta propriedades anti-histamínicas leves. Em geral, é um dos ISRS mais bem tolerados, e os achados no tratamento da depressão em idosos são favoráveis. Apresenta o menor risco de interação medicamentosa entre todos os ISRS, junto a seu derivado levogiro escitalopram (Stahl, 2014).

- **Escitalopram:** um ISRS quintessencial, solução para melhorar as propriedades do citalopram racêmico, o que consiste em remover o enantiômero R, associado a menor eficácia na inibição de recaptura de serotonina. O escitalopram é constituído apenas pelo enantiômero S ativo puro. Essa "purificação" parece remover as propriedades anti-histamínicas, sem restrição quanto a doses mais altas (dentro da faixa terapêutica) em relação ao risco de prolongamento do intervalo QT corrigido do eletrocardiograma. Além disso, a remoção do isômero R, que interfere potencialmente, faz com que a menor dose de escitalopram tenha eficácia mais previsível. É considerado um dos ISRS mais bem tolerados, com as menores taxas de interações medicamentosas mediadas pelo sistema enzimático hepático CYP 450, que metaboliza a maioria dos fármacos exógenos (Garnock-Jones e McCormack, 2010).

Agonistas parciais/inibidores da recaptura de serotonina

- **Vilazodona:** um novo antidepressivo do mercado norte-americano que combina a SERT com uma segunda propriedade: agonista parcial de 5HT1A. Sabe-se há muito tempo que a combinação da inibição da recaptura da serotonina com agonista parcial 5HT1A intensifica as propriedades antidepressivas e a tolerabilidade dos ISRS/IRSN em alguns pacientes (Stahl, 2014).

Inibidores da recaptura de serotonina-noradrenalina

Os inibidores da recaptura de serotonina-noradrenalina (IRSN) combinam a inibição substancial da proteína transportadora de serotonina (SERT), também chamada de bomba de recaptura de serotonina, com vários graus de inibição do transportador de noradrenalina (NAT). Teoricamente, parece haver alguma vantagem terapêutica na adição do inibidor NAT ao inibidor do SERT, visto que um mecanismo contribui para a eficácia do outro ao ampliar o alcance desses antidepressivos nos sistemas de neurotransmissão monoaminérgica em mais regiões cerebrais. Um terceiro mecanismo importante associado à inibição do NAT seria o aumento da dopamina no córtex pré-frontal, e não em todo o cérebro. Assim, os IRSN apresentam "dois mecanismos e meio": estimular a serotonina e a noradrenalina em todo o cérebro e a dopamina no córtex pré-frontal (Stahl, 2014).

- **Venlafaxina:** dependendo da dose administrada, apresenta diferentes graus de inibição de recaptura de 5HT, em comparação com a recaptura de NA. Provavelmente, a adição da inibição do NAT é responsável por dois efeitos colaterais: sudorese e elevação da pressão arterial. A venlafaxina está disponível como formulação de liberação prolongada, que reduz significativamente os efeitos colaterais, em especial as náuseas. Pode haver reações na sua suspensão abrupta (síndrome de retirada), principalmente após interrupção súbita de tratamento prolongado com altas doses (Stahl, 2014).

Seção II – *Tratamento clínico e dos aspectos cognitivos dos transtornos de humor*

- **Desvenlafaxina:** é o metabólito ativo da conversão da venlafaxina pela enzima hepática CYP2D6. Inibe mais o NAT do que o SERT, em comparação com a venlafaxina. Estudos da desvenlafaxina relataram sua eficácia na redução dos sintomas vasomotores (SVM) em mulheres na perimenopausa, independentemente de estarem ou não depressivas. Entretanto, não está formalmente aprovada para esse uso (Stahl, 2014). Pode ser considerada um antidepressivo eficaz, com perfil favorável de segurança e tolerabilidade, em razão de sua biotransformação simples (Kornstein et al., 2014).

- **Duloxetina:** esse IRSN é caracterizado, do ponto de vista farmacológico, por inibição ligeiramente mais potente do SERT do que do NAT e mudou os conceitos acerca de depressão e dor. A ideia clássica era de que a depressão causava dor psíquica, e não somática, e que essa dor psíquica era secundária ao sofrimento emocional na depressão. Estudos realizados com a duloxetina mudaram esses conceitos. Ela não apenas alivia a depressão na ausência de dor, mas também alivia a dor na ausência de depressão. A constatação de sua eficácia em diversas síndromes dolorosas também validou o fato de que os sintomas físicos dolorosos constituem um conjunto legítimo de sintomas que acompanham a depressão, e não são apenas uma forma de dor emocional (Dhilon, 2013).

Inibidores da recaptura de noradrenalina e dopamina

- **Bupropiona:** a principal hipótese formulada para o mecanismo de ação da bupropiona sustenta que ela seja inibidora da recaptura tanto da noradrenalina quanto da dopamina (IRND). Produz inibição da proteína transportadora de dopamina (DAT) suficiente, com início lento o bastante e duração de ação também longa o suficiente para tornar a substância um antidepressivo. O fato de a bupropiona não ser particularmente passível de uso abusivo, não ser uma substância de uso controlado e, entretanto, ter eficácia comprovada no tratamento da dependência de nicotina é compatível com a possibilidade de que ela ocupe os DAT no estriado e no *nucleus accumbens* de maneira suficiente para reduzir a fissura, porém não o suficiente para provocar uso abusivo. Talvez esse seja também o mecanismo de atuação da bupropiona na depressão, em combinação com uma ação igual sobre os NAT. Em geral, a bupropiona é ativadora ou, até mesmo, estimulante. É útil especialmente para sintomas da "síndrome de deficiência de dopamina" e "redução do afeto positivo" (Stahl, 2014). também é mais vantajosa em comparação aos Inibidores Seletivos de Recaptação de Serotonina (ISRS)e aos antagonistas/inibidores da recaptura de serotonina (ISRS) em relação à disfunção sexual, porém é pouco efetiva nos sintomas ansiosos (Block e Nemeroff, 2014).

Agomelatina

A perda de sincronia dos processos biológicos é tão generalizada na depressão que se pode caracterizá-la como uma doença circadiana. É possível que a depressão decorra de um relógio circadiano quebrado.

Agomelatina exerce ações agonistas nos receptores de melatonina 1 (MT1) e melatonina 2 (MT2) e ações antagonistas nos receptores 5HT2C. Esses receptores estão localizados não apenas na rafe do mesencéfalo e do córtex pré-frontal, em que regulam a liberação de dopamina e noradrenalina, mas também no núcleo supraquiasmático (NSQ) do hipotálamo, o "marca-passo" do cérebro, no qual esses receptores interagem com receptores de melatonina (Stahl, 2014).

Ao estimular os receptores de melatonina no NQS e ao bloquear simultaneamente os receptores 5HT2C na mesma região, a agomelatina parece ressincronizar os ritmos circadianos, reverter a defasagem de fase observada na depressão e, portanto, exercer o efeito antidepressivo (Stahl, 2014).

A combinação do antagonismo do 5HT2C com agonismo M1 e M2 produz diversos efeitos biológicos que não são desencadeados por qualquer um dos mecanismos isoladamente: aumento da neurogênese e do BDNF; reajuste da fase sono/vigília e claro/escuro; diminuição da liberação de glutamato induzida por estresse; regulação das cascatas de transdução de sinais e genes circadianos e ressincronização dos ritmos circadianos. Ainda não está claro como essa combinação de efeitos consegue promover as ações antidepressivas consistentes observadas nos estudos clínicos (Stahl, 2014).

Uma metanálise relevante sugeriu que a agomelatina teve eficácia comparável a de outros antidepressivos, como a venlafaxina e ISRS, apresenta menos sintomas de disfunções sexuais, porém provoca uma alteração transitória no nível das enzimas hepáticas, uma das razões pelas quais não foi aprovada para uso nos Estados Unidos (Block e Nemeroff, 2014).

Antagonistas de alfa-2

O antagonismo de alfa-2 aumenta a liberação de NA na rafe e no córtex e, com isso, estimula a liberação de 5HT no córtex. Embora não se disponha de nenhum antagonista alfa-2 seletivo para uso como antidepressivo, existem vários fármacos com propriedade alfa-2 proeminentes, como a mirtazapina, mianserina e alguns dos antipsicóticos atípicos.

- **Mirtazapina:** não bloqueia qualquer transportador de monoaminas. Entretanto, não apenas bloqueia os receptores alfa-2, mas também exerce funções antagonistas potenciais sobre os receptores 5HT2a, 5HT2C, 5HT3 e de histamina H1 (Stahl, 2014).

Antagonistas/inibidores da recaptura de serotonina

A **trazodona** bloqueia os receptores serotoninérgico 2A e 2C (5HT2a e 5HT2C), bem como a recaptura de serotonina, e é classificada como antagonista/inibidor da recaptura de serotonina (ISRS). Trata-se de um fármaco muito interessante, pois atua como se fossem dois fármacos diferentes, dependendo da dose e da formulação (Fagliolini et al., 2016).

As ações combinadas de antagonismo de 5HT2a/5HT2C com inibição da SERT só ocorrem com doses moderadas a altas da trazodona. Doses inferiores costumam ser usadas para tratamento efetivo da insônia. As doses baixas exploram as ações antagonista de 5HT2a e suas propriedades como antagonista dos receptores de histamina H1 e alfa-1 adrenérgicas (Stahl, 2014).

Com o objetivo de obter a ação antidepressiva, a dose precisa ser aumentada, para recrutar a inibição do SERT e, assim, elevar os níveis de serotonina.

A formulação da trazodona de liberação imediata tem início relativamente rápido e curta duração de ação e, quando administrada em baixas doses como hipnótico, os pacientes só precisam de uma dose diária, ao deitar-se; em virtude disso, a trazodona em baixas doses constitui um hipnótico ideal (Fagliolini et al., 2016).

Já como antidepressivo, as formulações de liberação controladas foram a maneira encontrada para se administrar altas doses da trazodona, a fim de aumentar a tolerabilidade em relação à sedação diurna, já que para se atingir dosagem terapêutica para depressão seria necessário a administração em 2 a 3 vezes ao dia. Em contrapartida, as formulações de liberação controlada, administradas em altas doses 1 vez ao dia ao deitar-se, usualmente não alcançam os níveis séricos máximos para provocar a sedação observada com o uso da formulação de liberação imediata durante o dia, portanto têm ação antidepressiva com menos sedação ou até sem sedação, o que é ideal para essa ação (Fagliolini et al., 2016).

Agentes multimodais

Parece que a combinação de múltiplos modos de ação nos sistemas monoaminérgicos pode potencializar a eficácia em alguns pacientes com depressão. Isso pode envolver bloqueio de recaptura nos SERT, DAT e NAT, ações nos receptores associados às proteínas G e ações nos receptores de canais iônicos (Morrissette e Stahl, 2014).

- **Vortioxetina:** atua por meio dos três modos, combinando cinco ações farmacológicas: modo de bloqueio de recaptura (SERT), modo de receptor associado às proteínas G (agonismo parcial de 5HT1a e 5HT1b/d1, antagonismo de 5HT7) e modo de canal iônico (antagonismo de 5HT3). Aumenta a liberação de noradrenalina, dopamina, acetilcolina e histamina no córtex pré-frontal medial (Sanches et al., 2015). As propriedades clínicas sugerem eficácia antidepressiva sem qualquer disfunção sexual. As propriedades farmacológicas sugerem o potencial de efeitos pró-cognitivos ou potencialização da eficácia antidepressiva em comparação com agentes com modos de ação únicos e efeitos sobre menos sistemas de neurotransmissores. Um estudo controlado por placebo demonstrou eficácia da vortioxetina em adultos, da faixa etária de 18 a 65 anos, na melhora do funcionamento executivo e na memória de fixação e evocação (Papakostas, 2015).

Inibidores da monoaminoxidase

Os inibidores da monoaminoxidase (IMAO) tendem a ser pouco utilizados na prática clínica, pelo risco de interação com alimentos e medicamentos, o que na realidade pode ter gerado vários mitos prevalentes e informações incorretas acerca desses

Capítulo 6 Tratamento Farmacológico da Depressão e Cognição

fármacos, inibindo a sua utilização mais ampla. Um dos principais mitos é o de que o paciente, se estiver tomando IMAO, não pode consumir nenhum tipo de queijo nem beber vinho ou cerveja, tampouco consumir outros alimentos que contenham tiramina, caso contrário terá crise hipertensiva. Embora realmente existam alguns itens a serem evitados, na prática a alimentação não é tão restritiva como se poderia imaginar e em geral não é um problema tão complexo ou impeditivo (Stahl, 2014).

Os IMAO fenelzina, tranilcipromina e isocarboxazina são todos inibidores irreversíveis da enzima, por isso a atividade enzimática só retorna após a síntese de novas enzimas em cerca de duas a três semanas (Stahl, 2014).

Existem dois subtipos de MAO, fração A e fração B. O subtipo A metaboliza as monoaminas ligadas mais estritamente à depressão, enquanto a forma B metaboliza em especial oligoaminas, como a feniletilamina. Tanto a MAO A quanto a MAO B metabolizam a dopamina e a tiramina. A MAO A no cérebro precisa ser inibida para que ocorra eficácia antidepressiva com o uso de IMAO, porque essa é a forma pela qual a MAO metaboliza preferencialmente a serotonina e a noradrenalina. Os dois subtipos de MAO metabolizam a dopamina (Stahl, 2014).

Interações medicamentosas com IMAO não apenas podem ser mais comuns, como também algumas delas podem ser perigosas e mesmo letais. São descritos dois tipos de interações com o IMAO: as interações passíveis de gerar hipertensão arterial por ações simpaticomiméticas; e aquelas que podem causar uma síndrome serotoninérgica fatal pelo aumento massivo dos níveis de serotonina nas sinapses. Portanto, as principais substâncias que devem ser evitadas são: descongestionantes nasais com ação simpaticomimética (feniledrina, pseudoefedrina), anestésicos que contenham adrenalina, antidepressivos com propriedade de inibição da recaptura de noradrenalina (maioria dos tricíclicos, IRN, IRSN, IRND), fentermina, agentes serotoninérgicos (ISRS, IRSN, clomipramina, erva-de-são-joão), substância de uso abusivo (MDMA- ecstasy, cocaína, metanfetamina, anfetamina em altas doses) e opioides (meperidina, tramadol, metadona e fentanila).

Munidos dos conhecimentos sobre os mecanismos terapêuticos dos IMAO e suas interações dietéticas e medicamentosas, os clínicos são capazes de resgatar esses fármacos como ferramentas terapêuticas altamente potentes e eficazes na luta contra a depressão e a ansiedade resistentes ao tratamento (Stahl, 2014).

Tricíclicos

Os antidepressivos tricíclicos foram assim designados em virtude de sua estrutura química, que contém três anéis. Bloqueiam as bombas de recaptura de noradrenalina ou simultaneamente de noradrenalina e serotonina. Os tricíclicos ainda em uso são: clomipramina, imipramina, amitriptilina, nortriptilina, protriptilina, maprotilina, amoxapina, doxepina, desipramina, trimipramina e tianeptina.

A principal limitação para o uso dos antidepressivos tricíclicos nunca envolveu sua eficácia: até hoje são agentes considerados dos mais efetivos. O problema é que compartilham quatro outras ações farmacológicas indesejáveis, ou seja, bloqueio dos receptores colinérgicos muscarínicos, dos receptores H1 histamínicos, dos receptores alfa-1 adrenérgicos e dos canais de sódio sensíveis às voltagens (Stahl, 2014).

Seção II – *Tratamento clínico e dos aspectos cognitivos dos transtornos de humor*

O bloqueio dos receptores H1, ação anti-histamínica, causa sedação e pode provocar ganho de peso. O bloqueio dos receptores colinérgicos muscarínicos M1, ação anticolinérgica, provoca boca seca, visão turva, retenção urinária e constipação intestinal. O bloqueio dos receptores alfa-1 adrenérgicos provoca hipotensão ortostática e tontura. Os tricíclicos também bloqueiam pouco os canais de sódio sensíveis à voltagem no cérebro e no coração. Em superdosagem, acredita-se que essa ação seja a causa de coma e convulsões, em decorrência de suas ações sobre o sistema nervoso central, bem como arritmias cardíacas, parada cardíaca e morte, em decorrência das ações cardíacas periféricas.

Em virtude de seus efeitos colaterais e potencial risco de morte em superdosagem, os antidepressivos tricíclicos passaram a ser usados como agentes de segunda linha na depressão (Block e Nemeroff, 2014).

Os principais antidepressivos disponíveis no nosso meio estão listados na Tabela 6.1.

Tabela 6.1		
Antidepressivos com seus mecanismos de ação e doses usuais.		
Antidepressivo	Mecanismo de ação	Dose
Agomelatina	Agonista de MT1 e MT2 e antagonista de 5HT2	25 a 50 mg
Bupropiona	IRND	150 a 300 mg
Citalopram	ISRS	20 a 40 mg
Desvenlafaxina	IRSN	50 a 100 mg
Duloxetina	IRSN	60 mg
Escitalopram	ISRS	10 a 20 mg
Fluoxetina	ISRS	20 a 60 mg
Fluvoxamina	ISRS	100 a 300 mg
Mianserina	Agonista alfa-2 adrenérgico e antagonista de 5HT2	60 a 120 mg
Milnacipran	IRNS	100 mg
Mirtazapina	Agonista alfa-2 adrenérgico e antagonista de 5HT2	15 a 45 mg
Paroxetina	ISRS	20 a 50 mg
Sertralina	ISRS	50 a 200 mg
Trazodona	ISRS; antagonista de 5HT2	150 a 300 mg
Venlafaxina	IRSN	75 a 225 mg
Vilazodona	ISRS; agonista parcial de 5HT1A	10 a 40 mg
Vortioxetina	ISRS; agonista de 5HT1A; agonista parcial de 5HT1B	10 a 20 mg
Amitriptilina; nortriptilina/outros	Tricíclicos	Várias
Levomilnacipran	IRSN	40 a 120 mg
Moclobemide	IMAO	300 a 600 mg
Tranilcipromina	IMAO	20 a 60 mg

Fonte: Adaptada de Takakura TY e Teng CT, 2012.

Potencializadores dos antidepressivos

Um número crescente de agentes, dispositivos e procedimentos são usados hoje em dia, isoladamente ou em combinação com antidepressivos convencionais, para aumentar a eficácia antidepressiva em pacientes que não obtêm remissão completa.

Antipsicóticos atípicos

Os antipsicóticos atípicos aripiprazol, quetiapina e risperidona foram considerados pelo CANMAT medicações de primeira linha como tratamento adjuvante para baixa resposta ou não resposta a um antidepressivo.

Lítio

Além das ações estabilizadoras de humor, o lítio pode ser eficaz como uma substância potencializadora de muitos antidepressivos em pacientes com resposta inadequada a antidepressivos.

Apresenta efeitos intensificadores em diferentes sistemas neurobiológicos que são criticamente envolvidos na regulação do humor e da cognição, como o sistema hipotalâmico-hipofisário-adrenocortical e o sistema serotoninérgico; além disso, os efeitos neuroprotetores do lítio desempenham um papel importante para sua ação terapêutica. O BDNF desempenha importante papel na plasticidade sináptica, no funcionamento e na sobrevivência neuronal (Bauer et al., 2014).

Estimulantes cerebrais

Modafinila tem sido considerada efetiva para melhorar o tratamento, mas seus efeitos cognitivos na depressão ainda estão sendo estudados, considerando-se que existem mais evidências de que teria melhores resultados na cognição de outras patologias psiquiátricas, como transtorno do déficit de atenção e hiperatividade (TDHA) e esquizofrenia. O mesmo ocorre com a lisdexanfetamina, que não só parece ser eficaz na redução da sintomatologia depressiva em algumas populações de pacientes deprimidos, mas também melhora medidas cognitivas. No entanto, mais estudos focados em medidas cognitivas são necessários para confirmar seus potenciais efeitos (Solé et al., 2015).

Hormônios tireoidianos

Anormalidades nos níveis de hormônio da tireoide há muito foram associadas à depressão, e várias formas e doses do hormônio da tireoide têm sido utilizados há bastante tempo como medicações potencializadoras de antidepressivos, seja para aumentar a eficácia em pacientes com resposta inadequada, seja para acelerar o início da ação. Os hormônios podem estimular neurotransmissores trimonoaminérgicos como consequência da capacidade da tireoide de regular a organização, a arborização e a capacidade de sinapses neuronais (Stahl., 2014).

Medicações com efeito anti-inflamatório

Existem evidências significativas de que os processos inflamatórios influenciam o desenvolvimento e a progressão do transtorno depressivo maior (Young et al., 2014).

Seção II – *Tratamento clínico e dos aspectos cognitivos dos transtornos de humor*

Estudos relataram que a inclusão de anti-inflamatórios não esteroides (AINEs) à terapia com ISRS diminui a gravidade da depressão, medida com a avaliação da Escala de Hamilton de Depressão, implicando um aumento do efeito antidepressivo (Müller, 2013). Entretanto, mais estudos são necessários para caracterizar a eficácia com base em diferentes dosagens de AINEs e o uso com diferentes antidepressivos.

Estudos futuros com maiores arranjos de citocinas auxiliados pela neuroimagem podem fornecer modos de diagnóstico mais sensíveis e específicos para determinar a etiologia da depressão maior e fornecer orientação em terapias individualizadas (Young et al., 2014).

Tratamentos não farmacológicos

Estimulação cerebral

Eletroconvulsoterapia

A eletroconvulsoterapia (ECT) é a forma terapêutica clássica de estimulação cerebral na depressão. É um tratamento altamente efetivo, cujo mecanismo de ação continua sendo um mistério, porém se acredita que esteja relacionado a provável mobilização dos neurotransmissores causada pela convulsão. Entretanto, dados recentes levam à ideia de que a ECT pode reduzir os sintomas depressivos aumentando a expressão do BDNF, um regulador-chave do funcionamento neuronal (Bouckaert et al., 2014).

Considera-se seu uso na ausência de resposta a uma variedade de antidepressivos e em situações de alto rico, como depressão psicótica, depressão pós-parto, em suicidas e gestantes. É um agente terapêutico rápido no seu início antidepressivo, com ações terapêuticas que podem começar até mesmo após uma única aplicação e, tipicamente, dentro de alguns dias (Block e Nemeroff, 2014).

Perda de memória e estigmas sociais constituem os principais problemas ligados à ECT, os quais limitam seu uso. Há também notáveis diferenças regionais e nacionais, no mundo inteiro, quanto à frequência de uso e às técnicas utilizadas para sua aplicação (Stahl, 2014).

Estimulação magnética transcraniana

A estimulação magnética transcraniana (EMT) é outro tratamento de estimulação cerebral aprovado para a depressão. Utiliza uma corrente rapidamente alternada, que passa por uma pequena bobina colocada sobre o couro cabeludo. Isso gera um campo magnético, que induz uma corrente elétrica nas áreas subjacentes do cérebro, córtex pré-frontal dorsolateral (CPFDL). Em seguida, os neurônios afetados sinalizam outras áreas do cérebro, como o córtex pré-frontal ventromedial (CPFVM) e amígdalas. Presumivelmente, a estimulação de regiões cerebrais nas quais haja deficiência de monoaminas resultaria em um reforço na atividade das monoaminas e, portanto, no alívio dos sintomas depressivos. Trata-se de mecanismo diferente daquele dos antidepressivos químicos, o que explica por que a EMT pode ser efetiva em pacientes que não respondem aos antidepressivos químicos (Block e Nemeroff, 2014).

Estimulação cerebral profunda

A estimulação cerebral profunda (ECP) é um tratamento experimental para as formas mais graves de depressão. Após demonstrar eficácia no tratamento da doença de Parkinson, atualmente está em estudo para a depressão resistente a tratamento. A ECP envolve um gerador de pulsos movido a bateria, implantado na parede torácica. Uma ou duas derivações são implantadas diretamente no cérebro. Em seguida, o dispositivo envia pulsos breves e repetidos ao cérebro, o que pode ter o resultado de reforçar a atividade das monoaminas e, assim, aliviar os sintomas depressivos (Block e Nemeroff, 2014).

Efeito dos antidepressivos sobre os sintomas cognitivos da depressão

Uma limitação significativa no conceito de cognição está na ausência de linguagem consistente com definições precisas. No entanto, várias tipologias e esquemas classificatórios foram propostos, sendo uma delas a classificação de cognição fria e quente.

Cognição fria é aquela não influenciada pelas emoções, por exemplo função executiva, aprendizagem, memória, atenção, concentração, bem como a velocidade de processamento. Já a cognição quente é altamente influenciada pelos aspectos emocionais do indivíduo, como ruminação exacerbada, aumento da atenção a estímulos negativos, resposta exagerada a um estímulo e "vieses afetivos negativos", congruentes com o humor depressivo, por exemplo interpretar um rosto irritado numa expressão normal. Embora classificadas em tipos diferentes, ambas estão prejudicadas fenomenologicamente e neurobiologicamente na depressão maior. Isso indica que ambos os processos, quente e frio, estão altamente sobrepostos (Robinson et al., 2015).

Variedades de abordagens são usadas na tentativa de tratar a disfunção cognitiva. Modificações das doses e descontinuidade de medicações conhecidas por afetar adversamente a função cognitiva representam estratégias intuitivas e simples.

Também é esperado que o tratamento, com a remissão total dos sintomas depressivos, possa melhorar a função cognitiva. Entretanto, deve-se enfatizar que a maioria dos indivíduos com depressão maior em remissão continuam a exibir clinicamente disfunção cognitiva significativa, ressaltando-se que a cognição varia independentemente da gravidade da depressão. Além disso, a persistência de déficits cognitivos são o principal determinante de desfechos funcionais na depressão, colocando a cognição como alvo terapêutico (McIntyre e Lee et al., 2016).

Um diferencial para os antidepressivos vem sendo a eficácia em relação a sua capacidade de melhorar o amplo domínio e subdomínios da função cognitiva. A vortioxetina tem efeitos pró-cognitivos de amplo espectro, e ambas as doses (de 10 e 20 mg) melhoram a cognição por meio da memória, função executiva, atenção e velocidade geral de resposta, enquanto a duloxetina e a lisdexanfetamina exercem efeitos diferenciais na função executiva e na aprendizagem/memória, respectivamente (McIntyre e Lee et al., 2016).

Embora a maioria das classes de antidepressivos afetem a função cognitiva, permanece desconhecido se os efeitos observados por outros agentes são diretos, independentes e clinicamente relevantes, e novas pesquisas devem ser feitas (McIntyre e Lee et al., 2016).

Conclusão

Apesar dos avanços recentes na psicofarmacologia, ainda é um desafio para o clínico instituir um tratamento satisfatório e eficaz, em razão das múltiplas variantes e fatores relacionados ao tratamento antidepressivo (p. ex., a grande diversidade de substâncias) e da individualidade dos pacientes.

Deve-se considerar a genética, isto é, causa neuroquímica e resposta medicamentosa individualizada, os fatores psicológicos que favorecem a manutenção da patologia ou que criam resistência à melhora do quadro e a influência do meio, que se relaciona tanto ao nível de estresse profissional, pessoal e familiar vivenciado dentro de sua realidade quanto à oportunidade de melhorar a qualidade de vida.

Além disso, ainda é necessário fornecer mais informações à sociedade para diminuir o preconceito em relação ao transtorno depressivo e seus tratamentos. A conscientização e a aderência dos pacientes ao tratamento são fundamentais para o sucesso terapêutico.

É necessário que novas pesquisas e estudos continuem a avançar para garantir o aprimoramento dos tratamentos, que ainda carecem de melhores respostas.

Referências bibliográficas

Bauer M, Adli M, Ricken R, Severus E, Pilhatsch M. Role of lithium augmentation in the management of major depressive disorder. CNS Drugs. 2014;28:331-42.

Berlucchi G, Buchtel A. Neuronal plasticity: historical roots and evolution of meaning. Experimental Brain Research. 2009;192(3):307-19.

Block GS, Nemeroff CB. Emerging antidepressants to treat major depressive disorder. Asian Jornal of Psychiatry. 2014, Dec;12:7-16. doi: 10.1016/j.ajp.2014.09.001.

Bouckaert F, Sienaert P, Obbels J, Dols A, Vandenbulcke M, Stek M et al. ECT: its brain enabling effects: a review of electroconvulsive therapy-induced structural brain plasticity. The Journal of ECT. 2014;30(2):143-51.

Choi E, Zmarlicka M, Ehret MJ. Vilazodone: a novel antidepressant. Am J Health Syst Pharm. 2012 Sep 15;69(18):1551-7. doi: 10.2146/ajhp110374. PMID: 22935937.

Cipriani A, Furukawa TA, Salanti G, Chaimani A, Atkinson LZ, Ogawa Y, Leucht S, Ruhe HG, Turner EH, Higgins JPT, Egger M, Takeshima N, Hayasaka Y, Imai H, Shinohara K, Tajika A, Ioannidis JPA, Geddes JR. Comparative efficacy and acceptability of 21 antidepressant drugs for the acute treatment of adults with major depressive disorder: a systematic review and network meta-analysis. Lancet. 2018 Apr 7;391(10128):1357-1366. doi: 10.1016/S0140-6736(17)32802-7. Epub 2018 Feb 21. PMID: 29477251; PMCID: PMC5889788.

Cipriani A, La Ferla T, Furukawa T, Signoretti A, Nakagawa A, Churchill R et al. Sertraline versus other antidepressive agents for depression. Cochrane Database Syst Rev. 2010 Apr 14;(4):CD006117.

Dhillon S. Duloxetine: a review of its use in the management of major depressive disorder in older adults. Drugs Aging. 2013 Jan;30(1):59-79. doi: 10.1007/s40266-012-0040-1. PMID: 23239363.

Dubovsky SL, Warren C. Agomelatine, a melatonin agonist with antidepressant properties. Expert Opin Investig Drugs. 2009 Oct;18(10):1533-40. doi: 10.1517/13543780903292634. PMID: 19758108.

Fagliolini A, Amodeo G, Goracci A, Biardi P. Trazodone in clinical practice: personalizing antidepressant intervention. Rev Psichiatr. 2016 Jul-Aug;51(4):123-8.

Garnock-Jones KP, McCormack PL. Escitalopram: a review of its use in the management of major depressive disorder in adults. CNS Drugs. 2010 Sep;24(9):769-96.

Gonda X, Sharma SR, Tarazi FI. Vortioxetine: a novel antidepressant for the treatment of major depressive disorder. Expert Opin Drug Discov. 2019 Jan;14(1):81-89. doi: 10.1080/17460441.2019.1546691. Epub 2018 Nov 20. PMID: 30457395.

Kennedy SH, Lam RW et al.; Canadian Network for Mood and Anxiety Treatments (CANMAT) 2016. Clinical guidelines for management of adults with major depressive disorder: pharmacological treatments. The Canadian Journal of Psychiatry. 2016 Sep;61(9):540-60. doi: 10.1177/0706743716659417. Epub 2016 Aug 2. Erratum in: Can J Psychiatry. 2017 May;62(5):356. PMID: 27486148; PMCID: PMC4994790.

Kornstein SG, McIntyre RS, Thase ME, Boucher M. Desvenlafaxine for the treatment of major depressive disorder. Expert Opin Pharmacother. 2014 Jul;15(10):1449-63. doi: 10.1517/14656566. 2014.923403. PMID: 24914479.

McGirr A, Berlim MT, Bond DJ, Fleck III MP, Yatham LN, Lam RWA. Systematic review and meta-analysis of randomized, double-blind, placebo-controlled trials of ketamine in the rapid treatment of major depressive episodes. Psychological Medicine. 2015;45:693-704.

McIntyre RS, Lee Y. Cognition in major depressive disorder: a systemically important functional index. Current Opinion Psychiatry. 2016. Jan;29(1):48-55. doi: 10.1097/YCO.0000000000000221. PMID: 26575300.

McIntyre RS, Xião HX, Syeda K, Vimberg M, Carvalho AF, Mansur RB et al. The prevalence, measurement, and treatment of the cognitive dimension/domain in major depressive disorder. CNS Drugs. 2015 Jul;29(7):577-89. doi: 10.1007/s40263-015-0263-x. PMID: 26290264.

Morrissette DA, Stahl SM. Modulating the serotonin system in the treatment of major depressive disorder. CNS Spectrums. 2014;19:54-68.

Mulinari S. Monoamine theories of depression: historical impact on biomedical research. Journal of the History of the Neurosciences: basic and clinical perspectives. 2012;21(4):366-92.

Müller N. The role of anti-inflammatory treatment in psychiatric disorders. Psychiatr Danub. 2013;25(3):292-8.

Omori IM, Watanabe N, Nakagawa A, Cipriani A, Barbui C, McGuire H et al. Fluvoxamine versus other anti-depressive agents for depression. Cochrane Database Syst Rev. 2010 Mar 17;(3):CD006114. doi: 10.1002/14651858.CD006114.pub2. PMID: 20238342; PMCID: PMC4171125.

Papakostas GI. Antidepressants and their effect on cognition in major depressive disorder. J Clin Psychiatry. 2015 Aug;76(8):e1046. doi: 10.4088/JCP.13086tx5c. PMID: 26335095.

Purgato M, Papola D, Gastaldon C, Trespidi C, Magni LR, Rizzo C, Furukawa TA, Watanabe N, Cipriani A, Barbui C. Paroxetine versus other anti-depressive agents for depression. Cochrane Database Syst Rev. 2014 Apr 3;(4):CD006531. doi: 10.1002/14651858.CD006531.pub2. PMID: 24696195.

Robinson OJ, Roiser JP, Sahakian BJ. Hot and cold cognition in major depressive disorder. In: McIntyre RS, editor. Cognitive impairment in major depressive disorder: clinical relevance, biological substrates, and treatment opportunities. Cambridge University Press. 2015;6:69-80.

Sanchez C, Asin KE, Artigas F. Vortioxetine, a novel antidepressant with multimodal activity: review of preclinical and clinical data. Pharmacol Ther. 2015 Jan;145:43-57. doi: 10.1016/j.pharmthera.2014.07.001. Epub 2014 Jul 9. PMID: 25016186.

Sadock FJ, Sadock VA, Ruiz P. Kaplan & Sadock: Compêndio de psiquiatria: ciência do comportamento e psiquiatria clínica. 11. ed. Porto Alegre: Artmed; 2017.

Slyepchenko A, Maes M, Köhler CA, Anderson G, Quevedo J, Alves GS, Berk M, Fernandes BS, Carvalho AF. T helper 17 cells may drive neuroprogression in major depressive disorder:

Proposal of an integrative model. Neurosci Biobehav Rev. 2016 May;64:83-100. doi: 10.1016/j.neubiorev.2016.02.002.

- Sohel AJ, Molla M. Fluoxetine. StatPearls. Treasure Island (FL): StatPearls Publishing; 2017 Oct-2018 Jan.

- Solé B, Jiménez E, Martinez-Aran A, Vieta E. Cognition as a target in major depression: new developments. Eur Neuropsychopharmacol. 2015 Feb;25(2):231-47. doi: 10.1016/j.euroneuro.2014.12.004.

- Stahl SM. Psicofarmacologia bases neurocientíficas e aplicações práticas. 4. ed. Rio de Janeiro: Guanabara Koogan; 2014.

- Susan G, Kornstein R, McIntyre RS, Michael E. Thase & Matthieu Boucher. Expert Opin Pharmacother. 2014 Jul;15(10):1449-63.

- Takakura TY, Teng CT. Como diagnosticar e tratar depressão. Revista Brasileira de Medicina (Rio de Janeiro). 2012;69:59-73.

- Young JJ, Davide B, Nunzio P. A review of the relationship between proinflammatory cytokines and major depressive disorder. Journal of Affective Disorders. 2014;169:15-20.

7

Abordagem Farmacológica do Transtorno Depressivo Maior Refratário ao Tratamento

Teng Chei Tung
Lucas Tokeshi

Introdução

A despeito de propostas bem estabelecidas para o tratamento inicial do transtorno depressivo maior, um número substancial de pacientes pode não apresentar respostas satisfatórias à primeira medicação escolhida para a terapêutica (Rush et al., 2004), suscitando-se a necessidade de desenvolvimento de estratégias otimizadas de intervenção, assim como de abordagens aos quadros refratários às medidas instituídas.

Todavia, há controvérsias quanto a uma definição clara do que constituiria um episódio depressivo como refratário, sendo possível a utilização do conceito como atrelado à ausência de resposta com o uso de medicações de classes diferentes, ou se limitando ao uso de determinado número de fármacos sem sucesso.

Neste capítulo, será utilizada como definição de refratariedade a ausência de resposta adequada a dois antidepressivos de classes diferentes, em monoterapia, uma definição para a qual há certa inclinação na literatura científica. Assim, será explorada como proposta farmacológica a esses quadros a associação de medicações e substâncias de diferentes classes.

Princípios da associação medicamentosa

Alguns estudos sugerem impacto semelhante no uso de monoterapia e na combinação de fármacos de classes diferentes, porém esses estudos habitualmente

Seção II – *Tratamento clínico e dos aspectos cognitivos dos transtornos de humor*

abordam populações sem que exista uma sistematização e foco específico em pacientes com documentada refratariedade ao tratamento farmacológico (Rush et al., 2011), sendo muito correlacionada ao tratamento de pacientes psicóticos, com sintomatologia mais proeminente e em transtornos de personalidade (Gobbi et al., 2018).

Ademais, há evidências que sugerem que a associação de medicações que tenham mecanismos de ação diferentes possa resultar em um desencadeamento de efeitos terapêuticos de maneira mais rápida (Bares et al., 2013), assim como há dados que mostram ser desaconselhável o aumento da medicação a doses acima das oficialmente recomendadas na monoterapia dos pacientes (Dold e Kasper, 2017).

Esse fato, combinado com a estratégia frequentemente observada em contexto clínico (NG et al., 2006) de associação de antidepressivos de classes ou mecanismos de ação diferentes para a potencialização do tratamento, evidencia a relevância para a prática psiquiátrica de se avaliar em quais situações os pacientes podem se beneficiar dessa práxis.

Antidepressivos

Mirtazapina

A associação de mirtazapina com inibidores seletivos da recaptura de serotonina (ISRS) ou com inibidores da recaptura de serotonina-noradrenalina (IRSN) são estratégias de otimização do tratamento de quadros depressivos. O princípio dessa associação parte da complementaridade da ação dos ISRS e IRSN com o mecanismo de ação da mirtazapina, que atua como antagonista de receptores noradrenérgicos (alfa-2-adrenorreceptor) e serotoninérgicos (5HT2 e 5HT3), com um possível efeito sinérgico.

A despeito disso, um estudo recente (Kessler et al., 2018) não demonstrou benefício clínico substancial da potencialização do tratamento com o uso de mirtazapina em relação à combinação de ISRS e IRSN com placebo. Ademais, houve maior taxa de abandono do tratamento no grupo utilizando a mirtazapina, em decorrência dos efeitos colaterais.

Bupropiona

Trata-se de uma medicação cujo mecanismo de ação antidepressiva se pauta pela inibição da recaptura de dopamina. Alguns estudos sugerem uma melhora de sintomas de anedonia com a administração de substâncias dopaminérgicas em particular, tornando essa medicação uma alternativa de associação no tratamento de quadros depressivos quando combinada com medicações serotoninérgicas.

Há evidência de maior impacto terapêutico da associação de bupropiona com ISRS na gravidade dos sintomas depressivos, assim como na anedonia, em relação à monoterapia com ISRS e mesmo à combinação de venlafaxina com mirtazapina, correlacionando-se esse efeito a uma ação de redução nos níveis de algumas citocinas pró-inflamatórias (Jah et al., 2017).

Pramipexol

Com um mecanismo de ação dopaminérgico, com atuação relativamente seletiva em receptores D3 (Escalona e Fawcett, 2017), o pramipexol é um fármaco que tem

Capítulo 7 | Abordagem Farmacológica do Transtorno Depressivo Maior Refratário ao Tratamento

apresentado evidências consistentes como possível estratégia potencializadora no tratamento da depressão refratária, com impacto positivo inclusive em quadros refratários à eletroconvulsoterapia (Gauthier et al., 2017).

Inibidores da monoaminoxidase

A combinação de inibidores da monoaminoxidase (IMAOs) com tricíclicos e ISRS é habitualmente contraindicada (Bauer et al., 2017), tendo em vista o alto risco de síndrome serotoninérgica e os potenciais efeitos colaterais fatais. Pode ser considerada em casos selecionados, ainda que não haja evidência bem estabelecida de melhor efeito terapêutico com o uso dessa combinação.

Tricíclicos associados a inibidores seletivos da recaptura de serotonina

Trata-se de uma associação cuja evidência é controversa na literatura, demonstrando taxas de resposta com variabilidade importante, habitualmente em estudos com reduzido número de participantes, havendo um mais recente sugerindo resultado negativo (Tundo et al., 2017).

A despeito de não existir evidência científica bem estabelecida, a associação de inibidores seletivos da recaptura de serotonina com a nortriptilina, um tricíclico com maior afinidade por receptores noradrenérgicos em detrimento de receptores serotoninérgicos, pode ser considerada como uma interessante opção de potencialização do tratamento antidepressivo, tendo como princípio farmacológico a atuação em dois neurotransmissores monoaminérgicos intimamente relacionados a quadros depressivos.

Antipsicóticos

Há uma tendência mundial de aumento no uso de antipsicóticos como potencializadores no tratamento de quadros de depressão, mesmo naqueles quadros sem sintomatologia psicótica (Dold e Kasper, 2017).

Esse achado se embasa em uma série de estudos demonstrando impacto positivo no uso de alguns antipsicóticos em contraposição ao uso de placebo, assim como *guidelines* clínicos que colocam o uso de quetiapina, aripiprazol e lítio como a melhor estratégia documentada na potencialização para quadros depressivos.

O mecanismo de ação nos quadros depressivos ainda é nebuloso. Supõe-se que a potente ação de antagonismo de receptores 5HT2A seja a via mais provável de ação, porém há hipóteses que trabalham com a proposição de uma ação final de aumento de liberação dopaminérgica em regiões pré-frontais e no núcleo *accumbens* (Pandarakalam, 2018).

Ainda que o tamanho de efeito encontrado não seja arrebatador, de maneira consistente as evidências apontam efeitos positivos com o uso de antipsicóticos atípicos, inclusive demonstrando melhor efeito no uso combinado com antidepressivos em detrimento do uso de qualquer um dos fármacos isoladamente (Pandarakalam, 2018).

As doses recomendadas de antipsicóticos nesse contexto são mais baixas do que aquelas indicadas no manejo da esquizofrenia.

Aripiprazol

Esse fármaco apresenta um efeito de agonista parcial de receptores 5HT1A, cuja ativação está relacionada à regulação do balanço de serotonina e dopamina no córtex pré-frontal e em outras áreas relevantes ao transtorno depressivo maior (Han et al., 2015), além de um antagonismo ao receptor 5HT2A, cujo bloqueio causa um aumento dos níveis extracelulares de norepinefrina, resultando em um efeito antidepressivo.

Ademais, diferentemente de outros antipsicóticos atípicos, o aripiprazol apresenta um agonismo parcial de receptores dopaminérgicos D2/D3, com evidências sugerindo impacto intrínseco em quadros depressivos por meio desse mecanismo de ação.

A dose-alvo para o uso desse fármaco em quadros depressivos aparenta estar entre 5 e 15 mg ao dia, sendo 2 mg uma dose inicial razoável para a maior parte dos pacientes, com progressão e dose-alvo diferentes das observadas no contexto de pacientes psicóticos. A dose-alvo, porém, habitualmente se encontra entre 5 e 10 mg ao dia (Han et al., 2015).

Apesar dessas diversas qualidades, a aderência medicamentosa pode ser prejudicada nesses pacientes particularmente pela manifestação de acatisia (McIntyre et al., 2014), assim como pelo ganho de peso, maior em pacientes depressivos em relação a pacientes esquizofrênicos (Fava et al., 2009).

Quetiapina

Utilizada habitualmente em doses entre 50 e 300 mg ao dia, com uma redução mais robusta da sintomatologia depressiva com doses entre 150 e 300 mg ao dia (Bauer et al., 2013).

Pode ser utilizada como monoterapia no tratamento de quadros depressivos, mas é uma importante ferramenta na potencialização do tratamento de quadros refratários.

Seu perfil de atuação se destaca por uma ação de potente antagonismo de receptores 5HT2, particularmente de 5HT2A e 5HT7, em comparação a outros antipsicóticos, porém o mecanismo antidepressivo desse fármaco provavelmente envolve outras vias, sendo muito mais complexo. Dentre outros efeitos, pode-se destacar o agonismo parcial de 5HT1A, assim como um importante inibidor de transportadores de noradrenalina, por meio do seu metabólito, a norquetiapina (Ignácio et al., 2018).

Efeitos colaterais comumente vistos nesses pacientes são o ganho de peso e a sedação excessiva (McIntyre et al., 2014).

Olanzapina

Esse antipsicótico atípico atua em grande número de sistemas de neurotransmissores, sendo sua ação mais importante na terapêutica de quadros depressivos o efeito de aumento das concentrações de dopamina e noradrenalina no córtex pré-frontal (Kock et al., 2004).

A olanzapina é aprovada nos Estados Unidos quando utilizada em conjunto com fluoxetina para o tratamento do transtorno depressivo maior (Pandarakalam, 2018; Trevino et al., 2014), sendo habitualmente utilizada em doses entre 3 e 12 mg nesse contexto.

Como principal desafio ao uso dessa medicação, encontra-se o ganho de peso e a sedação (McIntyre et al., 2014).

Lítio

O uso do lítio como potencializador de antidepressivos é uma temática amplamente embasada na literatura científica, tanto em seu uso combinado com antidepressivos tricíclicos como quando combinado com inibidores seletivos da recaptura de serotonina e com antidepressivos duais (Dold e Kasper, 2017), demonstrando equivalência nesses casos.

A despeito de seu uso disseminado, pouco se sabe de maneira conclusiva a respeito do seu mecanismo de ação antidepressivo. Aventa-se que o lítio aumente a transmissão de serotonina pela atividade de receptores 5HT ou por atividade pós-sináptica de serotonina, culminando com um *feedback* negativo em células liberadoras de serotonina e aumentando os níveis dessa substância na fenda sináptica (Pandarakalam, 2018).

Sugere-se o uso dessa medicação em pacientes que demonstrem importante risco de suicídio, assim como sinais sugestivos de depressão bipolar. Entretanto, ressalta-se que, diferentemente de quando utilizado no transtorno afetivo bipolar, indica-se em pacientes com transtorno depressivo maior a manutenção da litemia em valores entre 0,6 e 0,8 mmol/L (Bauer et al., 2013).

É importante destacar que a utilização do lítio não é isenta de efeitos colaterais, sendo frequentemente relacionada a alterações urinárias, assim como a hipotireoidismo e hiperparatireoidismo (McKnight et al., 2012), fatos que devem ser contabilizados na escolha do plano terapêutico.

Tri-iodotironina

Os hormônios tireoidianos afetam a função da serotonina e de catecolaminas no cérebro, com níveis plasmáticos de serotonina sendo correlacionáveis à concentração de tri-iodotironina (T3) (Parmentier e Sienaert, 2018).

Há evidências que sugerem o uso de T3, a despeito de existência de um hipotireoidismo subjacente, como potencializador do tratamento do transtorno depressivo maior, utilizando-se doses entre 25 e 50 µg ao dia. O hormônio apresenta boa tolerabilidade, sendo seu efeito colateral mais comum a presença de tremores (Parmentier e Sienaert, 2018).

O uso preferencial do T3 em detrimento do T4 se deve a uma maior bioatividade do primeiro no sistema nervoso central (Pandarakalam, 2018; Ionescu et al., 2015).

Estabilizadores de humor

Como classe, os efeitos dessas medicações como potencializadoras do tratamento da depressão é inconsistente, no que diz respeito à evidência, particularmente no caso da carbamazepina e do divalproato. Postula-se que a ação positiva dessas substâncias esteja envolvida com uma ação glutamatérgica (Pandarakalam, 2018).

Lamotrigina

Trata-se de um anticonvulsivante, cujo mecanismo de ação, no contexto da terapêutica de quadros depressivos, envolve vias glutamatérgicas, inibindo a liberação desse neurotransmissor (Dutta et al., 2015).

Nessa classe medicamentosa, é a substância com maior evidência na potencialização de antidepressivos, eclipsando a ação da carbamazepina e do valproato (Pandarakalam, 2018). Atribui-se essa particularidade à lamotrigina pelo efeito positivo que exerce na função da rede corticolímbica, afetada na circuitaria de quadros depressivos (Prabhavalkar et al., 2015).

Uma metanálise feita recentemente mostra impactos positivos no tratamento da depressão, ainda que com resultados mais modestos, interpretados como provavelmente secundários à necessidade de aumentos paulatinos na dose da medicação (Solmi et al., 2016), que evitam efeitos colaterais relacionados ao uso dela, particularmente o *rash* cutâneo.

Com relação às outras estratégias de potencialização, um importante ponto de destaque da lamotrigina é o menor impacto metabólico e baixo risco de ganho de peso, algo observado com antipsicóticos. Ademais, não parece haver diferenciação no resultado final do tratamento com o uso de lamotrigina combinada com outros antidepressivos, demonstrando uma importante versatilidade desse fármaco (Solmi et al., 2016).

Cetamina

Trata-se de uma das mais conhecidas e mais estudadas substâncias antidepressivas não monoaminérgicas. Seu mecanismo de ação não é completamente compreendido, mas é classificada como um antagonista de receptores N-metil-D-aspartato.

Trabalha-se com a hipótese de que a ação da cetamina é mediada pelo aumento da liberação de glutamato com o efeito final de aumento da transmissão glutamatérgica via receptores α-amino-3-hidróxi-5-metilisoxazole-4-propionato em relação a receptores NMDA (McIntyre et al., 2014).

A evidência mostra que a medicação apresenta um efeito rápido, robusto e relativamente sustentado (de aproximadamente 7 dias), quando utilizada em doses de 0,5 mg/kg por 40 minutos em via intravenosa (Ionescu et al., 2015). Destaca-se também um impacto significativo em ideação suicida com o uso desse fármaco, de maneira, inclusive, relativamente independente da melhora da sintomatologia depressiva (Wilkinson et al., 2019).

Os desafios no uso dessa medicação encontram-se na parca resposta sustentada ao uso dessa estratégia de tratamento, assim como os efeitos colaterais vigentes durante a aplicação, dos quais se podem destacar sintomas dissociativos, assim como hipertensão arterial e taquicardia, todos de caráter transitório, mas que tornam imperativo que a aplicação seja feita em um leito com monitorização em contexto hospitalar (Wilkinson et al., 2019).

Referências bibliográficas

Bares M, Novak T, Kopecek M, Stopkova P, Cermak J, Kozeny J et al. Antidepressant monotherapy compared with combinations of antidepressants in the treatment of resistant depressive patients: a randomized, open-label study. Int J Psychiatry Clin Pract. 2013;17(1):35-43.

Bauer M, Pfennig A, Severus E, Whybrow PC, Angst J, Möller HJ et al. World Federation of Societies of Biological Psychiatry (WFSBP) guidelines for biological treatment of unipolar depressive disorders, part 1: update 2013 on the acute and continuation treatment of unipolar depressive disorders. World J Biol Psychiatry. 2013;14(5):334-85.

Bauer M, Severus E, Möller HJ, Young AH. Pharmacological treatment of unipolar depressive disorders: summary of WFSBP guidelines. Int J Psychiatry Clin Pract. 2017;21(3):166-76.

Dold M, Kasper S. Evidence-based pharmacotherapy of treatment-resistant unipolar depression. Int J Psychiatry Clin Pract. 2017;21(1):13-23.

Dutta A, McKie S, Deakin JFW. Ketamine and other potential glutamate antidepressants. Psychiatry Res. 2015;225(1-2):1-13.

Escalona R, Fawcett J. Pramipexole in treatment resistant-depression, possible role of inflammatory cytokines. Neuropsychopharmacology. 2017;42(1):363-4.

Fava M, Wisniewski SR, Thase ME, Baker RA, Tran Q Van, Pikalov A et al. Metabolic assessment of aripiprazole as adjunctive therapy in major depressive disorder: a pooled analysis of 2 studies. J Clin Psychopharmacol. 2009;29(4):362-7.

Gauthier C, Souaiby L, Advenier-Iakovlev E, Gaillard R. Pramipexole and electroconvulsive therapy in treatment-resistant depression. Clin Neuropharmacol. 2017;40(6):264-7.

Gobbi G, Ghabrash MF, Nuñez N, Tabaka J, Di Sante J, Saint-Laurent M et al. Antidepressant combination versus antidepressants plus second-generation antipsychotic augmentation in treatment-resistant unipolar depression. Int Clin Psychopharmacol. 2018;33(1):34-43.

Han C, Wang S-M, Lee S-J, Jun T-Y, Pae C-U. Optimizing the use of aripiprazole augmentation in the treatment of major depressive disorder: from clinical trials to clinical practice. Chonnam Med J. 2015;51(2):66.

Ignácio ZM, Calixto AV, Silva RH, Quevedo J, Réus GZ. The use of quetiapine in the treatment of major depressive disorder: evidence from clinical and experimental studies. Neurosci Biobehav Rev. 2018;86:36-50.

Ionescu DF, Rosenbaum JF, Alpert JE. Pharmacological approaches to the challenge of treatment-resistant depression. Dialogues Clin Neurosci. 2015;17(2):111-26.

Jha MK, Minhajuddin A, Gadad BS, Trivedi MH. Platelet-derived growth factor as an antidepressant treatment selection biomarker: higher levels selectively predict better outcomes with bupropion-SSRI combination. Int J Neuropsychopharmacol. 2017;20(11):919-27.

Kessler DS, MacNeill SJ, Tallon D, Lewis G, Peters TJ, Hollingworth W et al. Mirtazapine added to SSRIs or SNRIs for treatment resistant depression in primary care: phase III randomized placebo-controlled trial (MIR). BMJ. 2018;363.

Koch S, Perry KW, Bymaster FP. Brain region and dose effects of an olanzapine/fluoxetine combination on extracellular monoamine concentrations in the rat. Neuropharmacology. 2004;46(2):232-42.

McIntyre RS, Filteau MJ, Martin L, Patry S, Carvalho A, Cha DS et al. Treatment-resistant depression: definitions, review of the evidence, and algorithmic approach. J Affect Disord. 2014;156:1-7.

Seção II – *Tratamento clínico e dos aspectos cognitivos dos transtornos de humor*

- McKnight RF, Adida M, Budge K, Stockton S, Goodwin GM, Geddes JR. Lithium toxicity profile: a systematic review and meta-analysis. Lancet. 2012;379(9817):721-8.

- Felicity NG, Dodd S, Berk M. Combination pharmacotherapy in unipolar depression. Expert Rev Neurother. 2006;6(7):1049-60.

- Pandarakalam JP. Challenges of treatment-resistant depression. Psychiatr Danub. 2018;30(3):273-84.

- Parmentier T, Sienaert P. The use of triiodothyronine (T3) in the treatment of bipolar depression: a review of the literature. J Affect Disord. 2018;229:410-4.

- Prabhavalkar KS, Poovanpallil NB, Bhatt LK. Management of bipolar depression with lamotrigine: an antiepileptic mood stabilizer. Front Pharmacol. 2015;6(Oct):1-11.

- Rush AJ, Fava M, Wisniewski SR, Lavori PW, Trivedi MH, Sackeim HA et al. Sequenced treatment alternatives to relieve depression (STAR*D): rationale and design. Control Clin Trials. 2004;25(1):119-42.

- Rush AJ, Trivedi MH, Stewart JW, Nierenberg AA, Fava M, Kurian BT et al. Combining medications to enhance depression outcomes (CO-MED): acute and long-term outcomes of a single-blind randomized study. Am J Psychiatry. 2011;168(7):689-701.

- Solmi M, Veronese N, Zaninotto L, Van Der Loos MLM, Gao K, Schaffer A et al. Lamotrigine compared to placebo and other agents with antidepressant activity in patients with unipolar and bipolar depression: a comprehensive meta-analysis of efficacy and safety outcomes in short-term trials. CNS Spectr. 2016;21(5):403-18.

- Trevino K, Researcher I, McClintock SM, Vora A, Husain MM. Defining treatment-resistant depression: a comprehensive review of the literature. 2014(Nov).

- Tundo A, Filippis R, Proietti L. Pharmacologic approaches to treatment resistant depression: evidences and personal experience. World J Psychiatry. 2017;5(3):330.

- Wilkinson ST, Ballard ED, Bloch MH, Mathew SJ, Murrough JW, Feder A, Sos P, Wang G, Zarate CA Jr, Sanacora G. The Effect of a Single Dose of Intravenous Ketamine on Suicidal Ideation: A Systematic Review and Individual Participant Data Meta-Analysis. Am J Psychiatry. 2018 Feb 1;175(2):150-158. doi: 10.1176/appi.ajp.2017.17040472.

8

Tratamento em Terapias Analítico-Comportamental e Cognitivo-Comportamental

Stella Yano
Flávia Bancher

Em 2017, a Organização Mundial da Saúde (OMS) já havia alertado para o aumento da depressão (18,4%, no período de 2005 a 2015), colocando-a como o principal fator de contribuição para incapacidade (7,5% do total de anos vividos com incapacidade em 2015). Outro grande motivo desse alerta é o seu alto índice de recorrência e cronicidade. Além disso, metade dos suicídios levados a termo estão relacionados à depressão e a outros transtornos de humor (CID-10 F3) (Bachmann, 2018).

Em maio de 2020, a Organização das Nações Unidas (ONU) lançou um documento com dados sobre os enormes impactos da Covid-19 sobre a saúde mental no mundo, apontando ações de enfrentamento, com o objetivo de minimizar suas consequências. O documento traz dados relevantes à nossa discussão. Antes da pandemia, a economia global já perdia mais de 1 trilhão de dólares por ano em decorrência de depressão e ansiedade, sendo que a depressão afetava pelo menos 264 milhões de pessoas. Grupos específicos correm alto risco de sofrimento psicológico. Os profissionais de saúde da linha de frente, submetidos a extrema carga de trabalho, decisões de vida e morte, risco de se infectar e espalhar a infecção, são particularmente afetados. Por exemplo, no Canadá, 47% dos profissionais de saúde relataram a necessidade de suporte psicológico e, na China, os profissionais de saúde relataram altas taxas de depressão (50%), ansiedade (45%) e insônia (34%). Na população em geral, foram registrados níveis de sintomas de ansiedade e depressão mais altos do que o usual em vários países. E, como maneira de lidar com estressores da pandemia, as pessoas aumentaram comportamentos potencialmente aditivos, como o consumo de álcool, tabaco e outras drogas, além de jogos online. São inúmeras as ações apontadas no documento para minimizar os efeitos da pandemia sobre a saúde mental. Em termos gerais: integração de ações de saúde mental e psicossocial envolvendo toda a sociedade, promovendo ações que reduzam o isolamento e fortaleçam a coesão social; e desenvolvimento de serviços de suporte em saúde mental para a recuperação das implicações da Covid-19. Esse cenário desafiador em termos de saúde mental é aqui brevemente apresentado, pois essas implicações de ordem comportamental, contextual e psicossocial afetam sobremaneira o trabalho do psicoterapeuta.

Como brevemente colocado, a depressão é uma doença bastante complexa e multideterminada: aspectos biológicos, cognitivos, afetivos e socioculturais interferem na sua expressão e manutenção. Entretanto, é uma doença que pode se beneficiar de tratamentos farmacológicos e psicológicos eficientes. São claras as evidências de que tratamentos psicológicos na gestão de transtornos mentais funcionam e são terapêuticas bem estabelecidas. Segue o fato de que essa relevância reflete na inclusão desse tipo de intervenção em transtornos mentais pela OMS (2020).

Entre os tratamentos psicológicos para depressão considerados bastante efetivos, por contarem com muitos estudos empíricos, estão a terapia cognitivo-comportamental (Dewes et al., 2010; Nieuwsma et al., 2012; López-López et al., 2019) e a ativação comportamental (Cuijpers et al., 2007; Ekers et al., 2008; Mazzucchelli et al., 2009; Simmonds-Buckley et al., 2019; Stein et al., 2019). Também podemos citar as intervenções psicossociais e a terapia interpessoal (Mello, 2004; Fleck, 2008). Neste capítulo, serão abordadas as terapias cognitivo-comportamental e de ativação comportamental.

Terapia cognitivo-comportamental para a depressão

A terapia cognitivo-comportamental (TCC) tem sido bem recomendada, principalmente pelo seu formato, estruturado, breve e educativo (Beck, 2013). É uma prática psicoterápica ativa, focada em problemas, objetivando aliviar os sintomas, reduzir o sofrimento emocional, bem como favorecer o desenvolvimento de recursos (autoeficácia) para a promoção da saúde mental. Assim como a ativação comportamental (em inglês, *behavioral activation* – BA), essa forma de tratamento também ocorre com a colaboração ativa do paciente no processo psicoterápico; ele aprenderá a lidar com sua problemática, visando à sua autonomia.

No final da década de 1960, Aaron T. Beck apresentou um modelo da depressão enfatizando a cognição. Sua teoria sobre a depressão deu ênfase às estruturas cognitivas, ou esquemas, como elementos fundamentais no desenvolvimento, na manutenção e na reincidência da doença. Essas estruturas cognitivas são desenvolvidas na relação com o ambiente, principalmente com aquele das primeiras experiências do indivíduo (Kovacs e Beck, 1978), o que, por sua vez, influencia a atenção seletiva e, assim, a memória. Partindo desse pressuposto, se um indivíduo teve alguma experiência de vida negativa, haverá maior atenção aos eventos negativos em relação aos positivos e, assim, ele os registrará em sua memória. Além de esquemas negativos, é necessário que, em situações futuras, esses esquemas sejam ativados, favorecendo o processamento cognitivo das informações de modo negativo.

Capítulo 8 | Tratamento em Terapias Analítico-Comportamental e Cognitivo-Comportamental

De acordo com essa teoria, indivíduos que apresentam transtornos psicopatológicos exibem cognições mal-adaptativas e não realistas, o que atrapalha o seu funcionamento. Assim, os indivíduos propensos à depressão apresentam esquemas cognitivos disfuncionais, com conteúdo negativo. Quando esses esquemas são ativados, por uma situação de estresse, por exemplo, surgem as cognições negativas e os padrões cognitivos negativos que podem favorecer o aparecimento da depressão. Tudo isso afetará a tríade cognitiva (Beck et al., 1979): a visão acerca de si mesmo (menos-valia), do mundo e sobre o futuro (desesperança), alterando o humor (como a baixa autoestima e autoconfiança) e o comportamento (baixa atividade).

Em resumo, os esquemas são estruturas cognitivas que organizam as experiências e o comportamento do indivíduo. Já as crenças são os conteúdos desses esquemas, que foram aprendidas ao longo da vida, e a partir delas o indivíduo passará a interpretar suas experiências. Assim, quando esses esquemas são rígidos ou inflexíveis, podem proporcionar distorções da realidade, como ocorre na depressão: o indivíduo apresenta esquemas disfuncionais, que lhe ocasionam déficits emocionais e comportamentais significativos, os quais se perpetuam, formando um ciclo, o que desfavorece a remissão do quadro.

Com base nesse modelo, a estratégia básica da TCC seria ajudar o paciente a quebrar esse ciclo, pois, assim, teria seus sintomas reduzidos. Essa prática psicoterápica costuma ser mais breve, porque as sessões são estruturadas e focadas em metas.

Outro ingrediente importante dessa terapia é a relação terapêutica, pois, por meio dos seus componentes, como a empatia e o afeto, haverá mais colaboração e aderência ao processo como um todo. Cabe ressaltar que o paciente com depressão tem a tendência de se autodesvalorizar, porém, com o apoio do terapeuta, ele poderá perceber que consegue assumir os compromissos, efetivar as tarefas e que, aos poucos, atinge as metas estabelecidas, aumentando assim a autoeficácia e a autoconfiança.

O ponto-chave na TCC é que o paciente aprenda a identificar, avaliar e modificar suas crenças disfuncionais. Nos pacientes com depressão, os pensamentos distorcidos são mais comuns do que nos não depressivos (Beck et al., 1979). Para alterar essa situação, pode-se usar uma técnica bem comum na TCC. Trata-se de um registro desses pensamentos disfuncionais (RPD) (Beck et al., 1979). Com essa técnica, o paciente aprenderá a automonitorar suas interpretações e, posteriormente, a checar o quanto elas são realistas, a testar sua veracidade e/ou validade. A partir disso, conseguirá reestruturar as cognições e manejar as estratégias de solução de problemas. É importante salientar que nem sempre a modificação dessas crenças se torna possível ou é rápida. Cada um tem o seu tempo para aprender. Nesses casos, uma estratégia seria manter um distanciamento de determinados pensamentos, buscando, assim, evitar suas consequências (Hayes et al., 2005).

Intervenções terapêuticas

É importante salientar que as técnicas e intervenções a serem empregadas devem ser escolhidas de modo analítico e criterioso para que os objetivos terapêuticos sejam alcançados de modo efetivo.

115

Seção II – *Tratamento clínico e dos aspectos cognitivos dos transtornos de humor*

A seguir, são colocadas brevemente algumas das principais intervenções utilizadas pela terapia cognitivo-comportamental para o tratamento da depressão.

Reestruturação cognitiva

A reestruturação cognitiva tem como finalidade ajudar o paciente a reconhecer, avaliar e, se necessário, modificar as crenças ou pensamentos disfuncionais ou irrealistas que apresenta. Para tanto, pode-se utilizar como exemplo uma experiência em que o paciente relatou pensamentos disfuncionais sobre determinado evento, o que culminou em sentimentos ruins ou negativos, por exemplo, acerca de si mesmo. A partir disso, o psicoterapeuta o ajudará a reconhecer o modo como interpreta os eventos e as consequências disso, bem como, posteriormente, a ficar atento a certas crenças com temáticas parecidas, como se autodesvalorizar ou catastrofizar os eventos, e trabalhá-las de modo que sejam mais equilibradas.

Identificando os pensamentos mal-adaptativos

A identificação dos pensamentos mal-adaptativos ocorre por meio do questionamento socrático. De modo colaborativo, paciente e terapeuta poderão examinar os pensamentos sob diferentes óticas e, a partir disso, identificar as evidências e a utilidade desses pensamentos.

Modificando os pensamentos mal-adaptativos

Após a identificação de que os pensamentos mal-adaptativos não têm embasamento racional, o terapeuta ajudará o paciente a desenvolver respostas mais adaptativas, proporcionando redução do sofrimento emocional.

Ativação comportamental

De acordo com a teoria comportamental de Lewinsohn (1974), a depressão pode ser explicada pela falta de reforçamento positivo contingente ao longo da vida. Mesmo tendo se esforçado, a pessoa não foi recompensada. Essas experiências a levam ao isolamento, ao retraimento e ao desamparo. Todo esse padrão acaba por manter a depressão, já que ela deixa o autocuidado de lado, bem como a execução de atividades que gerariam reforços.

A ativação comportamental é uma estratégia para que o indivíduo possa se engajar em atividades que o levem ao autocuidado e ao automonitoramento, já que, com a depressão, ele costuma negligenciar a higiene, o sono, a alimentação, esquecer-se de tomar a medicação, ou se isolar. Essas atividades acabam por trazer-lhe a sensação de comprometimento e prazer. Mais ativo, aumenta-se a probabilidade de que obtenha reforçadores positivos, favorecendo seu humor e a sensação de autocompetência (Wenzel, 2017).

Resolução de problemas

As estratégias para resolver problemas têm como objetivo favorecer os ganhos e reduzir as perdas que a doença proporciona; e têm sido fundamentais no conjunto de

Capítulo 8 — Tratamento em Terapias Analítico-Comportamental e Cognitivo-Comportamental

tratamento para a depressão (Cuijpers et al., 2007). O manual de terapia de solução de problemas mais atual (Dzurilla e Nezu, 2010) sugere quatro abordagens a serem consideradas: 1) usar técnicas apropriadas para que o paciente externalize o problema; 2) identificar as habilidades do paciente para lidar com o problema, por exemplo a tolerância a fatores estressores; 3) empregar técnicas para modificar a visão pessimista dos problemas, o que pode afetar a motivação; e 4) ensinar as técnicas de solução de problemas: a) definir e formular o problema, b) estabelecer metas e identificar possíveis obstáculos, c) estabelecer alternativas e d) implementar e verificar as alternativas escolhidas.

De modo geral, a depressão se mantém porque há um círculo vicioso, no qual os pensamentos pessimistas ocasionam o humor deprimido e a falta de iniciativa para quaisquer atividades. Como o indivíduo se isola, acaba por não exercer as atividades e, como consequência, não obtém reforçadores necessários para a continuidade comportamental, fortalecendo, então, a ideia de menos-valia, de falta de perspectivas futuras.

Daí a importância da terapia cognitivo-comportamental para que esse ciclo seja rompido, reduzindo-se o sofrimento e buscando-se soluções de problemas. Importante lembrar que esse processo deve ocorrer em parceria – entre o terapeuta e o paciente –, pois só assim os objetivos serão alcançados.

Treino em habilidades sociais

As pessoas deprimidas costumam queixar-se de falta de interesse e de dificuldades para realizar as tarefas, mesmo as mais simples, sendo que isso pode ocasionar baixa taxa de respostas (Lejuez et al., 2011). Boas et al. (2012) sugerem alguns motivos, como as experiências de punições, pelas dificuldades na obtenção de reforçadores, dadas as respostas ineficientes, ou pela dificuldade em afastar eventos aversivos. De qualquer modo, entende-se que essas punições podem ser decorrentes de um repertório deficitário.

Além disso, uma das consequências da depressão é a baixa interação social (Del Prette et al., 2012). Não interagindo socialmente, certamente o indivíduo depressivo perderá a oportunidade de receber os reforçadores sociais, como afeto, atenção ou aprovação. Alguns estudos mostram que indivíduos que apresentam déficit nas habilidades sociais podem ser mais vulneráveis a transtornos psicológicos como a depressão, já que as habilidades socais favorecem o enfrentamento de eventos estressores (Segrin, 2000). Assim, desenvolver habilidades sociais torna-se relevante no tratamento da depressão.

O treino em habilidades sociais tem como objetivo desenvolver estratégias e habilidades pessoais, para melhorar a competência social, favorecer ganhos de reforçadores e evitar possíveis consequências aversivas, podendo, assim, auxiliar no enfrentamento de situações estressoras e diminuir os riscos para a depressão.

Prevenção de recaídas

O objetivo da TCC é favorecer a remissão da depressão por meio de determinadas estratégias que favoreçam o desenvolvimento de habilidades ao longo do processo psicoterápico.

Aos poucos, o paciente é preparado para o encerramento da terapia e orientado para a prevenção de recaídas. Isso é feito de modo gradativo para que ele aprenda a ser o seu próprio terapeuta. As sessões vão sendo espaçadas e são apresentados *feedbacks* quanto ao seu progresso, para que possa reconhecer os ganhos e aumentar a autoconfiança.

As técnicas e/ou estratégias ensinadas também são revistas, caso o paciente apresente dúvidas. De modo geral, enfatiza-se os passos que poderá seguir diante de alguma situação-problema: 1) identificar o problema; 2) dividir o problema em partes, de modo que consiga manejá-las; 3) pensar em possíveis resoluções; 4) identificar, avaliar e responder aos pensamentos disfuncionais; 5) se necessário, usar recursos como o registro de pensamentos; 6) diante de sintomas como a ansiedade, usar as técnicas aprendidas de relaxamento, distração, *mindfulness*, entre outras; 7) identificar as vantagens e desvantagens antes da tomada de decisão; 8) valorizar cada passo efetivado.

Terapêuticas simples, como a prática de exercícios físicos, boa alimentação, bom padrão de sono e o envolvimento em atividades que lhe dão prazer, são fundamentais para a melhoria do humor. Além dessas possibilidades interventivas, é muito importante ficar atento às necessidades individuais, pois, dessa maneira, pode-se personalizar as estratégias, fornecendo orientações mais precisas.

É importante, também, discutir com o paciente a possibilidade de recaídas. Quanto a isso, ele deve ficar atento aos fatores de risco, como os estressores que são os precipitadores de novos episódios depressivos.

Apesar de essa possibilidade existir, alguns estudos têm mostrado que os pacientes submetidos a TCC apresentam ganhos importantes, desfavorecendo as recaídas. Isso porque as crenças disfuncionais foram trabalhadas e modificadas, passando-se a apresentar padrões mais estáveis de processamento de informação diante de eventos negativos (DeRubeis et al., 1990). Outro estudo também apontou que a TCC tende a ajudar as pessoas a serem mais realistas, menos extremadas em suas avaliações, reduzindo-se assim o risco de recaída (Tesdale et al., 2001).

Cabe ressaltar que as recomendações dadas nessa fase também podem ser estendidas aos familiares do paciente. Assim, eles podem colaborar no monitoramento e no incentivo das atividades combinadas entre paciente e terapeuta. O envolvimento é fundamental, pois cada familiar faz parte do ambiente do paciente, podendo influenciar direta ou indiretamente no curso da doença.

Ativação comportamental para a depressão

É importante contextualizar a origem da ativação comportamental (BA) para compreendermos o seu desenvolvimento. Ela está fundamentada em uma longa tradição de teoria e pesquisa comportamentais. Segundo dados da Society of Clinical Psychology, Divisão 12, da American Psychological Association (APA, 2015), BA é um tratamento com forte suporte empírico. Também é preciso ressaltar que há vários modelos de aplicação, todos com a mesma base, mas cada qual salientando determinados aspectos. Vamos nos ater aqui aos modelos mais conhecidos e a um modelo brasileiro. Para o

Capítulo 8 Tratamento em Terapias Analítico-Comportamental e Cognitivo-Comportamental

modelo de tratamento em grupo (segundo Porter, Spates e Smitham, 2004) e o voltado à população adolescente (segundo McCauley et al., 2016), pode-se consultar o site da APA/Divisão 12 (APA, 2015).

Segundo Kanter et al. (2009a), B. F. Skinner, já em 1953, chamava a atenção de pesquisadores e terapeutas para os fatores ambientais na depressão. Na década de 1970, dois importantes pesquisadores da área, Charles B. Ferster e Peter M. Lewinsohn, elaboraram os trabalhos de Skinner em um modelo comportamental da depressão, sendo que Ferster se concentrou em uma teoria da depressão, segundo a análise do comportamento, e Lewinsohn desenvolveu métodos de tratamento para a depressão a partir da teoria (Martell et al., 2010).

De modo geral, o que caracterizaria uma pessoa com depressão nesse modelo seria uma redução de ações contingentes que produziriam reforço positivo, em associação a um aumento de comportamentos de fuga e esquiva de eventos aversivos, além de ruminação passiva e diversos sintomas fisiológicos. Assim, a pessoa agiria mais para se livrar de consequências aversivas do ambiente do que se engajaria em ações que seriam naturalmente recompensadas em determinados contextos (Ferster, 1973). O trabalho de Ferster forneceu uma estrutura analítico-comportamental para o fenômeno depressivo, focando mais na função dos comportamentos e menos em sua topografia (Martell et al., 2010).

Lewinsohn, Biglan e Zeiss, em 1976, analisaram funcionalmente o processo de redução na taxa de respostas contingentes ao reforçamento positivo, característico da depressão, e concluíram que ocorreriam mudanças nas contingências da vida do indivíduo, como interrupção da disponibilidade dos reforçadores, falta de repertório para produzir reforçadores e perda da efetividade dos reforçadores. Em outro estudo, de 1985, Lewinsohn, Hoberman, Teri e Hautzinger buscaram explicar como eventos aversivos de vida diminuiriam a probabilidade de comportamentos adaptativos em indivíduos vulneráveis que careciam de habilidades para lidar com esses eventos. Esses fatores, aliados ao humor disfórico, levariam o indivíduo a autocrítica e foco excessivo em si mesmo (Martell et al., 2010).

A partir desses e de outros estudos, bem como de sua prática clínica e de seus orientandos na Universidade de Oregon, Lewinsohn criou um modelo de tratamento para depressão que ficou conhecido como BA (Dimidjian et al., 2011), incluindo principalmente o monitoramento de atividades agendadas (*activity scheduling*), uma medida de autorrelato para acessar eventos potencialmente reforçadores, o treinamento de habilidades sociais, e influenciando outros modelos mais recentes.

Na mesma época em que Lewinsohn desenvolveu seu modelo de tratamento, a terapia cognitiva florescia e Aron Beck publicava, em 1979, sua terapia cognitiva para a depressão. Beck integrou estratégias de BA em uma estrutura cognitiva mais ampla. Nesse modelo, ele especificava que o tratamento deveria começar pela ativação de comportamentos, antes de monitorar e modificar crenças específicas. Uma das principais contribuições do modelo para as estratégias comportamentais seria o modo de monitoramento e planejamento das atividades a serem ativadas. Os clientes anotam as atividades em uma tabela e o quanto a atividade lhes trouxe de prazer e de senso de domínio, o que é utilizado até hoje (Martell et al., 2010).

Seção II – *Tratamento clínico e dos aspectos cognitivos dos transtornos de humor*

De toda essa discussão, apenas brevemente relatada, é que surgem os atuais modelos de BA, que serão apresentados em linhas gerais a seguir.

Em 1996, Neil Jacobson et al. publicaram um estudo de análise de componentes da terapia cognitiva para depressão de Beck, que promoveria o desenvolvimento do modelo. Os componentes do tratamento foram isolados e depois comparados, com o objetivo de se identificar quais partes promoveriam mudança na depressão: 1) agendamento de atividades (que Jacobson chamava de *behavioral activation*); 2) agendamento de atividades mais reestruturação cognitiva de pensamentos automáticos; 3) o tratamento completo, que incluía agendamento de atividades e a reestruturação cognitiva de pensamentos automáticos e de crenças centrais. Para surpresa dos pesquisadores, não houve evidência de que a aplicação do tratamento completo produzisse resultados melhores do que os componentes separados. O estudo trouxe discussões e críticas, como a necessidade de replicar os achados em outros estudos. Os próprios autores do estudo achavam importante realizar a replicação com segurança (Kanter et al., 2009a).

Ao retomarem a literatura, porém, Jacobson, Martell e respectivos colegas desenvolveram um modelo de BA fundamentado em uma longa tradição de pesquisa comportamental que passara ao largo por várias décadas (Jacobson et al., 2001; Martell, Addis e Jacobson, 2001). Segundo o próprio Martell (2010), esse modelo de BA leva em conta os achados de quatro pioneiros: Charles B. Ferster, com a teoria da análise comportamental da depressão; Peter M. Lewinsohn, que ampliou a teoria e desenvolveu métodos de tratamento comportamental para a depressão; Lynn P. Rehm, que ressalta a importância do autorreforçamento e do autocontrole na superação da depressão; e Aaron T. Beck, pela formalização de um método de monitoramento e agendamento de atividades. O guia mais recente do modelo (Martell et al., 2010) apresenta como pontos principais: agendamento e monitoramento de atividades, resolução de problemas e enfrentamento de esquivas e ruminação. O número de sessões costuma variar entre 20 e 24 (APA Division 12, 2015).

Uma versão do modelo anterior é o de Carl Lejuez, Derek e Sandra Hopko, conhecido como ativação comportamental breve para depressão (*brief behavioral activation treatment for depression* – BATD; Lejuez, Hopko e Hopko, 2001, 2002). Esse protocolo é bastante compacto e estruturado, inicia com a racional do tratamento e tem foco em monitoramento e agendamento de atividades selecionadas a partir de uma análise prévia de valores para o paciente. Também busca, quando possível, o auxílio de terceiros, pessoas do convívio do indivíduo, que possam lhe dar suporte durante o tratamento. O número de sessões varia, em geral, de 8 a 15 (APA Division 12, 2015). Kanter et al. (2009a) desenvolveram um protocolo visando unificar os anteriores, superando as sobreposições teórico-conceituais e de intervenções clínicas. Entretanto, o modelo ainda não conta com testes em ensaios clínicos randomizados (Abreu e Abreu, 2017).

Recentemente, Abreu e Abreu (2020) desenvolveram um protocolo de ativação comportamental com o Instituto de Análise do Comportamento de Curitiba (IACC), produzindo mais uma maneira de utilizar a BA, agora no contexto brasileiro. São apresentados didaticamente três contextos de depressão, nos quais vigoram: a punição; a apresentação de estimulação aversiva não contingente; e a extinção operante. Os autores

Capítulo 8 | Tratamento em Terapias Analítico-Comportamental e Cognitivo-Comportamental

chamam a atenção para o fato de que essas operações podem ocorrer ao mesmo tempo no ambiente do indivíduo em depressão, exigindo criatividade do clínico para adaptar as estratégias de tratamento. O modelo dá grande enfoque ao ensino de análise funcional para o cliente, principalmente sobre seu repertório de fuga/esquiva, para poder desenvolver comportamentos de enfrentamento, de ativação. Também integra, em acordo com a avaliação funcional do caso, a psicoterapia analítico-funcional (FAP), para a modelagem de habilidades sociais; e, da terapia de aceitação e compromisso (ACT), utiliza procedimentos para a identificação e a clarificação de valores, o que promove uma ativação mais consistente, além de intervenções para esquiva passiva experiencial. Kanter et al. (2009a) também apresentam capítulos em que comentam sobre o uso de FAP e ACT no contexto da BA. Já Lejuez et al. (2011) e Martell et al. (2010) abordam somente a questão dos valores a partir do referencial da ACT.

Dois capítulos do modelo de Abreu e Abreu (2020) apresentam temas que não aparecem desenvolvidos nos outros três modelos brevemente apresentados. Um deles foca na importância da realização de diagnóstico diferencial de transtornos depressivos, como o de transtorno depressivo maior (unipolar) e transtorno bipolar, o que causa implicações de manejo do caso. O outro capítulo refere-se ao tratamento de eventual insônia, considerada fator de risco e que pode perpetuar ou tornar recorrente a depressão (Abreu e Abreu, 2020). São apresentadas estratégias interventivas, como diário de sono, relaxamento progressivo de Jacobson, controle de estímulos e planejamento da agenda de atividades de acordo com o novo padrão de sono (Abreu e Abreu, 2020). O tratamento concomitante para a insônia já havia sido proposto na BA de Lewinsohn et al., de 1976, mas, segundo Abreu e Abreu (2017), foi subtraído sem justificativa de todos os protocolos recentes.

O manual de Abreu e Abreu (2020) dedica também um capítulo inteiro à questão do suicídio ligado ao quadro depressivo. Nele são utilizadas estratégias como um plano geral para crises e intervenções contingenciais. Também analisa o atendimento clínico em tempos da pandemia de Covid-19 e o enfrentamento de quadros depressivos. Nos protocolos de Lejuez et al. (2011), Martell et al. (2010) e Kanter et al. (2009a) a questão do suicídio também é abordada brevemente. Em Lejuez et al. (2011), na primeira sessão, a ideação ou tentativa de suicídio são citadas como possíveis sintomas quando se aborda a racional do tratamento. Martell et al. (2010) colocam a importância de avaliar o risco por alguma medida de autorrelato; consideram que, em caso de ideação suicida, o terapeuta deveria avaliar a segurança e os fatores de risco e perigo iminente, porém apenas remetem a outros autores para o manejo de comportamento suicida. Kanter et al. (2009a) dedicam um capítulo curto ao assunto, também citando fontes externas ao protocolo para avaliação e manejo de suicídio. No mesmo capítulo, abordam a questão do uso de medicação antidepressiva.

Com relação à avaliação diagnóstica inicial, geralmente costuma ser empregado o inventário de depressão de Beck II (BDI-II), também para monitorar os sintomas depressivos (Martell et al., 2010; Kanter et al., 2009a). Para o monitoramento de melhora do cliente, ferramenta fundamental dos protocolos é a agenda diária de atividades. Numa breve exposição, o monitoramento de atividades permite obter informação acurada

Seção II – *Tratamento clínico e dos aspectos cognitivos dos transtornos de humor*

do funcionamento de base do cliente e como se desenvolverá ao longo do tratamento. Essa ativação é gradual, normalmente fundamentada em valores do cliente, e visa, de início, identificar padrões de comportamento e humor depressivos e, aos poucos, motivar o cliente a ampliar padrões de comportamento que produzam reforçadores consistentes e diminuir comportamentos de fuga e esquiva de situações aversivas a serem enfrentadas, o que causa um humor mais eutímico.

Ainda com relação à medida do grau de ativação do cliente durante o tratamento, Kanter et al. (2009a) propõem a escala de ativação comportamental para depressão (BADS) (Kanter et al., 2007). Já Martell et al. (2010) apontam que o terapeuta pode preferir que o cliente reporte verbalmente sobre seu humor deprimido e outros sintomas, em uma escala de 1 a 10, no início de cada sessão. Também referem que os terapeutas podem utilizar outros instrumentos para avaliar transtornos comórbidos, como uma escala de autorrelato para ansiedade, o inventário de ansiedade de Beck (desenvolvido por Beck, Epstein, Brown e Steer em 1988) ou outros. Entretanto, advertem que os terapeutas encontrem um meio-termo entre a necessidade de informações e a carga de medidas que o cliente precisa fornecer. Abreu e Abreu (2020) trazem um capítulo sobre as escalas para medições continuadas dos comportamentos depressivos e indicam seu uso para a realidade brasileira, em acordo com a validação de cada instrumento.

O objetivo aqui foi apresentar um breve painel geral do desenvolvimento da BA para o tratamento da depressão, mostrando como os modelos e/ou protocolos podem se complementar e auxiliar o terapeuta na avaliação e conduta dos casos.

Terapia cognitivo-comportamental e ativação comportamental para depressão em tempos de Covid-19

A Covid-19 é uma doença infectocontagiosa causada pelo coronavírus, sendo apresentada como síndrome respiratória aguda grave 2 (SARS-CoV-2), que teve início em dezembro de 2019, em Wuhan, província de Hubei, na República Popular da China. Desde então, os casos começaram a se disseminar rapidamente pelo mundo, tornando-se uma pandemia. No Brasil, o registro do primeiro caso ocorreu em 26 de fevereiro de 2020, no estado de São Paulo (Pires Brito et al., 2020). Essa pandemia provoca tanto consequências de ordem médica e epidemiológica quanto impactos psicossociais, econômicos, políticos, entre outros. Embora todos esses aspectos não possam ser desenvolvidos aqui, é importante citá-los, ao menos para dimensionar a complexidade diante da qual o psicoterapeuta se encontra.

Nesse contexto complexo e multifacetado, várias pesquisas recentes indicam que medidas de controle, como a quarentena e o distanciamento social, são ainda as mais efetivas, principalmente em combinação, para a redução do número de infectados e de mortes por Covid-19 (Nussbaumer-Streit et al., 2020; Bedford et al., 2020). Contudo, essas medidas trazem consequências a incidir sobre o comportamento humano. São contingências aversivas, de desorganização da economia e das finanças das famílias, que promovem o afastamento social, a preocupação, principalmente com os grupos de risco, produzindo insegurança, ampliada por notícias catastróficas e, muitas vezes,

Capítulo 8 | Tratamento em Terapias Analítico-Comportamental e Cognitivo-Comportamental

desinformação (Abreu e Abreu, 2020). Com isso, sintomas de depressão, ansiedade e estresse aumentam na população em geral (Wang et al., 2020) e, em particular, nos profissionais da saúde (Zhang et al., 2020), além de exacerbarem-se os transtornos mentais já em curso na população, o que ocorre tanto no Brasil quanto em outros países (Schmidt et al., 2020).

Com relação às implicações psicossociais da pandemia de Covid-19, muitas iniciativas institucionais e vários materiais de orientação vêm sendo produzidos. No Brasil, apenas a título de exemplificação, foi criado o site Saúde Mental e Covid-19, desenvolvido pelo Conselho Federal de Psicologia (CFP) e mais sete entidades da área de saúde, lançado em julho de 2020, com diversos materiais de orientação, visando auxiliar na prática profissional durante a pandemia. O site do CFP dá acesso também a outros links com a atuação de cada conselho regional, tudo em acordo com recomendações do Ministério da Saúde, da OMS e de outras instituições.

Contribuindo para o atendimento de depressão no contexto da pandemia, no Brasil, Abreu e Abreu (2020) propõem a adaptação do seu protocolo de ativação comportamental (BA-IACC) para aplicação remota, discutindo cuidados técnicos e éticos de sua aplicação a distância. Chamam a atenção sobre como sua proposta se diferencia das adaptações de BA para aplicativos, já que estes últimos prescindem do contato síncrono com um terapeuta, o que acrescentaria um elemento de isolamento social, fator potencializador da perda de reforçadores positivos na depressão. Além disso, destacam que esses aplicativos se centram no aumento de frequência de desempenhos simples (elemento da BA), mas, em um contexto de pandemia, não dão conta dos problemas complexos relacionados ao enfrentamento do controle aversivo que interfere na taxa de respostas contingentes ao reforçamento positivo. Assim, os autores apontam que não adianta aumentar atividades simples, como conversar remotamente com os amigos ou assistir a um filme interessante, quando questões de sobrevivência são prioridade e exigem que o terapeuta auxilie o cliente a desenvolver um repertório de enfrentamento bastante complexo, a partir da análise funcional desses controles aversivos. Segundo os autores, o manual BA-IACC propõe como abordar essa complexidade, desde a punição social na aprendizagem de comportamentos depressivos e ansiosos, passando pela intervenção quanto a lidar com a incontrolabilidade de eventos aversivos (p. ex., a violência doméstica, exacerbada no contexto de isolamento social), até trabalhar a perda de reforçadores na extinção operante (p. ex., a perda de um ente querido, do emprego, tão relevantes no contexto de pandemia).

A TCC, por sua vez, vem sendo recomendada neste contexto de pandemia. Demandas pela atenção em saúde mental são frequentes entre suspeitos de contaminação e seus familiares, profissionais de saúde da linha de frente, pacientes, pessoas que já tinham algum tipo de transtorno mental antes da pandemia, além das demandas geradas na população em geral, como temor de contaminação, ansiedade diante das incertezas da situação, entre outras. Segundo Zwielewski et al. (2020), para contemplar essas demandas, são indicados protocolos breves de atendimento, focados na queixa, dispondo de procedimentos eficazes de contenção de sintomas e estratégias para o enfrentamento de estressores. Justamente para a consecução desses objetivos, a TCC tem sido uma estratégia clínica de tratamento psicológico indicada.

Também em quadros depressivos, comuns neste contexto de exceção, a TCC é tratamento de escolha. Segundo metanálise em rede, em uma revisão sistemática, López-López et al. (2019) apontam que a TCC é um tratamento efetivo para adultos deprimidos, com intervenções complexas, de múltiplos componentes (p. ex., técnicas cognitivas, ativação comportamental, psicoeducação, resolução de problemas, treino de habilidades sociais), os quais podem ser aplicados de diferentes maneiras. A revisão incluiu 91 estudos e encontrou forte evidência de que as intervenções de TCC produziram um maior decréscimo nos escores de depressão de curto prazo do que tratamento usual ou lista de espera.

O mesmo estudo concluiu que a TCC utilizada em sua forma multimídia ou híbrida (sessões online, materiais fornecidos e autoaplicados) pode ser tão efetiva quanto a somente presencial, embora mais estudos sejam necessários. Outro estudo randomizado avaliou um modelo de TCC com base na internet e escalonado (com materiais didáticos online, ferramentas interativas e suporte por telefone e mensagens, só passando para sessões por telefone em casos resistentes) *versus* outro apenas com sessões de TCC por telefone, concluindo que ambos eram efetivos, sendo o primeiro de menor custo (Mohr et al. 2019).

No contexto da pandemia, pesquisas apontam ainda possíveis contribuições da TCC para o desenvolvimento de flexibilidade psicológica (Dawson e Golijani-Moghaddam, 2020), resiliência (Naeem et al., 2020) e cuidados com as famílias em processo de luto, inclusive para prevenir o transtorno do luto complexo persistente, sendo o transtorno depressivo maior uma das comorbidades usuais (Morris et al., 2020; Litz et al., 2014).

Por fim, deve-se considerar que a pandemia de Covid-19 ainda está em curso e que muitos outros estudos e pesquisas serão necessários, por exemplo, em saúde mental, biopsicossocial e áreas afins, para que os países, em suas diferentes realidades, possam tomar medidas cada vez mais eficazes e eficientes ao lidarem com um fenômeno de impacto mundial.

Referências bibliográficas

- Abreu PR, Abreu JHSS. Ativação comportamental: apresentando um protocolo integrador no tratamento da depressão. Rev Bras Ter Comp Cogn. 2017;19(3):238-59. https://doi.org/10.31505/rbtcc.v19i3.1065.

- Abreu PR, Abreu JHSS. Ativação comportamental na depressão. São Paulo: Manole; 2020.

- American Psychological Association (APA). Division 12 – Society of Clinical Psychology. Diagnosis: depression. Treatment: behavioral activation for depression. 2015. [acesso em 21 set 2020. Disponível em: https://div12.org/treatment/behavioral-activation-for-depression.

- Bachmann S. Epidemiology of suicide and the psychiatric perspective. Int J Environ Res Public Health. 2018;15(7):1425.

- Beck AT, Rush AJ, Shaw BE, Emery G. Cognitive therapy of depression. New York: Guilford Press, 1979.

- Beck AT, Steer RA, Brown GK. Manual for Beck depression inventory II. San Antonio, TX: Psychological Corporation; 1996.

- Beck JS. Terapia cognitivo-comportamental: teoria e prática. 2. ed. Porto Alegre: Artmed; 2013.

- Bedford J, Enria D, Giesecke J, Heymann DL, Ihekweazu C, Kobinger G et al. Covid-19: towards controlling of a pandemic. The Lancet. 2020;395(10229):1015-8.

Capítulo 8 — Tratamento em Terapias Analítico-Comportamental e Cognitivo-Comportamental

Boas DLOV, Banaco RA, Borges NB. Discussões da análise do comportamento acerca dos transtornos psiquiátricos. In: Borges NB, Cassas FA, editores. Clínica analítico-comportamental: aspectos teóricos e práticos. Porto Alegre: Artmed; 2012. p. 95-101.

Conselho Federal de Psicologia (CFP) et al. Saúde Mental e Covid-19. 2020. [acesso em 14 set 2020]. Disponível em: http://saudementalcovid19.org.br e https://site.cfp.org.br/coronavirus/1-inicio/.

Cuijpers P, van Straten A, Warmerdam L. Behavioral activation treatments of depression: a meta-analysis. Psychol Rev. 2007;27(3):319-26.

Dawson DL, Golijani-Moghaddam N. Covid-19: psychological flexibility, coping, mental health, and wellbeing in the UK during the pandemic. J Contextual Behav Sci. 2020;17:126-34.

Del Prette ZAP, Rocha MM, Silvares EFM, Del Prette A. Social skills and psychological disorders. Universitas Psychologica. 2012;11(3):941-55.

DeRubeis RJ, Evans MD, Hollon SD, Garvey MJ, Grove WM, Tuason VB. How does cognitive therapy work? Cognitive change and symptom change in cognitive therapy and pharmacotherapy for depression. Journal of Consulting and Clinical Psychology. 1990;58(6):862-9.

Dewes D, Oliveira MS, Andretta I, Mühlen BK, Camargo JS, Leite JCC. Efetividade da terapia cognitivo-comportamental para os transtornos do humor e ansiedade: uma revisão de revisões sistemáticas. Revista de Psicologia da IMED. 2010;2(2):385-97. [acesso em 1º mar 2018]. Disponível em: https://dialnet.unirioja.es/servlet/articulo?codigo=5154984.

Dimidjian S, Barrera M Jr, Martell C, Muñoz RF, Lewinsohn PM. The origins and current status of behavioral activation treatments for depression. Annu Rev Clin Psychol. 2011;7:1-38. doi: 10.1146/annurev-clinpsy-032210-104535. PMID: 21275642.

Dougher MJ, Hackbert L. Uma explicação analítico-comportamental da depressão e o relato de um caso utilizando procedimentos baseados na aceitação. Rev Bras Ter Comp Cogn. 1994/2003; 5(2):167-84.

Dzurilla TJ, Nezu AM. Terapia de solução de problemas. 3. ed. São Paulo: Roca; 2010.

Ekers D, Richards D, Gilbody S. A meta-analysis of randomized trials of behavioral treatments of depression. Psychological Medicine. 2008;38:611-23.

Ferster CB. A functional analysis of depression. American Psychologist. 1973;28:857-70.

Fleck J. Terapia interpessoal: bases para a sua prática e resultados dos principais estudos. In: Cordioli A, editor. Psicoterapias: abordagens atuais. Porto Alegre: Artmed; 2008. v. 3, p. 204-22.

Hayes AM, Beevers CG, Feldman GC, Laurenceau JP, Perlman C. Avoidance and processing as predictors of symptom change and positive growth in an integrative therapy for depression. International Journal of Behavioral Medicine. 2005;12(2):111.

Hayes SC, Strosahl KD, Wilson KG. Acceptance and commitment therapy: an experiential approach to behavior change. New York: Guilford; 1999.

Hunziker MHL. Desamparo aprendido [tese]. São Paulo: Universidade de São Paulo, Instituto de Psicologia; 2003.

Jacobson NS, Martell CR, Dimidjian S. Behavioral activation treatment for depression: returning to contextual roots. Clinical Psychology: Science and Practice. APA D12. 2001;8(3):255-70.

Kanter JW, Busch AM, Rusch LC. Behavior activation: distinctive features. London: Routledge; 2009a.

Kanter JW, Manos RC, Luo W. The behavioral activation scale for depression-short form: development and validation. Behavior Therapy. 2011;42:726-39.

Seção II – *Tratamento clínico e dos aspectos cognitivos dos transtornos de humor*

- Kanter JW, Mulick PS, Busch AM, Berlin KS, Martell CR. The behavioral activation for depression scale (BADS): psychometric properties and factor structure. Journal of Psychopathology and Behavioral Assessment. 2007;29:191-202.

- Kanter JW, Rusch, LC, Busch AM, Sedivy SK. Validation of the behavioral activation for depression scale (BADS) in a community sample with elevated depressive symptoms. Journal of Psychopathology and Behavioral Assessment. 2009b;31:36-42.

- Kovacs M, Beck AT. Maladaptive cognitive structures in depression. Am J Psychiatry. 1978 May;135(5):525-33.

- Lejuez CW, Hopko DR, Acierno R, Daughters SB, Sherry L. Ten year revision of the brief behavioral activation treatment for depression: revised treatment manual. 2011. [acesso em 28 mar 2020]. Disponível em: http://journals.sagepub.com/doi/abs/10.1177/0145445510390929.

- Lejuez CW, Hopko DR, Hopko SD. A brief behavioral activation treatment for depression. Treatment manual. Behav Modif. 2001 Apr;25(2):255-86. doi: 10.1177/0145445501252005. PMID: 11317637.

- Lejuez, CW, Hopko, DR, Hopko SD. The Brief Behavioral Activation Treatment forDepression (BATD): A Comprehensive Patient Guide. 2002, Boston, MA: Pearson Custom Publishin.

- Lewinsohn P. A behavioral approach to depression. The psychology of depression: contemporary theory and research. Oxford, UK: John Wiley; 1974.

- Litz BT, Schorr Y, Delaney E, Au T, Papa A, Fox AB et al. A randomized controlled trial of an internet-based therapist-assisted indicated preventive intervention for prolonged grief disorder. Behav Res Ther. 2014 Oct;61:23-34.

- López-López JA et al. The process and delivery of CBT for depression in adults: a systematic review and network meta-analysis. Psychological Medicine. 2019;49:1937-47.

- Martell CR, Addis ME, Jacobson NS. Depression in context: Strategies for guided action. 2001. New York: W.W. Norton & Company.

- Martell CR, Dimidjian S, Herman-Dunn R. Behavioral activation for depression: a clinician's guide. New York, NY: The Guilford Press; 2010.

- Mazzucchelli T, Kane R, Rees C. Behavioral activation treatments for adults: a meta-analysis and review. Clinical Psychology: Science and Practice. 2009;16:383-411.

- Mello MF. Terapia interpessoal: um modelo breve e focal. Rev Bras Psiquiatr. 2004;26(2):124-30.

- Mohr DC, Lattie EG, Tomasino KN, Kwasny MJ, Kaiser SM, Gray EL et al. A randomized noninferiority trial evaluating remotely-delivered stepped care for depression using internet cognitive behavioral therapy (CBT) and telephone CBT. Behav Res Ther. 2019 Dec;123:103485.

- Morris SE, Moment A, Thomas JL. Caring for bereaved family members during the Covid-19 pandemic: before and after the death of a patient. Journal of Pain and Symptom Management. 2020 Aug;60(2):e70-4.

- Naeem F, Irfan M, Javed A. Coping with Covid-19: urgent need for building resilience through cognitive behaviour therapy. Khyber Med Univ J. 2020;12(1):1-3.

- Nieuwsma JA, Trivedi RB, McDuffie J, Kronish I, Benjamin D, Williams JW. Brief psychotherapy for depression: a systematic review and meta-analysis. Int J Psychiatry Med. 2012;43(2):129-51. [acesso em 4 abr 2018]. Disponível em: https://www.ncbi.nlm.nih.gov/pubmed/22849036.

- Nussbaumer-Streit B, Mayr V, Dobrescu AI, Chapman A, Persad E, Klerings I et al. Quarantine alone or in combination with other public health measures to control Covid-19: a rapid review. Cochrane Database of Systematic Reviews. 2020;9.

- Organização Mundial da Saúde (OMS). Health topics: depression. [data desconhecida]. [acesso em 22 set 2020]. Disponível em: http://www.who.int/mental_health/management/depression/en/.

Capítulo 8 Tratamento em Terapias Analítico-Comportamental e Cognitivo-Comportamental

- Organização Mundial da Saúde (OMS). Depression and other common mental disorders: global health estimates. 2017 [acesso em maio 2020]. Disponível em: https://www.who.int/publications/i/item/depression-global-health-estimates.

- Organização das Nações Unidas (ONU). United Nations policy brief: Covid-19 and the need for action on mental health. 2020 May 13 [acesso em maio 2020]. Disponível em: https://www.un.org/sites/un2.un.org/files/un_policy_brief-Covid_and_mental_health_final.pdf.

- Peuker AC, Almondes KM; Sociedade Brasileira de Psicologia (SBP). Recomendações para o exercício profissional presencial e on-line da psicologia frente à pandemia de Covid-19. 2020. Disponível em: http://www.sbponline.org.br/enfrentamento-Covid19.

- Pires Brito S, Braga I, Cunha C, Palácio M, Takenami I. Pandemia da Covid-19: o maior desafio do século XXI. Vigilância Sanitária em Debate: Sociedade, Ciência & Tecnologia. Abr 2020;8(2):54-63.

- Schmidt TB, Crepaldi MA, Bolze SDA, Neiva-Silva L, Demenech LM. Saúde mental e intervenções psicológicas diante da pandemia do novo coronavírus (Covid-19). Campinas: Estudos de Psicologia. 18 Maio 2020;37:e200063.

- Segrin C. Social skills deficits associated with depression. Clinical Psychology Review. 2000; 20(3):379-403.

- Simmonds-Buckley M, Kellett S, Waller G. Acceptability and efficacy of group behavioral activation for depression among adults: a meta-analysis. Behavior Therapy. 2019 Sep;50(5):1-43.

- Stein A, Carl E, Karyotaki E, Cuijpers P, Smits JAJ. Looking beyond depression: a meta-analysis of the effect of behavioral activation on depression, anxiety, and activation. Austin, TX: University of Texas at Austin; 2019.

- Teasdale JD, Scott J, Moore RG, Hayhurst H, Pope M, Paykel ES. How does cognitive therapy prevent relapse in residual depression: evidence from a controlled trial. Journal of Consulting and Clinical Psychology. 2001;69:347-57.

- Wang C, Pan R, Wan X, Tan Y, Xu L, Ho CS et al. Immediate psychological responses and associated factors during the initial stage of the 2019 coronavirus disease (Covid-19) epidemic among the general population in China. International Journal of Environmental Research and Public Health. 2020;17(5):1729.

- Wenzel A. Basic strategies of cognitive behavioral therapy. Psychiatr Clin N Am. 2017.

- Zhang C, Yang L, Liu S, Ma S, Wang Y, Cai Z et al. Survey of insomnia and related social psychological factors among medical staff involved in the 2019 novel coronavirus disease outbreak. Frontiers in Psychiatry. 2020;11(306):1-9.

- Zwielewski G, Oltramari G, Santos ARS, Nicolazzi EMS, Moura JA, Sant'Ana VLP et al. Protocolos para tratamento psicológico em pandemias: as demandas em saúde mental produzidas pela Covid-19. Debates em Psiquiatria. Abr-Jun 2020.

9

Reabilitação Neuropsicológica na Depressão

Fabrícia Quintão Loschiavo-Alvares

Introdução

A depressão, notoriamente, configura-se um problema de saúde pública, que cursa com um importante comprometimento no desempenho das atividades ocupacionais do indivíduo (Blas e Kurup, 2010). Segundo esses autores, atualmente, a depressão já é considerada a primeira causa de incapacitação por saúde no mundo (Friedrich, 2017). Considerando-se os 350 milhões de indivíduos em todo o mundo que apresentam transtornos mentais, quase 41% desse total apresentam transtornos depressivos (Whiteford et al., 2013). Em conformidade com o DSM-5 (APA, 2014), para o diagnóstico do transtorno depressivo maior, pelo menos cinco dos sintomas descritos a seguir devem ter estado presentes quase todos os dias durante o mesmo período de duas semanas, sendo que um deles deve ser humor deprimido ou perda de interesse ou prazer:

- Humor deprimido durante a maior parte do dia.
- Diminuição acentuada do interesse ou prazer em todas ou quase todas as atividades durante a maior parte do dia.
- Ganho ou perda de peso significativo (> 5%) ou diminuição ou aumento do apetite.
- Insônia ou hipersonia quase todos os dias.
- Agitação ou atraso psicomotor observado por outros (não autorrelatado).

Seção II – *Tratamento clínico e dos aspectos cognitivos dos transtornos de humor*

- Fadiga ou perda de energia.
- Sentimentos de inutilidade ou culpa excessiva ou inapropriada.
- Capacidade diminuída de pensar, concentrar-se ou indecisão.
- Pensamentos recorrentes de morte ou suicídio, tentativa de suicídio ou um plano específico para cometer suicídio.

Como apontado no estudo de Daskalopoulou et al. (2016) há evidências de que a presença de depressão aumenta o risco de várias doenças cardiovasculares, incluindo infarto, acidente vascular encefálico hemorrágico e doença arterial periférica, sendo considerada, portanto, um fator independente tão importante quanto os clássicos fatores de risco para doenças crônicas. Em contrapartida, a depressão pode também configurar-se como o resultado das incapacidades e limitações que acompanham as doenças crônicas, delineando, dessa maneira, um circuito vicioso entre sentimentos depressivos e comorbidades físicas (Barros et al., 2017).

Déficits cognitivos são achados comuns nos transtornos psiquiátricos, estando relacionados ao comprometimento no desempenho de habilidades produtivas, sociais e cotidianas; e o funcionamento cognitivo preservado, por sua vez, é um importante preditor de um bom prognóstico na intervenção psiquiátrica nesses pacientes (Corrigan et al., 2010). Evidências crescentes indicam que os déficits cognitivos predispõem os indivíduos a desenvolver um transtorno psiquiátrico, são marcadores precoces de doença, estando presentes no período prodrômico, contribuem para a cronificação do transtorno, além de predizer o prognóstico funcional (Etkin et al., 2013), independentemente dos sintomas mais característicos. São exemplos alucinações na esquizofrenia e questões relativas à regulação do humor e ruminação na depressão (Silverstein e Wilkniss, 2004). Considerando-se o exposto, é de extrema relevância o conhecimento dos perfis cognitivos associados a uma condição específica, a fim de planejar as avaliações e adequar os programas de reabilitação.

Cognição e depressão

O perfil neuropsicológico da depressão é caracterizado por comprometimento de múltiplos domínios cognitivos, como funções executivas, atenção, velocidade psicomotora e memória episódica (Kalska et al., 2013; Papazacharias e Nardini, 2012). Os supracitados déficits são observados tanto em pacientes sob medicação como em pacientes não medicados (Porter et al., 2003), em indivíduos mais jovens ou idosos (Purcell et al., 1997), ou em diferentes níveis de gravidade da depressão.

Embora seja estabelecido que a depressão cursa com comprometimentos cognitivos, como apontado, evidências recentes vêm demonstrando que esses comprometimentos persistem durante a remissão clínica (Austin et al., 2001) e encontram-se relacionados a vulnerabilidade a maiores episódios, bem como cronificação da depressão (Papazacharias e Nardini, 2012; Gotlib e Joormann, 2010). Na medida em que as dificuldades cognitivas em pacientes deprimidos são consistentes e preditoras de pior qualidade de vida e desempenho funcional (Kennedy et al., 2001), torna-se importante a proposição de intervenções, como a reabilitação neuropsicológica (RN), que tenham como objetivo

Capítulo 9 | Reabilitação Neuropsicológica na Depressão

evitar e/ou minimizar a deterioração cognitiva nesse grupo clínico, bem como propiciar a esses pacientes a recuperação e/ou otimização de suas habilidades funcionais.

Reabilitação neuropsicológica nos transtornos psiquiátricos

Segundo a Organização Mundial da Saúde (OMS), os processos de reabilitação têm como objetivo possibilitar que os pacientes atinjam o maior nível possível de adaptação física, psicológica e social, abarcando, portanto, todas as medidas que pretendam reduzir o impacto da inabilidade e condições de desvantagem, permitindo que as pessoas com alguma deficiência/incapacidade atinjam um nível adequado de integração social. Nessa perspectiva, a RN é um processo ativo que visa capacitar pessoas com déficits cognitivos causados por lesões adquiridas ou transtornos do desenvolvimento, no caso os psiquiátricos, para que elas adquiram satisfatório funcionamento social, físico e psíquico (Wilson, 2005). Segundo Wilson (2004), a RN consiste na proposição de esforços para melhorar a funcionalidade e a qualidade de vida de portadores de doenças neurológicas e psiquiátricas. Para tanto, são empregadas técnicas psicológicas, cognitivas e comportamentais, a fim de recuperar ou minimizar os efeitos de déficits cognitivos, de modo que os pacientes encontrem meios adequados e alternativos para alcançar metas funcionais específicas (Ben-Yishay, 2008). Historicamente, a RN esteve intrinsecamente relacionada ao campo das lesões adquiridas. Seus principais avanços foram, inicialmente, determinados pela sobrevivência dos soldados com lesões cerebrais decorrentes da Primeira e da Segunda Guerras Mundiais; e, de maneira mais recente, inúmeros estudos têm sido desenvolvidos no campo dos transtornos psiquiátricos (Balanzá-Martínez et al., 2010; Loschiavo-Alvares et al., 2013; Loschiavo-Alvares e Neves, 2014).

Conforme Prigatano (1999) e Wilson (2002), a intervenção em RN deve ser compreendida de uma maneira mais ampla, a partir de referências à pessoa no seu contexto e em suas relações. Para o estabelecimento de uma intervenção em RN, a avaliação do perfil de processos neuropsicológicos comprometidos e preservados é uma condição necessária, devendo estar sempre aliada à mensuração do impacto das deficiências cognitivas no cotidiano do indivíduo. Nessa perspectiva, torna-se viável o emprego de avaliações que mensurem de maneira objetiva a funcionalidade/desempenho do indivíduo nas suas tarefas cotidianas, uma vez que uma intervenção pode apenas ser implementada com base no nível de função individual, da extensão do desempenho nas atividades (Arthanat et al., 2004). Assim, mais que um procedimento diagnóstico, a avaliação da funcionalidade é a primeira etapa da intervenção. Esta deve ser designada para identificação e quantificação de possíveis problemas e determinação de potencialidades, visando tanto o delineamento adequado de um plano terapêutico como a delimitação de ferramentas para a avaliação da eficácia da intervenção.

Nessa perspectiva, uma das tarefas mais relevantes em qualquer programa de reabilitação/intervenção é a identificação de problemas cotidianos, portanto funcionais (Loschiavo-Alvares et al., 2011). Desde 1990, tem se observado mais ênfase no desenvolvimento e no emprego de medidas funcionais em programas de intervenção como medidas de eficácia (Mcmillan e Sparkes, 1999). Conforme explicitado anteriormente, o emprego de testes cognitivos padronizados é de extrema relevância. Entretanto, cabe ao profissional da área compreender que eles respondem a perguntas específicas relacionadas ao funcionamento global do sujeito em comparação aos seus pares etários, inteligência geral, se os déficits podem ser explicados por alterações de natureza sensorial, quadros psiquiátricos e, por fim, qual é o perfil cognitivo de forças e fraquezas apresentado pelo paciente (Wilson, 2011). Nesse sentido, informações oriundas desses testes contribuem para a construção de um perfil de fraquezas e de potencialidades que necessitam ser analisadas e complementadas à luz de avaliações funcionais, que explicitam como esses problemas impactam o cotidiano do indivíduo (Wilson, 2002). Assim, a partir da avaliação da funcionalidade, o profissional encontrará respostas às questões relativas à manifestação das dificuldades cognitivas na rotina do paciente, além do impacto do comprometimento funcional. A RN abarca ainda como o paciente enfrenta e gerencia os problemas cotidianos, quais são as estratégias que mais se adequariam às demandas funcionais, além da análise da atividade, por meio da qual o profissional apreenderá as demandas cognitivas necessárias ao desempenho funcional do paciente. Enfim, o emprego de avaliações funcionais tem papel relevante na delimitação de um acurado perfil de funcionamento individual, incluindo os aspectos cognitivos, emocionais, sociais e interpessoais (Sohlberg e Mateer, 2001).

Nesse sentido, a Classificação Internacional de Funcionalidade (CIF) ocupa importante papel para a classificação dos déficits cognitivos, com base na manifestação e na severidade destes no desempenho funcional do indivíduo (Arthanat et al., 2004). O objetivo do modelo da CIF é classificar todos os aspectos de saúde, bem como estados a eles relacionados. Sua estrutura classifica aspectos da saúde que vão desde a visão biológica, individual, até a perspectiva social. Integra, dessa maneira, os modelos biomédicos, social, criando, assim, um modelo biopsicossocial. A informação é organizada em duas áreas, sendo a primeira funcionalidade e incapacidade e a segunda, fatores contextuais. A primeira se subdivide em estruturas corporais e funções e atividade e participação, enquanto a outra, em fatores ambientais e pessoais, conforme explicitado na Figura 9.1.

Essa classificação propõe definições operacionais padronizadas dos domínios da saúde e dos domínios relacionados a ela em contraste com as definições correntes de saúde. Essas definições descrevem os atributos essenciais de cada domínio (p. ex., qualidades, propriedades e relações) e contêm informações sobre o que cada domínio inclui ou exclui. As definições contêm pontos de referência usualmente utilizados na avaliação, de maneira que podem ser facilmente transformadas para serem utilizadas em questionários. Para tanto, é utilizado um sistema alfanumérico no qual as letras *b*, *s*, *d* e *e* são utilizadas para indicar funções do corpo, estruturas do corpo, atividades e participação e fatores ambientais, conforme especificado na Tabela 9.1. As supracitadas letras são seguidas por um código numérico que começa com o número do capítulo (um dígito), seguido pelo segundo nível (dois dígitos) e o terceiro e quarto níveis (um dígito cada). Todos os componentes classificados na CIF (funções e estruturas do corpo, atividades e participação e fatores ambientais) são quantificados por meio da mesma escala genérica. Um problema pode significar uma deficiência, limitação, restrição ou barreira, dependendo do constructo. De modo geral, são utilizadas classes amplas de percentagens para classificação, sendo 0 = nenhum problema (presente até 4% do tempo), 1 = problema leve (presente de 5% a 24% do tempo), 2 = problema moderado (presente de 25% a 49% do tempo), 3 = problema grave (presente de 50% a 95% do tempo) e 4 = problema completo (presente de 96% a 100% do tempo), existindo ainda as categorias 8 = problema não especificado e 9 = não aplicável (OMS, 2004).

Figura 9.1

Modelo da CIF.

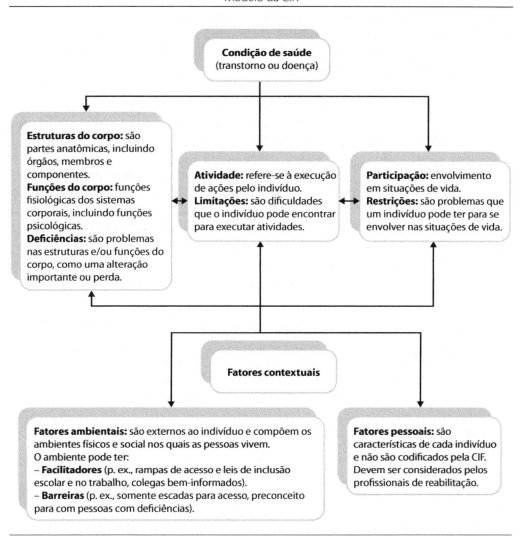

Fonte: Adaptada de OMS (2004).

Considerando-se que a CIF engloba 1.454 aspectos relativos à funcionalidade das pessoas, houve a proposta de criação de *core sets*, ou seja, conjunto de itens-chave que descreve de maneira típica a funcionalidade das pessoas com determinada condição

Seção II – *Tratamento clínico e dos aspectos cognitivos dos transtornos de humor*

de saúde (Riberto, 2011). O projeto dos *core sets* da CIF tem como objetivo selecionar as categorias a partir da classificação completa que atuem como padrões mínimos para a avaliação e a documentação da funcionalidade e da saúde (Riberto, 2011).

Para várias condições de saúde, particularmente no que tange os transtornos psiquiátricos (Balestrieri et al., 2013), já foram estabelecidos *core sets* tanto abrangentes como resumidos para depressão, esquizofrenia, transtorno do déficit de atenção e hiperatividade, transtorno afetivo bipolar e autismo. Os *core sets* abrangentes destinam-se a guiar a avaliação multiprofissional em pacientes com determinada condição de saúde, como nas condições suprarreferenciadas. Dada a amplitude de aspectos selecionados, que podem inclusive ultrapassar a habilidade de um profissional de saúde, ressalta-se a necessidade de as categorias do *core set* abrangente serem divididas e avaliadas por diferentes membros da equipe multiprofissional, conforme suas formações de base. Já o *core set* resumido para uma condição específica abarca o menor número possível de categorias, garantindo-se, entretanto, a representação da vasta miríade de problemas na funcionalidade de pacientes com uma condição específica. Estes, segundo Cieza et al. (2004) e Riberto (2011), têm um compromisso com a praticidade na aplicação e, a princípio, poderiam ser aplicados por qualquer profissional de saúde, desde que adequadamente treinado. Para o emprego da CIF e seus *core sets* enquanto um instrumento de avaliação, a Organização Mundial de Saúde (OMS) recomenda que a cada categoria seja associado um qualificador que reflita o impacto da condição de saúde sobre aquele aspecto específico da funcionalidade, conforme já mencionado.

A fim de exemplificar o exposto, na Tabela 9.1 estão descritos os itens selecionados para os *core sets* abrangente e resumido de depressão, conforme Cieza et al. (2004).

Tabela 9.1

Categorias dos componentes funções do corpo, atividades e participação, e fatores ambientais selecionadas para o *core set* abrangente da CIF para depressão (as categorias destacadas em negrito pertencem ao *core set* resumido da CIF para essa condição de saúde).

Funções do corpo		
Código da categoria		Título da categoria
b117		Funções intelectuais
b126		Funções do temperamento e personalidade
	b1260	Extroversão
	b1261	Amabilidade
	b1262	Responsabilidade
	b1263	**Estabilidade psíquica**
	b1265	**Otimismo**
	b1266	Segurança

(*continua*)

Tabela 9.1
Categorias dos componentes funções do corpo, atividades e participação, e fatores ambientais selecionadas para o *core set* abrangente da CIF para depressão (as categorias destacadas em negrito pertencem ao *core set* resumido da CIF para essa condição de saúde). (*Continuação*)

Funções do corpo		
Código da categoria		Título da categoria
b130		Função das energias e dos impulsos
	b1300	**Nível de energia**
	b1301	**Motivação**
	b1302	**Apetite**
	b1304	Controle dos impulsos
b134		Funções do sono
	b1340	Quantidade de sono
	b1341	Início do sono
	b1342	Manutenção do sono
	b1343	Qualidade do sono
	b1344	Funções que envolvem o ciclo do sono
b140		**Funções da atenção**
b144		Funções da memória
b147		**Funções psicomotoras**
b152		Funções emocionais
	b1520	Adequação da emoção
	b1521	**Regulação da emoção**
	b1522	**Amplitude da emoção**
b160		Funções do pensamento
	b1600	Fluxo do pensamento
	b1601	Forma do pensamento
	b1602	Conteúdo do pensamento
	b1603	Controle do pensamento
b164		Funções cognitivas de nível superior
	b1641	Organização e planejamento
	b1642	Gestão do tempo
	b1644	Autoconhecimento
	b1645	Julgamento

(*continua*)

Seção II – *Tratamento clínico e dos aspectos cognitivos dos transtornos de humor*

Tabela 9.1		
Categorias dos componentes funções do corpo, atividades e participação, e fatores ambientais selecionadas para o *core set* abrangente da CIF para depressão (as categorias destacadas em negrito pertencem ao *core set* resumido da CIF para essa condição de saúde). (*Continuação*)		
Funções do corpo		
Código da categoria		Título da categoria
b180		Funções de experiência pessoal e do tempo
	b1800	Experiência pessoal
	b1801	Imagem do corpo
b280		Sensação de dor
b460		Sensações associadas às funções cardiovasculares e respiratórias
b530		Funções de manutenção do peso
b535		Sensações associadas ao aparelho digestivo
b640		Funções sexuais
b780		Sensações relacionadas com os músculos e as funções do movimento
Atividades e participação		
d110		Observar
d115		Ouvir
d163		**Pensar**
d166		Ler
d175		**Resolver problemas**
d177		**Tomar decisões**
d210		Realizar uma única tarefa
d220		Realizar tarefas múltiplas
d230		Realizar a rotina diária
	d2301	**Gerir a rotina diária**
	d2302	Concluir a rotina diária
	d2303	**Gerir o seu próprio nível de atividade**
d240		**Lidar com o estresse e outras exigências psicológicas**
d310		Comunicar e receber mensagens orais
d315		Comunicar e receber mensagens não verbais
d330		Falar
d335		Produzir mensagens não verbais
d350		**Conversação**
d355		Discussão

(*continua*)

Capítulo 9 ‖ Reabilitação Neuropsicológica na Depressão

Tabela 9.1
Categorias dos componentes funções do corpo, atividades e participação, e fatores ambientais selecionadas para o *core set* abrangente da CIF para depressão (as categorias destacadas em negrito pertencem ao *core set* resumido da CIF para essa condição de saúde). (*Continuação*)

Atividades e participação		
Código da categoria		**Título da categoria**
d470		Utilização de transporte
d475		Conduzir
d510		**Lavar-se**
d520		Cuidar de partes do corpo
d540		Vestir-se
d550		Comer
d560		Beber
d570		**Cuidar da própria saúde**
d620		Aquisição de bens e serviços
d630		Preparar refeições
d640		Realizar tarefas domésticas
d650		Cuidar dos objetos da casa
d660		Ajudar os outros
d710		Interações interpessoais básicas
d720		Interações interpessoais complexas
d730		Relacionamento com estranhos
d750		Relacionamento sociais informais
d760		**Relacionamentos familiares**
d770		**Relacionamentos íntimos**
d830		Educação de nível superior
d845		**Obter, manter e sair de um emprego**
d850		Trabalho remunerado
d860		Transações econômicas básicas
d865		Transações econômicas complexas
d870		Autossuficiência econômica
d910		Vida comunitária
d920		Recreação e lazer
d930		Religião e espiritualidade
d950		Vida política e cidadania

(*continua*)

Seção II – *Tratamento clínico e dos aspectos cognitivos dos transtornos de humor*

Tabela 9.1

Categorias dos componentes funções do corpo, atividades e participação, e fatores ambientais selecionadas para o *core set* abrangente da CIF para depressão (as categorias destacadas em negrito pertencem ao *core set* resumido da CIF para essa condição de saúde). (*Continuação*)

Fatores ambientais		
Código da categoria		Título da categoria
	e1101	Medicamentos
e165		Bens
e225		Clima
e240		Luz
e245		Mudanças relacionadas com o tempo
e250		Som
e310		**Família próxima**
e320		**Amigos**
e325		**Conhecidos, pares, colegas, vizinhos e membros da comunidade**
e330		Pessoas em posição de autoridade
e340		Prestadores de cuidados pessoais e assistentes pessoais
e355		**Profissionais de saúde**
e360		Outros profissionais
e410		**Atitudes individuais de membros da família próxima**
e415		**Atitudes individuais de membros da família alargada**
e420		**Atitudes individuais de amigos**
e425		Atitudes individuais de conhecidos, pares, colegas, vizinhos e membros da comunidade
e430		Atitudes individuais de pessoas em posições de autoridade
e440		Atitudes individuais de prestadores de cuidados pessoais e dos assistentes pessoais
e450		**Atitudes individuais de profissionais de saúde**
e455		Atitudes individuais de outros profissionais
e460		Atitudes sociais
e465		Normas, práticas e ideologias sociais
e525		Serviços, sistemas e políticas relacionados com a habitação
e570		Serviços, sistemas e políticas relacionados com a segurança social
e575		Serviços, sistemas e políticas relacionados com o apoio social geral
e580		**Serviços, sistemas e políticas relacionados com a saúde**
e590		Serviços, sistemas e políticas relacionados com o trabalho e o emprego

Fonte: Desenvolvida pela autoria do capítulo.

A avaliação da funcionalidade, especificamente a recomendação para o emprego da CIF, faz parte das atualizações propostas no modelo de reabilitação neuropsicológica, inicialmente delineado para as lesões encefálicas adquiridas, publicado por Wilson em 2002. Loschiavo-Alvares et al. (2018) propuseram a adaptação do modelo de 2002 considerando as especificidades dos transtornos psiquiátricos. O novo modelo clínico de RN aplicada às condições psiquiátricas, apresentado na Figura 9.2, compreende quatro grandes áreas: a primeira engloba os fatores específicos do indivíduo; a segunda e a terceira abarcam considerações do diagnóstico e teóricas; e a quarta abrange o indivíduo, a família, os sistemas e contextos nos quais estão inseridos e as características individualizadas do processo de reabilitação.

Figura 9.2

Modelo de reabilitação neuropsicológica aplicado aos transtornos psiquiátricos.

Considerações do indivíduo
– **História clínica:** idade de início do transtorno, número de hospitalizações, histórias familiar e do desenvolvimento, uso de substâncias e risco de suicídio.
– **História do impacto da condição de saúde e possíveis efeitos na RN:** estigma, experiências de insucesso, baixa autoestima, crenças negativas e estilos de enfrentamento.
– **Personalidade e estilos de vida:** *status* funcional, fornecido pela CIF.
– **Perfil neuropsicológico observado:** avaliação neuropsicológica.
– **Fatores psicológicos:** como ansiedade, humor e estilos de *coping*.

Considerações do diagnóstico
– **Influências biológicas:** considerando-se a neuroprogressão e a carga alostática.
– **Intervenção farmacológica:** impacto no humor e na cognição.
– **Perfil neuropsicológico expectado:** em comparação com a avaliação neuropsicológica.
– **Prognóstico global:** considerando-se o acima exposto, qual é o prognóstico do paciente?

Considerações teóricas
– **Modelos de referência:** neuropsicológico, comportamental, cognitivo-comportamental, sistêmico.
– **Abordagem científica:** reabilitação deve ser sempre baseada em evidências, adotando-se fundamentação científica na avaliação e proposição de novas intervenções.
– **Foco da intervenção:** considerando-se as especificidades de cada caso, pode ser um dos seguintes ou a combinação deles: restauração da função e/ou encorajamento da reorganização neuroanatômica, uso de habilidades residuais de forma mais eficiente, busca de caminhos alternativos, modificações ambientais.

PACIENTE

Família e os contextos e sistemas (saúde, educação, laboral etc.)

– **Processo de reabilitação:** envolve a determinação de instrumentos de avaliação da eficácia da intervenção, processo de estabelecimento de metas com paciente, família, implementação da RN e constante monitoramento da evolução desta com as revisões e atualizações periódicas, conforme evoluções e/ou novas demandas e metas.

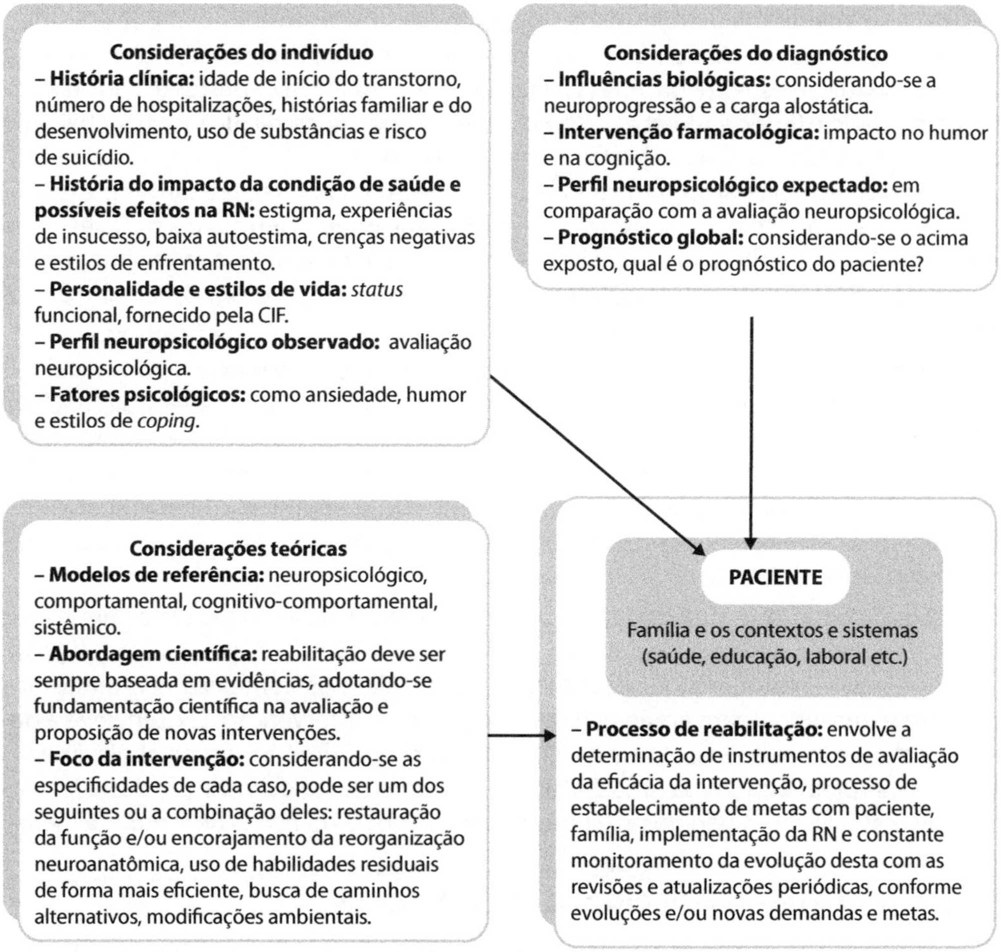

Fonte: Adaptada de Loschiavo-Alvares et al., 2018.

Seção II – *Tratamento clínico e dos aspectos cognitivos dos transtornos de humor*

A primeira grande área, destinada às considerações acerca do indivíduo, abarca a história clínica, que, por sua vez, compreende a idade de início do transtorno, número de hospitalizações, histórias familiar e do desenvolvimento, uso de substâncias e risco de suicídio. Fazem parte também a história do impacto da condição de saúde e possíveis efeitos na RN, a se considerar o estigma, experiências de insucesso, baixa autoestima, crenças negativas e estilos de enfrentamento, além da personalidade e estilos de vida, o *status* funcional, fornecido pela CIF, o perfil neuropsicológico observado, por meio da avaliação neuropsicológica, e fatores psicológicos, como ansiedade, humor e estilos de *coping*.

As considerações do diagnóstico açambarcam as influências biológicas, a intervenção farmacológica e suas consequências diretas na cognição, o perfil neuropsicológico esperado e o prognóstico geral. Acerca das influências, um conceito de grande valia é o de neuroprogressão, ou seja, a reorganização patológica do sistema nervoso central ao longo do curso de transtornos mentais graves (Gama et al., 2013). Já é corroborada na depressão a alteração da reatividade do substrato neural por episódios repetidos de alteração de humor, promovendo uma religação cerebral que aumenta a vulnerabilidade ao estresse da vida (Vieta et al., 2012). Assim, é importante considerar a "carga alostática" (Kapczinski et al., 2008), isto é, a capacidade de alcançar estabilidade por meio da mudança. Em conjunto, esses estudos sugerem declínio cognitivo, neurológico e psicossocial relacionado ao estresse em pessoas com os transtornos psiquiátricos, no caso em questão a depressão. Sabendo-se que os efeitos fisiológicos do estresse são neurotóxicos e causam o declínio cognitivo ao longo do tempo, é muito importante considerar todas as variáveis clínicas para estabelecer, então, o prognóstico global, em relação à reabilitação neuropsicológica.

Já as considerações teóricas englobam os modelos de referência (neuropsicológico, comportamental, cognitivo-comportamental, sistêmico), a abordagem científica da reabilitação, que deve sempre ter por base evidências, e o foco da intervenção, que conforme as especificidades de cada caso podem ser um dos seguintes ou a combinação deles: restauração da função e/ou encorajamento da reorganização neuroanatômica, uso de habilidades residuais de modo mais eficiente, busca de caminhos alternativos, modificações ambientais.

O profissional que atua em RN, no processo de construção do seu raciocínio clínico para a intervenção, a partir dos fatores englobados nas três áreas supracitadas, passa então a avaliar e compreender o paciente, sua família e os contextos e sistemas nos quais estão inseridos, para então delinear seu plano de intervenção. Este envolve a determinação de instrumentos de avaliação da eficácia da intervenção, estabelecimento de metas, implementação da RN e constante monitoramento da evolução desta com as revisões e atualizações periódicas, conforme evoluções e/ou novas demandas e metas.

Reabilitação neuropsicológica na depressão

No que concerne às mais recentes publicações na área, a RN aplicada à depressão tem sido consistentemente indicada, e estudos mais recentes, ressaltando-se o de

Pryamvada et al. (2015), apontaram a reabilitação como uma ferramenta útil e funcionalmente significativa para melhora das incapacidades cognitivas e funcionais na depressão. O *n* dessa investigação foi composto de 30 pacientes, avaliados no pré-intervenção, no pós-intervenção e no *follow-up*, período de 3 meses após a integralização da RN. O programa de intervenção foi composto de 15 sessões, divididas em 7 de atenção e concentração e 8 para reabilitação da memória. No primeiro bloco, foram empregadas estratégias e tarefas específicas para estimulação da atenção e da concentração, como: estímulos para ativação, orientação a estímulos auditivos e visuais, tarefas de discriminação, concentração, controle mental, atenção imediata e treinamento de resistência a interferências. Nas sessões destinadas à reabilitação da memória, foram usados exercícios e repetições contextualmente relevantes, estratégias mnemônicas, pareamento de estímulos, técnicas de recapitulação mental, organização verbal e elaboração semântica (método PQRST), dispositivos e suportes externos e adaptação ambiental. Nas medidas pré-intervenção, pós-intervenção e *follow-up* empregadas, foi evidenciada uma melhora significativa na atenção e na memória, com ganhos relatados inclusive nas esferas ocupacionais.

Diante do exposto neste capítulo, considerando o comprometimento cognitivo como preditor substancial de maior funcionalidade e qualidade de vida em pacientes com depressão, fazem-se particularmente necessárias abordagens de intervenção que tenham como fim o incremento de habilidades cognitivas visando ganhos consequentes no desempenho funcional. Nesse contexto, enquadra-se a RN como uma importante ferramenta terapêutica, que tem por objetivos a maximização das funções cognitivas, por meio do bem-estar psicossocial, e o aprimoramento de habilidades necessárias para o desempenho funcional de atividades básicas e instrumentais da vida diária e do relacionamento social (Loschiavo-Alvares et al., 2013; Loschiavo-Alvares et al., 2018).

Referências bibliográficas

- American Psychiatric Association (APA). Manual diagnóstico e estatístico de transtornos mentais: DSM-5. 5. ed. Porto Alegre: Artmed; 2014.
- Arthanat S, Nochajski SM, Stones J. The international classification of functioning, disability and health and its application to cognitive disorders. Disability and Rehabilitation. 2004;26:235-45.
- Austin MP, Mitchell P, Goodwin GM. Cognitive deficits in depression: possible implications for functional neuropathology. British Journal of Psychiatry. 2001:200-6.
- Balanzá-Martínez V, Selva G, Martíbez-Arán A et al. Neurocognition in bipolar disorders: a closer look at comorbidities and medications. European Journal of Pharmacology. 2010:87-96.
- Balestrieri M, Isola M, Bonn R et al. Validation of the Italian version of Mini-ICF-APP, a short instrument for rating activity and participation restrictions in psychiatric disorders. Epidemiology and Psychiatric Sciences. 2013:81-91.
- Barros MBA, Lima MG, Azevedo RCS et al. Depressão e comportamentos de saúde em adultos brasileiros: PNS 2013. Rev Saúde Pública. 2017;(Supl 1):8s.
- Ben-Yishay Y. Foreword. Neuropsychological Rehabilitation. 2008:513-21.
- Blas E, Kurup AS. Equity, social determinants and public health programmes. Geneva: WHO; 2010.

Seção II – *Tratamento clínico e dos aspectos cognitivos dos transtornos de humor*

Cieza A et al. ICF core sets for depression. J Rehabil Med. 2004;(Suppl 44):128-34.

Corrigan PW, Mueser KT, Drake RE, Solomon P. The principles and practice of psychiatric rehabilitation: an empirical approach. New York: Guilford; 2010.

Daskalopoulou M, George J, Walters K et al. Depression as a risk factor for the initial presentation of twelve cardiac, cerebrovascular, and peripheral arterial diseases: data linkage study of 1.9 million women and men. PLoS One. 2016;11(4):e0153838.

Etkin A, Gyurak A, O'Hara R. A neurobiological approach to the cognitive deficits of psychiatric disorders. Dialogues in Clinical Neuroscience. 2013;15:419-29.

Friedrich MJ. Depression Is the Leading Cause of Disability Around the World. JAMA. 2017 Apr 18;317(15):1517. doi: 10.1001/jama.2017.3826. PMID: 28418490.

Gama CS, Kunz M, Magalhães PVS, Kapczinski F. Staging and neuroprogression in bipolar disorder: a systematic review of the literature. Revista Brasileira de Psiquiatria. 2013;35:70-4.

Gotlib IH, Joormann J. Cognition and depression: current status and future directions. Annu Rev Clin Psychol. 2010;6:285-312.

Kalska H, Pesonen U, Lehikoinen S et al. Association between neurocognitive impairment and the short allele of the 5-HTT promoter polymorphism in depression: a pilot study. Psychiatry Journal. 2013;849346:1-6.

Kapczinski F, Vieta E, Andreazza AC et al. Allostatic load in bipolar disorder: implications for pathophysiology and treatment. Neuroscience and Biobehavioral Reviews. 2008;32:675-92.

Kennedy SH, Eisfeld BS, Cooke RG. Quality of life: an important dimension in assessing the treatment of depression? Journal of Psychiatry and Neuroscience. 2001;26(Suppl S):23-8.

Loschiavo-Alvares FQ, Fish J, Wilson BA. Applying the comprehensive model of neuropsychological rehabilitation to people with psychiatric conditions. Clinical Neuropsychiatry. 2018;15(2):83-93.

Loschiavo-Alvares FQ, Neves FS. Efficacy of neuropsychological rehabilitation applied for patients with bipolar disorder. Psychology Research. 2014;10:779-91.

Loschiavo-Alvares FQ, Sediyama CYN, Neves FS et al. Neuropsychological rehabilitation for bipolar disorder: a single case design. Translational Neuroscience. 2013;4:1-8.

Loschiavo-Alvares FQ, Sediyama CYN, Rivero TS et al. Tools for efficacy's assessment of neuropsychological rehabilitation programs. Clinical Neuropsychiatry. 2011;8(3):1-11.

McMillan T, Sparkes C. Goal planning and neurorehabilitation: the Wolfson Neurorehabilitation Centre approach. Neuropsychological Rehabilitation. 1999;9:241-51.

Organização Mundial da Saúde (OMS). Classificação internacional de funcionalidade, incapacidade e saúde (CIF). Lisboa, Portugal: Direcção Geral da Saúde; 2004.

Papazacharias A, Nardini M. The relationship between depression and cognitive deficits. Psychiatr Danub. 2012;24(Suppl 1):S179-82.

Porter RJ, Gallagher P, Thompson JM, Young AH. Neurocognitive impairment in drug-free patients with major depressive disorder. British Journal of Psychiatry. 2003;182:214-20.

Prigatano G. Principles of neuropsychological rehabilitation. New York: Oxford University Press; 1999.

Priyamvada R, Ranjan R, Chaudhury S. Cognitive rehabilitation of attention and memory in depression. Industrial Psychiatry Journal. 2015;24(1):48-53.

Purcell R, Maruff P, Kyrios M, Pantelis C. Neuropsychological function in young patients with unipolar major depression. Psychological Medicine. 1997;27:1277-85.

- Riberto M. Core sets da Classificação Internacional de Funcionalidade, Incapacidade e Saúde. Rev Bras Enferm. 2011;64(5):938-46.

- Silverstein SM, Wilkniss SM. At issue: the future of cognitive rehabilitation of schizophrenia. Schizophrenia Bulletin. 2004;30:679-92.

- Sohlberg M, Mateer CA. Cognitive rehabilitation: an integrative neuropsychological approach. New York: Guilford Press; 2001.

- Vieta E, Popovic D, Rosa AR et al. The clinical implications of cognitive impairment and allostatic load in bipolar disorder. European Psychiatry. 2012;28:21-9.

- Whiteford HA, Degenhardt L, Rehm J et al. Global burden of disease attributable to mental and substance use disorders: findings from the Global Burden of Disease Study 2010. Lancet. 2013;382(9904):1575-86.

- Wilson B. Neuropsychological rehabilitation: theory and practice. Lisse: Swits & Zeitlinger; 2005.

- Wilson B. Theoretical approaches to cognitive rehabilitation. In: Goldestein LH, Mcneil JE, editors. Clinical neuropsychology: a practical guide to assessment and management for clinicians. Wiley: Chichester; 2004.

- Wilson BA. Reabilitação da memória: integrando teoria e prática. Porto Alegre: Artmed; 2011.

- Wilson BA. Toward a comprehensive model of cognitive rehabilitation. Neuropsychological Rehabilitation. 2002;12:97-110.

10

Tratamento Farmacológico do Transtorno Afetivo Bipolar e a Cognição

Alexandre Duarte Gigante
Gilmara Peixoto Rister
Teng Chei Tung

O transtorno afetivo bipolar TAB é um transtorno mental crônico, caracterizado pela presença de episódios recorrentes de alteração acentuada e duradoura do humor, associada a prejuízos funcionais importantes. É um transtorno de apresentação heterogênea, pois o número, o tipo, a duração e a gravidade dos episódios são variáveis para cada paciente em particular. O tratamento farmacológico é indicado para todos os pacientes e seus objetivos principais são: 1) o tratamento dos episódios agudos, que são recorrentes e podem ser depressivos ou maníacos e terem ou não características mistas; 2) a prevenção de novos episódios de alteração do humor; 3) o tratamento dos sintomas residuais; e 4) a prevenção da progressão da doença que, comprovadamente, ocorre em uma parcela dos pacientes e está associada a déficits cognitivos progressivos, maior número de episódios, incapacidade funcional e diminuição do tamanho de algumas áreas do cérebro.

Em geral, o tratamento farmacológico tem início durante um episódio agudo, quando o sofrimento, a incapacitação e os problemas associados aos sintomas presentes naquele episódio resultam na procura por auxílio médico. O tratamento farmacológico é escolhido de acordo com o diagnóstico do episódio atual, que poderá ser um episódio de mania, de hipomania e de depressão; quando ocorre a remissão dos sintomas agudos, tem início o tratamento de manutenção. Nos quadros agudos, o clínico deve avaliar se existem sintomas mistos, ou seja, a presença de sintomas tanto do polo depressivo quanto do polo maníaco no mesmo episódio, pois isso influencia na escolha do tratamento. Além disso, o conhecimento do

Seção II – *Tratamento clínico e dos aspectos cognitivos dos transtornos de humor*

histórico do paciente é muito importante, pois características prévias ao episódio atual, como a presença de ciclagem rápida, número e tipo de episódios e resposta medicamentosa anterior, também podem influenciar na escolha dos medicamentos. De preferência, deve-se escolher o tratamento para o episódio agudo que tenha também boa eficácia e tolerabilidade/segurança no tratamento de manutenção, pois é indicado que se dê preferência por manter o tratamento farmacológico utilizado na fase aguda. Tratamentos que demonstraram eficácia em todo o espectro do TAB devem ser tentados antes de tratamentos que se mostraram eficazes em apenas uma fase específica (Yatham et al., 2018).

Como o TAB é uma doença crônica e progressiva, o paciente deve ser orientado a fazer um acompanhamento regular e contínuo, e o médico não deve alimentar a expectativa de retirada das medicações que estabilizaram o quadro. É importante que o paciente esteja vinculado a um serviço de psiquiatria que o seguirá, se possível, durante a vida. Em geral, o tratamento pode ser ambulatorial, com consultas ao longo do ano, conforme o estado clínico do paciente. Enquanto não for possível atingir um estado persistente de eutimia, é importante que esse paciente seja avaliado no mínimo uma vez ao mês. Em momentos de crise, quando pode haver risco de suicídio, não aderência ao tratamento ou comportamentos francamente desorganizados ou auto/heteroagressivos, pode-se recorrer à internação hospitalar por períodos curtos de algumas poucas semanas. Durante o acompanhamento, uma forte aliança terapêutica é fundamental para melhorar a adesão ao tratamento. Nesse processo, os pacientes devem ser encorajados a participar do planejamento terapêutico e deve ser dada preferência para que sejam tomadas decisões de maneira compartilhada. É muito importante que os pacientes sejam educados quanto às características do transtorno e aprendam a reconhecer os episódios de alteração do humor no início para que se possa instituir precocemente a mudança no esquema terapêutico e assim contribuir para prevenir piora do quadro. Sempre que possível, membros da família devem ser inseridos no tratamento, pois, se orientados, podem ter papel importante no reconhecimento precoce dos episódios de humor e na promoção da aderência aos medicamentos. Além disso, devem ser educados para que tenham uma atitude que contribua para diminuir o estigma associado ao TAB. O acompanhamento psicológico individual é também indicado na maioria dos casos. Nas consultas, deve ser feito o monitoramento regular e contínuo de sintomas de humor e outras medidas relacionadas à recuperação individual do paciente, como sono, cognição, capacidade funcional e qualidade de vida. Para muitos pacientes, o registro diário de sintomas de humor por meio do uso de um diário de humor pode ajudar a identificar sinais de recidiva precoces, bem como a identificar as associações entre o humor e o tratamento ou aspectos do estilo de vida, como dieta, exercício e a presença de estresse.

A seguir, apresentamos os medicamentos indicados para o tratamento das diferentes fases do TAB (Tabela 10.1).

Capítulo 10 — Tratamento Farmacológico do Transtorno Afetivo Bipolar e a Cognição

Tabela 10.1

Medicamentos indicados para o tratamento dos episódios agudos de depressão e mania e para o tratamento de manutenção no TAB.

Medicamento	Mania	Depressão	Manutenção
Lítio	+++	++	+++
Quetiapina	+++	+++	+++
Valproato	+++	+	+++
Aripiprazol	+++	+	+++
Lamotrigina	---	+++	+++
Risperidona	+++	---	---
Risperidona (LA)	---	---	++
Paliperidona (VO)	+++	---	++
Lurasidona	---	+++	s. d.
Olanzapina	++	---	++
Carbamazepina	++	---	++
Oxcarbazepina (adj.)	+	---	s. d.
Ziprasidona	++	---	s. d.
Haloperidol	++	---	---

+++ = tratamentos de primeira linha; ++ = tratamentos de segunda linha; + = tratamentos de terceira linha; --- = sem indicação; s. d. = sem dados; LA = longa ação; VO = via oral; adj. = adjunto.

Fonte: Desenvolvida pela autoria do capítulo.

- **Lítio:** de modo geral, ainda é o principal medicamento indicado para o tratamento do TAB. É medicamento de primeira linha para o tratamento agudo da mania, da depressão e para o tratamento de manutenção (Yatham et al., 2018). Foi usado pela primeira vez em 1949, na Austrália, por John Cade (Cade, 1949). Desde 1954, por meio dos primeiros estudos de Mogens Schou, há evidências claras de que é um medicamento eficaz para o tratamento do TAB, o que foi confirmado ao longo dos anos por diversos estudos (Schou et al., 1954; Volkmann et al., 2020). Na mania, apresenta taxa de resposta em torno de 60% a 80%. No entanto, uma ação terapêutica completa pode demorar de 1 a 4 semanas. Em razão da latência para que sua ação ocorra, muitas vezes é necessário o uso associado de benzodiazepínicos ou antipsicóticos de segunda geração (ASG) no início do tratamento. Em pacientes que utilizam doses que atingem um nível sérico $\geq$ 0,8 mEq/L, há uma resposta mais evidente em relação ao placebo. Portanto, para o tratamento da mania e da depressão bipolar aguda, recomenda-se o uso de níveis terapêuticos entre 0,8 e 1,2 mEq/L. As evidências encontradas até o momento colocam esse medicamento como uma das primeiras escolhas para o tratamento de manutenção. Estudos clínicos têm demonstrado que parte dos pacientes bipolares (cerca de 1/3) têm ótima resposta ao lítio. Esses pacientes costumam ter episódios maníacos clássicos que cursam com elação e grandiosidade sem características mistas, ter poucos episódios prévios, ter poucos ou nenhum sintoma residual entre os episódios, ter história familiar de TAB, história familiar de resposta ao lítio, pouca presença de comorbidades e mantêm a capacidade funcional preservada entre os episódios (Rybakowski, 2014). A ausência dessas características pode causar a preferência por outros tratamentos entre aqueles considerados de primeira linha. Quanto aos pacientes com ciclagem rápida, o lítio se mostrou tão efetivo quanto o valproato, a olanzapina e a quetiapina (Fountoulakis et al., 2013). A presença de efeitos neurotróficos e neuroprotetores com o uso do lítio é uma das razões para colocá-lo entre os de primeira escolha em pacientes que estejam apresentando progressão clínica da doença. Evidências recentes vindas de estudos pré-clínicos têm demonstrado que o lítio age inibindo a GSK-3-beta, aumenta a produção do fator neurotrófico derivado do cérebro (em inglês, *brain-derived neurotrophic factor* – BDNF), diminui o estresse oxidativo e o estado pró-inflamatório (Won e Kim, 2017). Além disso, estudos observacionais têm relatado que o uso prolongado do lítio está associado a menor risco de demência de Alzheimer (Mauer et al., 2014), e estudos de neuroimagem têm identificado um aumento generalizado da substância cinzenta cerebral e em áreas cerebrais importantes para o controle dos transtornos do humor (Sun et al., 2018). Ademais, o lítio está associado a menores taxas de suicídio durante o tratamento de manutenção de longo prazo (Smith e Cipriani, 2017), o que é de suma importância em razão do alto risco de suicídio existente na população de pacientes com TAB. Aparentemente, apesar de eficaz na prevenção de ambos os tipos de episódios de humor, o lítio é moderadamente mais eficaz na prevenção de episódios de mania do que de episódios depressivos (Severus et al., 2014). Deve ser descontinuado progressivamente, pois a retirada abrupta está associada a maior chance de recorrência (Cavanagh et al., 2004). Evidências recentes indicaram que o uso de lítio está associado à prevenção de acidentes vasculares cerebrais e câncer (Lan et al., 2015; Huang et al., 2016). O lítio é totalmente absorvido pelo trato gastrointestinal, não se liga às proteínas plasmáticas e é excretado via renal sem ser metabolizado. Tem meia-vida de 18 horas. A sua dose terapêutica é variável e na maioria dos casos se encontra entre 600 e 1.800 mg/dia. A dose correta para cada paciente deve ser estabelecida pela dosagem sanguínea após um mínimo de 5 dias usando a mesma dose. A coleta para o exame deve ser feita pela manhã, 12 horas após a ingestão da dose noturna. O nível terapêutico adequado se encontra entre 0,6 e 1,5 mEq/L. Nas fases de depressão e mania aguda, é preferível que esteja entre 0,8 e 1,2 mEq/L. Na manutenção, é suficiente um nível sérico entre 0,6 e 1 mEq/L. É importante evitar doses tóxicas, pois sua ocorrência está associada ao maior risco de problemas renais no futuro (Bocchetta et al., 2015). Dosagens para estabelecer o nível sérico devem ser realizadas a cada aumento da dose e depois continuamente a cada 6 meses ou quando clinicamente indicadas. Os efeitos colaterais principais no curto prazo são os tremores de extremidades

(10% dos pacientes), náuseas, vômitos, diarreia (sintomas gastrointestinais são piores no início do tratamento e em aumentos rápidos da dose), dor abdominal, poliúria (70% dos pacientes em uso crônico), polidipsia, dermatites (acne, principalmente), fadiga, fraqueza muscular, prolongamento do intervalo QT e alterações benignas do ECG (inversão da onda T ou presença de ondas U). No longo prazo, podem ocorrer ganho de peso, hipotireoidismo (5% a 30%), diabetes *insipidus*, diminuição da taxa de filtração glomerular, nefropatia crônica túbulo-intersticial e hiperparatireoidismo. Avaliação laboratorial da função renal, tireoide e do cálcio sérico deve ser realizada no início do tratamento e a cada 6 meses. A hipercalcemia, quando presente, pode estar associada a sensação de fadiga, dor abdominal, constipação, nefrolitíase e dor nos ossos. Nessa circunstância, deve ser avaliada a presença de hiperparatireoidismo por meio da dosagem do hormônio da paratireoide (Meehan et al., 2018). Preocupação constante do clínico no tratamento de manutenção com o lítio é o risco de intoxicação, pois o nível terapêutico encontra-se próximo ao nível tóxico. Os sintomas de intoxicação são náuseas, vômitos, dor abdominal, ataxia, diarreia importante, tremores grosseiros, disartria e alterações do nível de consciência com confusão mental. Pode evoluir para coma e óbito. Uma das causas de intoxicação é a interação medicamentosa com anti-inflamatórios, diuréticos tiazídicos e alguns anti-hipertensivos, que podem elevar os níveis séricos do lítio.

- **Anticonvulsivantes:** os anticonvulsivantes têm um papel muito importante como medicamentos utilizados no tratamento do TAB.

  - **Valproato:** os primeiros estudos com o valproato no tratamento do TAB ocorreram no final dos anos 1980 (McElroy et al., 1989). Atualmente, existem diferentes preparações, que incluem diferentes quantidades de ácido valproico e valproato de sódio, sendo o divalproato de sódio o mais utilizado (combinação de 1:1 de cada substância). Os estudos com valproato têm demonstrado sua eficácia e o colocam como primeira linha para o tratamento da mania e para a prevenção no TAB, tanto para mania quanto para depressão; na depressão bipolar, também é indicado, mas é uma terapêutica de segunda linha, pois as evidências são menores (Yatham et al., 2018). O valproato é recomendado principalmente para pacientes com múltiplos episódios prévios, que apresentem predominância do humor irritável ou disfórico, que tenham comorbidade com abuso de substâncias e/ou ansiedade, apresentem sintomas mistos ou tenham história de trauma de crânio (Swann et al., 1997; Swann, 2001; Swann et al., 2002; Keck et al., 1998). Para ciclagem rápida não parece ser mais eficaz que o lítio, a olanzapina e a quetiapina (Fountoulakis et al., 2013). O pico plasmático é atingido em 2 a 4 horas, a meia-vida é de 6 a 16 horas e 90% se ligam às proteínas plasmáticas. Pode ser prescrito de 1 a 2 vezes ao dia, dependendo da preparação. Os níveis plasmáticos terapêuticos têm variação de 50 a 125 µg/mL e há correlação linear com a resposta clínica; deve ser solicitado no início do tratamento durante o ajuste até a dose mais indicada e depois a cada 6 meses ou se clinicamente indicado. A faixa terapêutica encontra-se entre 1.000 e 3.800 mg/dia. Acima de 45 µg/mL tem efeito antimaníaco e até 100 µg/mL costuma ser bem tolerado; na mania, é recomendado que o nível sérico fique entre 85 e 125 µg/mL. É metabolizado pelo citocromo P450 e não induz o próprio metabolismo. Principais efeitos colaterais incluem: náusea, vômitos, diarreia, gastrite (melhor com a apresentação entérica), tremores, ganho de peso, queda de cabelo, diminuição da agregação plaquetária, sedação, ovários policísticos e reações dermatológicas sérias, como a síndrome de Steven-Johnson (muito rara). Há risco de prejuízo hepático sério, principalmente nos primeiros 6 meses de uso, e é contraindicado em pacientes com patologia hepática preexistente. Muitos pacientes (44%) apresentam aumento transitório das enzimas hepáticas, o que pode ser algo benigno. No entanto, o paciente deve ser avisado se ocorrerem sintomas de fraqueza, letargia, edema, anorexia e vômitos para imediata avaliação dos riscos de lesão hepática, indicando a suspensão do medicamento se for esse o caso. O valproato deve ser contraindicado durante a gravidez, pois apresenta risco elevado de teratogenicidade, principalmente a ocorrência de defeitos do tubo neural, além de causar atraso do neurodesenvolvimento e perda de nove pontos no quociente de inteligência (QI) na criança avaliada aos 3 anos de idade (Jentink et al., 2010; Meador et al., 2009). Mulheres em idade reprodutiva devem ser avisadas e protegidas quanto a esse risco se estiverem em uso dessa medicação. No seguimento com valproato em mulheres, deve-se perguntar sobre a história menstrual para avaliar a presença da síndrome do ovário policístico. Para todos os pacientes, deve-se solicitar hemograma e testes de função hepática a cada 3 ou 6 meses no primeiro ano e depois anualmente como medida de segurança.

- **Lamotrigina:** é considerada medicação de primeira escolha para o tratamento da depressão bipolar e para o tratamento de manutenção em pacientes com TAB. As evidências indicam que a eficácia é maior para a prevenção de episódios depressivos, portanto a lamotrigina não é indicada como monoterapia em pacientes que apresentam episódios frequentes de mania (Yatham et al., 2018). Nos estudos que investigaram a eficácia para tratamento agudo de mania, não houve efeito superior ao do placebo (Yildiz et al., 2015). Para depressão bipolar, os primeiros estudos não encontraram uma resposta melhor que a do placebo (Calabrese et al., 2008), porém uma metanálise posterior evidenciou o efeito de melhora (Geddes et al., 2009). Outro estudo, em bipolares tipo II, encontrou taxas de resposta maiores para a lamotrigina quando comparadas às do placebo (Suppes et al., 2008). Um estudo em bipolares tipo I com ciclagem rápida não encontrou eficácia da lamotrigina no tratamento de manutenção desses pacientes (Calabrese et al., 2000). A lamotrigina é bem tolerada pela maioria dos pacientes e não favorece ganho de peso, além de não estar associada à presença de déficits cognitivos. Pode causar leve sedação, tonturas, cefaleia e diplopia. Mulheres em uso de anticoncepcionais devem ser avisadas sobre possível interação medicamentosa que pode comprometer a eficácia da lamotrigina. Além disso, 10% dos pacientes podem apresentar *rashs* cutâneos e, em 1:1000, essas alterações dermatológicas podem ser graves a ponto de causar a síndrome de Stevens-Johnson ou necrólise epidérmica tóxica, que pode ser fatal (Guberman et al., 1999). Todo paciente em uso da lamotrigina deve ser avisado previamente sobre a possibilidade de ocorrência do *rash* e orientado a se comunicar com o seu médico imediatamente para avaliar a necessidade de suspensão do medicamento. Essa reação está associada à velocidade de introdução da medicação, que deve ser feita lentamente para diminuir sua chance de ocorrência, iniciando com 25 mg/dia pelas duas primeiras semanas. Na terceira semana, aumenta-se para 50 mg/dia. A partir da quarta semana, pode ser aumentada em 25 a 50 mg a cada semana até a dose-alvo inicial de 200 mg/dia. Caso não haja resposta, a dose pode ser elevada até 500 mg/dia, seguindo-se a mesma velocidade de ajuste de 25 a 50 mg a cada semana. A necessidade de titulação demorada dificulta a indicação da lamotrigina em casos que demandem resposta antidepressiva mais rápida. Sua interação medicamentosa mais preocupante é com o valproato, que pode dobrar o nível sérico da lamotrigina quando usados concomitantemente.

▪ **Carbamazepina:** os primeiros estudos sobre a eficácia da carbamazepina no TAB datam de 1978 (Ballanger e Post, 1978). Esse medicamento é eficaz no tratamento da mania e no tratamento de manutenção, porém é considerado de segunda linha em razão dos efeitos colaterais graves que podem estar associados ao seu uso (Yatham et al., 2018). Há evidências de que a carbamazepina pode auxiliar no tratamento de pacientes bipolares com comorbidade de ansiedade, abuso de substâncias e histórico de trauma de crânio (Yatham et al., 2005). É rapidamente absorvida pelo trato gastrointestinal e atinge o pico plasmático em 4 a 6 horas; 75% a 90% se ligam a proteínas plasmáticas. Tem meia-vida de 13 a 17 horas e é metabolizada pelo citocromo P450, pela enzima CYP3A4. Além dos efeitos colaterais, outro problema é que a carbamazepina está associada a interações com diversos medicamentos, pois é indutora do citocromo P450. Dessa maneira, induz o seu próprio metabolismo, requerendo ajuste de dose após dois meses de iniciado o tratamento. Vários medicamentos podem ter seu metabolismo induzido pela carbamazepina, com diminuição dos seus níveis séricos, como os anticoncepcionais orais, a varfarina, o haloperidol, a teofilina, o valproato e os antidepressivos tricíclicos. A carbamazepina pode ter seu nível sérico aumentado se estiver associada a medicamentos que inibem o citocromo P450, como a fluoxetina, a cimetidina, a eritromicina, a isoniazida e os bloqueadores de canais de cálcio. Entretanto, pode ser diminuída pela associação com fenobarbital, fenitoína e primidona, que também induzem a metabolização pelo citocromo P450. Os efeitos colaterais no curto prazo incluem letargia, sedação, náuseas, tremores, ataxia, nistagmo e diplopia. No longo prazo, não costuma estar associada a ganho de peso importante. Preocupa a possibilidade de leucopenia ou trombocitopenia, que pode ser transitória e costuma melhorar com a diminuição da dose ou a retirada do medicamento. Entretanto, também existe o risco de evoluir para agranulocitose ou anemia aplástica, principalmente em idosos (Tohen et al., 1995). Recomenda-se que a carbamazepina seja interrompida se a contagem de leucócitos estiver igual ou abaixo de 3.000 células/mm^3. Outros efeitos colaterais pouco frequentes são a hiponatremia decorrente da secreção inapropriada do hormônio antidiurético, alterações na condução cardíaca, hepatite, hipotireoidismo e reações dermatológicas graves, como a síndrome de Stevens-Johnson. Durante o uso da carbamazepina, é necessária monitoração frequente, incluindo exames de contagem celular sanguínea (hemograma), nível sérico, dosagem sérica de sódio, avaliação hepática e da tireoide. Com relação ao nível sérico, não há correlação clara entre este e a eficácia terapêutica; seu monitoramento deve ocorrer para garantir que a medicação não está sendo administrada em nível tóxico e para checagem da aderência ao tratamento (Yatham et al., 2018).

Oxcarbazepina: as evidências para a oxcarbazepina não são conclusivas. Um estudo que investigou essa medicação como adjunta ao lítio não mostrou significância estatística (Vieta et al., 2008). Outro estudo não mostrou eficácia em monoterapia para a prevenção de depressão nem de mania (Vasudev et al., 2008). Dados de estudos abertos permitem que seja classificada como tratamento de terceira linha para mania aguda (Yatham et al., 2018). Mais estudos são necessários para investigar sua eficácia no tratamento de manutenção. Se indicada, deve ser iniciada com 300 mg, 2 vezes ao dia, e titulada para uma dose de até 1.200 a 2.400 mg/dia. Efeitos colaterais mais comuns são tonturas, diplopia, alterações gastrointestinais, fadiga e sonolência. Pode causar hiponatremia, geralmente nos três primeiros meses de uso. É indutora fraca das enzimas 3A3 e 3A4 e não causa interações medicamentosas significativas. Não tem tendência para causar anemia aplástica.

Antipsicóticos: os antipsicóticos de segunda geração (ASG) estão indicados para o tratamento da mania, da depressão e para o tratamento de manutenção, associados ao lítio ou ao valproato e também em monoterapia (Yatham et al., 2018). Seu uso tem se tornado cada vez mais popular nos últimos anos em consequência das novas evidências de eficácia no TAB. Alguns antipsicóticos de primeira geração (APG) também são eficazes para a mania e ainda são utilizados para o seu tratamento em casos especiais, como quando os ASG não estão disponíveis ou em casos refratários (Yatham et al., 2018). Os APG foram lentamente substituídos pelos ASG em razão do maior risco de discinesia tardia e da maior incidência de efeitos colaterais extrapiramidais que proporcionam. Nos casos em que chegam a ser considerados como opção de tratamento, o medicamento preferido é o haloperidol (Tohen e Vieta, 2009). No caso dos ASG, além de terem risco baixo para discinesia tardia e causarem menos efeitos extrapiramidais, eles também são fáceis de usar, a dosagem é flexível e, para alguns deles, a eficácia foi comprovada para diferentes fases do TAB. São em geral seguros, não estão associados ao risco de intoxicação grave em doses próximas às da faixa terapêutica, como no caso do lítio, e apresentam menos problemas de teratogenicidade quando comparados com valproato e carbamazepina. Entretanto, estão fortemente associados ao desenvolvimento de

Capítulo 10 Tratamento Farmacológico do Transtorno Afetivo Bipolar e a Cognição

síndrome metabólica no uso prolongado (Vancampfort et al., 2015). Entre os ASG, os de maior risco para síndrome metabólica são a clozapina, a olanzapina e a quetiapina. Os de menor risco são o aripiprazol, a lurasidona, o brexpiprazol e a ziprasidona (Solmi et al., 2017).

- **Quetiapina:** tem indicação como tratamento de primeira linha na mania, na depressão bipolar aguda e no tratamento de manutenção (Yatham et al., 2018). Na depressão bipolar, é considerada primeira escolha em pacientes recém-diagnosticados como portadores de TAB. Nesses casos, a dose indicada é até 300 mg/dia, pois doses maiores não apresentaram maior benefício. É uma boa escolha para pacientes graves que necessitam de melhora mais rápida, pois os estudos indicam que há superioridade em relação ao placebo no final da primeira semana de uso (Young et al., 2010). No tratamento de manutenção, previne a ocorrência de episódios maníacos e depressivos com a mesma eficácia, inclusive em cicladores rápidos e quadros com características mistas (Miura et al., 2014; Weisler et al., 2011). Há evidências de eficácia na ansiedade em pacientes bipolares com essa comorbidade (Lydiard et al., 2009). É metabolizada pelo fígado (enzima 3A4), excretada via renal (73%) e fecal (21%) e com ampla ligação às proteínas plasmáticas. A dose terapêutica vai de 100 a 800 mg/dia. Tem meia-vida de 7 a 12 horas e apresenta um metabólito ativo, a norquetiapina. Apesar da meia-vida relativamente curta, pode ser utilizada 1 vez ao dia, de preferência à noite. Não costuma causar discinesia tardia ou sintomas extrapiramidais (risco baixo para ambos). Seu maior problema no uso de longo prazo é o ganho de peso associado e o maior risco de resistência à insulina e síndrome metabólica. Tem efeito sedativo importante, o que pode causar dificuldade de tolerância em uma parcela dos pacientes. Pode causar também boca seca, obstipação e hipotensão postural.

- **Aripiprazol:** tem indicação como primeira linha para o tratamento da mania e para a prevenção de qualquer episódio do humor, com certa preferência pela prevenção de episódios de mania (Yatham et al., 2018). É eficaz em episódios maníacos com características mistas (Muralidharan et al., 2013). Em monoterapia, não tem indicação para o tratamento de depressão bipolar, apesar da experiência clínica e de evidências não controladas indicarem que pode ter efeito positivo nessa apresentação quando usado como um medicamento adjunto em doses baixas (Dunn et al., 2008). É metabolizado pelo fígado (enzima 2D6 e 3A4), excretado via renal e com ampla ligação às proteínas plasmáticas. A dose terapêutica vai de 10 a 30 mg/dia. O início com a dose mais baixa (5 mg/dia) pode ajudar a prevenir efeitos colaterais, principalmente acatisia e sensação de ativação. Tem meia-vida de 75 a 94 horas e apresenta um metabólito ativo, o diedro-aripiprazol. Pode ser utilizado 1 vez ao dia, de preferência pela manhã. Não costuma causar discinesia tardia, mas pode estar associado à acatisia e a outros sintomas extrapiramidais. Esses efeitos colaterais (SEP) são mais comuns com o uso do aripiprazol comparado ao uso de outros ASG, como a quetiapina e a olanzapina. Não é sedativo e pode causar sensação de ativação excessiva e insônia. Outros efeitos colaterais são cefaleia, ansiedade, náusea e boca seca. Não causa ganho de peso importante ou síndrome metabólica.

- **Lurasidona:** é indicada como medicamento de primeira linha para o tratamento da depressão bipolar. Não tem indicação para o tratamento da mania ou para o tratamento de manutenção em monoterapia (Yatham et al., 2018). Há evidências de eficácia em depressões bipolares e unipolares com características mistas (Loebel et al., 2014; Suppes et al., 2016). Apesar do efeito positivo desses antipsicóticos para o tratamento da depressão, não se trata de um efeito inerente à classe, pois estudos com o aripiprazol e com a ziprasidona não encontraram efeito antidepressivo com esses medicamentos. Necessita ser administrada logo após uma refeição de ao menos 350 calorias, para ter boa biodisponibilidade. É metabolizada pelo fígado (enzima 3A4), excretada via fecal (80%) e renal (9%). Seu nível sérico pode ser excessivamente aumentado em decorrência da interação medicamentosa com inibidores da enzima CYP 3A4 (p. ex., cetoconazol e ritonavir). A dose terapêutica vai de 80 a 120 mg/dia e deve ser iniciada com 20 a 40 mg/dia. Tem meia-vida de 18 horas. Não está associada a ganho de peso importante ou síndrome metabólica. Pode causar acatisia, sintomas extrapiramidais (em altas doses), náuseas, diarreia e sonolência.

- **Risperidona:** tem indicação como primeira linha para o tratamento da mania. Não tem indicação para o tratamento da depressão bipolar e para o tratamento de manutenção (Yatham et al., 2018). É metabolizada pelo fígado (enzima 2D6), excretada via renal e com ampla ligação às proteínas plasmáticas. A dose terapêutica vai de 2 a 8 mg/dia. Tem meia-vida de 3 a 24 horas e um metabólito ativo, a 9-OH-risperidona. Pode ser utilizada 1 vez ao dia, de preferência à noite. Em doses maiores, apresenta risco razoável de causar sintomas extrapiramidais e risco maior de causar discinesia tardia quando comparada aos outros ASG. Um efeito colateral importante é o aumento da prolactina, o que interfere na ovulação, diminui a fertilidade, causa disfunção sexual, galactorreia e, no longo prazo, ginecomastia e osteoporose. Pode causar sedação leve, ganho de peso, prolongamento do intervalo QT e hipotensão postural.

- **Paliperidona:** esse medicamento é indicado para o tratamento da mania (primeira linha) e para o tratamento de manutenção do TAB (segunda linha) (Yatham et al., 2018), em ambos os casos em doses maiores do que 6 mg/dia. É um metabólito ativo da risperidona; é metabolizada por enzimas do citocromo P450 e 59% da medicação é excretada por via renal. Não costuma estar associada a interações medicamentosas. Deve ser iniciada com 6 mg/dia, pela manhã, podendo chegar a até 12 mg/dia. Pode causar aumento de peso, hiperprolactinemia, sintomas extrapiramidais (em doses maiores), constipação e sonolência. Existe também na forma injetável de liberação prolongada, que pode ser útil em pacientes que não aderem ao tratamento. A dose inicial recomendada é de 150 mg, seguida de uma dose de 100 mg após 7 dias.

Após essas primeiras aplicações, a dose mensal recomendada pode variar de 50 a 150 mg.

Olanzapina: tem indicação para o tratamento da mania e para o tratamento de manutenção em monoterapia, porém é considerada de segunda linha em razão dos efeitos colaterais que pode causar, como ganho de peso importante e risco de desenvolvimento de diabetes tipo II (Yatham et al., 2018). É indicada para episódios maníacos com características mistas (Muralidharan et al., 2013) e para a manutenção em pacientes com ciclagem rápida (Fountoulakis et al., 2013). Na depressão bipolar, pode ser indicada como terapêutica de terceira linha. Tem eficácia em sintomas de ansiedade em pacientes portadores de TAB com essa comorbidade (Rakofsky e Dunlop, 2011). Tem efeito sedativo, é metabolizada pelo fígado (enzima 1A2), excretada via renal e com ampla ligação às proteínas plasmáticas. Tem meia-vida de 33 horas e pode ser utilizada 1 vez ao dia, de preferência à noite. Não costuma causar discinesia tardia ou sintomas extrapiramidais (risco baixo para ambos). O problema principal quanto a segurança e tolerabilidade é que pode causar ganho de peso importante e aumentar o risco para dislipidemia e diabetes. Causa boca seca, obstipação, prolongamento do intervalo QT e hipotensão postural.

Risperidona de longa ação (depósito): ensaios clínicos investigaram a eficácia da risperidona de depósito para o tratamento de manutenção no TAB (Gigante et al., 2012). Esse medicamento é considerado de segunda escolha para a prevenção de qualquer episódio de humor, mais especificamente para a prevenção de mania (Yatham et al., 2018). Não tem indicação para o tratamento de episódios agudos de depressão ou mania.

Ziprasidona: tem indicação para o tratamento da mania como tratamento de segunda linha (Yatham et al., 2018). A eficácia da ziprasidona no tratamento de manutenção do TAB foi demonstrada em um estudo que investigou o seu uso adjunto e comprovou que previne para qualquer episódio de humor melhor do que o placebo (Bowden et al., 2010). Não há estudos em monoterapia. Necessita ser administrada juntamente com uma refeição de ao menos 500 calorias para ser bem absorvida no trato gastrointestinal. É metabolizada pelo fígado, excretada via renal e com ampla ligação às proteínas plasmáticas. A dose terapêutica vai de 80 a 160 mg/dia. Tem meia-vida de 7 horas e não apresenta um metabólito ativo. Deve ser utilizada 2 vezes ao dia. Não costuma causar discinesia tardia, mas pode estar associada a sintomas extrapiramidais. Não é sedativa e pode causar sensação de ativação excessiva. Não causa ganho de peso ou síndrome metabólica. Pode causar sedação, boca seca e náuseas.

Brexpiprazol: trata-se de um agonista parcial dos receptores 5HT1A e D2 e um antagonista dos receptores 5HT2A e alfa-1-B adrenérgicos. Não tem indicação para o tratamento da mania; entre os transtornos do humor, sua indicação principal é como adjuvante no tratamento da depressão unipolar refratária ao tratamento com outros medicamentos. No que diz respeito

Seção II – *Tratamento clínico e dos aspectos cognitivos dos transtornos de humor*

à depressão bipolar, um estudo piloto aberto foi conduzido em 21 adultos com esse diagnóstico, com pontuação de pelo menos 25 pontos na Montgomery-Äsberg Depression Rating Scale (MADRS), sem grupo placebo. Brexpiprazol foi titulado até 4 mg/dia ao longo do período de 8 semanas e as pontuações da MADRS diminuíram significativamente nas avaliações das semanas 4 e 8 (Brown et al., 2019). Até o momento não foram realizados ensaios clínicos randomizados em pacientes bipolares, portanto é preciso aguardar os resultados de estudos para confirmar se o brexpiprazol terá indicação para o transtorno.

Importância da cognição no tratamento do transtorno afetivo bipolar

Os aspectos cognitivos envolvidos no tratamento do TAB têm sido o foco de muitos estudos recentes. Esse maior interesse decorre da observação de que os tratamentos atuais são capazes de promover a remissão dos sintomas do TAB, mas a eutimia nem sempre é acompanhada de um retorno à capacidade funcional anterior e de melhora da qualidade de vida (Rosa et al., 2008). Na tentativa de explicar essa defasagem entre melhora clínica e capacidade funcional, percebeu-se que parte do problema está associada aos déficits cognitivos que permanecem mesmo após a remissão dos sintomas (Bonnín et al., 2010). Vários estudos demonstraram que pacientes eutímicos apresentam prejuízos de memória, atenção, velocidade de processamento e funções executivas. Duas metanálises indicaram que os déficits de memória e funções executivas são mais preditivos para a capacidade funcional que os sintomas de humor (Tse et al., 2014; Deep et al., 2012). No entanto, existe grande heterogeneidade quanto à presença de déficits cognitivos em pacientes em remissão, sendo que 12% a 40% dos pacientes apresentam prejuízos cognitivos globais em vários domínios, 29% a 40% apresentam déficits seletivos na atenção e na velocidade de processamento e 32% a 48% estão relativamente intactos cognitivamente (Burdick et al., 2014). Portanto, é muito importante que se realize uma avaliação cognitiva em pacientes eutímicos, pois a identificação de pacientes com déficits persistentes permite a implementação de estratégias para diminuir esses prejuízos e melhorar a resposta ao tratamento, resultando em maior capacidade funcional e melhor qualidade de vida (Miskowiak et al., 2018).

Uma vez identificada a presença de déficits cognitivos em pacientes eutímicos, é importante avaliar se podem estar ocorrendo por causas secundárias, como o impacto dos medicamentos em uso, presença de alguma comorbidade ou, em indivíduos idosos, em razão do início de um quadro demencial. O impacto dos medicamentos psicotrópicos na cognição é abordado no Capítulo 13 – Alterações Cognitivas Associadas aos Psicofármacos. Sobre as comorbidades psiquiátricas, a presença de transtorno de déficit de atenção e hiperatividade (TDAH), dependência de álcool ou ansiedade grave pode contribuir para a presença de prejuízos cognitivos. Comorbidades clínicas também podem ser causas secundárias: doença cerebrovascular, hipotireoidismo descontrolado, diabetes. O clínico deve fazer uma avaliação completa para diagnosticar comorbidades e tratá-las antes de atribuir os déficits cognitivos presentes no paciente eutímico ao TAB.

Após descartadas as causas secundárias, podem ser indicadas medidas específicas para manejar o déficit cognitivo persistente no TAB. Inicialmente, a informação sobre a natureza e as consequências dos déficits cognitivos presentes pode ser passada para o paciente e seus familiares dentro de uma estratégia de psicoeducação. O melhor conhecimento sobre esses prejuízos pode auxiliar na adaptação dos pacientes a tarefas do dia a dia e do trabalho, além de auxiliar os familiares na compreensão sobre os limites dos pacientes. Outras medidas para diminuir a carga dos prejuízos cognitivos é a adesão a um estilo de vida saudável. Bons hábitos, como a prática de exercícios físicos, dormir por tempo suficiente e de maneira regular e a restrição da ingestão de álcool, podem contribuir para a diminuição ou a estabilização dos déficits cognitivos. Além dessas medidas, estratégias psicossociais, como a reabilitação cognitiva ou funcional, podem ser de grande auxílio.

Ainda não existem evidências para a indicação de estratégias medicamentosas para melhorar a cognição em pacientes com TAB. Entretanto, alguns medicamentos parecem promissores. A mifepristona é um antagonista sintético do receptor corticosteroide que mostrou um efeito de melhora da memória de trabalho espacial em pacientes depressivos portadores de TAB, porém não houve melhora da memória verbal e de diversas outras funções cognitivas testadas (Young et al., 2004; Watson et al., 2012). Dois estudos com a galantamina, um inibidor da colinesterase e um medicamento de primeira linha para o tratamento da doença de Alzheimer, demonstraram melhora da atenção e memória verbal em pacientes com TAB. Contudo, um estudo não foi controlado por placebo (Iosifescu et al., 2009), e o outro, apesar de controlado, tem limitações importantes (Ghaemi et al., 2009), o que indica que esses achados devem ser considerados preliminares. Segundo alguns estudos, a desregulação da insulina poderia estar associada à disfunção cognitiva. Dessa maneira, insulina intranasal foi testada em 62 pacientes com TAB em um estudo controlado por placebo por 8 semanas. Os pacientes que usaram a insulina apresentaram melhora em testes de função executiva (McIntyre et al., 2012). Em um estudo aberto, a lurasidona demonstrou efeito de melhora em uma medida global de cognição em pacientes bipolares tipo I eutímicos seguidos por 6 semanas (Yatham et al., 2017). O mono-hidrato de creatina, um modulador mitocondrial, foi testado em 18 pacientes com depressão bipolar em um estudo controlado por placebo. Após 6 semanas, houve melhora da fluência verbal nos pacientes que usaram a creatina (Toniolo et al., 2017). A eritropoietina, um fator neurotrófico, foi testada em dois ensaios clínicos em amostras de pacientes bipolares em remissão parcial e favoreceu a melhora cognitiva em diversos domínios. Apesar desses achados iniciais, novos estudos são necessários para confirmar o efeito positivo desses medicamentos na cognição de pacientes com TAB. Um estudo recente demonstrou que 6 infusões intravenosas de cetamina (0,5 mg/kg) ao longo de um período de 12 dias melhoraram a velocidade de processamento e aprendizagem verbal (Zhou et al., 2018); e outro estudo relatou que 10 dias consecutivos de estimulação magnética transcraniana (EMTr) de alta frequência melhorou aspectos da neurocognição, independentemente do efeito nos sintomas de

Seção II – Tratamento clínico e dos aspectos cognitivos dos transtornos de humor

humor (Yang et al., 2019). No entanto, tanto a cetamina quanto a EMTr necessitam de mais estudos para a comprovação de sua eficácia na melhora dos sintomas cognitivos.

Na depressão unipolar, há evidências favoráveis ao modafinil. Dose única de 200 mg/dia resultou em melhora da memória episódica e da memória de trabalho em pacientes em remissão (Kaser et al., 2017). A vortioxetina também mostrou eficácia em pacientes depressivos para diminuir os déficits cognitivos em alguns estudos, aparentemente de modo independente do seu efeito antidepressivo (McIntyre et al., 2016). Ainda não foram feitos estudos em pacientes bipolares para ambas as medicações.

Referências bibliográficas

Ballenger JC, Post RM. Therapeutic effects of carbamazepine in affective illness: a preliminary report. Commun Psychopharmacol. 1978;2(2):159-75.

Bocchetta A, Ardau R, Fanni T et al. Renal function during long-term lithium treatment: a cross-sectional and longitudinal study. BMC Med. 2015;13:12.

Bonnín CM, Martínez-Arán A, Torrent C, Pacchiarotti I, Rosa AR, Franco C et al. Clinical and neurocognitive predictors of functional outcome in bipolar euthymic patients: a long-term, follow-up study. J Affect Disord. 2010 Feb;121(1-2):156-60.

Bowden CL, Vieta E, Ice KS, Schwartz JH, Wang PP, Versavel M. Ziprasidone plus a mood stabilizer in subjects with bipolar I disorder: a 6-month, randomized, placebo-controlled, double-blind trial. J Clin Psychiatry. 2010;71:130-7.

Brown ES, Khaleghi N, Van Enkevort E, Ivleva E, Nakamura A, Holmes T et al. A pilot study of brexpiprazole for bipolar depression. J Affect Disord. 2019 Apr 15;249:315-8.

Burdick KE, Russo M, Frangou S et al. Empirical evidence for discrete neurocognitive subgroups in bipolar disorder: clinical implications. Psychol Med. 2014;44:3083-96.

Cade JFJ. Lithium salts in the treatment of psychotic excitement. Medical Journal of Australia. 1949;2:349-52.

Calabrese JR, Huffman RF, White RL et al. Lamotrigine in the acute treatment of bipolar depression: results of five double-blind, placebo-controlled clinical trials. Bipolar Disord. 2008;10:323-33.

Calabrese JR, Suppes T, Bowden CL et al. A double-blind, placebo-controlled, prophylaxis study of lamotrigine in rapid-cycling bipolar disorder. J Clin Psychiatry. 2000;61:841-50.

Cavanagh J, Smyth R, Goodwin GM. Relapse into mania or depression following lithium discontinuation: a 7-year follow-up. Acta Psychiatr Scand. 2004 Feb;109(2):91-5.

Depp CA, Mausbach BT, Harmell AL et al. Meta-analysis of the association between cognitive abilities and everyday functioning in bipolar disorder. Bipolar Disord. 2012;14:217-26.

Dunn RT, Stan VA, Chriki LS, Filkowski MM, Ghaemi SN. A prospective, open-label study of aripiprazole mono-and adjunctive treatment in acute bipolar depression. J Affect Disord. 2008;110:70-4.

Fountoulakis KN, Kontis D, Gonda X, Yatham LN. A systematic review of the evidence on the treatment of rapid cycling bipolar disorder. Bipolar Disord. 2013;15:115-37.

Geddes JR, Calabrese JR, Goodwin GM. Lamotrigine for treatment of bipolar depression: independent meta-analysis and meta-regression of individual patient data from five randomized trials. Br J Psychiatry. 2009;194:4-9.

Capítulo 10 Tratamento Farmacológico do Transtorno Afetivo Bipolar e a Cognição

Ghaemi SN, Gilmer WS, Dunn RT, Hanlon RE, Kemp DE, Bauer AD et al. A double-blind, placebo-controlled pilot study of galantamine to improve cognitive dysfunction in minimally symptomatic bipolar disorder. J Clin Psychopharmacol. 2009 Jun;29(3):291-5.

Gigante AD, Lafer B, Yatham LN. Long-acting injectable antipsychotics for the maintenance treatment of bipolar disorder. CNS Drugs. 2012 May 1;26(5):403-0.

Guberman AH, Besag FMC, Brodie MJ et al. Lamotrigine-associated rash: risk benefit considerations in adults and children. Epilepsia. 1999;40:985-91.

Huang RY, Hsieh KP, Huang WW, Yang YH. Use of lithium and cancer risk in patients with bipolar disorder: population-based cohort study. Br J Psychiatry. 2016;209:395-401.

Iosifescu DV, Moore CM, Deckersbach T, Tilley CA, Ostacher MJ, Sachs GS et al. Galantamine-ER for cognitive dysfunction in bipolar disorder and correlation with hippocampal neuronal viability: a proof-of-concept study. CNS Neurosci Ther. 2009 Winter;15(4):309-19.

Jentink J, Loane MA, Dolk H et al. Valproic acid monotherapy in pregnancy and major congenital malformations. N Engl J Med. 2010;362:2185-93.

Kaser M, Deakin J, Michael A et al. Modafinil improves episodic memory and working memory cognition in patients with remitted depression: a double-blind, randomized, placebo-controlled study. Biol Psychiatry CNNI. 2017;2:115-22.

Keck PE, McElroy SL, Strakowski SM. Anticonvulsants and antipsychotics in the treatment of bipolar disorder. J Clin Psychiatry. 1998;59:74-81.

Lan CC, Liu CC, Lin CH et al. A reduced risk of stroke with lithium exposure in bipolar disorder: a population-based retrospective cohort study. Bipolar Disord. 2015;17:705-14.

Loebel A, Cucchiaro J, Silva R, Kroger H, Hsu J, Sarma K et al. Lurasidone monotherapy in the treatment of bipolar I depression: a randomized, double-blind, placebo-controlled study. Am J Psychiatry. 2014 Feb;171(2):160-8.

Lydiard RB, Culpepper L, Schioler H, Gustafsson U, Paulsson B. Quetiapine monotherapy as treatment for anxiety symptoms in patients with bipolar depression: a pooled analysis of results from 2 double-blind, randomized, placebo-controlled studies. Prim Care Companion J Clin Psychiatry. 2009;11:215-25.

Mauer S, Vergne D, Ghaemi SN. Standard and trace-dose lithium: a systematic review of dementia prevention and other behavioral benefits. Aust N Z J Psychiatry. 2014;48(9):809-18.

McElroy SL, Keck PE Jr, Pope HG Jr, Hudson JI. Valproate in psychiatric disorders: literature review and clinical guidelines. J Clin Psychiatry. 1989 Mar(50 Suppl):23-9.

McIntyre RS, Harrison J, Loft H, Jacobson W, Olsen CK. The effects of vortioxetine on cognitive function in patients with major depressive disorder: a meta-analysis of three randomized controlled trials. Int J Neuropsychopharmacol. 2016;19:1-9.

McIntyre RS, Soczynska JK, Woldeyohannes HO, Miranda A, Vaccarino A, Macqueen G et al. A randomized, double-blind, controlled trial evaluating the effect of intranasal insulin on neurocognitive function in euthymic patients with bipolar disorder. Bipolar Disord. 2012 Nov;14(7):697-706.

Meador KJ, Baker GA, Browning N et al. Cognitive function at 3 years of age after fetal exposure to antiepileptic drugs. N Engl J Med. 2009;360:1597-605.

Meehan AD, Udumyan R, Kardell M, Landén M, Järhult J, Wallin G. Lithium-associated hypercalcemia: pathophysiology, prevalence, management. World J Surg. 2018 Feb;42(2):415-24.

Miskowiak KW, Burdick KE, Martinez-Aran A, Bonnin CM, Bowie CR, Carvalho AF et al. Assessing and addressing cognitive impairment in bipolar disorder: the International Society for Bipolar

Disorders Targeting Cognition Task Force recommendations for clinicians. Bipolar Disord. 2018 May;20(3):184-94.

Miura T, Noma H, Furukawa TA et al. Comparative efficacy and tolerability of pharmacological treatments in the maintenance treatment of bipolar disorder: a systematic review and network meta-analysis. Lancet Psychiatry. 2014;1:351-9.

Muralidharan K, Ali M, Silveira LE et al. Efficacy of second-generation antipsychotics in treating acute mixed episodes in bipolar disorder: a meta-analysis of placebo-controlled trials. J Affect Disord. 2013;150:408-14.

Rakofsky JJ, Dunlop BW. Treating nonspecific anxiety and anxiety disorders in patients with bipolar disorder: a review. J Clin Psychiatry. 2011;72:81-90.

Rosa AR, Franco C, Martínez-Aran A, Sánchez-Moreno J, Reinares M, Salamero M et al. Functional impairment in patients with remitted bipolar disorder. Psychother Psychosom. 2008;77(6):390-2.

Rybakowski JK. Factors associated with lithium efficacy in bipolar disorder. Harv Rev Psychiatry. 2014 Nov-Dec;22(6):353-7.

Schou M, Juel-Nielsen N, Strömgren E, Voldby H. The treatment of manic psychoses by the administration of lithium salts. J Neurol Neurosurg Psychiatry. 1954;17:250-60.

Severus E, Taylor M, Sauer C, Pfennig A, Bauer M, Geddes J. Efficacy of lithium in the long-term treatment of bipolar disorders: a new meta-analysis. Bipolar Disord. 2014;16:96.

Smith KA, Cipriani A. lithium and suicide in mood disorders: updated meta-review of the scientific literature. Bipolar Disord. 2017;19:575-86.

Solmi M, Murru A, Pacchiarotti I, Undurraga J, Veronese N, Fornaro M et al. Safety, tolerability, and risks associated with first- and second-generation antipsychotics: a state-of-the-art clinical review. Ther Clin Risk Manag. 2017 Jun 29;13:757-77.

Sun YR, Herrmann N, Scott CJM, Black SE, Khan MM, Lanctôt KL. Global grey matter volume in adult bipolar patients with and without lithium treatment: a meta-analysis. J Affect Disord. 2018 Jan 1;225:599-606.

Suppes T, Marangell LB, Bernstein IH, Kelly DI, Fischer EG, Zboyan HA et al. A single blind comparison of lithium and lamotrigine for the treatment of bipolar II depression. J Affect Disord. 2008 Dec;111(2-3):334-43.

Suppes T, Silva R, Cucchiaro J, Mao Y, Targum S, Streicher C et al. Lurasidone for the treatment of major depressive disorder with mixed features: a randomized, double-blind, placebo-controlled study. Am J Psychiatry. 2016 Apr 1;173(4):400-7.

Swann AC, Bowden CL, Calabrese JR, Dilsaver SC, Morris DD. Pattern of response to divalproex, lithium, or placebo in four naturalistic subtypes of mania. Neuropsychopharmacology. 2002;26:530-6.

Swann AC, Bowden CL, Morris D et al. Depression during mania: treatment response to lithium or divalproex. Arch Gen Psychiatry. 1997;54:37-42.

Swann AC. Predicting therapeutic response in acute manic episodes: data from controlled studies with divalproex. Encephale. 2001;27:277-9.

Tohen M, Castillo J, Baldessarini RJ, Zarate C, Kando JC. Blood dyscrasias with carbamazepine and valproate: a pharmacoepidemiologic study of 2,228 patients at risk. Am J Psychiatry. 1995;152:413-8.

Tohen M, Vieta E. Antipsychotic agents in the treatment of bipolar mania. Bipolar Disord. 2009 Jun;11(Suppl 2):45-54.

Capítulo 10 | Tratamento Farmacológico do Transtorno Afetivo Bipolar e a Cognição

Toniolo RA, Fernandes FBF, Silva M, Dias RDS, Lafer B. Cognitive effects of creatine monohydrate adjunctive therapy in patients with bipolar depression: results from a randomized, double-blind, placebo-controlled trial. J Affect Disord. 2017 Dec 15;224:69-75.

Tse S, Chan S, Ng KL, Yatham LN. Meta-analysis of predictors of favorable employment outcomes among individuals with bipolar disorder. Bipolar Disord. 2014;16:217-29.

Vancampfort D, Stubbs B, Mitchell AJ, De Hert M, Wampers M, Ward PB et al. Risk of metabolic syndrome and its components in people with schizophrenia and related psychotic disorders, bipolar disorder and major depressive disorder: a systematic review and meta-analysis. World Psychiatry. 2015 Oct;14(3):339-47.

Vasudev A, Macritchie K, Watson S, Geddes JR, Young AH. Oxcarbazepine in the maintenance treatment of bipolar disorder. Cochrane Database Syst Rev. 2008;(1):CD005171.

Vieta E, Cruz N, García-Campayo J, De Arce R, Manuel Crespo J, Vallès V et al. A double-blind, randomized, placebo-controlled prophylaxis trial of oxcarbazepine as adjunctive treatment to lithium in the long-term treatment of bipolar I and II disorder. Int J Neuropsychopharmacol. 2008 Jun;11(4):445-52.

Volkmann C, Bschor T, Köhler S. Lithium treatment over the lifespan in bipolar disorders. Front Psychiatry. 2020 May 7;11:377.

Watson S, Gallagher P, Porter RJ et al. A randomized trial to examine the effect of mifepristone on neuropsychological performance and mood in patients with bipolar depression. Biol Psychiatry. 2012;72:943-9.

Weisler RH, Nolen WA, Neijber A, Hellqvist A, Paulsson B. Trial 144 study I. Continuation of quetiapine versus switching to placebo or lithium for maintenance treatment of bipolar I disorder. J Clin Psychiatry. 2011;72:1452-64.

Won E, Kim YK. An oldie but goodie: lithium in the treatment of bipolar disorder through neuroprotective and neurotrophic mechanisms. Int J Mol Sci. 2017 Dec 11;18(12).

Yang LL, Zhao D, Kong LL, Sun YQ, Wang ZY, Gao YY et al. High-frequency repetitive transcranial magnetic stimulation (rTMS) improves neurocognitive function in bipolar disorder. J Affect Disord. 2019 Mar 1;246:851-6.

Yatham LN, Kennedy SH, O'Donovan C et al. Canadian Network for Mood and Anxiety Treatments (CANMAT) guidelines for the management of patients with bipolar disorder: consensus and controversies. Bipolar Disord. 2005;7:5-69.

Yatham LN, Kennedy SH, Parikh SV, Schaffer A, Bond DJ, Frey BN et al. Canadian Network for Mood and Anxiety Treatments (CANMAT) and International Society for Bipolar Disorders (ISBD) 2018 guidelines for the management of patients with bipolar disorder. Bipolar Disord. 2018 Mar;20(2):97-170.

Yatham LN, Mackala S, Basivireddy J, Ahn S, Walji N, Hu C et al. Lurasidone versus treatment as usual for cognitive impairment in euthymic patients with bipolar I disorder: a randomized, open-label, pilot study. Lancet Psychiatry. 2017 Mar;4(3):208-17.

Yildiz A, Nikodem M, Vieta E, Correll CU, Baldessarini RJ. A network meta-analysis on comparative efficacy and all-cause discontinuation of antimanic treatments in acute bipolar mania. Psychol Med. 2015;45:299-317.

Young AH, Gallagher P, Watson S, Del-Estal D, Owen BM, Ferrier IN. Improvements in neurocognitive function and mood following adjunctive treatment with mifepristone (RU-486) in bipolar disorder. Neuropsychopharmacology. 2004;29:1538-45.

Seção II – *Tratamento clínico e dos aspectos cognitivos dos transtornos de humor*

- Young AH, McElroy SL, Bauer M, Philips N, Chang W, Olausson B et al.; EMBOLDEN I (Trial 001) Investigators. A double-blind, placebo-controlled study of quetiapine and lithium monotherapy in adults in the acute phase of bipolar depression (EMBOLDEN I). J Clin Psychiatry. 2010 Feb;71(2):150-62.

- Zhou Y, Zheng W, Liu W, Wang C, Zhan Y, Li H et al. Neurocognitive effects of six ketamine infusions and the association with antidepressant response in patients with unipolar and bipolar depression. J Psychopharmacol. 2018 Oct;32(10):1118-26.

11

Terapia Cognitivo-Comportamental para Tratamento do Transtorno Afetivo Bipolar

Stella Yano

O transtorno afetivo bipolar (TAB) é um transtorno mental grave, crônico e acarreta prejuízos na funcionalidade da vida diária. É caracterizado por uma combinação de episódios maníacos, hiponíacos e depressivos que perturbam o humor. Por ter forte componente biológico, o principal tratamento é o medicamentoso, principalmente por meio de estabilizadores do humor, antidepressivos e, em alguns casos, antipsicóticos (Vieta et al., 2015). No entanto, sabemos que fatores estressores influenciam diretamente o portador de TAB, com consequências relevantes em nível psicossocial, familiar e interpessoal, o que reduz a qualidade de vida. Por ser o TAB uma doença crônica, grave e que ocasiona muitos prejuízos, é fundamental que um bom diagnóstico seja realizado para indicação mais certeira de um tratamento.

Estudos científicos têm demonstrado o modo como os psicofármacos atuam nesses casos, mas a maneira como as psicoterapias interferem no mecanismo biológico ainda é pouco conhecida. Estudos recentes têm apontado a efetividade do tratamento psicoterápico aliado ao psicofarmacológico. Alguns correlacionam a redução de determinados sintomas após intervenções psicoterápicas (Lotufo Neto, 2004; Scott, 2006), enquanto outros mostram a redução dos sintomas por meio de alterações neurais (Roffman et al., 2005) após tratamento psicoterápico. De qualquer modo, essa combinação parece bem-vinda: a medicação pode controlar melhor os sintomas, possibilitando imersão e aderência à psicoterapia, como ao permitir a utilização de técnicas psicoterápicas específicas, do mesmo modo que a psicoterapia

Seção II – Tratamento clínico e dos aspectos cognitivos dos transtornos de humor

pode contribuir no sentido de o paciente tolerar melhor os efeitos colaterais e aceitar o uso dessas medicações.

De modo geral, há muitas vantagens em se fazer um tratamento psicoterápico combinado, como: ajuda na manutenção do uso da medicação, imprescindível nesses casos; controle dos fatores de risco; melhora no equilíbrio emocional e cognitivo; e desenvolvimento de habilidades para favorecer o funcionamento social e profissional que por vezes fica prejudicado.

A terapia cognitivo-comportamental (TCC) é um dos diferentes tipos de terapêutica psicológica para o tratamento do TAB e, neste capítulo, será abordado esse tipo de psicoterapia.

A TCC tem sido bastante promissora nos resultados, principalmente pela sua característica psicoeducativa. Várias pesquisas (Scott, 2006; Ball, 2006; Scott et al., 2006) têm mostrado que gera benefícios para os portadores de TAB, como: melhoria dos sintomas; aumento dos intervalos de crises, com menor necessidade de hospitalização; e melhoria no funcionamento cognitivo e social.

Recente estudo de revisão sistemática e metanálise (Chiang et al., 2017) em pacientes com TAB mostrou que a TCC foi efetiva em melhorar os sintomas depressivos e a severidade dos episódios maníacos; reduzir recaídas; e aprimorar o funcionamento social. Apontou também que a melhora da depressão ou da mania é mais evidente quando as sessões de tratamento duram pelo menos 90 minutos; e que a taxa de recaída é menor em pacientes bipolares do tipo I.

Entretanto, há estudos demonstrando que, em períodos mais agudos, a resposta à TCC não é tão boa em pacientes no estado maníaco, em contraposição ao estado depressivo (Rizvi e Zaretsky, 2007; Scott et al., 2006).

Os principais objetivos da TCC são:

- **Educar o paciente e seus familiares sobre a doença:** favorecer o conhecimento sobre o transtorno e suas diferentes fases; lidar com as limitações pela doença e com a incapacidade em alguns casos; auxiliar na compreensão da influência dos fatores genéticos e na redução da estigmatização do doente e da doença, facilitando o envolvimento e o comprometimento do paciente e de seus familiares na busca de controle e solução dos problemas.

- **Ajudar na aceitação:** reconhecer que se tem uma doença é um dos primeiros passos para que seja possível submeter-se a tratamento. Entretanto, as dificuldades são diversas nesse processo, como o preconceito que existe em ser portador de um transtorno mental ou em tomar uma medicação psiquiátrica. No entanto, à medida que o paciente reconhece suas dificuldades ou deficiências, sejam elas biológicas ou psicológicas, aumenta sua chance de procurar ajuda e engajar-se na busca de melhorias.

- **Demonstrar a importância da aderência ao tratamento medicamentoso:** o tratamento psicofarmacológico, principalmente com estabilizadores de humor, costuma ser a escolha no TAB. Contudo, é muito comum o paciente não aderir, resistir ou descontinuar o uso de medicações, o que ocasiona muitos prejuízos.

Um deles seria a alta probabilidade de recaídas e, até mesmo, a interferência na responsividade ao tratamento farmacológico posterior. Nesses casos, o terapeuta pode fomentar o compromisso com o tratamento psicofarmacológico, fornecendo informações sobre a importância do uso de medicamentos para controle dos sintomas, bem como sobre os efeitos colaterais de alguns deles e as consequências de sua descontinuidade. Também pode colaborar orientando e informando sobre as limitações que esses medicamentos ocasionam, quando há uso de álcool ou substâncias psicoativas, ou o desejo de engravidar no caso das mulheres, e em como lidar com as limitações. De modo geral, a psicoterapia pode ajudar na aderência ao tratamento psicofarmacológico e também na redução do número de hospitalizações (Searight e Gafford, 2006).

- **Demonstrar a importância da colaboração do paciente no processo psicoterápico:** além do comprometimento com o uso de medicações (assiduidade, pontualidade no horário de uso, manutenção da dosagem recomendada), é de extrema relevância a colaboração do paciente no tratamento. Isso implica em participar ativamente do processo, desde manter padrões de sono, alimentação e prática de atividades físicas regulares até o comprometimento em exercitar as técnicas ensinadas, como a do relaxamento e a da reestruturação cognitiva, muito empregadas na TCC.

- **Ensinar maneiras/métodos para a identificação e o manejo dos sintomas:** o fato de se saber quando, como ou a forma com que os sintomas aparecem aumenta as chances de previsão e controle. Exemplo comum nesses casos são as distorções nas intepretações dos fatos, que podem ser indicativas de que algo não vai bem, assim como pensamentos pessimistas em demasia, característicos da fase depressiva.

- **Identificar fatores estressores:** ao longo do processo e com base nas experiências ou crises anteriores, é possível inferir alguns fatores que vulnerabilizaram o paciente a ter seu humor alterado. Esses fatores podem ser diversos, como conflitos nos relacionamentos interpessoais ou profissionais, dificuldades financeiras ou doenças.

- **Ensinar habilidades de enfrentamento:** o terapeuta poderá desenvolvê-las quando houver carência delas, para que o paciente possa melhor se instrumentalizar, o que favorece o enfrentamento de eventos temidos que ocasionam esquiva e/ou perdas.

É fundamental que o terapeuta possa ficar atento e monitorar os sintomas, pois estes podem ser indícios de que o paciente está mudando de fase. À medida que se faz isso, pode-se manejar melhor as intervenções para controle dos sintomas, evitando-se uma possível hospitalização.

Um modo de auxiliar nesse monitoramento pode ser o registro. Anotações sobre as alterações de humor, eventos que antecederam essas alterações, a intensidade e a duração dos sintomas fornecerão melhor visualização do cenário, possibilitando a tomada de providências. As tarefas de casa são importantes na TCC, pois implicam na colaboração do paciente e em seu engajamento no tratamento. Com as tarefas, ele pode

Seção II – *Tratamento clínico e dos aspectos cognitivos dos transtornos de humor*

treinar o que aprendeu no contexto psicoterápico e executá-las em seu cotidiano. Além disso, serão fortalecidas as aprendizagens necessárias para o manejo da doença, proporcionando-lhe o sentimento de autonomia.

Um ponto relevante é ficar atento a certos sintomas associados à fase maníaca ou hipomaníaca, como redução da necessidade de sono, diminuição da concentração e racionalização, euforia, otimismo, ambição sem motivos consistentes, traçar planos mirabolantes, falar muito e rápido, redução da capacidade de ouvir o outro, hipersensibilidade à crítica, irritabilidade (que pode se transformar em agressividade), aumento da libido, exposição a situações de risco e impulsividade (fazer sexo sem precaução, andar de carro em alta velocidade, comprar excessivamente).

Diante desses sintomas, é fundamental que se estabeleçam técnicas ou estratégias de controle, redução ou mesmo orientação para que sejam mais realistas. A seguir são apresentadas algumas delas.

Psicoeducação

A psicoeducação é uma intervenção fundamental para o tratamento do TAB. Proporciona efeitos em longo prazo. Pacientes que se submetem à psicoeducação apresentam menos recorrência, mudanças de fase mais rápidas, menos internações, melhora no nível de funcionamento (Figueiredo et al., 2009; Colom et al., 2009; Scott et al., 2006).

Essa abordagem tem como princípio fornecer informações a respeito da doença (Basco e Rush, 1996). O conhecimento teórico e prático favorece a possibilidade de adquirir mais controle. Aos poucos, o paciente vai entendendo melhor seu modo de funcionar, aprendendo a discriminar cada fase, manejar as consequências da doença e, a partir disso, modificar seus comportamentos e crenças associados.

A psicoeducação ocorre em algumas etapas: a) ter ciência do transtorno, o que favorece a desmistificação sobre a bipolaridade; b) conhecer os fatores biológicos e estressores que contribuem para a manifestação dos sintomas; c) conhecer os sintomas de cada fase específica (mania/depressão); d) evolução e prognóstico; e e) tratamentos: psicofarmacológicos e psicológicos.

Reavaliação cognitiva

O objetivo principal é alterar os processos cognitivos, para alterar a resposta emocional. Entende-se, do ponto de vista psicológico, que o sofrimento do paciente bipolar ocorre, em parte, porque apresenta crenças equivocadas acerca de suas experiências. Na fase maníaca ou hipomaníaca, é comum que ele se sinta fortalecido, grandioso, poderoso, desconsiderando as evidências que contrapõem essas percepções. Por sua vez, na fase depressiva, pode ter visões catastróficas ou pessimistas recorrentes, acerca de si mesmo, do mundo e do seu futuro (Beck, 1997; Beck et al., 1979; Beck, 2022). Por meio de questionamentos sobre essas crenças e buscando evidências ou a validação delas, será possível a reavaliação cognitiva, onde o pensamento mal-adaptativo pode ser reconhecido, como exagerado ou distorcido, ou mesmo a mudança de comportamentos, favorecendo o equilíbrio do humor de modo mais realista e funcional.

O paciente aprende a identificar e a monitorar essas distorções cognitivas ou os pensamentos disfuncionais, pois, dependendo do seu conteúdo, podem ser indícios de que está entrando em fase maníaca, hipomaníaca ou depressiva. À medida que é treinado, passa a identificá-los com mais facilidade, o que favorece a intervenção por meio de estratégias específicas (questionamento socrático, autocontrole e automonitoramento, reatribuição cognitiva, análise das vantagens e desvantagens de ações, resolução de problemas e relaxamento).

Treino de habilidades sociais

No TAB, é comum aparecerem dificuldades no funcionamento social e na resolução de problemas. Além disso, há instabilidade na autoestima, necessidade de aprovação, o que faz o indivíduo ter atitudes para agradar o outro mais do que a si mesmo ou ser perfeccionista (Scott, 2006). Por conta disso, é recorrente o retraimento social, que pode afetar o humor e fortalecer as distorções cognitivas.

Com o treino de habilidades sociais, é possível modificar padrões comportamentais, favorecendo a adaptação e o bem-estar em diferentes ambientes.

Nesses casos, é muito comum haver perdas de recompensas, dificuldades nos relacionamentos interpessoais, em decorrência da instabilidade que o TAB provoca. Além disso, por serem pacientes psiquiátricos e por tomarem medicações, é comum o surgimento de frustração e raiva, ocasionando o abandono do tratamento medicamentoso. Nesse sentido, o treino de habilidades sociais (THS) pode ajudar a enfrentar esse estigma social, bem como desenvolver competência social. A ideia é que comportamentos socialmente habilidosos produzem reforçadores positivos e evitam punições. Assim, o objetivo é favorecer as habilidades por meio de técnicas comportamentais, como:

- **Ensaio comportamental:** treinar um comportamento que está em déficit.
- **Modelação:** apresenta-se um modelo de comportamento que se deseja instalar, favorecendo a aprendizagem.
- **Reforçamento:** recompensas são apresentadas sempre que se deseja aumentar a frequência de comportamentos esperados.

Relaxamento e *mindfulness*

Essas técnicas são empregadas para aliviar os problemas. Quando o paciente apresenta ansiedade elevada, aprenderá a controlar sintomas da ansiedade que ocorrem tanto nas fases depressivas quanto nas maníacas. À medida que ele consegue controlar a ansiedade, poderá realizar as tarefas de maneira mais apropriada ou com menor prejuízo, bem como será favorecido o questionamento das crenças limitantes que apresenta. De modo geral, tais técnicas fornecerão um conjunto de práticas que ajudarão o paciente a desenvolver o uso efetivo das competências para lidar com essas experiências (Baer, 2022).

Além disso, é comum pacientes com o TAB apresentarem comprometimento cognitivo, incluindo dificuldades nas funções executivas, atenção e memória. E, nesses

Seção II – *Tratamento clínico e dos aspectos cognitivos dos transtornos de humor*

casos, as técnicas de *mindfulness* têm contribuído para a melhora nessas áreas (Stange et al., 2011).

O indivíduo costuma ficar atento ao que está pensando ou sentindo, bem como criticar esses pensamentos ou sentimentos posteriormente. Com essa estratégia, poderá aprender, primeiramente, a identificá-los e, depois, a modificá-los ou se distrair deles e focar em uma atividade específica. Isso exigirá prática e aperfeiçoamento (Roemer e Orsillo, 2010; Baer, 2022).

Importante ressaltar que, muitas vezes, as alterações comportamentais podem contribuir para alterações cognitivas. Por exemplo, se um indivíduo está depressivo, pode ter a crença de incapacidade, pois já tentou fazer algo e não foi bem-sucedido, por isso não tenta novamente. Contudo, pode ser que lhe faltem habilidades comportamentais, e esta seria a causa de não ter tido sucesso. Nesse caso, essas habilidades podem ser desenvolvidas, para que tenha bons resultados no futuro. Ao ocorrer o sucesso, a crença de que não é capaz se enfraquecerá; e outras, de competência e valor, poderão aparecer. A consciência disso e ativação comportamental, podem produtos do treinamento em *mindfulness*.

Treino de resolução de problemas

Dificuldades em resolver problemas todos nós temos, principalmente diante de conflitos. Não seria diferente com o paciente bipolar, que tem experiências de tomadas de decisão malsucedidas, algumas vezes por influência da instabilidade emocional, outras porque não foi treinado para tomar decisões. O treino de resolução de problemas (TRP) é uma intervenção psicossocial que ajuda o paciente a desenvolver atitudes para lidar de forma eficiente as exigências de eventos estressores (Nezu et al., 2022). Tem como objetivo, portanto, treinar as habilidades de solução de problemas sociais e interpessoais, evitando assim recaídas ou novos problemas.

É importante ressaltar que o problema deve ser analisado em relação ao contexto em que o paciente está inserido. Da mesma maneira, sua solução deve ser encontrada de modo personalizado e deve ser eficaz. Para isso, faz-se necessário trabalhar em etapas, como: a) definir primeiramente qual é o problema, de modo operacional; b) levantar alternativas; c) realizar a tomada de decisão; e d) colocar em prática a solução e fazer a verificação (Jacob, 2004).

Prevenção de recaídas

Facilitar a remissão e controlar os sintomas do TAB é o objetivo da TCC. Quando isso for conquistado, pode-se reduzir as sessões de psicoterapia de modo gradativo ou até mesmo propor o encerramento do processo, dependendo do caso.

A prevenção de recaída se faz fundamental nesse processo (Beck, 2022). O monitoramento de eventos estressores que podem contribuir para a alteração do humor, de comportamentos de risco ou mudanças comportamentais não esperadas e de alterações de padrões de sono, alimentação ou consumo deve ser uma prática contínua.

Nessa fase, o terapeuta vai indicando os progressos conquistados desde o início, revisa as técnicas e ferramentas ensinadas, alerta sobre as possibilidades de recaídas (alterações do humor) e que estas fazem parte de um processo natural de aprendizagem e, por fim, orienta como o paciente deverá proceder para o enfrentamento dessas situações. Vale ressaltar a importância de contar com algum familiar ou amigo para auxiliar no controle dessas variáveis em consonância com a sua realidade.

Considerações finais

O transtorno afetivo bipolar, como vimos, é um transtorno grave, complexo e de difícil tratamento. Entretanto, como as consequências são graves caso não tratado, é fundamental que se persista na busca de uma terapêutica eficiente.

O que sabemos até então é que os tratamentos combinados (psicofarmacoterapia + psicoterapia) são os mais efetivos, uma vez que se trata de doença multifatorial. Esses dados têm sido confirmados em estudos científicos, o que os torna mais confiáveis e seguros.

O mais importante é que o tratamento do TAB é possível, favorecendo a redução do sofrimento físico e psíquico, a melhor integração do paciente social e profissionalmente, melhorando assim sua qualidade de vida.

Referências bibliográficas

- Baer R. Prática de mindfulness. In: Hayes SC, Hofmann, organizadores. Terapia cognitive-comportamental baseada em processos. 2022. p.430-444.

- Ball JR, Mitchell PB, Corry JC, Skillecorn A, Smith M, Mahli GS. A randomized controlled trial of cognitive therapy for bipolar disorder: focus on long-term change. Journal of Clinical Psychiatry. 2006;6:277-86.

- Basco MR, Rush AJ. Cognitive behavioral therapy for bipolar disorder. New York: The Guilford Press, 1996.

- Beck AT. Beyond belief: a theory of models, personality and psychopathology. In: Salkolvskis PM, editor. Frontiers of cognitive therapy. New York: Guilford Press; 1997.

- Beck AT, Rush AJ, Shaw BF, Emery F. Cognitive therapy of depression. New York: Guilford Press; 1979.

- Beck J. Terapia cognitivo-comportamental: teoria e prática. 3. ed. Porto Alegre: Artmed; 2022.

- Chiang KJ, Tsai JC, Liu D, Lin CH, Chiu HL, Chou KR. Efficacy of cognitive-behavioral therapy in patients with bipolar disorder: a meta-analysis of randomized controlled trials. PLoS ONE. 2017 May 4;12(5):e0176849.

- Colom F, Vieta E, Sánchez-Moreno J, Palomino-Otiniano R, Reinares M, Goikolea JM et al. Group psychoeducation for established bipolar disorders: 5 years outcome of a randomized clinical trial. British Journal of Psychiatry. 2009;194:260-5.

- Figueiredo AL, Souza L, DellÁglio Jr JC, Argimon IIL. O uso da psicoeducação no tratamento do transtorno bipolar. Revista Brasileira de Terapia Comportamental e Cognitiva. 2009;11(1):15-24.

- Grande I, Vieta E. Pharmacotherapy of acute mania: monotherapy or combination therapy with mood stabilizers and antipsychotics? CNS Drugs. 2015 Mar;29(3):221-7. doi: 10.1007/s40263-015-0235-1. PMID: 25711483.

Jacob LS. Treino de solução de problemas. In: Abreu CB, Guilhardi HJ, organizadores. Terapia comportamental e cognitivo-comportamental: práticas clínicas. São Paulo: Roca; 2004. p. 344-51.

Lotufo Neto F. Terapia cognitivo-comportamental para pessoas com transtorno bipolar. Rev. Bras. Psiquiatr. 2004:26(3):44-6.

Nezu AM, Nezu CM, Greenfield AP. Solução de problemas. In: Hayes SC, Hofmann SG, organizadores. Terapia cognitivo-comportamental baseada em processos. 2022. p. 295-307.

Rizvi S, Zaretsky AE. Psychotherapy thought the phases of bipolar disorders. Journal of Clinical Psychology. 2007;63(5):491-506.

Roemer L, Orsillo SM. A prática da terapia cognitivo-comportamental baseada em mindfulness e aceitação. Porto Alegre: Artmed; 2010.

Roffman JL, Marci CD, Glick DM, Doughetry DD, Rauch L. Neuroimaging and the functional neuroanatomy of psychotherapy. Psychological Medicine. 2005;35:1-14.

Scott J. Psychotherapy for bipolar disorder: efficacy and effectiveness. Journal of Psychopharmacology. 2006;20:46-50.

Scott J, Paykel E, Moriss R, Bentall R, Kindermann P, Johnson T. Cognitive behavioral therapy for severe and recurrent bipolar disorders: randomized controlled trial. The British Journal of Psychiatry. 2006;188(4):313-20.

Searight HR, Gafford J. Behavioral science education and the international medical graduate. Academic Medicine. 2006;81(2):164-70.

Stange JP, Eisner LR, Hölzel BK, Peckham AD, Dougherty DD, Rauch SL et al. Mindfulness-based cognitive-therapy for bipolar disorder: effects on cognitive functioning. J Psychiatr Pract. 2011; 17(6):410-19.

12

Uso da Terapia Cognitivo-Comportamental nas Intervenções Neuropsicológicas nos Transtornos do Humor

Bernardo Carramão Gomes
Gabriel Okawa Belizário
Cristiana Castanho de Almeida Rocca

Introdução

A terapia cognitivo-comportamental (TCC) já completou 50 anos desde sua formulação inicial proposta por Aaron Beck (Beck, 1963). É, sem dúvida alguma, a proposta de psicoterapia que reúne o maior número de estudos que avaliaram sua eficácia e efetividade nas mais diversas populações (Rector e Beck, 2012; Kaczkurkin e Foa, 2015), apresentando hoje um cabedal bastante vasto de evidências favoráveis à sua prática, seja como terapia adjunta ao tratamento farmacológico, seja até mesmo como tratamento único (Cuijpers et al., 2013). Sua pluralidade para alguns autores sugere a ideia de que se trata de várias abordagens dentro de um mesmo tronco teórico, mas que compartilham de elementos em comum (Beck, 2005). No centro dessas variações, estariam os elementos que caracterizam uma intervenção cognitivo-comportamental: o destacado papel do processamento da informação e dos vieses cognitivos, a postura colaborativa do terapeuta, a estrutura de sessões, o emprego de técnicas estruturadas e balizadas pela literatura e o papel da aprendizagem ao longo do processo que torna o paciente seu próprio terapeuta (Knapp e Beck, 2008). Nessa introdução, será feita uma breve revisão do modelo teórico proposto por Beck, mesmo se reconhecendo a relevância das atuais variações existentes, em especial daquelas ligadas às terapias de terceira onda. Em seguida, será traçado um paralelo com as funções neuropsicológicas possivelmente recrutadas nessas intervenções, para enfim serem propostas e exemplificadas possíveis aplicações da TCC no contexto da reabilitação cognitiva.

Características das intervenções cognitivo-comportamentais

Em sua maioria, as diferentes definições de TCC sugerem uma abordagem estruturada, de tempo limitado e orientada para a recuperação clínica do indivíduo, apresentando também grande caráter educativo. Sua estrutura pode ser compreendida tanto pela condução das sessões, que mantém uma sequência definida, ainda que flexível, como pelo emprego de técnicas avaliadas previamente em estudos clínicos, que são muitas vezes específicas para cada quadro. A estrutura ajudaria a criar um ambiente seguro e colaborativo entre terapeuta e paciente, no qual são testadas as diversas técnicas e estratégias sugeridas, sempre de maneira colaborativa. O tempo limitado de terapia advém dos achados de pesquisa de TCC, que sugerem, por exemplo, que com 12 a 16 sessões, em quadros leves ou moderados de depressão e ansiedade, já pode haver melhora substancial (Knapp e Beck, 2008). Entretanto, nas apresentações mais graves de transtornos psiquiátricos, que incluam, por exemplo, quadros comórbidos e transtornos de personalidade, admite-se o emprego de TCC de maior duração. Como uma boa porcentagem dos pacientes que procuram atendimento se incluem nas condições descritas como psicopatologias leves ou moderadas, alguns autores propõem a revisão do contrato terapêutico a cada 14 ou 16 sessões, de modo a não se perder o foco clínico do atendimento.

Desde sua origem, a TCC se preocupou com a recuperação sintomática dos pacientes, construindo instrumentos próprios para mensurá-la (inventários Beck). A preocupação de seu autor foi demonstrar a eficácia dentro do contexto do movimento da *medicina baseada em evidências*. Assim, diversos ensaios clínicos envolvendo a TCC foram desenvolvidos, especialmente entre as décadas de 2000 e 2020, quando o número de grupos de pesquisa que se norteavam por essa abordagem cresceu ao redor do mundo (Beck, 2005). Hoje, o acúmulo dessas evidências sugere que a TCC e suas variações podem ser eficazes para o tratamento de adultos com depressão, transtornos ansiosos, transtornos de personalidade, transtornos alimentares, transtornos de abuso de substâncias, dor crônica e insônia (Thoma et al., 2015). Entretanto, menos se sabe sobre a eficácia dessa abordagem em certos quadros importantes, como transtorno afetivo bipolar e transtorno do déficit de atenção e hiperatividade, especialmente em seguimentos superiores a um ano.

O caráter educativo da TCC se apresenta logo após as primeiras sessões, que são dedicadas a avaliar a queixa do paciente e estabelecer a relação e o contrato terapêutico. Inicialmente, são discutidas com o indivíduo as características principais de seu diagnóstico ou queixa e o modelo cognitivo geral (ver a seguir). Na maior parte das vezes, alguma literatura de apoio é sugerida, de maneira a consolidar essas discussões, o que também é chamado de biblioterapia por alguns autores. Nesse momento, o objetivo é estabelecer um ponto comum de contato e dirimir possíveis dúvidas sobre o diagnóstico e os sintomas. Ao mesmo tempo, espera-se que, ao conhecer o próprio quadro, o indivíduo se torne mais ativo em seu tratamento, refinando sua capacidade de identificar sinais prodrômicos de recaída, por exemplo. Outro aspecto fundamental do caráter educativo da TCC é a ideia de que o paciente deve aprender a manejar seus sintomas ao longo do tratamento, de modo a se tornar cada vez mais independente do seu terapeuta.

Para isso, ainda nas fases iniciais do processo terapêutico, são sugeridas atividades para o espaço de tempo entre as sessões, as chamadas tarefas de casa (*homework*, em inglês). Por meio delas, é incentivada a prática da terapia, de modo a consolidar (ou generalizar) as habilidades treinadas em sessão. O processo terapêutico transcorre de modo que o próprio paciente sugere pontos de sessão depois de algum tempo, o que pode ser entendido como um estímulo ao exercício de síntese de suas queixas.

Modelo cognitivo das psicopatologias

O modelo teórico da TCC foi influenciado por um vasto número de autores, especialmente George Kelly (teoria do constructo pessoal), Albert Ellis (terapia racional emotiva), Albert Bandura (teoria do aprendizado social e autoeficácia) e Jean Piaget (estágios do desenvolvimento). De modo resumido, propõe-se que, graças ao hiato de tempo entre as fases iniciais de desenvolvimento e sua etapa final (estágio operatório formal ou abstrato), todos os indivíduos receberiam uma grande quantidade de regras e ideias que serviriam para nortear seu comportamento, inicialmente de maneira acrítica. Esses padrões ou crenças podem ser mantidos latentes durante muitos anos e se tornarem ativos após o início de um quadro clínico ou de alguma mudança ambiental. Uma vez ativas essas crenças em fases posteriores da vida, ocorreria o aumento na incidência de pensamentos com padrão disfuncional, os chamados pensamentos automáticos, aos quais o sujeito teria mais facilidade de acesso. A TCC também incorporou o modelo biopsicossocial de adoecimento, o qual estabelece que os quadros clínicos sejam multifatoriais em sua origem. Assim, a ideia não é de que o pensamento ou a crença do indivíduo cause depressão ou um quadro ansioso, mas que, uma vez iniciado o quadro, o padrão cognitivo do indivíduo se altera, aprofundando-o.

Outro aspecto fundamental desse modelo é a especificidade dos padrões cognitivos em cada quadro. De outro modo, imagina-se que cada patologia apresentaria um padrão de crenças e pensamentos observáveis nos indivíduos. No exemplo tradicional de um episódio depressivo, haveria a ativação de padrões cognitivos relacionados à visão negativa de si mesmo, das experiências pessoais e do futuro, o que formaria a chamada *tríade cognitiva*. A especificidade desses padrões já foi proposta para quadros como transtorno obsessivo-compulsivo, anorexia, transtorno do pânico e transtorno dismórfico corporal (Beck, 2005). A modificação do processamento das informações presentes em cada quadro é, portanto, um elemento crucial nas mais variadas formas de TCC (Knapp e Beck, 2008).

Funções cognitivas recrutadas nas intervenções cognitivo-comportamentais

Apesar de receber influência da psicologia cognitiva norte-americana, um dos pilares do desenvolvimento de neuropsicologia, a proposta original de Beck não incluiu o estudo das funções cognitivas dentro de seu modelo teórico (Beck, 2005). Entre as possíveis explicações para o fato, pode ser apontada a própria maturidade da neuropsicologia enquanto ciência durante as primeiras décadas de desenvolvimento da TCC. Somente

Seção II – *Tratamento clínico e dos aspectos cognitivos dos transtornos de humor*

muitos anos depois, por exemplo, foram observadas alterações neuropsicológicas em fases de remissão da depressão e do transtorno afetivo bipolar (Rocca e Lafer, 2006). As novas propostas de modelos cognitivos dentro da TCC têm incluído dados de neuropsicologia, como no transtorno do déficit de atenção e hiperatividade (Weiss et al., 2012). Ao mesmo tempo, essa ainda é uma literatura escassa e muito apoiada em modelos teóricos, não necessariamente demonstrados em estudos clínicos (Mansel et al., 2014).

O ser humano recruta suas funções cognitivas a todo instante enquanto está em vigília, e o mesmo ocorre durante um processo de psicoterapia. Ao meramente discutir determinado assunto com seu terapeuta por alguns instantes, o paciente requererá o uso de atenção sustentada, por exemplo. Entretanto, a TCC apresenta algumas particularidades que a diferem de outras abordagens terapêuticas, e aqui serão sugeridos alguns paralelos entre a proposta e possíveis funções recrutadas. Cabe sempre lembrar, contudo, a ponderação de Lezak (1995), de que essa divisão em funções se dá, sobretudo, para fins didáticos, já que as funções cognitivas operam simultaneamente.

O primeiro ponto a se destacar é uma constatação do óbvio: essa abordagem foi desenvolvida para uma população alfabetizada, o que, infelizmente, não é uma realidade para muitos brasileiros. Existem propostas criadas para superar essa dificuldade em nosso meio (Silva et al., 2011), mas aqui será dado foco ao modelo original proposto por Beck, como dito anteriormente. Durante as fases iniciais da terapia, o paciente recebe informações sobre seu quadro clínico, a chamada psicoeducação, que em sua maioria envolverá a leitura e a discussão de conceitos-chave para seu tratamento. Dessa maneira, o uso maciço de memória verbal é requerido para as etapas iniciais da TCC.

Desde seu princípio, o tratamento com a TCC requer a associação entre as diferentes sessões que permeiam determinado tema, o que se chama tradicionalmente de ponte entre as sessões. A ideia é manter o foco em um tema (ou meta) de cada vez, para que ao longo do processo de terapia possam ser produzidas estratégias eficazes para atingi-lo. Invariavelmente, ao fazer esse mesmo procedimento ao longo das sessões, haverá o recrutamento de elementos de memória de curto prazo e de memória episódica. Esta organização acompanha todo o tratamento terapêutico.

Boa parte dos protocolos de TCC aborda o treino em assertividade como modo de melhorar a comunicação verbal do paciente. O treino envolve o *role-play*, ou troca de papéis, após a descrição dos elementos de uma comunicação assertiva, na maioria das vezes partindo dos exemplos do próprio paciente. Essas atividades podem ser ampliadas durante um treino extensivo de habilidades sociais, como é realizado em pacientes com esquizofrenia (Grant et al., 2017). Em maior ou menor intensidade, o treino de habilidades sociais toca necessariamente na esfera da cognição social, um domínio que tem sido cada vez mais explorado por pesquisadores da *teoria da mente* dentro de um contexto das chamadas funções cognitivas quentes (para uma revisão detalhada sobre os achados de teoria da mente em depressão, ver Bora e Berk, 2016).

Outro elemento sempre presente em protocolos de tratamento de TCC é o uso do registro de pensamentos, em seus mais variados formatos (Knapp e Beck, 2008). O intuito é que o paciente observe a associação entre sua cognição e suas mudanças de humor e comportamento, em uma primeira etapa, para a seguir começar ele mesmo a reestruturar esse conteúdo. Colocado de outro modo, é solicitado ao paciente um verdadeiro treino atencional de suas cognições, evoluindo para um exercício de flexibilidade mental. É sempre bom lembrar, no entanto, que o registro de pensamentos não será sempre a abordagem mais eficaz em certos momentos, como quando de um episódio de mania ou ataque de pânico, em grande parte pela perda de atenção sustentada observada nesses momentos.

Em maior ou menor grau, protocolos de TCC também costumam incluir estratégias de resolução de problemas como parte importante do tratamento de quadros como transtorno afetivo bipolar, depressão e transtorno do déficit de atenção e hiperatividade (Weiss et al., 2012), entre outros. Na realidade, a resolução de problemas é frequentemente uma ferramenta útil em sessões de TCC, em especial em meios como o nosso, quando o prejuízo clínico afeta e é afetado pelo bem-estar social dos indivíduos. As estratégias de resolução de problemas recrutam e trabalham simultaneamente as chamadas funções executivas, com destaque especial para a memória operativa, além, é claro, de também atuarem sobre a flexibilidade mental.

A última etapa de todo o processo terapêutico com TCC envolve a chamada prevenção de recaídas, quando o paciente é preparado para possíveis (e muitas vezes prováveis) recaídas de seu quadro clínico ou comportamento. Além da revisão de tudo aquilo que foi apresentado durante o tratamento, são elaboradas estratégias tanto para a identificação precoce como para o manejo adequado de futuras recaídas. Do ponto de vista cognitivo, pode-se dizer que são utilizados ao mesmo tempo elementos de memória declarativa e operacional.

Reabilitação neuropsicológica e terapia cognitiva

Apesar de dividirem alguns elementos em comum, existem diferenças importantes entre a TCC e a reabilitação cognitiva. Antes de apontar possíveis semelhanças e diferenças entre elas, cabe uma breve definição de *neuropsicologia clínica*, *avaliação neuropsicológica* e *reabilitação neuropsicológica*, conforme a seguir.

A *neuropsicologia clínica* pode ser compreendida como uma ciência interdisciplinar destinada a investigar a expressão comportamental das disfunções cerebrais, tanto em relação à estrutura psicológica da atividade mental como quanto ao papel desempenhado por sistemas cerebrais individuais em formas complexas dessa atividade (Lezak, 1995).

A *avaliação neuropsicológica* é realizada por meio de testes específicos que permitem, pela mensuração dos resultados e pela análise qualitativa do desempenho do paciente, correlacionar os prejuízos observados no funcionamento cognitivo com possíveis alterações cerebrais, bem como com o impacto causado na adaptação social (Lezak, 1995). Na área da pesquisa acadêmica, a *avaliação neuropsicológica* tem fornecido dados importantes para formulações diagnósticas mais específicas no que se refere ao funcionamento cognitivo entre patologias diferentes, identificando padrões ou funções que estejam especificamente associadas a quadros neuropsiquiátricos.

Seção II – *Tratamento clínico e dos aspectos cognitivos dos transtornos de humor*

Outro objetivo é mapear as forças e fraquezas cognitivas, a fim de orientar quais funções devem ser reforçadas ou substituídas por outras em um programa de *reabilitação neuropsicológica* (Lezak, 1995). Além disso, a *avaliação neuropsicológica* antes da inserção do paciente em um programa terapêutico possibilita descrever os déficits cognitivos que podem interferir na adesão ao programa. Paralelamente, a avaliação realizada no final do programa terapêutico permite avaliar mudanças no padrão cognitivo, que podem ter ocorrido em decorrência da exposição a intervenções específicas.

Por fim, a *reabilitação neuropsicológica* pode ser compreendida como uma ciência que visa fornecer subsídios teóricos e práticos para tratar déficits cognitivos e alterações do comportamento, com o intuito de promover melhor aproveitamento das áreas preservadas (Wilson, 2011).

As intervenções de reabilitação neuropsicológica tendem a ser organizadas em formato de protocolo, com tempo limitado e pautadas por estratégias fundamentadas em evidências fornecidas pela literatura. Dessa maneira, dividem, em muito, características observadas na TCC e, apesar de partirem de pressupostos distintos, buscam aliviar os sintomas ou prejuízos cognitivos observados naqueles indivíduos. Ao mesmo tempo, também, ambas apresentam forte caráter educativo, propondo que aquilo que é feito durante a sessão, na medida do possível, possa ser transferido para o cotidiano do indivíduo. É importante destacar que os protocolos descritos em pesquisa servem muito mais como uma diretriz (*guideline*) do que como uma proposta fechada (manual).

Contudo, a *reabilitação neuropsicológica* parte daquilo que é observado durante a *avaliação neuropsicológica*, ou seja, toma por base um modelo teórico muito diferente do que é descrito nos modelos psicopatológicos de TCC. Há também nos estudos de *reabilitação neuropsicológica* uma preocupação maior com a localização, no cérebro, da qual ocorrem determinadas alterações, o que raramente é observado em estudos de TCC. Também se pode apontar que os objetivos dessas intervenções são distintos. Se na TCC o intuito é tornar o sujeito seu próprio terapeuta, por meio do manejo gradativo de seus sintomas, na *reabilitação neuropsicológica* o foco é desenvolver habilidades que compensem possíveis perdas apresentadas pelo paciente. No quesito prático, também há uma ênfase muito maior na comunicação verbal na TCC (até mesmo por ser uma psicoterapia) em contraposição ao treino cognitivo, realizado frequentemente por meio de tarefas cognitivas que recrutariam as funções-alvo de uma reabilitação neuropsicológica.

Exemplos de protocolos integrativos

A ideia de juntar elementos de reabilitação neuropsicológica e TCC vem sendo proposta por diversos autores, inclusive no Brasil. Uma interessante proposta foi desenvolvida por um grupo do Rio de Janeiro, que descreveu uma intervenção cognitivo-comportamental dividida em sete etapas e com base em princípios de neuropsicologia cognitiva, psicologia cognitiva e psicoterapia comportamental, chamada intervenção neurocognitivo-comportamental (Charchat-Fichman et al., 2012). Em resumo a abordagem se iniciaria com uma avaliação neuropsicológica, que identificaria o perfil neuropsicológico do indivíduo e formularia uma hipótese diagnóstica funcional, para em seguida ser desenvolvido o programa de reabilitação neuropsicológica, que incluiria treinamento cognitivo, análise funcional, autoconscientização e aplicação de técnicas da psicoterapia cognitivo-comportamental. Ainda que extremamente interessante, não foram observados estudos seguintes oriundos dessa proposta.

Como já mencionado, propostas de integração mais comumente são desenvolvidas para tratar de quadros específicos a partir de relatos de déficits cognitivos já observados na literatura. Um bom exemplo disso são as propostas de intervenções de TCC para o transtorno de déficit de atenção e hiperatividade (TDAH). Ainda que não sejam descritas como reabilitação propriamente, elas incluem o desenvolvimento de habilidades e funcionamento executivo e métodos para diminuição da distração, por exemplo. Um estudo controlado testando uma intervenção de TCC com essas características foi desenvolvido por um grupo de Vancouver em pacientes adultos com TDAH (Weiss et al., 2012). Todos os indivíduos participaram de nove sessões de TCC individual e, além disso, metade dos participantes receberam dextroanfetamina (n = 22) e a outra metade (n = 25), placebo. Após 20 semanas, ambos os grupos melhoraram dos sintomas de TDAH, não havendo diferença entre aqueles que receberam a medicação.

Outro quadro psiquiátrico para o qual foram propostos protocolos integrativos foi a esquizofrenia. Nele os déficits cognitivos se mostram estáveis e mais pronunciáveis, como função intelectual, aprendizagem e memória, atenção, memória operacional, linguagem e função executiva (Bortolato et al., 2015). Mais recentemente, autores observaram também, entre pacientes esquizofrênicos, déficits de cognição social, e novas abordagens foram desenvolvidas para lidar com eles. Dentre essas abordagens, ao menos três merecem destaque por apresentarem mais de um ensaio clínico avaliando sua eficácia: *cognitive enhancement therapy* (CET) (Eack et al., 2009), *social cognition interaction training* (SCIT) (Roberts e Penn, 2009) e *training of affect recognition* (TAR) (Frommann et al., 2003). Em comum, todas as três foram desenvolvidas para aplicação em grupo de pacientes com esquizofrenia, mas diferem em duração e ênfase, no reconhecimento de emoções (TAR), estímulo a interações sociais (CET) ou exercícios com enfoque na teoria da mente (SCIT). A SCIT é provavelmente a intervenção combinada que reúne o maior número de ensaios clínicos controlados na literatura, tendo sido adaptada para quadros de humor, tanto na depressão (Zhu et al., 2018) como no transtorno afetivo bipolar (Lahera et al., 2013). Resumidamente, a SCIT é uma intervenção em grupo com duração de 18 a 24 semanas e reúne elementos da TCC e de cognição social, incluindo reconhecimento de emoções e teoria da mente (para mais detalhes, ver Roberts e Penn, 2009).

De modo geral, protocolos que combinam elementos de reabilitação neuropsicológica e TCC têm se multiplicado na literatura, em especial quando diante de quadros de notório prejuízo cognitivo. Mais recentemente, novas adaptações foram propostas para quadros de humor, a partir do reconhecimento de importante prejuízo cognitivo nessa população, mesmo fora de episódios. A seguir serão descritas as principais técnicas de TCC para os quadros de humor, seguida de breve descrição do prejuízo cognitivo

Seção II – *Tratamento clínico e dos aspectos cognitivos dos transtornos de humor*

observado nessas populações e de descrição de protocolo de pesquisa conduzido em nosso meio.

Técnicas utilizadas com pacientes com transtornos de humor

Os dois quadros principais que compõem os chamados transtornos do humor são o transtorno depressivo e o transtorno afetivo bipolar. Ainda que existam subtipos de cada um deles, como no caso do transtorno afetivo bipolar do tipo I e II, a maior parte das intervenções de psicoterapia e reabilitação não diferem de acordo com o subtipo apresentado. A seguir será feita breve descrição dos quadros para melhor compreensão das técnicas posteriormente apresentadas.

O transtorno afetivo bipolar (TAB) é um quadro clínico marcado pela recorrência de episódios de mania e depressão que acomete entre 1% e 1,5% da população adulta (Merikangas et al., 2011). Durante episódios de mania, o indivíduo pode apresentar grande impulsividade, fala e pensamentos acelerados, baixa concentração, ideias de grandeza, libido aumentada, humor expansivo e/ou irritado. Já na depressão, ocorre principalmente rebaixamento do humor, baixa volição, lentificação ou retardo psicomotor e perda de interesse no envolvimento em atividades. Em ambos os episódios, o sono pode estar prejudicado, sendo frequente a insônia ou hipersonia na depressão e a redução da necessidade de sono na mania. Os episódios definirão o diagnóstico do paciente, sendo necessária a presença de um episódio de mania ao longo da vida para a realização de diagnóstico de TAB tipo I, e a presença de um episódio de hipomania e mais um de depressão para caracterização de TAB tipo II. O diagnóstico de ciclotimia é dado quando há ocorrência de um episódio de hipomania e um de depressão menor ao longo da vida.

Seus portadores experimentam enorme impacto em sua qualidade de vida e funcionamento (Brissos et al., 2008; Mann-Wrobel et al., 2011), mesmo estando fora desses episódios. Isso pode ocorrer em parte por esses pacientes continuarem a apresentar sintomas residuais da doença, mesmo quando tratados (Judd et al., 2002). Além disso, a doença parece guardar possível associação com prejuízos neurocognitivos (Robinson et al., 2006), o que afetaria diversas áreas, especialmente as funções executivas e a atenção sustentada (Mann-Wrobel et al., 2011). Mesmo se considerando o efeito profilático de adequado tratamento medicamentoso, uma grande parte desses pacientes recorre em um período de cinco anos (Gitlin et al., 1995), o que compromete ainda mais a sua recuperação, afetando um grande número de áreas, como relacionamentos interpessoais e profissionais. Por tudo isso, tem se mostrado cada vez mais recomendável o uso de psicoterapia como elemento fundamental no tratamento do TAB.

O transtorno depressivo maior já foi chamado de a "gripe da psiquiatria", em razão de sua grande prevalência, estimada em cerca de 12,9% da população em geral (Lim et al., 2018). É caracterizado por sentimento de tristeza profunda, desesperança, culpa e baixa autoestima, além de mudanças no sono e apetite, podendo o paciente demonstrar alterações de peso, fadiga e perda de energia constante. Graças à alta prevalência, alguns autores questionam a possibilidade de mais de um quadro clínico serem agrupados sob o diagnóstico de depressão. Beck, por exemplo, ao relatar os casos tratados pela TCC, descreve quadros clínicos compatíveis com o diagnóstico de depressão melancólica (Beck, 1963).

Assim como no TAB, quadros depressivos apresentam enorme impacto na qualidade de vida e no funcionamento de seus pacientes, sendo a doença que causa maior incapacidade dentre todos os outros diagnósticos existentes, psiquiátricos ou não (Friedrich, 2017). A depressão também está associada à presença de déficits neurocognitivos, sendo encontrados déficits moderados nos domínios de função executiva, memória e atenção (Rock et al., 2014). Apesar de apresentar maiores taxas de resposta, quando comparado ao TAB, o tratamento farmacológico para depressão também apresenta limitações importantes, com quase 40% dos pacientes não obtendo melhora após o uso de antidepressivos inibidores de recaptura de serotonina (Papakostas et al., 2007).

Técnicas mais aplicadas na depressão

Embora a proposta original de Beck et al. (Beck e Rush, 1979) venha sofrendo adições e incrementos, como a inclusão de elementos de meditação (Vujanovic et al., 2017), aqui serão descritas as técnicas de TCC mais frequentemente usadas para o tratamento de um quadro depressivo (Hawley et al., 2017), com o intuito de ilustrar a abordagem em sua versão mais comumente desenvolvida. A ordem das técnicas em geral segue a apresentada, podendo sofrer alterações de acordo com a demanda e a resposta do paciente.

Após o período de avaliação e confirmação do(s) diagnóstico(s) e o acordo de que o foco será o tratamento do quadro depressivo, é iniciada a psicoeducação. Mais do que uma sequência de "aulas", busca-se, com as informações discutidas, estreitar a relação terapêutica e reduzir o ruído de comunicação entre paciente e terapeuta, ainda mais se considerando a facilidade de acesso a variados canais de informação nos tempos atuais, nem sempre coerentes e fidedignos. Ao final do processo inicial de psicoeducação, espera-se que o paciente entenda melhor a natureza do seu quadro e o modelo cognitivo da depressão.

Quando os sintomas depressivos estão muito intensificados ou presentes há muito tempo, é muito comum o uso de estratégias de ativação comportamental nas fases iniciais do tratamento. Existem diversas justificativas para o uso de ativação comportamental em pacientes deprimidos, mas a seguir serão vistas três delas. Um primeiro aspecto é reduzir o isolamento social, muitas vezes presente nesses indivíduos, o que pode agravar a intensidade de seus sintomas. A atenção social é um reforçador primário entre os seres humanos (Catania, 1999). Em termos de atitude, busca-se reduzir a passividade observada nesses pacientes, que interfere também na manutenção de crenças disfuncionais. Por fim, é importante que o paciente consiga observar e sentir a relação que existe entre comportamentos e emoções. Duas técnicas de ativação comportamental são comumente descritas na literatura de TCC: a monitoria de atividades e o planejamento de atividades. Tradicionalmente, na monitoria de atividades, solicita-se que o paciente anote, em uma folha de papel, os horários das atividades realizadas no período entre as sessões, normalmente de uma semana. A essa estratégia, podem

Seção II – *Tratamento clínico e dos aspectos cognitivos dos transtornos de humor*

ser acrescentadas técnicas de domínio e prazer, nas quais o paciente avalia o quanto se sentiu capaz de realizar determinada atividade e o quão prazeroso foi completá-la. Já no planejamento de atividades, é pedido que o paciente identifique tarefas que ele pode executar no seu atual estado. A ideia é ampliar o repertório desses pacientes, muitas vezes restrito. É extremamente útil a avaliação daquilo que o paciente julga não conseguir realizar, o que pode ser trabalhado em momento posterior, com estratégias de resolução de problemas que serão vistas mais à frente.

Ainda nas fases iniciais de tratamento, é muito importante que o paciente seja estimulado a identificar quais distorções cognitivas mais frequentemente produz. Isso ajuda a complementar o processo de psicoeducação, já que agora ele pode reconhecer dentro do modelo cognitivo quais padrões cognitivos mais comumente incidem no seu quadro. Na medida em que os quadros clínicos se iniciam, haveria uma ativação dos esquemas cognitivos do indivíduo favorecendo o aumento de distorções cognitivas (Knapp e Beck, 2008). Exemplos de distorções cognitivas mais frequentemente observadas são catastrofização, raciocínio emocional, polarização, abstração seletiva, leitura mental, rotulação, minimização e maximização e imperativos (Knapp e Beck, 2008). Estimulam-se a curiosidade e o senso crítico do paciente, não quanto a si mesmo, mas ao padrão cognitivo que ele apresenta.

Estratégias de reestruturação cognitiva são iniciadas quando o paciente já consegue identificar a presença de pensamentos automáticos e o efeito deles em seus estados de humor. Essas estratégias podem ser compreendidas como um conjunto de técnicas que buscam flexibilizar e, quando possível, modificar o padrão cognitivo do indivíduo, reconhecido muitas vezes como exagerado e irracional. As duas formas de reestruturação cognitiva mais tradicionais em TCC são o exame de evidências e o questionamento socrático. Durante o *exame de evidências*, solicita-se que o paciente busque fatos ou provas que apoiem ou refutem o pensamento identificado. Com o auxílio do terapeuta, também pode ser ponderada a qualidade dessas evidências, buscando-se conduzir o paciente a um resumo (resposta alternativa) do que foi discutido. Já no questionamento socrático, o terapeuta busca, por meio de uma sequência de perguntas abertas, avaliar o pensamento apresentado pelo paciente. Como no *questionamento socrático*, o processo também se encerra com a produção de uma nova resposta alternativa e com a reavaliação do estado de humor inicial.

Coerentemente com a proposta de tornar o paciente seu próprio paciente, é transferida gradualmente para ele a tarefa de identificar e modificar seus padrões cognitivos. A principal ferramenta utilizada para isto na TCC é o registro de pensamentos disfuncionais (RDPD). Existe hoje uma grande variedade de RDPD na literatura, e seu uso depende muito mais da avaliação do terapeuta do que de qualquer evidência clínica que ateste a superioridade de algum modelo. Mas, de modo geral, o RDPD é um instrumento no qual o paciente registra, a partir de uma alteração no seu humor, a data e o local em que aconteceu essa alteração, a(s) emoção(ões) experimentada(s) e o(s) pensamento(s) que lhe vieram à cabeça. Versões mais completas de RDPD são utilizadas posteriormente, incluindo colunas de resposta alternativa e reavaliação.

O objetivo último de toda a TCC é a modificação das crenças do indivíduo, reconhecendo seu papel central na manutenção do seu quadro e no aumento da probabilidade de recaídas futuras. Assim, desde o início, o terapeuta cognitivo formula hipóteses de crenças centrais para aquele paciente, o que posteriormente pode ser confirmado por meio da sequência de sessões e da observação dos padrões de pensamentos dele. Uma excelente maneira de sintetizar essas observações é o uso da conceituação cognitiva, uma folha de registro preenchida pelo terapeuta com os elementos observados no paciente, como eventos de vida importantes, exemplos de comportamento e pensamentos observados e hipóteses de crença central. A conceituação cognitiva é discutida com o paciente quando este já domina as técnicas de reestruturação e compreende o papel de suas crenças no seu quadro. As crenças do paciente podem ser reconhecidas por meio do mero uso contínuo do RDPD, em que uma repetição de certas afirmativas pode sugerir a presença de crenças centrais. Outra estratégia bastante comum é técnica da seta descendente, na qual, a partir de um pensamento observado, são realizadas perguntas sobre seu significado até se atingir uma afirmativa totalitária sobre aquele tema, que na maior parte das vezes é sua crença central.

Uma vez identificadas as crenças do indivíduo, muitas vezes sintetizadas nos diferentes modelos de conceituação cognitiva, é iniciado o processo de modificação de crenças centrais. Na maior parte das vezes, além de usadas as estratégias de reestruturação tradicionais, são empregados os chamados experimentos comportamentais. Para tanto, é necessário que terapeuta e paciente tenham formulado novas crenças centrais, mais realistas e racionais que as anteriores. Nessa etapa, a ideia é que o sujeito teste em seu próprio ambiente as novas crenças, por meio de uma mudança de atitude. As tarefas devem ser elaboradas em parceria com o terapeuta, de modo a serem as mais simples e exequíveis em um primeiro momento. Um exemplo de experimento comportamental com uma paciente deprimida pode ser observado em Knapp e Beck (2008).

A última etapa do tratamento com pacientes deprimidos envolve a generalização das habilidades aprendidas, sua transposição para o cotidiano, o reconhecimento do paciente pelos méritos obtidos na terapia e a prevenção de recaída (Caballo et al., 2011). Esta última adquire papel-chave na manutenção do quadro de remissão, já que envolve repassar os objetivos iniciais, os principais sintomas observados e o progresso obtido. É fundamental que o indivíduo saiba descrever como foram as mudanças promovidas pela terapia, até mesmo para manter os ganhos obtidos. Ainda dentro de prevenção de recaídas, é solicitado que o sujeito procure antecipar possíveis fatores estressantes e desenvolver, com o terapeuta, maneiras de lidar com eles (resolução de problemas). Normalmente, as sessões finais são planejadas em uma frequência com cada vez maior de espaçamento, inicialmente a cada quinzena, evoluindo para um intervalo de até um ano.

Técnicas mais aplicadas no transtorno afetivo bipolar

Todas as estratégias descritas anteriormente para o tratamento da depressão maior são comumente oferecidas para pacientes com TAB em fase depressiva. A razão para isso é que não existe um consenso, entre os diferentes autores, a respeito de

Seção II – *Tratamento clínico e dos aspectos cognitivos dos transtornos de humor*

haver uma diferença entre a depressão unipolar e a bipolar, embora alguns advoguem que depressão bipolar seria mais fortemente marcada por sintomas comportamentais do que depressivos, propondo mesmo divisões dentro do quadro depressivo no TAB (Brugue et al., 2008). Ao mesmo tempo, o paciente com TAB pode iniciar seu tratamento psicoterapêutico em três momentos distintos, durante um episódio de depressão, de hipomania ou de eutimia, sendo esta última aquela que reúne o maior número de estudos de psicoterapia no TAB. Além disso, praticamente inexistem estudos de TCC ou de qualquer outra psicoterapia para fases de hipomania, quando mais frequentemente são utilizadas estratégias com familiares e cuidadores desses pacientes. Nesse sentido, é importante frisar que, em fases de mania, a abordagem de tratamento de escolha deve ser a farmacológica, principalmente pelos sintomas de rebaixamento do foco de atenção e do juízo crítico nesses episódios. Em outras palavras, quanto maior a elevação no humor, menor o número de opções psicoterapêuticas para esses pacientes. Do mesmo modo que ocorre com a depressão unipolar, existe um numeroso conjunto de protocolos de TCC para o TAB e aqui serão preconizadas as principais técnicas empregadas com esses pacientes.

A natureza recorrente dos episódios de humor de mania e depressão marca fortemente a TCC no TAB e, como a ruptura dos ritmos circadianos guarda grande associação com o início de novos episódios, uma das principais estratégias dessa e de outras abordagens envolve a regulação de rotinas. O foco principal é a regulação da rotina de sono e vigília, ou seja, dos horários de acordar e dormir. Para tanto, muitas vezes são utilizadas as estratégias de higiene do sono, extensamente descritas na literatura. Em suma, o paciente deve ser estimulado a dormir e acordar no mesmo horário, mesmo no final de semana, a reduzir a estimulação noturna, como computadores e celulares, bem como o uso de estimulantes e álcool no período da tarde e noite, entre outras estratégias. Para muitos pacientes, essa regularização pode representar elevado esforço, seja pelo significado (pensamentos automáticos) ou pelos anos de rotina desregrada. Portanto, é comum que precisem dedicar algum tempo nessa etapa. Outro ponto fundamental das estratégias de TCC no TAB é o manejo do estresse, considerando-se também sua associação com o desencadeamento de novos episódios de humor.

Outro objetivo fundamental da TCC no TAB é ajudar o paciente a reconhecer os primeiros sinais pródromos de recaída de episódios de mania e depressão, partindo do pressuposto que quanto mais cedo esse reconhecimento ocorrer, maiores são as chances de evitá-los. Para tanto, ao menos três estratégias podem ser empregadas: o gráfico de linha de vida, o gráfico do humor e o reconhecimento de padrão de sintomas. O gráfico de linha de vida basicamente é uma representação gráfica dos principais episódios de humor do indivíduo, com o intuito de observar tanto os eventos antecedentes como os primeiros sintomas (pródromos). O gráfico do humor, entretanto, é obtido pelo preenchimento diário dos estados de humor, ansiedade e irritabilidade do indivíduo, sendo que alguns modelos incluem também o total de horas de sono e o uso de medicação. Por meio dessas estratégias e da avaliação feita ao longo das sessões, pode ser observado um padrão de sintomas que mais frequentemente podem ocorrer durante os episódios de humor. Diante desse padrão, podem ser construídos planos de ação, seguindo a mesma lógica da prevenção de recaída descrita anteriormente.

Capítulo 12 Uso da Terapia Cognitivo-Comportamental nas Intervenções Neuropsicológicas nos Transtornos do Humor

Também é altamente desejável identificar com o paciente ao menos uma pessoa que o ajude a reconhecer esses padrões e a iniciar os planos de ação para mania e depressão.

Uma técnica também muito empregada em pacientes com TAB é a resolução de problemas. Como dito anteriormente, elevados graus de estresse favorecem a probabilidade de novos episódios de humor. Dessa maneira, desenvolver estratégias efetivas de resolução de problemas é fundamental, principalmente quando considerado que pacientes com TAB avolumam uma quantidade de problemas e questões não concluídas após anos vivendo com o quadro. Outro aspecto importante a considerar é o padrão elevado de impulsividade observado nesses pacientes, mesmo em fases de remissão do TAB (Saddichha e Schuetz, 2014). A técnica se inicia com a identificação de problemas concretos e potencialmente solucionáveis (procurar novo apartamento, p. ex.). Cabe uma breve distinção entre comportamentos (fazer dieta) e produtos comportamentais (emagrecer, p. ex.). A ênfase deve ser dada em comportamentos já que estes podem ser mais diretamente afetados pelo sujeito. Em seguida, pode ser solicitado ao paciente que forneça o maior número de soluções possíveis para aquele (e somente para aquele) problema. Depois disso, são ponderadas uma a uma cada uma das soluções apresentadas, com o auxílio do terapeuta, pesando-se vantagens e desvantagens, custo, eficácia etc. Ao final, são escolhidas as melhores soluções para aquele problema e definido um prazo para implantação e reavaliação delas. Muitas vezes, a resolução de problemas conduz à identificação de novos problemas, e o processo é iniciado novamente, mas então de maneira cada vez mais específica.

Outra esfera comumente abordada em pacientes com TAB são as relações sociais e há ao menos duas razões para isso. Primeiramente, como já colocado, é muito importante contar com ao menos uma pessoa de referência para auxiliar o paciente, especialmente em momentos de elevação do humor. Na literatura, costumeiramente se sugere um membro da família (Miklowitz e Chung, 2016), mas nem sempre é possível contar com este, e uma alternativa poderia ser um(a) amigo(a) próximo(a). O outro motivo é que há vasta literatura indicando que relações sociais com elevado grau de críticas severas, relações distantes e ambiente hostil favorecem maior número de recaídas. Assim, diversas abordagens estruturadas para o tratamento psicoterápico do TAB trabalham as relações sociais, em especial por meio do treino em assertividade. O mesmo ocorre na TCC, e esse tema é introduzido em fases intermediárias do tratamento, salvo quando não se mostra como um tema urgente. O treino tradicionalmente é iniciado com a discussão do conceito de assertividade, contrapondo-a à comunicação agressiva e passiva. Buscam-se, então, exemplos do próprio indivíduo para subsequente treino com o uso de *role-play* (ou troca de papéis). Em seguida, são indicadas sugestões de possíveis treinos futuros para serem postos em prática no período entre as sessões. Outros elementos do treino em habilidades sociais em TCC podem ser incluídos no tratamento do TAB, como o treino em iniciar conversas, muito útil para pacientes há muito tempo isolados socialmente.

Em suma, a lógica do tratamento da TCC para o TAB adquire um caráter essencialmente profilático. Por esse motivo, os protocolos de tratamento mencionam tantas vezes o conceito de gerenciamento de sintomas comportamentais, de sintomas

Seção II – *Tratamento clínico e dos aspectos cognitivos dos transtornos de humor*

cognitivos e de estresse. O foco desses protocolos é, em geral, a fase eutímica ou sua manutenção, buscando manter o indivíduo produtivo sem expô-lo a elevados graus de estresse, que podem eventualmente favorecer recaídas de humor.

Dificuldades oriundas de prejuízo cognitivo nos transtornos de humor

Como dito anteriormente, a TCC tradicionalmente não considerava elementos neuropsicológicos no tratamento dos diversos transtornos. Contudo, com a sua evolução teórica e com o crescimento do número de estudos em neuropsicologia, começou a haver pontos de intersecção entre as duas disciplinas. Aqui será feita uma breve revisão dos aspectos neuropsicológicos observados em quadros de humor e seus efeitos nas propostas de tratamento de TCC.

Os estudos de neuropsicologia no TAB começaram a crescer a partir da década de 1990. Desde o início, diversas medidas de funcionamento cognitivo foram avaliadas, como funcionamento intelectual global, funcionamento psicomotor, atenção, aprendizagem e memória, funções executivas e habilidades verbais (Martínez-Arán et al., 2000). Essa ampla testagem, contudo, era ainda centrada nas fases de mania e depressão, só posteriormente sendo inclusos indivíduos em fase eutímica. Embora boa parte dos pacientes com TAB permaneçam apresentando sintomas e recorrência de episódios ao longo da vida, é fundamental distinguir as alterações estado-dependentes daquelas que se mantêm durante a fase de eutimia, objetivo inicial do tratamento desses pacientes (Rocca e Lafer, 2006).

Nesse sentido, diversas tentativas procuraram construir um perfil das alterações cognitivas experimentadas no TAB (Porter et al., 2015). No entanto, essas iniciativas não têm logrado êxito (Bortolato et al., 2015), muito possivelmente pela inclusão de amostras heterogêneas de pacientes, seja em fases distintas, com e sem sintomas residuais, ou mesmo em uso de medicações e instrumentos variáveis (Cullen et al., 2016). Ao mesmo tempo, é possível supor que essa população seja de fato diversa, como tem sido demonstrado em estudos de polaridade predominante e de presença de sintomatologia psicótica (Aminoff et al., 2013).

Ainda assim, do ponto de vista objetivo, tem sido observado que pacientes com TAB podem apresentar prejuízo principalmente em funções executivas, memória verbal, memória operacional, memória visual, atenção e velocidade de processamento, mesmo quando em eutimia (Cullen et al., 2016). Estudos mais recentes também têm encontrado prejuízo em cognição social, especialmente no reconhecimento de emoções (Samamé et al., 2012). Por requerer um tratamento farmacológico de longa duração e muitas vezes ininterrupto, a pesquisa com neuropsicologia no TAB sempre apresenta o viés de possíveis efeitos do uso desses medicamentos sobre o resultado das avaliações. No entanto, não seria nem ético nem seguro interromper o tratamento farmacológico por conta das avaliações.

A pesquisa com neuropsicologia do transtorno depressivo se iniciou um pouco antes da do TAB, mas, de maneira análoga, incluía pacientes em fase depressiva nas suas

Capítulo 12 | Uso da Terapia Cognitivo-Comportamental nas Intervenções Neuropsicológicas nos Transtornos do Humor

avaliações iniciais, só posteriormente separando fases episódicas e de eutimia. Uma interessante revisão sistemática das metanálises publicadas entre 2004 e 2014 selecionou 12 estudos com avaliação neuropsicológica da depressão (Roca et al., 2015). Encontrou que, já no primeiro episódio de depressão, os domínios cognitivos afetados eram: velocidade psicomotora, atenção, aprendizagem e memória visual e funções executivas. Na fase de remissão, os pacientes com depressão melhorariam seus resultados em testes de atenção, embora ainda prejudicados quando comparados a pacientes sem doença psiquiátrica. Os autores observaram ainda que os estudos prévios sugeriam uma diferença de resultados nos testes entre o subtipo melancólico e o não melancólico. Outro estudo buscou conduzir uma revisão sistemática com metanálise dos achados em depressão obtidos por meio da *Cambridge neuropsychological test automated battery* (CANTAB) em fases depressivas, de remissão e em pacientes não medicados, todos em comparação a indivíduos sem doença psiquiátrica. Pacientes em depressão apresentaram efeitos significativos de tamanho moderado nos domínios de função executiva, memória e atenção. Pacientes não medicados demonstraram prejuízo significativo moderado em uma tarefa de função executiva, duas tarefas de memória e uma de atenção. Por fim, pacientes em remissão demonstraram significativos tamanhos de efeito para função executiva e atenção.

Haveria, portanto, uma sobreposição de prejuízo cognitivo entre o transtorno depressivo e o TAB nas áreas de atenção e funções executivas, observados em diferentes autores, com diferentes instrumentos e que, principalmente, duraria mesmo nas fases eutímicas dos transtornos. Como a TCC costumeiramente não considerava os aspectos neuropsicológicos desses e de outros transtornos, ao menos duas questões poderiam ser propostas: quais os efeitos do prejuízo cognitivo na resposta ao tratamento psicoterápico; e como as estratégias da TCC afetam o desempenho cognitivo desses pacientes. Sobre a primeira questão, um estudo recente observou, por exemplo, uma associação entre melhor resposta no *California verbal learning test* (CVLT) e melhora de sintomas depressivos em pacientes com TAB e fase depressiva. Já sobre a segunda, como visto anteriormente, cresce o número de protocolos que buscam juntar elementos da TCC e de reabilitação neuropsicológica, observando seus efeitos tanto sobre os sintomas clínicos como sobre o prejuízo cognitivo (Lahera et al., 2013). A seguir, será apresentado um protocolo de intervenção conduzido no Brasil com pacientes com TAB.

Reabilitação cognitivo-comportamental

Este projeto fez parte do doutoramento de um dos autores deste capítulo (Bernardo Carramão Gomes) e foi conduzido entre os anos de 2015 e 2018, no ambulatório do Programa de Transtorno Bipolar (PROMAN) do Instituto de Psiquiatria do Hospital das Clínicas da Faculdade de Medicina de Universidade de São Paulo (IPq-HCFMUSP). O PROMAN, um grupo de pesquisa com mais de 20 anos de existência, desenvolve pesquisa e presta atendimento em seu ambulatório para pacientes com TAB tipo I e II. Todos os seus pacientes matriculados são acompanhados por médicos psiquiatras e são atendidos gratuitamente por meio do Sistema Único de Saúde (SUS). Ao todo, cerca

Seção II – *Tratamento clínico e dos aspectos cognitivos dos transtornos de humor*

de 200 pacientes compuseram seu ambulatório e participaram de maneira voluntária dos variados estudos desenvolvidos pelo grupo.

Desenvolvemos uma intervenção de 12 sessões, combinando a experiência anterior em terapia comportamental cognitiva para pacientes bipolares (Gomes et al., 2017) com vários elementos de reabilitação cognitiva. O primeiro passo foi identificar comportamentos que têm um papel importante na autonomia dos pacientes, seguido por determinar quais domínios cognitivos estão envolvidos. O objetivo central foi promover a generalização dos comportamentos aprendidos no cotidiano. A intervenção foi dividida em três módulos principais: atenção e memória; cognição social; e resolução de problemas e prevenção de recaídas. O primeiro módulo compreende quatro sessões, por meio das quais se busca melhorar a atenção e a memória, considerando a necessidade de reter as informações discutidas ao longo das sessões. Existem dois comportamentos-alvo envolvidos: adesão ao tratamento farmacológico e monitoramento do humor. Os exercícios de remediação cognitiva procuram melhorar as memórias verbais e visuais, enquanto aumentam secundariamente a atenção com o material de papel incluído no manual. Na primeira sessão, os membros do grupo e os psicoterapeutas se apresentam; em seguida, há uma discussão sobre o manual, as expectativas individuais e a importância do atendimento. A segunda sessão explora o conceito de atenção e sua importância como porta para outras funções cognitivas; o grupo também aprende exercícios destinados a treinar a atenção e a memória. A terceira sessão enfoca a adesão à medicação e sua relação com a atenção; o núcleo dessa sessão é a organização do ambiente do paciente, que é frequentemente caótico; uma discussão sobre sugestões é encorajada no final dela. A quarta sessão começa com a apresentação de gráficos de humor aos pacientes e a importância da identificação precoce de episódios de humor. No final do primeiro módulo, os pacientes são estimulados a cozinhar, como método de reforçar o que aprenderam, ao mesmo tempo em que reforçam sua autonomia.

O segundo módulo tem como alvo a cognição social e a comunicação. A quinta sessão familiariza os pacientes com o conceito de pensamentos automáticos e um guia para identificar sua presença; distorções cognitivas são discutidas juntamente com exemplos fornecidos pelas experiências dos próprios sujeitos. A sexta sessão começa retornando ao tema anterior ao habituar os pacientes no registro automático de pensamentos; os pacientes são estimulados a reestruturar seus próprios pensamentos durante experiências identificadas em sessões anteriores; flexibilidade mental e empatia são introduzidas e discutidas. A sétima sessão familiariza os pacientes com uma comunicação assertiva e reconhecimento de emoções por meio de expressões faciais, ensinando exercícios de *role-play* e a importância da assertividade positiva. A oitava sessão segue a mesma agenda da sétima, de modo a maximizar a aprendizagem.

O último módulo de reabilitação comportamental cognitiva visa estratégias de resolução de problemas e prevenção de recaída. A nona sessão começa com a identificação de problemas pessoais, principalmente distinguindo-os das preocupações; o tema é importante porque os pacientes muitas vezes incorporam seus problemas às expectativas e aspirações, gerando um desejo de abandoná-los; a sessão termina enfatizando a importância da flexibilidade mental na geração do maior número possível de respostas para cada problema identificado. Na décima sessão, os pacientes aprendem técnicas de

Capítulo 12 Uso da Terapia Cognitivo-Comportamental nas Intervenções Neuropsicológicas nos Transtornos do Humor

resolução de problemas propriamente dita, de uma maneira sistemática. A décima primeira sessão dedica-se a revisar informações e esclarecer possíveis dúvidas dos pacientes; também os encoraja a debater a importância de rotinas regulares e sono regular, que podem ser ajustados usando técnicas de higiene do sono; um relaxamento muscular progressivo termina a sessão. Finalmente, a meta da última sessão é evitar futuras recaídas de humor, retornando aos objetivos pessoais definidos na sessão um e levando os pacientes a desenvolver um plano de prevenção. A sigla HUMOR retoma os pontos principais do programa de manutenção pós-intervenção: 1) habitue-se a uma rotina regular; 2) use o que você aprendeu; 3) monitore seu humor; 4) observe os problemas decorrentes e lide efetivamente com isso; e 5) responda a pensamentos automáticos.

Todos os pacientes do grupo de reabilitação comportamental cognitiva também receberam tratamento medicamentoso (TP). A agenda de cada uma das sessões é apresentada a seguir (Quadro 12.1).

Quadro 12.1
Agenda de sessões.

Módulo I: atenção e memória

- **Sessão 1:** apresentação e entrega do material. Apresentação dos membros e terapeutas. Algumas informações iniciais sobre a proposta de um protocolo integrado. Esclarecimento de dúvidas sobre o funcionamento do grupo e da terapia. Discussão sobre o que os membros esperam da terapia e sobre o que é esperado deles. Estabelecimento de tarefa para casa. Breve relaxamento.

- **Sessão 2:** introdução ao modelo integrativo. Revisão da sessão anterior e esclarecimento de dúvidas sobre a leitura para casa. Como organizar informações. Exercícios de neuropsicologia e como adaptá-los ao dia a dia. Estabelecimento de tarefa. Breve exercício de relaxamento.

- **Sessão 3:** tratamento farmacológico. Revisão da sessão anterior e esclarecimento de dúvidas sobre a leitura para casa. Grupos de medicação e adesão ao tratamento medicamentoso. Exercício de memória e como adaptá-lo para o uso de medicação, entre outras coisas. Estabelecimento de tarefa. Breve exercício de relaxamento.

- **Sessão 4:** monitoria do humor. Revisão da sessão anterior e esclarecimento de dúvidas sobre a leitura para casa. Formas de monitorar o humor (gráfico do humor). Exercício de atenção e seu uso no dia a dia. Estabelecimento de tarefa. Breve exercício de relaxamento.

Módulo II: cognição social

- **Sessão 5:** cognição – parte I. Revisão da sessão anterior e esclarecimento de dúvidas sobre a leitura para casa. Distorções cognitivas comuns no TAB e para cada um. Identificar pensamentos automáticos. Atenção e velocidade de pensamentos. Estabelecimento de tarefa. Breve exercício de relaxamento.

- **Sessão 6:** cognição – parte II. Revisão da sessão anterior e esclarecimento de dúvidas sobre a leitura para casa. Responder a pensamentos automáticos. Rastreando pensamentos automáticos. Uso do registro de pensamentos no dia a dia. Estabelecimento de tarefa. Breve exercício de relaxamento.

- **Sessão 7:** comunicação – parte I. Revisão da sessão anterior e esclarecimento de dúvidas sobre a leitura para casa. Expressões emocionais e cognição. Tarefa de reconhecimento de emoções e seu uso diário. Introdução à assertividade. Estabelecimento de tarefa. Breve exercício de relaxamento.

- **Sessão 8:** comunicação – parte II. Revisão da sessão anterior e esclarecimento de dúvidas sobre a leitura para casa. Discussão sobre assertividade e seu uso nos relacionamentos. Estabelecimento de tarefa. Breve exercício de relaxamento.

Módulo III: resolvendo problemas e prevenindo recaídas

- **Sessão 9:** problemas – parte I. Revisão da sessão anterior e esclarecimento de dúvidas sobre a leitura para casa. Problemas e cognição. Identificando problemas específicos. Função executiva, resolução de problemas e seu uso no dia a dia. Estabelecimento de tarefa. Breve exercício de relaxamento.

(continua)

Seção II – *Tratamento clínico e dos aspectos cognitivos dos transtornos de humor*

Quadro 12.1
Agenda de sessões. (*Continuação*)
▪ **Sessão 10:** problemas – parte II. Revisão da sessão anterior e esclarecimento de dúvidas sobre a leitura para casa. Desenvolvendo estratégias de solução de problemas e adaptação para uso no dia a dia. Estabelecimento de tarefa. Breve exercício de relaxamento.
▪ **Sessão 11:** recaídas – parte I. Revisão da sessão anterior e esclarecimento de dúvidas sobre a leitura para casa. Colocando tudo junto. Sinais de recaída. Manejo de estresse e higiene de sono. Exercício de relaxamento profundo e seu uso. Acrônimo HUMOR. Estabelecimento de tarefa. Breve exercício de relaxamento.
▪ **Sessão 12:** recaída – parte II. Revisão da sessão anterior e esclarecimento de dúvidas sobre a leitura para casa. Como manejar recaídas. Construir cartão de enfrentamento para recaída. Despedida e encerramento.

Fonte: Desenvolvido pela autoria do capítulo.

Um estudo controlado simples-cego foi desenvolvido junto ao ambulatório do PROMAN para avaliar a eficácia dessa nova intervenção. Todos os pacientes que preencheram os critérios de seleção e que aceitaram participar do estudo assinaram o termo de consentimento da pesquisa e foram distribuídos de modo aleatório (randomização) entre o grupo experimental (reabilitação cognitivo-comportamental) e o grupo-controle (tratamento padrão farmacológico). Todos os pacientes foram acompanhados por consultas médicas de acordo com a necessidade de cada um. A quantidade de medicação empregada e o número de consultas médicas não foi limitado nesse estudo, com o objetivo de aumentar a generalização dos possíveis resultados para situações clínicas reais. Todas as sessões de psicoterapia contaram com até sete pessoas por grupo e tiveram duração de 90 minutos cada. Foi utilizada a *Cambridge automated neuropsychological test automated battery* (CANTAB) para avaliação dos resultados dessa intervenção. Os testes da CANTAB escolhidos foram: *emotion recognition task* (ERT), *spatial working memory* (SWM), *one touch stockings of Cambridge* (OTS), *spatial span* (SSP), *pattern recognition memory* (PRM), *delayed matching to sample* (DMS), *attention switching task* (AST), *reaction time* (RTI), *rapid visual information processing* (RVP) e *motor screening task* (MOT). Assim, a bateria buscou basicamente avaliar atenção, funções executivas, memória visual e reconhecimento de emoções. A bateria de avaliação neuropsicológica foi aplicada em todos os participantes, antes do início dos grupos de terapia, sendo reaplicada após seu término e após 12 meses do início dos grupos. Além das variáveis cognitivas também foi avaliado o tempo até um novo episódio de humor, número de novos episódios de mania e depressão, qualidade de vida e funcionalidade (para mais detalhes do desenho, ver Gomes et al., 2017).

Ao todo, foram inclusos 60 indivíduos, mas apenas 39 concluíram a primeira etapa do seguimento clínico.

Não houve diferença entre os grupos na entrada do estudo para nenhum dos dados sociodemográficos (gênero, idade, nível de escolaridade, estado civil, ocupação e renda familiar), bem como para os dados clínicos (tipo de TAB, comorbidade com quadros ansiosos, presença de sintomatologia psicótica, ciclagem rápida, experiência prévia com psicoterapia) e as escalas de qualidade de vida e funcionalidade. Com relação aos dados neuropsicológicos, também não houve diferença entre os grupos para nenhuma das variáveis incluídas.

Capítulo 12 Uso da Terapia Cognitivo-Comportamental nas Intervenções Neuropsicológicas nos Transtornos do Humor

Com relação aos dados clínicos, não houve diferenças significativas para intervalo de tempo até o primeiro episódio entre os grupos de RCC e de TP, bem como para a presença ou número de episódios. Ao mesmo tempo, não houve diferenças significativas para a maior parte dos domínios da escala de funcionalidade após 12 semanas, excetuando-se trabalho, reportado como menos prejudicado entre os indivíduos do grupo-controle. Os escores de qualidade de vida também não mostraram diferença significativa após 12 semanas, embora tenha havido uma tendência à diferença no domínio físico, maior entre os pacientes do grupo-controle.

Já com relação aos aspectos neuropsicológicos, os dados obtidos no período pós-tratamento de 12 semanas indicaram melhora no reconhecimento das emoções de raiva e tristeza, bem como redução no tempo de reação e melhora na memória visual entre aqueles pacientes que participaram da reabilitação cognitivo-comportamental (Gomes et al., 2019, *in press*). Todos esses achados iniciais precisarão ser confirmados com o seguimento do estudo.

Palavra final

A TCC é hoje a abordagem que reúne o maior número de estudos sobre sua eficácia em diversos quadros clínicos, até mesmo fora de quadros psicopatológicos. Suas diversas variações vieram a complementar o modelo original proposto por Beck et al., de modo a abranger as particularidades de determinados quadros clínicos. O enorme crescimento no número de estudos em neuropsicologia nos últimos anos vem demonstrando sólidas evidências de prejuízo cognitivo em variados transtornos e, mais especificamente, nos quadros de humor, mesmo durante a fase de remissão. A junção das disciplinas Neuropsicologia e terapia cognitivo comportamental poderá contribuir para melhor compreensão da resposta ao tratamento psicoterápico e no desenvolvimento de novas abordagens fundamentadas em evidências.

Referências bibliográficas

- Aminoff SR, Hellvin T, Lagerberg TV, Berg AO, Andreassen OA, Melle I. Neurocognitive features in subgroups of bipolar disorder. Bipolar Disord. 2013;15(3):272-83.

- Beck AT. The current state of cognitive therapy: a 40-year retrospective. Arch Gen Psychiatry. 2005;62(9):953-9.

- Beck AT. Thinking and depression. I. Idiosyncratic content and cognitive distortions. Arch Gen Psychiatry. 1963;9:324-33.

- Beck AT, Rush J, Shaw B, Emery G. Cognitive therapy of depression. New York: Guilford; 1979.

- Bora E, Berk M. Theory of mind in major depressive disorder: A meta-analysis. J Affect Disord. 2016 Feb;191:49-55. doi: 10.1016/j.jad.2015.11.023.

- Bortolato B, Miskowiak KW, Köhler CA, Vieta E, Carvalho AF. Cognitive dysfunction in bipolar disorder and schizophrenia: a systematic review of meta-analyses. Neuropsychiatr Dis Treat. 2015;11:3111-25.

- Brissos S, Dias VV, Kapczinski F. Cognitive performance and quality of life in bipolar disorder. Can J Psychiatry. 2008;53(8):517-24.

Seção II – *Tratamento clínico e dos aspectos cognitivos dos transtornos de humor*

- Brugue E, Colom F, Sanchez-Moreno J, Cruz N, Vieta E. Depression subtypes in bipolar I and II disorders. Psychopathology. 2008;41(2):111-4.

- Caballo VE. Manual de técnicas de terapia e modificação do comportamento. São Paulo: Santos; 2011. p. 361-98.

- Catania AC. Aprendizagem: comportamento, linguagem e cognição. Porto Alegre: Artmed; 1999.

- Charchat-Fichman H, Fernandes CS, Landeira-Fernandez J. Psicoterapia neurocognitivo-comportamental: uma interface entre psicologia e neurociência. Rev Bras Ter Cogn. 2012;8(1):40-6.

- Cuijpers P. Effective therapies or effective mechanisms in treatment guidelines for depression? Depress Anxiety. 2013;30(11):1055-7.

- Cullen B, Ward J, Graham NA, Deary IJ, Pell JP, Smith DJ et al. Prevalence and correlates of cognitive impairment in euthymic adults with bipolar disorder: a systematic review. J Affect Disord. 2016;205:165-81.

- Eack SM, Greenwald DP, Hogarty SS, Cooley SJ, DiBarry AL, Montrose DM et al. Cognitive enhancement therapy for early-course schizophrenia: effects of a two-year randomized controlled trial. Psychiatr Serv. 2009;60(11):1468-76.

- Friedrich M. Depression is the leading cause of disability around the world. JAMA. 2017;317(15):1517.

- Frommann N, Streit M, Wölwer W. Remediation of facial affect recognition impairments in patients with schizophrenia: a new training program. Psychiatry Res. 2003;117(3):281-4.

- Gitlin MJ, Swendsen J, Heller TL, Hammen C. Relapse and impairment in bipolar disorder. Am J Psychiatry. 1995;152(11):1635-40.

- Gomes BC, Rocca CC, Belizario GO, FBF Fernandes, Valois I, Olmo GC, Fachin RVP, Farhat LC, Lafer B. Cognitive behavioral rehabilitation for bipolar disorder patients: A randomized controlled trial. Bipolar Disord. 2019 Nov;21(7):621-633. doi: 10.1111/bdi.12784.

- Gomes BC, Rocca CC, Belizario GO, Lafer B. Cognitive-behavioral rehabilitation vs. treatment as usual for bipolar patients: study protocol for a randomized controlled trial. Trials. 2017;18(1):142.

- Grant PM, Bredemeier K, Beck AT. Six-month follow-up of recovery-oriented cognitive therapy for low-functioning individuals with schizophrenia. Psychiatr Serv. 2017;68(10):997-1002.

- Hawley LL, Padesky CA, Hollon SD, Mancuso E, Laposa JM, Brozina K, Segal ZV. Cognitive-Behavioral Therapy for Depression Using Mind Over Mood: CBT Skill Use and Differential Symptom Alleviation. Behav Ther. 2017 Jan;48(1):29-44. doi: 10.1016/j.beth.2016.09.003.

- Judd LL, Akiskal HS, Schettler PJ, Endicott J, Maser J, Solomon DA et al. The long-term natural history of the weekly symptomatic status of bipolar I disorder. Arch Gen Psychiatry. 2002;59(6):530-7.

- Kaczkurkin AN, Foa EB. Cognitive-behavioral therapy for anxiety disorders: an update on the empirical evidence. Dialogues Clin Neurosci. 2015;17(3):337-46.

- Knapp P, Beck AT. Cognitive therapy: foundations, conceptual models, applications and research. Braz J Psychiatry. 2008;30(Suppl 2):s54-64.

- Lahera G, Benito A, Montes JM, Fernández-Liria A, Olbert CM, Penn DL. Social cognition and interaction training (SCIT) for outpatients with bipolar disorder. J Affect Disord. 2013;146(1):132-6.

- Lezak MD. Neuropsychological assessment. 3rd ed. New York: Oxford University Press; 1995. p. 7-44.

- Lim GY, Tam WW, Lu Y, Ho CS, Zhang MW, Ho RC. Prevalence of Depression in the Community from 30 Countries between 1994 and 2014. Sci Rep. 2018 Feb 12;8(1):2861. doi: 10.1038/s41598-018-21243-x.

Mann-Wrobel MC, Carreno JT, Dickinson D. Meta-analysis of neuropsychological functioning in euthymic bipolar disorder: an update and investigation of moderator variables. Bipolar Disord. 2011;13(4):334-42.

Mansell W, Tai S, Clark A, Akgonul S, Dunn G, Davies L et al. A novel cognitive behaviour therapy for bipolar disorders (think effectively about mood swings or TEAMS): study protocol for a randomized controlled trial. Trials. 2014;15:405.

Martínez-Arán A, Vieta E, Colom F, Reinares M, Benabarre A, Gastó C et al. Cognitive dysfunctions in bipolar disorder: evidence of neuropsychological disturbances. Psychother Psychosom. 2000;69(1):2-18.

Merikangas KR, Jin R, He JP, Kessler RC, Lee S, Sampson NA et al. Prevalence and correlates of bipolar spectrum disorder in the world mental health survey initiative. Arch Gen Psychiatry. 2011;68(3):241-51.

Miklowitz DJ, Chung B. Family-focused therapy for bipolar disorder: reflections on 30 years of research. Fam Process. 2016;55(3):483-99.

Papakostas G, Thase M, Fava M, Nelson J, Shelton R. Are antidepressant drugs that combine serotonergic and noradrenergic mechanisms of action more effective than the selective serotonin reuptake inhibitors in treating major depressive disorder? A meta-analysis of studies of newer agents. Biological Psychiatry. 2007;62(11):1217-27.

Porter RJ, Robinson LJ, Malhi GS, Gallagher P. The neurocognitive profile of mood disorders – a review of the evidence and methodological issues. Bipolar Disord. 2015 Dec;17(Suppl 2):21-40. doi: 10.1111/bdi.12342.

Rector NA, Beck AT. Cognitive behavioral therapy for schizophrenia: an empirical review. J Nerv Ment Dis. 2012;200(10):832-9.

Roberts DL, Penn DL. Social cognition and interaction training (SCIT) for outpatients with schizophrenia: a preliminary study. Psychiatry Res. 2009;166(2-3):141-7.

Robinson LJ, Thompson JM, Gallagher P, Goswami U, Young AH, Ferrier IN et al. A meta-analysis of cognitive deficits in euthymic patients with bipolar disorder. J Affect Disord. 2006;93(1-3):105-15.

Roca M, Vives M, López-Navarro E, García-Campayo J, Gili M. Cognitive impairments and depression: a critical review. Actas Esp Psiquiatr. 2015;43(5):187-93.

Rocca CC, Lafer B. Neuropsychological disturbances in bipolar disorder. Braz J Psychiatry. 2006;28(3):226-37.

Rock P, Roiser J, Riedel W, Blackwell A. Cognitive impairment in depression: a systematic review and meta-analysis. Psychological Medicine. 2014;44(10):2029-40.

Saddichha S, Schuetz C. Is impulsivity in remitted bipolar disorder a stable trait? A meta-analytic review. Compr Psychiatry. 2014;55(7):1479-84.

Samamé C, Martino DJ, Strejilevich SA. Social cognition in euthymic bipolar disorder: systematic review and meta-analytic approach. Acta Psychiatr Scand. 2012;125(4):266-80.

Silva SS, Pereira RC, Aquino TAA. A terapia cognitivo-comportamental no ambulatório público: possibilidades e desafios. Rev Bras Ter Cogn. 2011;7(1):44-9.

Thoma N, Pilecki B, McKay D. Contemporary cognitive behavior therapy: a review of theory, history, and evidence. Psychodyn Psychiatry. 2015;43(3):423-61.

Torres IJ, Boudreau VG, Yatham LN. Neuropsychological functioning in euthymic bipolar disorder: a meta-analysis. Acta Psychiatr Scand Suppl. 2007(434):17-26.

Vujanovic AA, Meyer TD, Heads AM, Stotts AL, Villarreal YR, Schmitz JM. Cognitive-behavioral therapies for depression and substance use disorders: an overview of traditional, third-wave, and transdiagnostic approaches. Am J Drug Alcohol Abuse. 2017 Jul;43(4):402-15. doi: 10.1080/00952990.2016.1199697.

Weiss M, Murray C, Wasdell M, Greenfield B, Giles L, Hechtman L. A randomized controlled trial of CBT therapy for adults with ADHD with and without medication. BMC Psychiatry. 2012;12:30.

Wilson BA. Reabilitação da memória: integrando teoria e prática. Porto Alegre: Artmed; 2011.

Zhu S, Zhu K, Jiang D, Shi J. Social cognition and interaction training for major depression: a preliminary study. Psychiatry Res. 2018;270:890-4.

13

Alterações Cognitivas Associadas aos Psicofármacos

Isete Yoshiko Kawasoko
Teng Chei Tung

Um dos maiores obstáculos na pesquisa dos problemas cognitivos nos transtornos do humor é a dificuldade de identificar quais prejuízos cognitivos são decorrentes da doença de base e quais são causados pelos medicamentos utilizados para tratá-la. Por questões éticas, a retirada de tratamentos efetivos para o estudo dos sintomas cognitivos torna-se restrita a poucos pacientes que se habilitam a serem voluntários nessas condições. A melhor chance seria estudar aspectos cognitivos em pacientes que não estivessem sob terapêutica medicamentosa no momento da seleção para a pesquisa, e a avaliação cognitiva precisaria ser feita rapidamente, para não postergar o tratamento e, dessa maneira, prejudicar os pacientes. Essa dificuldade de se distinguir os sintomas cognitivos da depressão e os efeitos dos medicamentos aumenta ainda mais pelo fato de ser muito comum a polifarmacoterapia no portador de transtornos do humor, complicando-se assim a atribuição de determinado efeito a um fármaco específico, sem citar a possibilidade de a interação farmacológica entre os fármacos poder gerar mais prejuízos cognitivos. Por fim, os medicamentos podem causar efeitos cognitivos em pacientes com uma doença do humor, por exemplo, e outros efeitos em um paciente com doença cerebrovascular, e ainda um terceiro conjunto de efeitos em indivíduos saudáveis. Estudos avaliando diferentes populações podem não ser prontamente generalizáveis para pacientes com depressão.

Por essas razões, poucos estudos foram realizados avaliando adequadamente os efeitos dos medicamentos na função cognitiva relacionados a transtornos do humor. Neste capítulo, são revisados os estudos que avaliaram os efeitos cognitivos

Seção II – *Tratamento clínico e dos aspectos cognitivos dos transtornos de humor*

dos psicofármacos e discutidas as implicações dos resultados na prática psiquiátrica e psicológica.

Antidepressivos tricíclicos

Os antidepressivos tricíclicos foram a primeira classe de antidepressivos a serem utilizados em larga escala. Sua eficácia não é contestada até os dias de hoje, porém seu desuso se deve em boa parte aos intensos e frequentes efeitos adversos, além do risco de toxicidade cardíaca e neurológica na superdosagem. Os principais efeitos adversos são os anticolinérgicos, como boca seca e intestino preso, além de possível aumento de peso e de hipotensão ortostática, que pode eventualmente causar a perda dos sentidos por hipofluxo cerebral, o que é particularmente prejudicial para os idosos, que podem ter acidentes vasculares cerebrais, bem como quedas da própria altura com chances de fraturas.

Os prejuízos cognitivos dos tricíclicos foram atribuídos aos seus efeitos anticolinérgicos. Um estudo comparou os efeitos cognitivos entre amitriptilina e fluoxetina, e prejuízos na aprendizagem verbal e memória de trabalho foram observados nos pacientes que utilizaram amitriptilina, correlacionando-se com a atividade anticolinérgica sanguínea (Richardson et al., 1994). A maior parte das evidências se concentra em estudos com amostras de pacientes idosos deprimidos, confirmando tendência para diminuição na velocidade de reação com a clomipramina (Allen et al., 1991), memória verbal com a nortriptilina (Young et al., 1991) e função cognitiva global com a imipramina (Teri et al., 1991). Todos os autores, entretanto, observaram que o uso dos antidepressivos deveria ser cuidadoso em pacientes que já apresentavam prejuízos cognitivos leves e que o uso de doses baixas de tricíclicos poderia ser bem tolerado e não estar associado a efeitos cognitivos (Teri et al., 1991). Alguns efeitos deletérios no desempenho psicomotor foram observados em pacientes com depressão maior em uso crônico de imipramina e clomipramina; e na memória, com clomipramina (Gorenstein et al., 2006). O efeito anticolinérgico parece não afetar o quadro depressivo como um todo; pelo contrário, algumas substâncias anticolinérgicas parecem apresentar efeito antidepressivo (Howland, 2009).

Por fim, também se atribui ao efeito anticolinérgico o fato de os antidepressivos tricíclicos induzirem prejuízos cognitivos graves, como *delirium*, em idosos (Oxman, 1996), porém esses efeitos geralmente são observados apenas em pacientes que já apresentavam alguma doença cerebral orgânica preexistente (Cole et al., 1983).

O conjunto de evidências sugere que o uso de antidepressivos tricíclicos pode induzir efeitos cognitivos prejudiciais, mas considera-se que a sua eficácia antidepressiva justifica o seu uso mesmo em pacientes idosos, desde que em baixas doses. Outrossim, deve-se evitar a indicação de tricíclicos para pacientes idosos que apresentem prejuízos cognitivos conhecidos ou associados a lesões cerebrais orgânicas.

Inibidores seletivos de recaptura de serotonina

Os inibidores seletivos de recaptura de serotonina (ISRS) representam a geração posterior aos antidepressivos tricíclicos, com avanços notáveis na tolerabilidade e na

Capítulo 13 Alterações Cognitivas Associadas aos Psicofármacos

segurança mesmo em superdosagem. Por terem poucos efeitos anticolinérgicos (com exceção da paroxetina, que apresenta pequeno efeito anticolinérgico), essa classe em teoria apresentaria menor chance de estar associada a prejuízos cognitivos quando comparados aos tricíclicos.

Estudos em amostras de adultos saudáveis de meia-idade e confirmados em idosos saudáveis mostram efeito diferencial na cognição entre sertralina e paroxetina, com pior ação da paroxetina no desempenho de longo prazo da memória, e uma melhora do desempenho na fluência verbal com a sertralina (Furlan et al., 2001; Schmitt et al., 2001), apesar da existência de um estudo que não observou prejuízos com paroxetina em idosos saudáveis (Kerr et al., 1992). Essa diferença entre os ISRS pode ser atribuída ao pequeno efeito anticolinérgico da paroxetina e ao efeito dopaminérgico da sertralina. Fluvoxamina parece não causar prejuízos cognitivos em amostras de adultos idosos saudáveis (Hindmarch, 1998; Linnoila et al., 1993).

Os primeiros estudos em pacientes deprimidos idosos mostraram ausência de prejuízos cognitivos com a introdução de paroxetina, apesar do pequeno efeito anticolinérgico observado (Nebes et al., 1999). Entretanto, o desempenho da memória não melhorou e, em estudo posterior, a paroxetina não foi diferente da nortriptilina em relação ao desempenho cognitivo em geral, sem melhora desse desempenho quando comparado com idosos sem depressão (Nebes et al., 2003). Em pacientes com uso crônico (maior que seis meses) de antidepressivos, foram observados prejuízos em testes de memória com a sertralina e de psicomotricidade com doses altas de fluoxetina (Gorenstein et al., 2006). Em outra amostra, de pacientes idosos deprimidos que estavam trabalhando, foi observado pior desempenho da memória quando comparados com controles saudáveis, apesar do prejuízo ser episódico (Wadsworth et al., 2005). Um pequeno estudo de mulheres depressivas de meia-idade, utilizando escitalopram, observou resultado favorável em diversos aspectos cognitivos, porém com prejuízo na fluência fonêmica (Wroolie et al., 2006).

Estudos recentes têm relatado a capacidade da fluoxetina de induzir neurogênese no hipocampo, com subsequente aprimoramento cognitivo em condições neurológicas em pacientes não deprimidos com prejuízos cognitivos mínimos (em inglês, *minimal cognitive impairment* – MCI) (Mowla et al., 2007) e em pacientes com lesões cerebrais isquêmicas (Li et al., 2009).

De modo geral, os ISRS afetam diversas dimensões cognitivas associadas aos quadros depressivos e podem estar associados a alguns declínios de memória e processamento verbal. O potencial da fluoxetina em aumentar a neurogênese hipocampal sugere que a ativação do sistema serotoninérgico poderia auxiliar no processo de regeneração neuronal e reforçar as reservas cognitivas. Outra evidência nesse sentido é o potencial do citalopram em beneficiar de maneira sinergística a atividade colinérgica da galantamina (um colinesterásico utilizado no tratamento da doença de Alzheimer), observado em pacientes com provável demência de Alzheimer (Smith et al., 2009). Concluindo, a ação dos ISRS, ao aprimorar funções cognitivas associadas à depressão, supera os prejuízos, que são menos comuns, apesar de as evidências atuais serem insuficientes para esclarecer adequadamente essa questão.

Seção II – *Tratamento clínico e dos aspectos cognitivos dos transtornos de humor*

Outros antidepressivos

Estudos preliminares não observaram alterações cognitivas com o uso da venlafaxina em adultos jovens saudáveis do gênero masculino em doses terapêuticas (Siepmann et al., 2008) e em idosos deprimidos, com doses de 75 mg/dia (Trick et al., 2004). A mirtazapina, porém, apresentou resultados preliminares mistos, com um estudo controlado relatando melhoras cognitivas em pacientes deprimidos, independentemente do efeito antidepressivo (Borkowska et al., 2007); em outro estudo aberto, mostrou melhora da agitação em pacientes com doença de Alzheimer, sem piora dos prejuízos cognitivos prévios ao tratamento (Cakir e Kulaksizoglu, 2008). Entretanto, relatos de casos mostraram o surgimento de sintomas psicóticos, agitação psicomotora e alterações cognitivas com o uso de mirtazapina em pacientes com depressão associada a lesão cerebral orgânica. Essas alterações melhoram prontamente com a suspensão da mirtazapina (Bailer et al., 2000), sugerindo que o seu uso nesse tipo específico de paciente deve ser feito com cuidado redobrado.

Um estudo sobre duloxetina (Raskin et al., 2007) observou, em um grupo de idosos deprimidos, melhora da aprendizagem verbal, da memória de trabalho, da velocidade de processamento e do desempenho motor.

A vortioxetina é o antidepressivo mais recentemente lançado; e foi o mais extensamente estudado, com foco na eficácia em aspectos cognitivos em pacientes com depressão, havendo evidências de melhora estatisticamente superior à do placebo em fatores cognitivos diversos e amplos, bem como superioridade em relação a outros antidepressivos, apesar de não ser estatisticamente superior em alguns desses estudos (Bennabi et al., 2019). Foi o único antidepressivo estudado de modo consistente no tratamento de disfunção cognitiva em idosos com depressão, mostrando superioridade em relação ao placebo e superioridade parcial em relação à duloxetina, em apenas um dos testes avaliados (Katona et al., 2014), sendo que os efeitos pró-cognitivos da vortioxetina eram na maior parte dissociados dos efeitos antidepressivos, ao contrário do que ocorreu com a duloxetina. A vortioxetina teria seu efeito pró-cognitivo ampliado com a associação de terapia cognitivo-comportamental, que seria superior à monoterapia com a vortioxetina isoladamente, tanto nas medidas de funções executivas e atencionais como no aumento dos níveis séricos de fator neurotrófico derivado de cérebro (em inglês, *brain derived neurotrophic factor* – BDNF), que está diretamente relacionado ao trofismo neuronal e à neuroplasticidade (Yan et al., 2019). Atualmente, a vortioxetina é o antidepressivo com melhores evidências de eficácia em aspectos cognitivos globais, como velocidade de processamento, medida de função executiva e nível atencional (Blumberg et al., 2020); porém, sua real utilidade clínica ainda está para ser revelada, pois os resultados ainda não podem ser considerados definitivos, uma vez que a taxa de remissão antidepressiva não é superior à de outros antidepressivos, o que indica que ainda será necessário determinar para qual perfil de pacientes com depressão realmente será mais efetiva, mas poderia ser mais eficaz em pacientes com déficits cognitivos inespecíficos, especialmente em idosos com depressão.

Num trabalho que versa sobre retardo psicomotor em 2.048 indivíduos deprimidos (Gorwood et al., 2014), encontrou-se melhora da atenção e da disfunção cognitiva

Capítulo 13 | Alterações Cognitivas Associadas aos Psicofármacos

quando se usou agomelatina, durante seis a oito semanas. Efeito positivo na função cognitiva, após seis semanas, foi observado em pacientes deprimidos com grave comprometimento cognitivo usando essa medicação (Medvedev et al., 2018).

Estabilizadores do humor

Os principais estabilizadores do humor são lítio, divalproato de sódio, carbamazepina e lamotrigina. Oxcarbazepina e topiramato são frequentemente utilizados em pacientes bipolares, apesar de não serem considerados estabilizadores do humor. Todos os estabilizadores do humor, com exceção do lítio, são anticonvulsivantes, e os principais estudos e observações em relação aos efeitos cognitivos dessas medicações foram realizadas quase exclusivamente em populações de pacientes epilépticos. Serão apresentados os poucos estudos que avaliaram populações de pacientes afetivos bipolares.

Estudos antigos já associavam o lítio a prejuízos cognitivos, que podem ser confundidos com a perda dos benefícios subjetivos dos pacientes em mania ou hipomania, ou seja, alguns pacientes hipomaníacos e maníacos percebiam serem mais eficientes cognitivamente durante a fase eufórica e, quando ficavam eutímicos, sofriam com a "perda" subjetiva dessa eficiência, considerando-a como detrimento da capacidade de raciocínio e criatividade. A maioria dos estudos avaliou prejuízos cognitivos em pacientes eutímicos com lítio em comparação com controles normais, como Hatcher et al. (1990), que observaram lentificação psicomotora para direção automotiva, e Monks et al. (2004), que registraram falha na ativação de estruturas frontoexecutivas, com consequentes danos à memória. Esses estudos não conseguiam diferenciar quais alterações poderiam ser atribuídas ao lítio e quais poderiam ser atribuídas à doença bipolar. Para controlar esse viés, um estudo avaliou de maneira cega as consequências cognitivas da retirada de lítio em pacientes bipolares eutímicos (Kocsis et al., 1993). Nos pacientes com retirada de lítio, diversas funções cognitivas melhoraram, como medidas de memória, velocidade de resposta e produtividade associativa, além da percepção subjetiva de melhora da criatividade. Esses prejuízos se correlacionaram a pacientes menos depressivos, de menor idade e maior dosagem sérica do lítio. Em uma metanálise recente, o tratamento com o lítio foi associado a prejuízos pequenos, porém significativos, na memória, no aprendizado verbal imediato e na criatividade, além de agravo no desempenho psicomotor com o uso no longo prazo (Wingo et al., 2009). Não foram observadas evidências de perdas ou melhoras cognitivas com o uso crônico, porém, após intoxicação por lítio, prejuízos cognitivos difusos podem ocorrer e durar por meses ou anos (Bartha et al., 2002). Entretanto, o lítio foi associado à diminuição do risco de desenvolver doença de Alzheimer (Nunes et al., 2007; Kessing et al., 2008).

O divalproato de sódio apresenta alterações cognitivas relevantes, em geral acima de 100 mg/mL séricos (Allen et al., 2006), principalmente na memória verbal e atenção (Goldberg e Burdick, 2001; Senturk et al., 2007), as quais tendem a desaparecer com a suspensão do medicamento, sendo, portanto, reversíveis.

Carbamazepina foi pouquíssimo estudada em populações de pacientes bipolares e está associada a danos leves de aprendizagem e de memória (Goldberg e Burdick,

Seção II – *Tratamento clínico e dos aspectos cognitivos dos transtornos de humor*

2001). Em um estudo com pacientes saudáveis, carbamazepina e, em menor escala, a oxcarbazepina apresentaram lentificação motora significativa (Mecarelli et al., 2004).

Lamotrigina tem sido indicada para a profilaxia da depressão bipolar. Um estudo aberto preliminar comparou pacientes que estavam usando lamotrigina com outros que utilizavam carbamazepina ou divalproato; observou-se acurado desempenho da lamotrigina nas tarefas de fluência verbal e possivelmente em memória imediata (Daban et al., 2006). Entretanto, a amostra de pacientes com lamotrigina era diferente, com menos internações e mais episódios depressivos, o que limita a validade desse achado. Outro estudo comparou em adultos saudáveis o efeito cognitivo da lamotrigina com o topiramato, com desenho de estudo duplo-cego em "*cross-over*", quando um indivíduo pesquisado recebe primeiro uma medicação e depois a outra, sem saber qual está tomando; foi observado um pior desempenho cognitivo com topiramato em relação à lamotrigina na maioria dos testes cognitivos realizados (Meador et al., 2005).

O melhor estudo dos efeitos cognitivos de estabilizadores de humor comparou retrospectivamente pacientes que estavam usando um dos seguintes medicamentos: lítio (LIT), divalproato (VPA), carbamazepina (CBZ), oxcarbazepina (OCBZ), lamotrigina (LTG) e topiramato (TOP) (Gualtieri e Johnson, 2006). Esses medicamentos estavam sendo utilizados em monoterapia e, no momento da avaliação neurocognitiva, estavam na melhor condição clínica obtida. Esse estudo mostrou que lamotrigina e oxcarbazepina foram os que apresentaram menor nível de prejuízo cognitivo global, e topiramato, carbamazepina e divalproato apresentaram a maior toxicidade cognitiva, com o lítio em nível intermediário. Segundo os autores, esses resultados estão de acordo com os estudos que avaliaram as alterações cognitivas em pacientes epilépticos.

Concluindo, os estabilizadores do humor apresentam capacidades diferentes de causar efeitos cognitivos deletérios. Entretanto, o pequeno número de estudos e as dificuldades metodológicas e éticas indicam a necessidade de mais estudos que possam avaliar o real impacto desses efeitos cognitivos na qualidade de vida e na funcionalidade dos pacientes bipolares.

Antipsicóticos

Apesar de ser de conhecimento geral que os antipsicóticos prejudicam funções cognitivas, poucos estudos avaliaram essas alterações em pacientes com transtornos do humor. A maioria dos estudos buscou avaliar a capacidade dos antipsicóticos de melhorar os prejuízos cognitivos associados à esquizofrenia. Também são raros os estudos que avaliaram os efeitos cognitivos em voluntários sadios. Um estudo avaliou efeitos cognitivos do antipsicótico típico haloperidol (2,5 mg), do antipsicótico atípico olanzapina (10 mg) e do antidepressivo paroxetina (20 mg) em voluntários sadios; obteve como achado principal a ausência de interferência nas funções cognitivas do haloperidol e um dano significativo da olanzapina às funções psicomotoras e à memória verbal, não relacionado ao efeito sedativo (Morrens et al., 2007). Outro estudo comparou os efeitos do haloperidol (4 mg) e da amissulprida (50 mg e 400 mg) em 21 voluntários sadios, por 5 dias (Ramaekers et al., 1999). O haloperidol apresentou prejuízos cognitivos

Capítulo 13 || Alterações Cognitivas Associadas aos Psicofármacos

e psicomotores já no primeiro dia e no quinto; a amissulprida 400 mg, apenas no quinto dia; e a amissulprida 50 mg não apresentou prejuízos.

Entretanto, um estudo com pacientes esquizoafetivos do subtipo bipolar avaliou funções cognitivas do haloperidol e observou ausência de melhora cognitiva nesses pacientes, em comparação com a induzida pela olanzapina (Tohen et al., 2001). Outro estudo avaliou prejuízos cognitivos em pacientes bipolares e identificou associação entre antipsicóticos atípicos com desempenho insuficiente global nos testes de funções executivas, apesar de não se poder descartar a possibilidade de o pior desempenho cognitivo ser decorrente da presença de sintomas psicóticos, e não do uso de antipsicóticos atípicos (Frangou et al., 2005). Estudo mais recente, metodologicamente semelhante ao anterior, mostrou que medicamentos antipsicóticos e lítio estavam associados a danos às funções de memória executiva e verbal (Savitz et al., 2008).

Os resultados inesperados de pior efeito cognitivo para olanzapina em voluntários sadios e as poucas evidências recentes de prejuízos cognitivos associados ao uso de antipsicóticos atípicos reiteram a necessidade de estudos mais aprofundados sobre o impacto dos antipsicóticos nas funções cognitivas dos pacientes afetivos. Também é importante verificar se os achados da associação de antipsicóticos atípicos que bloqueiam o receptor 5HT2A com pior desempenho cognitivo em pacientes esquizofrênicos (Tyson et al., 2004) podem ser generalizados para os pacientes afetivos.

O aripiprazol, por ser um agonista parcial de receptor de dopamina D2, poderia ter efeitos pró-cognitivos preferenciais. Apenas um estudo foi achado avaliando os efeitos cognitivos do aripiprazol em 28 pacientes bipolares jovens, com efeitos positivos principalmente em aspectos atencionais, porém com pouca possibilidade de generalização pelo pequeno tamanho de amostra e por não ter sido controlado com placebo (Wang et al., 2012). Outro estudo (Hori et al., 2017), com amostra de pacientes esquizofrênicos relativamente pequena, avaliou diversos fatores clínicos e biomarcadores e possíveis associações com a ação do aripiprazol. Em resumo, os efeitos do aripiprazol aumentando o tônus do sistema da noradrenalina (e seu metabólito MPHG – 3-metoxi-4-hidroxifenilglicol) podem melhorar diversos aspectos cognitivos, como aprendizado verbal, memória operativa, fluência verbal, atenção e velocidade de processamento e funções executivas. O aripiprazol também está associado a aumento do BDNF, que por sua vez está associado a melhor performance de aprendizado e memória. Esse resultado não pode ser ampliado para pacientes com transtornos de humor, porém podem indicar interessantes possibilidades de indicação do aripiprazol em condições de prejuízos cognitivos com baixo tônus de noradrenalina.

Potente ação antagonista em receptor D2 e alta afinidade em 5HT2A e 5HT7, bem como moderada afinidade em alfa-2C, agonista parcial 5HT1A e baixa afinidade M1 e H1, fazem com que a lurasidona proporcione efeito antidepressivo na depressão do bipolar, com menor capacidade de sedação; existe um relato de melhora cognitiva com o uso desse produto (Cordioli et al., 2015).

Benzodiazepínicos

Prejuízos cognitivos diversos, como deterioração nas tarefas de habilidade visuoespacial, velocidade de processamento e aprendizagem verbal, têm sido associados ao

Seção II – *Tratamento clínico e dos aspectos cognitivos dos transtornos de humor*

uso de benzodiazepínicos no longo prazo, apesar de existirem estudos que sugerem que esses efeitos sejam decorrentes do efeito sedativo ou da diminuição da atenção associada ao pico de concentração plasmática, portanto com um efeito leve e temporário (Stewart, 2005). Mesmo após a suspensão do uso no longo prazo, apesar de se observar melhora dos prejuízos cognitivos, a função cognitiva não atinge os mesmos níveis de controles normais (Barker et al., 2004a). Uma metanálise observou que os usuários de benzodiazepínicos de longo prazo apresentaram prejuízos cognitivos na maioria dos domínios avaliados (Barker et al., 2004b). Entretanto, aparentemente, as perdas associadas ao uso crônico de benzodiazepínicos são pequenas e poucos perceptíveis pelos pacientes, inclusive em idosos (Bierman et al., 2007). Surpreendentemente, estudos de neuroimagem não mostraram alterações patológicas relevantes nos usuários crônicos de benzodiazepínicos (Stewart, 2005). Um cuidado especial deve ser tomado em pacientes idosos com prejuízos cognitivos discretos e pacientes com lesões cerebrais orgânicas, pelo risco de os benzodiazepínicos eventualmente induzirem *delirium* (Lechin et al., 1996). De modo geral, está bem estabelecido que o uso crônico dos benzodiazepínicos causa distúrbios cognitivos difusos e leves, com prejuízos clinicamente e subjetivamente pouco evidentes, os quais, entretanto, não devem ser minimizados nem subestimados, tanto pelo risco de dependência quanto pelo risco de indução de *delirium* em pacientes cognitivamente ou metabolicamente vulneráveis. Apesar do uso frequente de benzodiazepínicos nos pacientes com transtornos do humor, faltam estudos que avaliem o impacto dessa classe de medicamentos na evolução e na adaptação funcional dos pacientes deprimidos e bipolares.

Conclusão

A maioria dos medicamentos utilizados no tratamento dos transtornos do humor está associada, em maior ou menor grau, a disfunções cognitivas variadas. A escassez de estudos sobre os efeitos cognitivos dos tratamentos dos transtornos do humor impede conclusões importantes sobre esses efeitos na evolução das doenças e na adaptação social e funcional dos pacientes. O efeito deletério nas funções cognitivas não pode impedir o uso das medicações, pois a prioridade ainda é o tratamento dos quadros afetivos. Uma vez atingido o objetivo de remissão dos episódios afetivos, deve-se avaliar o grau de comprometimento cognitivo e seu reflexo na funcionalidade do paciente. Criteriosa avaliação do custo-benefício precisa levar em conta a qualidade de vida dos pacientes, sendo às vezes necessário diminuir doses ou buscar novas opções terapêuticas com menor prejuízo cognitivo, para permitir melhor adaptação funcional. A falta de estudos nesse tema também prejudica uma avaliação mais clara dos prejuízos cognitivos derivados diretamente da doença afetiva, além de confundir os resultados de eventuais avaliações neuropsicológicas que possam ser indicadas para pacientes com transtornos do humor. Estudos futuros precisariam avaliar a função cognitiva dos indivíduos com os vários tipos de episódios e subtipos, antes de se iniciar e depois da introdução dos medicamentos em estudo, de preferência em monoterapia, bem como precisariam avaliar o impacto na qualidade de vida de eventuais prejuízos cognitivos que viessem a apresentar.

Referências bibliográficas

Allen D, Curran HV, Lader M. The effects of repeated doses of clomipramine and alprazolam on physiological, psychomotor and cognitive functions in normal subjects. Eur J Clin Pharmacol. 1991;40(4):355-62.

Allen MH, Hirschfeld RM, Wozniak PJ, Baker JD, Bowden CL. Linear relationship of valproate serum concentration to response and optimal serum levels for acute mania. Am J Psychiatry. 2006;163(2):272-5.

Bailer U, Fischer P, Küfferle B, Stastny J, Kasper S. Occurrence of mirtazapine-induced delirium in organic brain disorder. Int Clin Psychopharmacol. 2000;15(4):239-43.

Barker MJ, Greenwood KM, Jackson M, Crowe SF. Persistence of cognitive effects after withdrawal from long-term benzodiazepine use: a meta-analysis. Arch Clin Neuropsychol. 2004a;19(3):437-54.

Barker MJ, Greenwood KM, Jackson M, Crowe SF. Cognitive effects of long-term benzodiazepine use: a meta-analysis. CNS Drugs. 2004b;18(1):37-48.

Bartha L, Marksteiner J, Bauer G, Benke T. Persistent cognitive deficits associated with lithium intoxication: a neuropsychological case description. Cortex. 2002;38(5):743-52.

Bennabi D, Haffen E, Van Waes V. Vortioxetine for cognitive enhancement in major depression: from animal models to clinical research. Front Psychiatry. 2019 Nov 6;10:771.

Bierman EJ, Comijs HC, Gundy CM, Sonnenberg C, Jonker C, Beekman AT. The effect of chronic benzodiazepine use on cognitive functioning in older persons: good, bad or indifferent? Int J Geriatr Psychiatry. 2007;22(12):1194-200.

Borkowska A, Drozdz W, Ziółkowska-Kochan M, Rybakowski J. Enhancing effect of mirtazapine on cognitive functions associated with prefrontal cortex in patients with recurrent depression. Neuropsychopharmacol Hung. 2007;9(3):131-6.

Blumberg MJ, Vaccarino SR, McInerney SJ. Procognitive Effects of Antidepressants and Other Therapeutic Agents in Major Depressive Disorder: A Systematic Review. J Clin Psychiatry. 2020 Jul 21;81(4):19r13200. doi: 10.4088/JCP.19r13200.

Cakir S, Kulaksizoglu IB. The efficacy of mirtazapine in agitated patients with Alzheimer's disease: a 12-week open-label pilot study. Neuropsychiatr Dis Treat. 2008;4(5):963-6.

Cole JO, Branconnier R, Salomon M, Dessain E. Tricyclic use in the cognitively impaired elderly. J Clin Psychiatry. 1983;44(9 Pt 2):14-9.

Cordioli AV, Gallois CB, Isolan L, organizadores. Psicofármacos: consulta rápida. 5. ed. Porto Alegre: Artmed; 2015.

Daban C, Martínez-Arán A, Torrent C, Sánchez-Moreno J, Goikolea JM, Benabarre A et al. Cognitive functioning in bipolar patients receiving lamotrigine: preliminary results. J Clin Psychopharmacol. 2006;26(2):178-81.

Frangou S, Donaldson S, Hadjulis M, Landau S, Goldstein LH. The Maudsley bipolar disorder project: executive dysfunction in bipolar disorder I and its clinical correlates. Biol Psychiatry. 2005;58(11):859-64.

Furlan PM, Kallan MJ, Have T, Pollock BG, Katz I, Lucki I. Cognitive and psychomotor effects of paroxetine and sertraline on healthy elderly volunteers. Am J Geriatr Psychiatry. 2001;9(4):429-38.

Goldberg JF, Burdick KE. Cognitive side effects of anticonvulsants. J Clin Psychiatry. 2001;62(Suppl 14):27-33.

Seção II – *Tratamento clínico e dos aspectos cognitivos dos transtornos de humor*

- Gorenstein C, Carvalho SC, Artes R, Moreno RA, Marcourakis T. Cognitive performance in depressed patients after chronic use of antidepressants. Psychopharmacology. 2006;185(1):84-92.

- Gorwood P, Richard-Devantoy S, Baylé F, Cléry-Melin ML. Psychomotor retardation is a scar of past depressive episodes, revealed by simple cognitive tests. Eur Neuropsychopharmacol. 2014 Oct;24(10):1630-40. doi: 10.1016/j.euroneuro.2014.07.013. Epub 2014 Aug 2. Erratum in: Eur Neuropsychopharmacol. 2015 Aug;25(8):1397.

- Gualtieri CT, Johnson LG. Comparative neurocognitive effects of 5 psychotropic anticonvulsants and lithium. MedGenMed. 2006;8(3):46.

- Hatcher S, Sims R, Thompson D. The effects of chronic lithium treatment on psychomotor performance related to driving. Br J Psychiatry. 1990;157:275-8.

- Hindmarch I. The behavioural toxicity of antidepressants: effects on cognition and sexual function. Int Clin Psychopharmacol. 1998;13(Suppl 6):S5-8.

- Hori H, Yoshimura R, Katsuki A, Atake K, Igata R, Konishi Y, Beppu H, Tominaga H. Blood Biomarkers Predict the Cognitive Effects of Aripiprazole in Patients with Acute Schizophrenia. Int J Mol Sci. 2017 Mar 6;18(3):568. doi: 10.3390/ijms18030568. PMID: 28272307.

- Howland RH. The antidepressant effects of anticholinergic drugs. J Psychosoc Nurs Ment Health Serv. 2009;47(6):17-20.

- Katona C et al. Int. Clin. Psychopharmacology. 2012;27(4):215-23.

- Katona C, Hansen T, Olsen CK. A randomized, double-blind, placebo-controlled, duloxetine-referenced, fixed-dose study comparing the efficacy and safety of Lu AA21004 in elderly patients with major depressive disorder. Int Clin Psychopharmacol. 2012 Jul;27(4):215-23. doi: 10.1097/YIC.0b013e3283542457.

- Kerr JS, Fairweather DB, Mahendran R, Hindmarch I. The effects of paroxetine, alone and in combination with alcohol on psychomotor performance and cognitive function in the elderly. Int Clin Psychopharmacol. 1992;7(2):101-8.

- Kessing LV, Søndergård L, Forman JL, Andersen PK. Lithium treatment and risk of dementia. Arch Gen Psychiatry. 2008;65(11):1331-5.

- Kocsis JH, Shaw ED, Stokes PE, Wilner P, Elliot AS, Sikes C et al. Neuropsychologic effects of lithium discontinuation. J Clin Psychopharmacol. 1993;13(4):268-75.

- Lechin F, van der Dijs B, Benaim M. Benzodiazepines: tolerability in elderly patients. Psychother Psychosom. 1996;65(4):171-82.

- Li WL, Cai HH, Wang B, Chen L, Zhou QG, Luo CX et al. Chronic fluoxetine treatment improves ischemia-induced spatial cognitive deficits through increasing hippocampal neurogenesis after stroke. J Neurosci Res. 2009;87(1):112-22.

- Linnoila M, Stapleton JM, George DT, Lane E, Eckardt MJ. Effects of fluvoxamine, alone and in combination with ethanol, on psychomotor and cognitive performance and on autonomic nervous system reactivity in healthy volunteers. J Clin Psychopharmacol. 1993;13(3):175-80.

- Meador KJ, Loring DW, Vahle VJ, Ray PG, Werz MA, Fessler AJ et al. Cognitive and behavioral effects of lamotrigine and topiramate in healthy volunteers. Neurology. 2005;64(12):2108-14.

- Mecarelli O, Vicenzini E, Pulitano P, Vanacore N, Romolo FS, Di Piero V et al. Clinical, cognitive, and neurophysiologic correlates of short-term treatment with carbamazepine, oxcarbazepine, and levetiracetam in healthy volunteers. Ann Pharmacother. 2004;38(11):1816-22.

- Medvedev VE, Ter-Israelyan AY, Frolova VI, Korovyakova EA, Gushanskaya EV. Opyt primeneniia val'doksana pri depressiiakh, protekaiushchikh s kognitivnymi narusheniiami [Treatment of

Capítulo 13 | Alterações Cognitivas Associadas aos Psicofármacos

depression with cognitive impairment]. Zh Nevrol Psikhiatr Im S S Korsakova. 2018;118(2):77-80. Russian. doi: 10.17116/jnevro20181182177-80.

- Monks PJ, Thompson JM, Bullmore ET, Suckling J, Brammer MJ, Williams SC et al. A functional MRI study of working memory task in euthymic bipolar disorder: evidence for task-specific dysfunction. Bipolar Disord. 2004;6(6):550-64.
- Morrens M, Wezenberg E, Verkes RJ, Hulstijn W, Ruigt GS, Sabbe BG. Psychomotor and memory effects of haloperidol, olanzapine, and paroxetine in healthy subjects after short-term administration. J Clin Psychopharmacol. 2007;27(1):15-21.
- Mowla A, Mosavinasab M, Pani A. Does fluoxetine have any effect on the cognition of patients with mild cognitive impairment? A double-blind, placebo-controlled, clinical trial. J Clin Psychopharmacol. 2007;27(1):67-70.
- Nebes RD, Pollock BG, Mulsant BH, Butters MA, Zmuda MD, Reynolds CF 3rd. Cognitive effects of paroxetine in older depressed patients. J Clin Psychiatry. 1999;60(Suppl 20):26-9.
- Nebes RD, Pollock BG, Houck PR, Butters MA, Mulsant BH, Zmuda MD et al. Persistence of cognitive impairment in geriatric patients following antidepressant treatment: a randomized, double-blind clinical trial with nortriptyline and paroxetine. J Psychiatr Res. 2003;37(2):99-108.
- Nunes PV, Forlenza OV, Gattaz WF. Lithium and risk for Alzheimer's disease in elderly patients with bipolar disorder. Br J Psychiatry. 2007;190:359-60.
- Oxman TE. Antidepressants and cognitive impairment in the elderly. J Clin Psychiatry. 1996;57(Suppl 5):38-44.
- Ramaekers JG, Louwerens JW, Muntjewerff ND, Milius H, De Bie A, Rosenzweig P et al. Psychomotor, cognitive, extrapyramidal, and affective functions of healthy volunteers during treatment with an atypical (amisulpride) and a classic (haloperidol) antipsychotic. J Clin Psychopharmacol. 1999 Jun;19(3):209-21.
- Raskin J, Wiltse CG, Siegal A et al. Efficacy of duloxetine on cognition, depression, and pain in elderly patients with major depressive disorder: an 8-week, double-blind, placebo-controlled trial. Am J Psychiatry. 2007;164(6):900-9.
- Richardson JS, Keegan DL, Bowen RC, Blackshaw SL, Cebrian-Perez S, Dayal N et al. Verbal learning by major depressive disorder patients during treatment with fluoxetine or amitriptyline. Int Clin Psychopharmacol. 1994;9(1):35-40.
- Savitz JB, van der Merwe L, Stein DJ, Solms M, Ramesar RS. Neuropsychological task performance in bipolar spectrum illness: genetics, alcohol abuse, medication and childhood trauma. Bipolar Disord. 2008;10(4):479-94.
- Schmitt JA, Kruizinga MJ, Riedel WJ. Non-serotonergic pharmacological profiles and associated cognitive effects of serotonin reuptake inhibitors. J Psychopharmacol. 2001;15(3):173-9.
- Senturk V, Goker C, Bilgic A, Olmez S, Tugcu H, Oncu B et al. Impaired verbal memory and otherwise spared cognition in remitted bipolar patients on monotherapy with lithium or valproate. Bipolar Disord. 2007;9(Suppl 1):136-44.
- Siepmann T, Mueck-Weymann M, Oertel R, Kirch W, Pittrow D, Siepmann M. The effects of venlafaxine on cognitive functions and quantitative EEG in healthy volunteers. Pharmacopsychiatry. 2008;41(4):146-50.
- Smith GS, Kramer E, Ma Y, Hermann CR, Dhawan V, Chaly T et al. Cholinergic modulation of the cerebral metabolic response to citalopram in Alzheimer's disease. Brain. 2009;132(Pt 2):392-401.
- Stewart SA. The effects of benzodiazepines on cognition. J Clin Psychiatry. 2005;66(Suppl 2):9-13.

Teri L, Reifler BV, Veith RC, Barnes R, White E, McLean P et al. Imipramine in the treatment of depressed Alzheimer's patients: impact on cognition. J Gerontol. 1991;46(6):P372-7.

Tohen M, Zhang F, Keck PE, Feldman PD, Risser RC, Tran PV, Breier A. Olanzapine versus haloperidol in schizoaffective disorder, bipolar type. J Affect Disord. 2001;67(1-3):133-40.

Tyson PJ, Roberts KH, Mortimer AM. Are the cognitive effects of atypical antipsychotics influenced by their affinity to 5HT-2A receptors? Int J Neurosci. 2004;114(6):593-611.

Trick L, Stanley N, Rigney U, Hindmarch I. A double-blind, randomized, 26-week study comparing the cognitive and psychomotor effects and efficacy of 75 mg (37.5 mg b.i.d.) venlafaxine and 75 mg (25 mg mane, 50 mg nocte) dothiepin in elderly patients with moderate major depression being treated in general practice. J Psychopharmacol. 2004 Jun;18(2):205-14. doi: 10.1177/0269881104042622.

Wadsworth EJ, Moss SC, Simpson SA, Smith AP. SSRIs and cognitive performance in a working sample. Hum Psychopharmacol. 2005;20(8):561-72.

Wang LJ, Yeh CB, Huang YS, Tang CS, Chou WJ, Chou MC et al. Neurocognitive effects of aripiprazole in adolescents and young adults with bipolar disorder. Nord J Psychiatry. 2012 Sep;66(4):276-82.

Wingo AP, Wingo TS, Harvey PD, Baldessarini RJ. Effects of lithium on cognitive performance: a meta-analysis. J Clin Psychiatry. 2009 Nov;70(11):1588-97.

Wroolie TE, Williams KE, Keller J, Zappert LN, Shelton SD, Kenna HA et al. Mood and neuropsychological changes in women with midlife depression treated with escitalopram. J Clin Psychopharmacol. 2006;26(4):361-6.

Yan G, Zhang M, Liu Y, Yin M. Efficacy of vortioxetine combined cognitive behaviour intervention therapy on brain-derived neurotrophic factor level on depressive patients. Psychogeriatrics. 2019 Sep;19(5):475-81.

Young RC, Mattis S, Alexopoulos GS, Meyers BS, Shindledecker RD, Dhar AK. Verbal memory and plasma drug concentrations in elderly depressives treated with nortriptyline. Psychopharmacol Bull. 1991;27(3):291-4.

Seção III

Transtornos de humor na infância e adolescência e cognição

14

Aspectos Clínicos e Diagnósticos

Miguel Angelo Boarati
Telma Pantano
Valdeli Vieira

Introdução

Os transtornos do humor, em especial a depressão, ocorrem em diferentes fases da vida. Entretanto, um ponto importante a ser observado é a variedade da apresentação clínica, devendo-se atentar para a fase da vida em que o paciente se encontra. Isso é particularmente importante quando se trata da infância e da adolescência, nas quais aspectos do desenvolvimento precisam ser levados em consideração. A imaturidade cognitiva e emocional das crianças, bem como a instabilidade de humor inerente ao adolescente, torna o diagnóstico de depressão e transtorno afetivo bipolar um desafio importante. O mesmo ocorre com o outro extremo da vida, a velhice, em que as mudanças de vida, o luto, os déficits cognitivos leves e quadros demenciais precisam ser considerados no diagnóstico clínico, juntamente com os transtornos de humor.

Aspectos históricos

Embora as primeiras referências descritivas relacionadas à depressão infantil remontem a 1621, quando Robert Burton publicou um trabalho sobre a anatomia da melancolia, foi somente a partir da década de 1960 que os estudos psicopatológicos se intensificaram, consolidando-se o interesse clínico e de investigação desse fenômeno a partir dos anos 1980 (Barbosa e Lucena, 1995).

No início do século XX, sob forte influência da teoria psicanalítica sobre a gênese dos transtornos mentais, eram considerados inexistentes a depressão e o transtorno

Seção III – *Transtornos de humor na infância e adolescência e cognição*

afetivo bipolar (TAB) na infância, principalmente em idades muito precoces, pois crianças não apresentariam o superego desenvolvido (estrutura intrapsíquica relacionada à depressão). Para que se pudesse definir o diagnóstico de depressão, seria necessário, segundo o psiquiatra e psicanalista francês Daniel Widlöcher, a presença de três componentes essenciais: dor psíquica, lentificação psicomotora e queda da autoestima, sendo a dor psíquica um componente essencial para o diagnóstico de depressão. Em 1946, Spitz descreveu quadro em crianças pequenas que haviam sido afastadas precocemente de seus cuidadores e que desenvolveriam posteriormente sintomas de apatia, hiporreatividade, expressão facial de tristeza, ausência de respostas aos cuidados posteriores e lentificação psicomotora. Esse quadro foi denominado *depressão anaclítica*, sendo considerado a primeira descrição da existência de sofrimento psíquico em crianças pequenas, surgido a partir de falha de cuidados essenciais em período muito precoce da vida.

Já no início da década de 1970, Cytryn descreve a presença de sintomas depressivos característicos em crianças portadoras de doenças orgânicas crônicas. O quadro se caracterizava por tristeza, isolamento social, desamparo e desesperança. O mesmo autor, juntamente com McNew, afirma que a depressão em crianças poderia ocorrer de maneira pouco clara, a chamada *depressão mascarada* (Cytryn e McNew, 1973), em que a criança apresentaria não tristeza ou apatia, mas agressividade, irritabilidade, fracasso escolar, queixas somáticas e problemas de comportamento delinquencial.

Outros importantes autores, como John Bowlby, Maria Kovacs e Joan Luby, puderam, nos anos seguintes, a partir de estudos sistematizados com crianças em diferentes faixas etárias, caracterizar melhor episódios depressivos, curso clínico e fatores de risco envolvidos. São quadros que guardam forte relação com estressores ambientais, fatores genéticos e cuidados primários insuficientes, especialmente na primeira infância.

Aspectos clínicos dos transtornos do humor em crianças e adolescentes

Embora haja divergências entre os diferentes autores, a depressão clínica em crianças e, principalmente, em adolescentes é hoje bastante aceita e estudada (Keren e Tyano, 2006).

Algumas especificações de critérios têm sido propostas, sendo que até o momento apenas a possibilidade do humor irritado (ao invés do humor deprimido) pode ser considerada suficiente para o diagnóstico, desde que outros sintomas, como alterações cognitivas e dos equivalentes orgânicos do afeto, estejam presentes por pelo menos duas semanas, produzindo impacto no funcionamento global da criança nos diferentes ambientes e atividades, além de gerar sofrimento e incapacidade.

Os critérios diagnósticos para depressão e também para o transtorno afetivo bipolar (condição que, no Manual Diagnóstico e Estatístico de Transtornos Mentais, da Associação Americana de Psiquiatria – APA, em sua 5ª edição – DSM-5, encontra-se em capítulo distinto, a exemplo do já ocorre na Classificação Internacional das Doenças – CID, da Organização Mundial da Saúde – OMS) são os mesmos estabelecidos para os adultos. No caso da criança ou do adolescente, faz-se necessário que adaptações da avaliação

Capítulo 14 Aspectos Clínicos e Diagnósticos

sejam feitas, considerando-se as especificidades presentes em cada fase do desenvolvimento. Como já mencionado, pode-se não se observar o humor deprimido, mas sim irritado, porém sintomas como desesperança, anedonia, alteração do sono ou apetite, além de prejuízos cognitivos que impactarão no desempenho escolar e ideias mórbidas ou ideação suicida, estarão presentes em maior ou menor intensidade, a depender da gravidade clínica.

Outro ponto bastante importante e que definirá a conduta terapêutica, que será discutida neste capítulo e no seguinte sobre tratamento farmacológico, é a importância do ambiente para desencadear o primeiro episódio de humor (seja depressivo ou maniforme), contribuindo para seu agravamento e sua cronificação.

Assim, intervenções ambientais serão de suma importância no tratamento clínico de transtornos de humor em crianças e adolescentes.

Os critérios diagnósticos (APA, 2013) para episódio depressivo maior são cinco ou mais sintomas de mudança de humor por no mínimo duas semanas, sendo que pelo menos um dos sintomas é humor deprimido ou irritado e/ou perda de interesse/prazer, associado a alterações de peso, apetite e sono, queixas físicas diversas (dor, cansaço ou fadiga), queixas cognitivas (dificuldades na concentração, tomada de decisão ou raciocínio), ideias de culpa ou inutilidade e pensamento recorrentes sobre morte.

Já o quadro de depressão persistente (distimia) exige pelo menos um ano (diferentemente do tempo mínimo de dois anos exigido para os adultos) de sintomas depressivos leves e crônicos, que também provocam impacto na sociabilidade, na aprendizagem e no humor, além de prejuízo no desenvolvimento de habilidades fundamentais para a criança e o adolescente.

Já para diagnosticar o transtorno afetivo bipolar, faz-se necessária a presença de períodos distintos de elação do humor, associada a sintomas menores, como grandiosidade, taquipsiquismo, redução da necessidade do sono e aumento da atividade. O transtorno afetivo bipolar em crianças e adolescentes frequentemente não apresenta todos os sintomas ou tempo necessários para a caracterização de um episódio de mania ou hipomania, sendo frequentemente enquadrado no tipo não especificado. À medida que o adolescente se desenvolve, o quadro tende a tornar-se mais típico, entretanto pode se confundir com outras condições comuns nessa faixa etária, como o diagnóstico de transtorno do déficit de atenção e hiperatividade (TDAH), transtorno opositor desafiante (TOD) ou transtorno de conduta, que são os principais diagnósticos diferenciais e também comorbidades frequentes.

O diagnóstico de transtorno afetivo bipolar em crianças e adolescentes apresenta dificuldades operacionais bastante importantes, especialmente no que tange a definir claramente episódios e a presença dos sintomas de elação do humor.

Muitos pesquisadores questionavam a possibilidade de haver quadros de mania crônica ou a não necessidade da presença de elação do humor, apenas da irritabilidade intensa. Isso fez com que o diagnóstico de transtorno afetivo bipolar apresentasse importante crescimento a partir da década de 1990 e início dos anos 2000. Esse impasse gerou discussões defendidas por diferentes grupos de pesquisa que apresentavam uma visão mais conservadora do diagnóstico, exigindo a presença dos sintomas cardinais

Seção III – *Transtornos de humor na infância e adolescência e cognição*

de mania e hipomania e ciclicidade. Um grupo de crianças com irritabilidade crônica, intensa e disfuncional, as quais até meados de 2003 apresentariam o diagnóstico de transtorno afetivo bipolar, foram avaliadas em seguimentos mais longos e estudos complementares (neuroimagem funcional, aspectos neuropsicológicos e ensaios clínicos), hoje considerados uma nova entidade nosológica, caracterizada por humor seriamente desregulado, uma vez que elas não apresentavam em nenhum momento de sua evolução sintomas de mania/hipomania e não fechavam critérios para TAB no início da vida adulta. Essa nova condição está descrita no DSM-5 como transtorno disruptivo da desregulação do humor (APA, 2013). Esse quadro será descrito ainda neste capítulo.

Apesar de algumas divergências entre estudos epidemiológicos, o diagnóstico de depressão tem aumentado tanto em crianças como em adolescentes, ficando em torno de 2% a 4% em crianças e 4% a 8% em adolescentes, sendo que a prevalência do TAB estaria próxima à observada em populações adultas (Birmaher et al., 2002; Luby et al., 2004; Carlson e Meyer, 2006).

Diferenças no quadro de transtornos de humor em crianças e adolescentes

A infância e a adolescência apresentam diferentes níveis de desenvolvimento, nos quais é possível observar características que são próprias de cada fase. A infância se subdivide em três períodos ou etapas (primeira, segunda e terceira infância), assim como a adolescência (adolescência inicial, intermediária e tardia). Em cada uma dessas subdivisões, habilidades e competências são adquiridas, servindo de patamar para etapas posteriores.

Assim, o quadro clínico de um transtorno de humor apresenta aspectos peculiares quando se compara uma fase com a outra, ou seja, mesmo que os critérios diagnósticos sejam estanques, a apresentação clínica e a epidemiológica, ou mesmo o relato das queixas de humor, serão diferentes em cada um dos momentos observados. Isso é de fundamental importância no momento da avaliação clínica para que se obtenha o diagnóstico mais adequado.

Quando se comparam crianças e adolescentes deprimidos, é possível verificar algumas diferenças importantes, especialmente nos quesitos sintomas emocionais e queixas cognitivas. Um exemplo disso é perceber que crianças tendem a se apresentar mais irritadas e adolescentes, mais deprimidos. O sentimento de tristeza é percebido de maneiras diferentes e consequentemente expresso de maneira distinta.

Outro ponto bastante importante e que secundariamente apresenta impacto sobre a terapêutica (o que será discutido no Capítulo 15 – Tratamento Farmacológico em Crianças e Adolescentes com Transtorno do Humor, seria a maior vulnerabilidade a estressores ambientais que se observa em crianças quando em comparação a adolescentes. Isso não significa que adolescentes não seriam impactados por estressores ambientais e que estes não poderiam ser atribuídos ao início de um episódio depressivo maior, mas que em crianças esse fator é mais significativo, pois o nível primário de desenvolvimento as torna mais suscetíveis a esses estressores, sendo que em alguns casos o foco

Capítulo 14 | Aspectos Clínicos e Diagnósticos

do tratamento deve incluir abordagens psicossociais (psicoterapia, orientação parental, intervenção escolar), e não necessariamente uma intervenção medicamentosa.

Crianças deprimidas apresentam frequentemente mais labilidade emocional, com explosões de irritabilidade que são congruentes com o humor, queixas somáticas, baixa tolerância a frustrações e alterações somáticas de sono e apetite. Em casos mais graves (especialmente quando há fatores biológicos bem estabelecidos, como história familiar positiva para transtorno de humor em parentes de primeiro grau), pode-se observar a ocorrência de sintomas psicóticos. Já adolescentes apresentam mais sintomas depressivos clássicos, anedonia e desesperança; a proporção é maior no sexo feminino e há mais risco associado a uso de substâncias e ideação e tentativa de suicídio (Birmaher et al., 2002; Luby et al., 2004).

O mesmo se observa no transtorno afetivo bipolar de início precoce. quadros de início na infância são mais graves e menos específicos, com padrão de ciclagem rápida, mais estados mistos, comportamentos disruptivos e sintomas psicóticos, além de um histórico familiar bastante consistente de transtorno de humor. Já no quadro de início na adolescência, observam-se, especialmente na adolescência intermediária e tardia, episódios de humor mais claramente delimitados, com fases de humor elado, alteração do sono e pensamento, comportamento voltado a atividades prazerosas e de risco, assemelhando-se a quadros de início na vida adulta (Carlson e Meyer, 2006).

Fatores de risco para o desenvolvimento de depressão e transtorno afetivo bipolar em crianças e adolescentes

Dentre os principais fatores de risco associados ao desenvolvimento dos transtornos de humor, é possível elencar especialmente o histórico familiar positivo, além das condições adversas psicossociais ao longo do desenvolvimento.

Relacionamentos mal-adaptados entre a criança e seus cuidadores principais, perda parental precoce acompanhada de tristeza prolongada, transtorno psiquiátrico materno, seja por influência de um modelo comportamental inadequado, seja por fatores resposta biológica de adaptação de adequada modulação emocional, exposição a violência e experiências traumáticas precoces, tratamento constante de doenças crônicas graves com risco de morte (crianças constantemente internadas para tratamentos), associados ou não a dor física crônica, estão entre os principais fatores de risco para o desenvolvimento de depressão ainda na fase pré-escolar (Keren e Tyano, 2006).

O transtorno afetivo bipolar já apresenta forte associação com a presença de histórico familiar de transtorno afetivo bipolar tipo I em parentes de primeiro grau, especialmente os pais. Estudos com populações de risco (filhos de bipolares) demonstram alterações precoces no funcionamento neurocognitivo, alterações precoces na regulação emocional e maior risco para episódios de sintomas subsindrômicos, como irritabilidade, sintomas depressivos ou ansiosos, além de comportamentos disruptivos que marcariam o primeiro episódio de humor (Hauser e Correll, 2013).

Em casos de crianças e adolescentes que apresentem muito precocemente alterações sugestivas de falhas na regulação emocional, dificuldades no desenvolvimento

Seção III – *Transtornos de humor na infância e adolescência e cognição*

cognitivo e social a partir de mudanças bruscas do humor, podendo muitas vezes receber o diagnóstico de um transtorno de controle de impulso, como o TOD, mas que apresentem histórico familiar de transtorno de humor grave (depressão maior refratária, transtorno afetivo bipolar), é importante que sejam sistematicamente investigadas, em razão da possibilidade de desenvolvimento precoce de um transtorno depressivo ou transtorno afetivo bipolar em seus estágios iniciais.

Transtorno disruptivo da desregulação do humor

O transtorno disruptivo da desregulação do humor é uma condição clínica que foi incorporada ao DSM-5 (APA, 2013), não estando presente em edições anteriores da DSM nem na CID.

Surgiu a partir do excessivo número de diagnósticos de TAB em crianças e adolescentes que não apresentavam critérios mínimos para mania e hipomania (como elação do humor ou redução na necessidade de sono) ou ciclicidade dos episódios, mas que apresentavam irritabilidade crônica e extremamente grave e disfuncional, associada a explosões de raiva frequentes, o que impactava no desenvolvimento e na funcionalidade deles.

Foi importante que esse quadro fosse totalmente diferenciado de outros transtornos já existentes que apresentam sintomas de irritabilidade, como depressão, ansiedade e TOD, ou que apresentam explosões graves, como acontece no transtorno explosivo intermitente (TEI).

Essa é uma condição que exige como característica básica a presença de irritabilidade crônica, grave pelo período mínimo de 12 meses (não havendo 3 meses consecutivos de ausência de sintomas no período), associada a explosões frequentes, que ocorrem diante de situações mínimas de estresse ou frustração. Essas explosões precisam ocorrer em pelo menos dois ambientes distintos, gerar sofrimento e prejuízos funcionais e não ser acompanhadas de sintomas cardinais de mania ou hipomania. Outro ponto essencial é a faixa etária acometida, não sendo inferior a 6 anos de idade nem superior a 18 anos, uma vez que crianças menores apresentam essa característica no seu desenvolvimento, pela própria condição de imaturidade emocional e cognitiva, e adultos evoluem com quadros mais claros de depressão e ansiedade.

Esse diagnóstico exigirá tempo para sedimentação teórica e experiência clínica na sua detecção, pois pode facilmente ser confundido com outros quadros já definidos. Além disso, sua terapêutica farmacológica é bastante insipiente e pouco clara, com será visto no Capítulo 15 – Tratamento Farmacológico em Crianças e Adolescentes com Transtorno do Humor.

Avaliação clínica e psicológica de crianças e adolescentes com transtornos do humor

Considerando-se que a expressão dos transtornos de humor pode apresentar grande variabilidade, na medida em que a criança pode manifestar comportamentos

Capítulo 14 | Aspectos Clínicos e Diagnósticos

internalizantes e/ou externalizantes, bem como vivenciar os conflitos na sua singulari-dade, a avaliação psicodiagnóstica deve ser conduzida de maneira cuidadosa, por meio de instrumentos e técnicas que possibilitem a identificação das angústias, conflitos, di-ficuldades, potencialidades, devendo incluir a família, os cuidadores e a escola.

A avaliação clínica dessas crianças e adolescentes não difere de uma avaliação clí-nica padrão para essa faixa etária (Ferreira-Maia et al., 2012). É necessário que o clínico detenha o maior número possível de dados antes de avaliar a criança ou adolescente, visto que normalmente as queixas observadas no ambiente não são muitas vezes trazi-das pelo paciente de modo claro e objetivo.

A entrevista inicial a ser realizada com os pais deve ser capaz de levantar dados sobre o desenvolvimento pré-natal e nos primeiros anos de vida, a aquisição das ha-bilidades motoras, cognitivas, emocionais, sociais e de linguagem, além de aspectos objetivos da aprendizagem acadêmica. Falhas ou prejuízos precoces podem direcionar a outros diagnósticos ou a possíveis comorbidades que são altamente prevalentes nos transtornos de humor nessa faixa etária.

Entretanto, é de suma importância investigar a dinâmica de funcionamento do nú-cleo familiar, práticas educativas adotadas, expectativas em relação à criança e seu de-sempenho. São fundamentais dados sobre o estado emocional da mãe no período que antecede a gravidez e durante toda a gestação, impacto do nascimento da criança no meio familiar, bem como a identificação de situações de perdas, rupturas ou mudanças.

Outro ponto essencial a ser levantado na entrevista inicial com os pais são os antecedentes familiares, especialmente a existência de transtornos do humor ou ou-tros transtornos psiquiátricos, considerando-se os fatores de risco neurobiológicos e comportamentais envolvidos na gênese dos transtornos de humor em crianças e adolescentes.

Algumas escalas de avaliação clínica estão traduzidas e são de fácil aplicação, como a Escala de Depressão em Crianças Revisada (em inglês, Children Depression Rating Scale Revised Version – CDRS-R), uma entrevista semiestruturada simples, mas que permite avaliar os principais sintomas de depressão e a sua intensidade, embora exija experiência clínica nos quesitos finais, uma vez que solicita a avaliação de critérios subjetivos, como emoção expressa e expressão facial.

Outras escalas também utilizadas são o Inventário de Depressão de Beck (em in-glês, Beck Depression Inventory – BDI) e o Inventário de Depressão em Crianças (em inglês, Children Depression Inventory – CDI). Ambas pontuam a presença de sintomas depressivos a partir do relato do paciente, mas, por serem entrevistas estruturadas, não permitem a exploração aprofundada dos sintomas.

Já os sintomas de mania e hipomania podem ser investigados por meio de escalas específicas para determinar o episódio e sua intensidade. A Escala de Mania de Young (em inglês, Young Mania Rating Scale – YMRS) e a Escala de Mania para Crianças pelos Pais (em inglês, Children Mania Rating Scale by Parents – CMRS-P), ambas estruturadas em um conjunto de sintomas de mania/hipomania que permitem definir a presença no momento atual ou passado, caracterizando o episódio e a frequência deles.

Outras escalas e questionários já validados podem ser utilizados, especialmente em pesquisa e na prática do atendimento clínico, entretanto não substituem a entrevista inicial, que é fundamental para o estabelecimento do vínculo terapêutico com o paciente e também com a família, permitindo a obtenção, na entrevista inicial e nas subsequentes, das informações que tornarão o diagnóstico mais acurado.

Existe um grupo de instrumentos de avaliação psicológica, composto por testes ou técnicas denominadas *projetivas*, por meio dos quais é possível acessar aspectos dinâmicos do funcionamento da personalidade do avaliando. Em curto intervalo de tempo, é possível obter informações sobre diferentes níveis de funcionamento mental, características de vinculação objetal, conflitos, ansiedades e defesas dominantes nas relações. Dentre eles, destacamos o Procedimento de Desenhos-Estórias, instrumento que não é de uso restrito e que consiste em cinco unidades de produção, sendo cada qual composta por um desenho livre, estória, inquérito e título. A partir das produções do avaliando, pode-se identificar os seguintes fatores: atitudes básicas do sujeito (em relação a si e ao mundo), figuras significativas (relações de objetos), sentimentos expressos (derivados dos instintos de vida, morte ou do próprio conflito), tendências e desejos, impulsos, ansiedades e mecanismos de defesa (Tardivo, 1997). Crianças deprimidas costumam produzir desenhos com poucos elementos, pequenos, com traçado fino, ausência de cores, detalhes ou movimento. Na medida em que a depressão implica, na maioria dos casos, em inibição e lentificação mental, as estórias produzidas tendem a ser curtas, vagas, empobrecidas em conteúdos simbólicos e afetivos, a apresentar personagens desvitalizados ou frágeis, em busca de amor, cuidado e reconhecimento. Pode-se observar a presença de sentimentos de solidão, impotência, tristeza, esperança ou desesperança e relações objetais caracterizadas pela dependência e submissão (Grassano, 2012).

A observação do brincar, atividade espontânea e imaginativa do universo infantil, também pode oferecer elementos importantes para a compreensão dos conflitos vivenciados pela criança, uma vez que ela expressa, por meio de jogos e brinquedos, suas fantasias, experiências e desejos de uma maneira simbólica. Segundo Winnicott (1975), "é no brincar, e somente no brincar, que o indivíduo, criança ou adulto, pode ser criativo e utilizar sua personalidade integral e é somente sendo criativo que o indivíduo descobre seu eu (*self*)". Nesse sentido, o brincar é um modo de comunicação dos conflitos da criança, e a dificuldade ou impossibilidade de brincar pode ser indicativo de intensos sofrimentos psíquicos. Estudos apontam que crianças com indicadores de depressão têm mais dificuldades em se envolver em brincadeiras, apresentando pouca fantasia ou simbolismo (Lous et al., 2002). Outros estudos, realizados com filhos de mãe deprimidas, indicam que apresentam comportamento inibido ou ansioso ao brincar (Rubin et al., 1991) ou tendem a ser mais agressivos nessas situações (Carvalho e Ramires, 2013). Uma revisão sistemática relacionada ao tema evidenciou que a utilização do brincar na avaliação de crianças com indícios de depressão oferece informações significativas sobre as características individuais por meio das quais cada uma delas vivencia o seu conflito, assim como a eficácia do brincar como recurso terapêutico (Boarati, 2012).

Capítulo 14 · Aspectos Clínicos e Diagnósticos

Comorbidades, diagnóstico diferencial e impacto ao longo da vida

Os transtornos do humor em crianças e adolescentes apresentam alta prevalência de diferentes comorbidades, que variam conforme a idade do paciente.

Tanto no quadro de depressão unipolar como no diagnóstico de transtorno afetivo bipolar, é marcante a presença de sintomas externalizantes, como agressividade, irritabilidade e comportamentos disruptivos, e de sintomas internalizantes, como queixas ansiosas.

As comorbidades se configuram em fatores que pioram o prognóstico e a evolução do quadro, uma vez que dificultam o diagnóstico da patologia de humor e possibilitam o uso de medicações que podem promover a sua piora clínica. Um exemplo disso é a comorbidade entre o transtorno afetivo bipolar (TAB) e o transtorno do déficit e atenção e hiperatividade (TDAH), sendo que a primeira escolha do TDAH (psicoestimulante) pode provocar a desestabilização do humor.

É fundamental a detecção das possíveis comorbidades, separando-as de sintomas comuns. Por exemplo, depressão com sintomas ansiosos é diferente de depressão e transtornos de ansiedade, fazendo-se necessária a intervenção individualizada para cada uma das condições.

O Quadro 14.1 traz as comorbidades clínicas e psíquicas mais frequentes na depressão e no TAB em crianças e adolescentes.

Quadro 14.1	
Principais comorbidades presentes nos transtornos do humor em crianças e adolescentes.	
Depressão	Transtorno afetivo bipolar
1. Transtorno de ansiedade (fobia social e ansiedade de separação) 2. Transtorno de aprendizagem 3. Abuso de substâncias (especialmente álcool e *cannabis*) 4. Transtorno do estresse pós-traumático 5. Anorexia nervosa 6. TOC 7. Transtornos externalizantes	1. TDAH 2. TOD 3. Transtorno de conduta 4. Abuso de substâncias (geral) 5. Bulimia nervosa 6. Transtorno de pânico (especialmente em adolescentes) 7. Traços de personalidade Borderline 8. Transtorno de Tourette

TOC = transtorno obsessivo-compulsivo; TDAH = transtorno do déficit de atenção e hiperatividade; TOD = transtorno opositor desafiante.
Fonte: Adaptado de Boarati, 2012; Cummings et al., 2014.

A identificação da comorbidade psiquiátrica associada ao transtorno de humor, que poderá ser primário ou secundário, exigirá do clínico planejamento terapêutico organizado e específico prevendo as duas condições coexistentes. É importante lembrar que essas condições precisarão ser avaliadas e tratadas de maneira integrada, porém lembrando que uma condição poderá interferir no tratamento da outra.

Também é importante reforçar que muitas vezes o diagnóstico da comorbidade poderá ser também o diagnóstico diferencial a ser realizado. Crianças deprimidas

Seção III – *Transtornos de humor na infância e adolescência e cognição*

podem apresentar sintomas psicóticos, e isso pode induzir ao erro de fazer o diagnóstico de esquizofrenia, e não o de depressão psicótica. Durante a fase aguda da doença, os sintomas podem ser compartilhados, promovendo essa confusão inicial. Entretanto, cada patologia apresenta curso de evolução e prognóstico próprios e somente quando o quadro se estabiliza é que se pode definir corretamente qual fenômeno clínico está sendo observado.

O Quadro 14.2 elenca os principais diagnósticos diferenciais observados nos transtornos do humor.

| **Quadro 14.2** |
| Diagnósticos diferenciais nos transtornos do humor de crianças e adolescentes. |
| 1. Psicoses |
| 2. Transtornos externalizantes (TOD, TOC, TEI) |
| 3. Transtornos de ansiedade |
| 4. Uso de substâncias |
| 5. TDAH |
| 6. Transtornos alimentares |

TOD = transtorno opositor desafiante; TOC = transtorno obsessivo compulsivo; TEI = transtorno explosivo intermitente; TDAH = transtorno do déficit de atenção e hiperatividade.
Fonte: Desenvolvido pela autoria do capítulo.

Independentemente da presença de comorbidades psiquiátricas, os transtornos do humor apresentam impacto sobre o desenvolvimento da criança e do adolescente, promovendo falhas nesse desenvolvimento. Crianças que se deprimem precocemente apresentam mais dificuldade na aprendizagem escolar e no estabelecimento de rede social. Adolescentes bipolares apresentam mais chances de iniciarem o uso precoce de drogas e terem problemas de comportamento e envolvimento em práticas delitivas.

Além disso, a construção da identidade, a aquisição de repertórios sociais e competências são prejudicados, especialmente durante a fase ativa da doença.

O risco de novos episódios de humor ao longo da vida ou de cronificação aumenta significativamente, estando diretamente relacionados à gravidade dos episódios, ao tempo de evolução e à resposta ao tratamento.

Risco de suicídio associado aos transtornos do humor

Um dos principais riscos associados ao transtorno do humor, em especial ao transtorno depressivo (King et al., 2015), é o comportamento suicida, que vai desde os pensamentos mórbidos ("melhor estar morto"), passando pela ideação, pelo planejamento e pela tentativa de suicídio. Essa sequência pode ocorrer de maneira linear ou em saltos, sendo potencializada pela gravidade do episódio depressivo ou pela presença de estados mistos (no caso do TAB).

É importante que seja sistematicamente investigada a presença de comportamento suicida desde a primeira consulta, avaliando-se função desse comportamento, intencionalidade, fatores ambientes de risco, acesso a meios letais ou tentativas anteriores.

A intencionalidade do suicídio em adolescentes é flutuante, porém a alta impulsividade e a baixa avaliação de consequências aumentam a possibilidade de tentativas frequentes em situações de baixa supervisão. Portanto, todo comportamento suicida em crianças e adolescentes deve ser tratado com prioridade.

Diante do risco de suicídio, é preciso que se estabeleça estratégia de proteção, com intervenção próxima (consultas frequentes) e encaminhamento para emergência psiquiátrica ou internação integral em casos de alto risco (associação entre ideação suicida, sintomatologia depressiva intensa e suporte familiar falho, com alto nível de estresse ambiental).

Risco para bipolaridade

A depressão de início precoce é um fator de risco para o quadro de bipolaridade, especialmente quando associada a outros fatores de risco, como história familiar, depressão psicótica ou disfórica, presença de ativação e virada maníaca, com o uso de antidepressivos ou psicoestimulantes e flutuações do humor, como presença de sintomas subsindrômicos de mania.

Nem toda criança ou adolescente com depressão desenvolverá o transtorno afetivo bipolar ao longo da vida, porém o início precoce de um transtorno de humor a torna particularmente mais vulnerável quando comparada à população que não apresentou o mesmo quadro ao longo do crescimento.

Quando se associam vários fatores de risco, torna-se necessário mais cuidado, especialmente no tratamento farmacológico de crianças e adolescentes com depressão, visto que o uso de antidepressivos poderá abrir um quadro de mania/hipomania, antecipando em anos o início do TAB, constituindo-se importante prejuízo no curso da doença.

O tratamento clínico (psicofarmacológico) será mais bem desenvolvido no Capítulo 15 – Tratamento Farmacológico em Crianças e Adolescentes com Transtorno do Humor, mas é importante desde já ressaltar a necessidade do cuidado no uso de antidepressivos nessa população, considerando-se esse fator de risco.

Planejamento terapêutico

O planejamento terapêutico pode ser dividido em três etapas, podendo ser assim descritas:

- **Fase aguda:** identificar os sintomas-alvo, buscando atingir a resposta terapêutica e a remissão deles.
- **Fase de continuação:** consolidar a resposta da fase aguda e evitar recaídas.
- **Fase de manutenção:** evitar recorrência ou cronificação da doença.

Esses objetivos só poderão ser atingidos a partir de um diagnóstico multidimensional, que deve levar em conta o diagnóstico clínico, o diagnóstico familiar/social e os recursos disponíveis (emocionais, cognitivos, financeiros, fatores de risco e proteção etc.). Em cada uma das etapas, deve-se ter presente a necessidade de um trabalho de

Seção III – *Transtornos de humor na infância e adolescência e cognição*

psicoeducação sobre a doença, identificando-se fatores desencadeantes, agravantes e mantenedores do quadro, o envolvimento da família e da escola e o desenvolvimento de estratégias e competências de enfrentamento das situações de crise e autonomia.

É importante capacitar paciente (seja criança ou adolescente), família e ambiente estendido (especialmente o ambiente escolar) para que as intervenções propostas (farmacológicas ou não farmacológicas) possam atingir seu objetivo principal de estabelecer o tratamento, que vai além da remissão sintomática, abrangendo também a compreensão do conceito de saúde como aspecto ampliado da vida e a detecção de eventuais sinais precoces de novos episódios.

O tratamento psicoterápico e as abordagens psicossociais estarão presentes nos diferentes casos (de leve a grave), sendo altamente eficientes em casos de depressão de leve a moderada gravidade. Cerca de 60% das crianças e adolescentes com depressão respondem a intervenções psicossociais com orientações sobre resoluções de conflitos e planejamento de futuro. Somente em casos de maior gravidade ou de características de cronificação é que haverá a necessidade da introdução da medicação.

Já no que se refere ao transtorno afetivo bipolar, o tratamento medicamentoso é prioritário para que se obtenha remissão do episódio de mania/hipomania, depressão ou fase mista, além de promover a estabilização do humor. O uso de medicações consideradas "estabilizadoras do humor" guarda semelhança com o que está indicado para o transtorno afetivo bipolar em adultos, com algumas especificações que serão discutidas posteriormente, no próximo capítulo. O tratamento farmacológico no TAB também precisa ser acompanhado por intervenções psicológicas, em especial com o trabalho de psicoeducação sobre a doença, formas de identificação de sintomas e adesão ao tratamento clínico, visto que falhas de aderência se configuram em piora no prognóstico, pois a estabilização clínica se torna mais demorada, com riscos de novos episódios.

Papel da família

É consenso na literatura que a mãe, ou o cuidador primário, tem fundamental importância no desenvolvimento psicoafetivo da criança. A maneira como a criança é manipulada ou atendida nas suas necessidades, sejam elas de afeto, acolhimento ou fisiológicas, produzirá marcas mnemônicas sobre as quais o desenvolvimento neurobiológico e psíquico se apoiará. Falhas nesse cuidado podem provocar alterações no padrão de apego, o que interfere negativamente na formação de vínculos e no desenvolvimento de habilidades socioemocionais.

Um dos fatores responsáveis por essas falhas diz respeito à ocorrência dos quadros de depressão materna. Bebês de mães deprimidas apresentam maior frequência de alterações de comportamento (como evitação do olhar e baixa vocalização), podendo posteriormente apresentar alterações cognitivas, dificuldades de aprendizagem e transtorno depressivo (Malcarne et al., 2000). Mães deprimidas apresentam baixa interação afetiva com seus filhos, têm mais dificuldade em mantê-los protegidos de estímulos estressores e oferecem menos estímulos para o desenvolvimento de habilidades emocionais e cognitivas (Motta et al., 2005).

Capítulo 14 Aspectos Clínicos e Diagnósticos

As práticas educativas praticadas no ambiente familiar também exercem influência no desenvolvimento da depressão infantil. São consideradas práticas educativas negativas a negligência, punição inconsistente, monitoria negativa, disciplina relaxada e abusos físicos (Gomide et al., 2005). Mães com depressão costumam utilizar-se do controle psicológico. Pais depressivos são menos afetivos, apresentam comportamento de crítica e irritabilidade (Menegatti, 2002), o que contribui para o desenvolvimento de crianças com maior autocrítica e dificuldades na regulação das emoções. Filhas de mães com depressão crônica tendem a desenvolver quadros de depressão (Gelfand et al., 1995).

Papel da escola

O ambiente escolar tem papel fundamental na detecção precoce da depressão em crianças, pois muitas vezes os educadores percebem, antes da família, alterações comportamentais e dificuldades de aprendizagem (possíveis sintomas iniciais). Além disso, o desenvolvimento de atitudes positivas junto à criança, incluindo mais proximidade, a criação de momentos de conversa, a valorização de suas habilidades, a adaptação de atividades para favorecer o bom desempenho e o reforço positivo, pode ser um diferencial na evolução da doença e no seu prognóstico (Kutcher et al., 2014).

Psicoterapia em crianças e adolescentes com transtornos de humor

Independentemente da orientação teórica do psicoterapeuta, algumas questões precisam ser consideradas no momento do planejamento psicoterapêutico. O principal objetivo da intervenção é possibilitar à criança a discriminação, a identificação e a nomeação dos sentimentos e das angústias que vive, considerando que cada criança vivencia o sofrimento de modo singular, na medida em que cada uma delas tem uma história própria que a constitui. Assim, é importante que o terapeuta se disponha a conhecer aquela criança, que tem um mundo interno para além dos sintomas apresentados.

A idade da criança é fator importante a ser considerado, uma vez que, dependendo dela, a capacidade de expressão verbal pode ainda não ter sido constituída. Crianças mais novas tendem a se expressar predominantemente de maneira não verbal e, nesse sentido, materiais que permitam a expressão da agressividade, da confusão que vivem internamente, como tintas, argila e massa de modelar, devem ser oferecidos. Crianças mais velhas beneficiam-se de materiais como sucatas, lápis de cor, telas e jogos, bem como de livros de histórias que abordam sentimentos e emoções.

Materiais lúdicos que propiciam o livre brincar devem ser oferecidos em todas as idades. Por meio dessa atividade, a criança tem a possibilidade não somente de representar seus conflitos, mas também de assumir novos papéis, de encontrar novas formas de enfrentamento para situações vivenciadas, aprende a controlar seus impulsos e consegue construir novos sentidos para suas experiências emocionais. Os jogos e o brincar livre e criativo também proporcionam o desenvolvimento de estruturas neuronais

Seção III – *Transtornos de humor na infância e adolescência e cognição*

dotadas de mais complexidade, bem como o desenvolvimento da flexibilidade afetiva e cognitiva, de habilidades motoras e da linguagem.

Conclusão

Os transtornos de humor causam impacto sobre o desenvolvimento das crianças e adolescentes, afetando o aprendizado, a aprendizagem e a qualidade de vida. Estão fortemente associados aos riscos de novos episódios ao longo da vida e comorbidades, como uso de substâncias, transtornos de ansiedade e suicídio.

O tratamento é multimodal e prevê o uso de técnicas psicoterápicas, intervenções ambientais e tratamento farmacológico.

A compreensão do desenvolvimento normal e das diferenças em cada fase do desenvolvimento é necessária para que se consiga observar sintomas específicos de alterações do padrão de humor e de suas mudanças em cada período.

Outro ponto importante a ser observado são fatores de risco associados, em especial a história familiar positiva, dinâmica familiar e outros estressores ambientais. Eles precisam ser identificados e abordados de diferentes maneiras (orientação e encaminhamentos para abordagens mais profundas, como é o caso do encaminhamento da figura parental que, porventura, seja portador de um transtorno mental e não esteja em tratamento), uma vez que essas condições estão intimamente relacionadas a desencadeamento, agravamento e perpetuação de novos episódios.

Profissionais hábeis e disponíveis, tanto no atendimento dessa população como no trabalho com o ambiente estendido (p. ex., a escola), são necessários para que se obtenham sucesso e prevenção.

Referências bibliográficas

- American Psychiatric Association (APA). Diagnostic and statistical manual of mental disorders: DSM-5. American Psychiatric Publishing; 2013.
- Barbosa GA, Lucena A. Depressão infantil. Infanto: Rev Neuropsiq Inf Adol. 1995;3(2):23-30.
- Birmaher B, Arbelaez C, Brent D. Course and outcome of child and adolescent major depressive disorder. Child Adolesc Psychiatr Clin N Am. 2002;11:619-37.
- Boarati MA. Comorbidades no transtorno bipolar de início precoce. In: Fu-I L, Boarati MA, Ferreira-Maia AP et al., editores. Transtornos afetivos na infância e adolescência: diagnóstico e tratamento. Porto Alegre: Artmed; 2012. p. 137-66.
- Carlson GA, Meyer SE. Phenomenology and diagnosis of bipolar disorder in children, adolescents, and adults: complexities and developmental issues. Dev Psychopathol. 2006 Fall;18(4):939-69.
- Carvalho C, Ramires VRR. Repercussões da depressão infantil e materna no brincar de crianças: revisão sistemática. Revista Psicologia: Teoria e Prática. 2013;15(2):46-61.
- Cummings CM, Caporino NE, Kendall PC. Comorbidity of anxiety and depression in children and adolescents: 20 years after. Psychol Bull. 2014 May;140(3):816-45.
- Cytryn L, McNew DH. Proposed classification of childhood depression. Am J Psychiatry. 1973; 129:149-55.

Capítulo 14 | Aspectos Clínicos e Diagnósticos

- Ferreira-Maia AP, Boarati MA, Fu-I L. Avaliação para diagnóstico de transtorno bipolar na infância e na adolescência. In: Fu-I L, Boarati MA, Ferreira-Maia AP et al., editores. Transtornos afetivos na infância e adolescência: diagnóstico e tratamento. Porto Alegre: Artmed; 2012. p. 117-30.

- Gelfand DM, Teti DM, Messinger DS, Isabella R. Maternal depression and the quality of early attachment: an examination of infants, preschoolers and their mothers. Developmental Psychology. 1995;31(3):364-76.

- Gomide PIC, Salvo CG, Pinheiro DPN, Sabbag GM. Correlação entre práticas educativas, depressão, estresse e habilidades sociais. Psico-USF. 2005;10(2):169-78.

- Grassano E. Indicadores psicopatológicos. Personalidade depressiva. Depressão neurótica. Melancolia. Hipomania. In: Grassano E, editor. Indicadores psicopatológicos em técnicas projetivas. Trad. Dantas R. São Paulo: WMF Martins Fontes; 2012. p. 247-320.

- Hauser M, Correll CU. The significance of at-risk or prodromal symptoms for bipolar I disorder in children and adolescents. Can J Psychiatry. 2013 Jan;58(1):22-31.

- Hipwell AE, Murray L, Ducournau P, Stein A. The effects of maternal depression and parental conflict on children's peer play. Child: Care, Health & Development. 2005;31(1):11-23.

- Keren M, Tyano S. Depression in infancy. Child Adolesc Psychiatr Clin N Am. 2006 Oct;15(4):883-97.

- King CA, Berona J, Czyz E, Horwitz AG, Gipson PY. Identifying adolescents at highly elevated risk for suicidal behavior in the emergency department. J Child Adolesc Psychopharmacol. 2015 Mar;25(2):100-8.

- Kutcher S, Souza EL, Pan PM, Coelho RPS, Estanislau GM. Transtornos do humor: depressão e transtorno bipolar. In: Estanislau GM, Bressan RA, organizadores. Saúde mental na escola: o que os educadores devem saber. Porto Alegre: Artmed; 2014. p. 133-52.

- Lous AM, Wit C, Bruyn E, Riksen-Walraven M. Depression markers in young children's play: a comparison between depressed and nondepressed 3-to-6-year-olds in various play situations. Journal of Child Psychology and Psychiatry. 2002;43(8):1029-38.

- Luby JL, Mrakotsky C, Heffelfinger A, Brown K, Spitznagel E. Characteristics of depressed preschoolers with and without anhedonia: evidence for a melancholic depressive subtype in young children 1998-2004. Am J Psychiatry. 2004:161.

- Malcarne VL, Hamilton NA, Ingraam RE, Taylor L. Correlates of distress in children at risk for affective disorder: exploring predictors in offspring of depressed and nondepressed mothers. J Affect Disord. 2000;9:243-51.

- Menegatti CL. Estilos parentais e depressão infantil. Dissertação de Mestrado. Curitiba: Universidade Federal do Paraná; 2002.

- Motta MG, Lucion AB, Manfro GG. Efeitos da depressão materna no desenvolvimento neurobiológico e psicológico da criança. Rev Psiquitr RS. 2005;27(2):165-76.

- Rubin K, Both L, Zahn-Waxler C, Cummings M, Wilkson M. Dyadic play behaviors of children of well and depressed mothers. Development and Psychopatology. 1991;3(3):243-51.

- Tardivo LSC. Análise e interpretação. In: Trinca W, organizador. Formas de investigação clínica em psicologia: procedimento de desenhos-estórias: procedimento de desenhos de família com estórias. São Paulo: Vetor; 1997.

- Winnicott DW. O brincar & a realidade. Trad. inglesa. Rio de Janeiro: Imago; 1975.

15

Tratamento Farmacológico em Crianças e Adolescentes com Transtornos do Humor

Miguel Angelo Boarati
Lee Fu-I

Introdução

O tratamento farmacológico dos transtornos de humor em crianças e adolescentes constitui um processo importante dentro da estratégia terapêutica, visto que esses quadros estão fortemente associados a gravidade clínica e outras comorbidades, risco de abuso de substâncias psicoativas e suicídio, além de terem a sua prevalência aumentada nos últimos anos, especialmente no caso dos transtornos depressivos.

O tratamento farmacológico deverá sempre vir associado a outras abordagens psicossociais, independentemente de se tratar de casos leves ou graves e mesmo do caso de transtorno afetivo bipolar, em que a farmacoterapia é essencial.

O conhecimento da abordagem farmacológica nesses casos exige o conhecimento das peculiaridades dos transtornos do humor nesse faixa etária. Esses aspectos foram discutidos no capítulo anterior.

Entretanto, vale ressaltar que é bastante recente o corpo de evidência cientifica no que se refere às melhores indicações farmacológicas para os casos de depressão e TAB. Até meados da década de 1990, apenas o carbonato de lítio era aprovado pelo órgão regulamentador americano de medicações e alimentos (Food and Drug Administration – FDA) para o tratamento de mania em adolescentes e nenhum antidepressivo estava aprovado pelo mesmo órgão para o tratamento da depressão (unipolar ou bipolar). Em parte, por dificuldades operacionais na identificação de casos

Seção III – *Transtornos de humor na infância e adolescência e cognição*

que pudessem se beneficiar do tratamento farmacológico; em parte, pela falta de interesse da indústria farmacêutica em financiar estudos com essa amostra. Se, por um lado, não existiam medicações que fossem aprovadas para o tratamento de transtorno do humor para crianças e adolescentes, por outro tratamento já estabelecido para a população adulta eram adaptados e utilizados na população infanto-juvenil (uso *"off-label"*), lembrando que padrões de resposta a esses esquemas eram bastante variáveis.

Isso gerou a pressão por parte dos órgãos financiadores de pesquisas clínicas, como o Instituto Nacional de Saúde Mental americano (em inglês, National Institute of Mental Health – NIMH), pelo patrocínio de novos estudos com diferentes medicações que vinham sistematicamente sendo aprovadas para adultos com transtornos de humor. A indústria farmacêutica também receberia incentivos para que pudesse desenvolver pesquisas clínicas com crianças e adolescentes com transtorno do humor e novos ensaios clínicos randomizados foram realizados a partir dos anos 2000 (Walkup, 2017), tanto com antidepressivos quanto com antipsicóticos de segunda geração e antiepilépticos, e novas aprovações ocorreram a partir de então.

Este capítulo se propõe a fazer uma revisão das principais indicações baseadas nos estudos com crianças e adolescentes com transtornos do humor, possibilitando maior segurança de prescrição.

Antidepressivos

Os antidepressivos apresentam indicação em diferentes transtornos psiquiátricos, além da depressão maior e do transtorno depressivo persistente (distimia). Entre os principais usos, temos os transtornos de ansiedade, o transtorno obsessivo-compulsivo (TOC), o transtorno do estresse pós-traumático (TEPT), os transtornos do impulso (traços Borderline), transtorno explosivo intermitente (TEI), além de outras condições médicas, como os distúrbios do sono, enurese, cefaleia e outras dores crônicas.

O uso *off-label* dessas medicações nessa população tem caído nos últimos anos (de 64,2% a 36,3%) (Schröder et al., 2017), mas ainda é bastante alto quando comparado a outras situações clínicas crônicas.

O padrão de prescrição varia em diferentes países, conforme variam os dos órgãos reguladores. Por exemplo, em países asiáticos a prescrição de antidepressivos em crianças e adolescentes está em torno de 4,7%, especialmente de fluoxetina, sertralina e escitalopram, sendo que 1/3 se destina a outras condições, além de depressão e transtornos de ansiedade (Chee et al., 2016).

O uso de antidepressivos está crescendo em diferentes países, após uma queda inicial ocorrida entre 2003-2005 decorrente de notificação do risco de suicídio em adolescentes associado ao uso de antidepressivos (Meng et al., 2014). Esse aumento ocorreu em ambos os gêneros, sendo mais significativo nas mulheres, na classe dos inibidores seletivos da recaptura de serotonina e na faixa etária dos adolescentes. As Figuras 15.1 a 15.3 ilustram esse crescimento.

Capítulo 15 — Tratamento Farmacológico em Crianças e Adolescentes com Transtornos do Humor

Figura 15.1

Crescimento do uso de antidepressivos por classe.

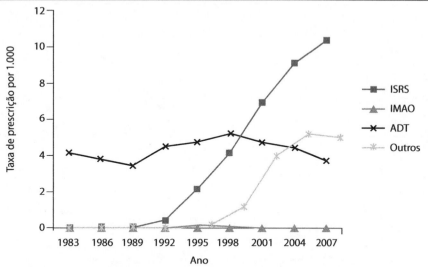

ISRS = inibidores seletivos da recaptura de serotonina; IMAO = inibidores da monoaminoxidase; ADT = antidepressivos tricíclicos.
Fonte: Adaptada de Meng et al., 2014.

Figura 15.2

Crescimento do uso de antidepressivos por gênero.

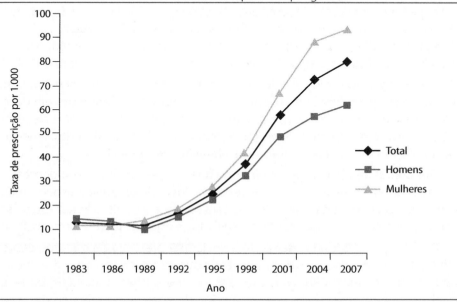

Fonte: Adaptada de Meng et al., 2014.

Figura 15.3

Crescimento do uso de antidepressivos por faixa etária.

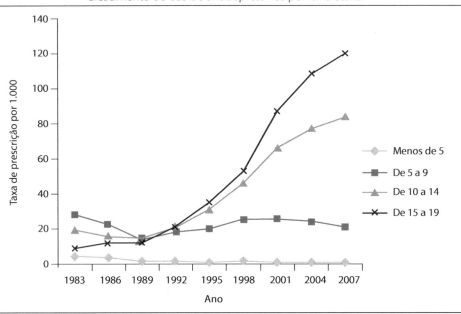

Fonte: Adaptada de Meng et al., 2014.

Uma das possíveis explicações seria o aumento na prevalência dos quadros de depressão e ansiedade em crianças e adolescentes. A prevalência de episódios depressivos em adolescentes em 12 meses passou de 8,7% em 2005 para 11,3% em 2011 e de 8,8% para 9,6% em adultos jovens no mesmo período. É sabido que as redes de assistência para atendimento não se ampliaram na mesma proporção, porém o uso de medicações e internações integrais aumentaram nos adolescentes (Mojtabai et al., 2016).

A aprovação do uso de antidepressivos na infância e adolescência também varia conforme o país e os órgãos que controlam suas indicações. Para o uso em depressão, a maior parte da aprovação ocorre com inibidores seletivos da recaptura de serotonina (ISRS). Os tricíclicos, inibidores duais (noradrenalina e serotonina) e outros mecanismos de ação não estão aprovados para a faixa etária infanto-juvenil.

Três pontos amplamente discutidos no que se refere ao uso de antidepressivos em crianças e adolescentes são: o efeito de resposta dos antidepressivos, especialmente em crianças menores com altas taxas de resposta ao placebo; o risco associado ao seu uso (sintomas de ativação, virada maníaca e suicídio); e especificidades farmacocinéticas.

O efeito placebo está fortemente associado à presença de quadros depressivos reativos, desencadeados a partir de eventos externos adversos. Como discutido no capítulo anterior, crianças pequenas são sensíveis a questões ambientais, podendo desenvolver quadros depressivos reativos a partir de situações ambientais desfavoráveis, respondendo a essas intervenções psicossociais.

Já em adolescentes, o padrão de resposta é mais semelhante ao observado em adultos, verificando-se que é mais diferenciado em relação ao placebo. É importante lembrar que, mesmo em adultos, a taxa de resposta ao placebo é maior do que quando comparada à de outros psicofármacos, como os antipsicóticos.

Uma metanálise avaliando a eficácia dos antidepressivos em 36 estudos com crianças e adolescentes em diferentes condições clínicas (depressão, transtornos de ansiedade, TOC e TEPT) concluiu que os antidepressivos são efetivos quando comparados a placebo, especialmente nos quadros de depressão e ansiedade, apesar de os estudos mostrarem resposta ao placebo (Pine e Freedman, 2017), especialmente para os ISRS e os inibidores duais. Em contrapartida, essas medicações também demonstraram maior incidência de efeitos adversos quando comparados ao placebo em todos os estudos.

Entre os principais efeitos adversos e riscos relacionados aos antidepressivos, estão aqueles observados na população adulta (ganho de peso, sedação, alteração da libido etc.), somados ao risco de ativação (*activation*), virada maníaca e piora do comportamento suicida.

A ativação é observada logo nos primeiros momentos de uso da medicação antidepressiva e caracteriza-se por sintomas motores (acatisia, hiperatividade motora e cognitiva, agitação, aumento da impulsividade). A ocorrência é variável e está relacionada diretamente ao aumento da disponibilidade do neurotransmissor na fenda sináptica. O risco de ativação poderá ser minimizado com a introdução lenta e gradual do antidepressivo, mantendo-se atenção para os primeiros sintomas de ativação.

A virada maníaca caracteriza-se por sintomas maniformes que surgem após o início do uso de antidepressivo e vão além de um quadro de ativação, com alteração do humor (humor elado ou irritado), redução da necessidade do sono, taquipsiquismo e taquilalia, podendo ser um quadro autolimitado ou se tornar o primeiro episódio maníaco ou hipomaníaco induzido por medicação associado ao quadro de TAB. Pode-se estar diante de um paciente de risco para bipolaridade ou de um paciente bipolar que abriu o primeiro episódio depressivo. Nesse caso, é fundamental que, em crianças e adolescentes com transtorno depressivo maior e que apresentem fatores de risco para transtorno afetivo bipolar (descritos no capítulo anterior), haja cautela no uso de antidepressivos, podendo-se optar pela introdução de um estabilizador de humor com ação antidepressiva.

Já a controvérsia relacionada ao aumento do comportamento suicida em crianças e adolescentes surgiu a partir da observação desse fenômeno em ensaios clínicos com ISRS em crianças e adolescentes com depressão maior ou depressão persistente, o que levou a FDA a determinar a advertência em bula do risco de suicídio nessa população. Essa conduta gerou uma queda imediata do uso de antidepressivos (Singh et al., 2009) logo na sequência. Eventos suicidas estão presentes em quadros de depressão maior, depressão persistente ou em quadros com resposta insuficiente. Entretanto, não há evidência suficiente para afirmar que ocorre aumento do suicídio com a medicação, lembrando-se de que os pensamentos mórbidos e o comportamento suicida se mantêm durante o primeiro mês de tratamento com antidepressivo e que os principais indicadores de risco do suicídio estão ligados a escalas de depressão com escores elevados.

Seção III – *Transtornos de humor na infância e adolescência e cognição*

Em outras palavras, a gravidade da depressão, e não o uso de antidepressivo, é o que determinará o risco de suicídio.

Assim, é fundamental que, durante a introdução do antidepressivo, seja realizada monitorização próximo aos sintomas de piora clínica (ativação, virada maníaca ou ideação suicida), uma vez que a melhora clínica é lenta e gradual.

Tipos de antidepressivos, especificidades farmacocinéticas e indicações

A escolha do tipo de antidepressivo a ser utilizado deverá levar em consideração o nível de evidência de resposta, acessibilidade, experiência clínica e tolerabilidade. É importante que o clínico tenha claro que o tratamento não se resumirá à redução dos sintomas depressivos e que o tratamento de escolha passará pelas etapas de orientação, abordagens psicoterápicas e psicossociais, considerando-se os cuidados que vêm sendo repetidamente pontuados até aqui.

Dos antidepressivos existentes, os ISRS acumulam maior nível de evidência a partir de estudos bem conduzidos, em especial a fluoxetina, seguida pelo escitalopram (ambos são os únicos aprovados pela FDA para o tratamento da depressão maior) e pela sertralina. Estudos recentes com a vortioxetina mostram-se promissores tanto no tratamento da depressão como dos quadros de transtornos de ansiedade.

Dos antidepressivos duais, a venlafaxina foi bastante estudada em quadros de depressão refratária, assim como a duloxetina (recentemente aprovada para o tratamento dos quadros de ansiedade). Os demais são utilizados em quadros específicos, como TOC, além do uso *off-label* em outras condições (caso da imipramina para enurese).

É importante salientar que existem especificidades farmacocinéticas (tempo de meia-vida, distribuição, metabolização etc.) que diferem entre crianças, adolescentes e adultos (Findling et al., 2006), e essas especificidades precisam ser consideradas no que tange à obtenção de resposta terapêutica mais adequada e tempo de observação.

O Quadro 15.1 apresenta os principais antidepressivos utilizados em crianças e adolescentes com transtornos do humor e outros quadros correlacionados, como transtornos de ansiedade, considerando aspectos farmacocinéticos, perfil de tolerabilidade e segurança e indicações.

Quadro 15.1
Principais antidepressivos utilizados em crianças e adolescentes
com transtornos do humor e outros quadros correlacionados.

Fluoxetina
A fluoxetina é o primeiro ISRS aprovado para o tratamento de depressão e TOC em crianças e adolescentes. Demora 4 semanas para atingir o estado de equilíbrio (*staty-state*), sendo que a sua concentração sérica em crianças é 2 vezes maior do que nos adolescentes. A dose de início em crianças é de 10 mg e, nos adolescentes, de 20 mg.
O primeiro ensaio de eficácia, realizado no início de 1990, foi falho em razão de baixo tempo de uso (2 semanas) e amostra pequena. Estudos posteriores demonstraram que a fluoxetina se mostrou eficaz nessa faixa etária. Em pacientes que não responderam bem a doses iniciais de 20 mg, doses maiores de 40 ou 60 mg demonstraram eficácia e boa tolerabilidade.

(continua)

Capítulo 15 | Tratamento Farmacológico em Crianças e Adolescentes com Transtornos do Humor

---

Quadro 15.1
Principais antidepressivos utilizados em crianças e adolescentes com transtornos do humor e outros quadros correlacionados. (*Continuação*)

Sertralina

Crianças apresentam concentrações máximas e exposição sistêmica quando comparadas a adolescentes, sendo essas diferenças farmacocinéticas relacionadas a diferenças de peso corporal entre essas populações.

A meia-vida da medicação excede 24 horas em doses maiores (200 mg); já em doses menores, a meia-vida se reduz consideravelmente (em torno de 15 horas para 50 mg e aproximadamente 20 horas para doses intermediárias de 100 a 150 mg). Dessa maneira, é mais conveniente que em doses menores haja fracionamento da tomada ao longo do dia, até que ao se chegar aos 200 mg poderá ser apenas 1 vez ao dia.

A eficácia da sertralina está confirmada em alguns estudos randomizados controlados com placebo.

Paroxetina

A meia-vida na dose de 10 mg (dose de início) é em torno de 11,1 horas, não havendo linearidade entre a dose administrada e a dose sistêmica. Aumentos seriados da dose pareceram não ter apresentado benefícios clínicos.

Nos ensaios clínicos, a medicação se mostrou bem tolerada e com boa resposta. Alguns estudos foram interrompidos pelo desencadeamento de episódio de hipomania.

Dose de início: 10 mg, podendo ser aumentada para 20 mg nos que não responderam adequadamente.

Não se observaram resultados superiores ao placebo em alguns estudos e, em outros, observou-se a associação ao risco de agitação e hostilidade, sendo, portanto, uma medicação pouco utilizada nessa faixa etária.

Citalopram

Após um mês de uso, os parâmetros farmacocinéticos do citalopram de adolescentes e adultos se assemelham, sendo a meia-vida de 38,4 horas em adolescentes e de 44 em adultos.

Entretanto, ao se avaliar a meia-vida da substância farmacologicamente ativa (s-citalopram), percebeu-se que ela era maior quando a administração da medicação era feita em duas tomadas (de 16,9 para 19 a 19,2 horas); dessa maneira, seria mais interessante que a medicação fosse administrada em duas tomadas diárias.

Em um estudo de eficácia, foi observada resposta positiva ao placebo, mas negativa em outro, questionando-se a possibilidade de diferenças metodológicas.

Escitalopram

A meia-vida do escitalopram em adolescentes é de 19 horas, enquanto em adultos é de 28,9 horas, sendo possível que se obtenha maior eficácia na administração em 2 vezes ao dia.

Um importante ensaio clínico, de Wagner et al. (2004), observou resposta ao tratamento de depressão em adolescentes (mas não em crianças). Esse estudo possibilitou a aprovação do escitalopram pela FDA para o tratamento de adolescentes com depressão.

Como não houve um estudo de farmacocinética com crianças, é possível que não se tenha observado uma resposta satisfatória, pois parâmetros farmacocinéticos não foram considerados no ensaio clínico.

Venlafaxina

Apenas um estudo farmacocinético com a venlafaxina com crianças e adolescentes mostrou que biodisponibilidade da medicação é menor do que nos adultos. Outros dados, como meia-vida, não foram avaliados.

Alguns ensaios clínicos mostraram resultados negativos, porém estudos posteriores com crianças e adolescentes com depressão refratária colocam a venlafaxina como opção nos casos de falha com ISRS (Brent et al., 2008).

Entretanto, é possível que uma estratégia diferente de dosagens (doses mais altas e bem toleradas) possa determinar resultados diferentes.

Desvenlafaxina

Um estudo (Weihs et al., 2018) foi realizado em 8 semanas com crianças e adolescentes (339) com depressão, com doses de 25 a 50 mg de desvenlafaxina, comparando-se com o padrão-ouro (fluoxetina) ou placebo.

No estudo, não houve resposta em relação ao placebo, nem da fluoxetina em relação ao placebo, algo que não condiz com estudos anteriores que consideram que a eficácia da fluoxetina está bem estabelecida.

Por essa razão, considera-se esse estudo falho, e não como resultado negativo (Strawn e Croarkin, 2018).

Trata-se de uma medicação que exigirá novos estudos clínicos randomizados, em comparação com placebo e também com o padrão-ouro (fluoxetina).

(continua)

Seção III – *Transtornos de humor na infância e adolescência e cognição*

Quadro 15.1
Principais antidepressivos utilizados em crianças e adolescentes com transtornos do humor e outros quadros correlacionados. (*Continuação*)

Duloxetina

Dois estudos avaliaram crianças e adolescentes com depressão, um com n = 337 (Atkinson et al., 2014) e o outro com n = 463 (Emslie et al., 2014), por 10 semanas de fase aguda e 26 semanas de fase estendida (total de 36 semanas), comparando duloxetina e fluoxetina, sendo que o primeiro utilizou doses flexíveis de duloxetina (de 60 a 120 mg) e o segundo foi realizado em grupos com doses preestabelecidas de duloxetina (30 e 60 mg), comparando com o grupo de fluoxetina 20 mg (controle ativo) e com placebo.

Ambos os estudos demonstraram resultados inconclusivos na fase inicial do tratamento (10 semanas).

Já em um estudo com crianças e adolescentes com transtorno de ansiedade generalizado (TAG) (Strawn et al., 2015), utilizando por 10 semanas doses flexíveis de duloxetina de 30 a 120 mg comparadas ao placebo, seguidas por 18 semanas de estudo aberto, a eficácia se manteve com perfil de tolerabilidade e segurança bem estabelecido para esse diagnóstico.

Bupropiona

Foi inicialmente observada resposta no tratamento de pacientes com TDAH e uso de substâncias (Daviss et al., 2006), tendo a sua indicação se estendido para quadros de depressão e depressão em comorbidade com TDAH ou uso de substâncias. Contudo, existem poucos trabalhos que aumentem o nível de evidência para essa medicação na população infanto-juvenil.

Vortioxetina

Em um estudo aberto, com tempo ampliado do uso da vortioxetina em crianças e adolescentes com transtorno depressivo e transtorno de ansiedade (Findling et al., 2018), foi possível observar resposta satisfatória ao uso da vortioxetina, com menor perfil de efeitos adversos de maior risco, como virada maníaca ou ativação.

Fonte: Adaptado de Findling et al., 2006; Wagner et al., 2004; Brent et al., 2008; Weihs et al., 2018; Strawn e Croarkin, 2018; Atkinson et al., 2014; Emslie et al., 2014; Strawn et al., 2015; Daviss et al., 2006; Findling et al., 2018.

É crescente o nível de evidência da efetividade dos antidepressivos em crianças e adolescentes, especialmente nos casos graves e refratários. A introdução da medicação sempre se faz em doses baixas, com ajustes controlados para níveis terapêuticos. É importante que o uso apresente critérios com base em evidência e que os efeitos adversos sejam adequadamente monitorados. Também é necessária *expertise* do clínico na avaliação inicial, na indicação do antidepressivo e no manejo dos efeitos adversos.

Estabilizadores de humor

A categoria conhecida como estabilizadores do humor é constituída pela classe dos antipsicóticos de segunda geração (APSG), alguns antiepilépticos e o lítio (que é considerado estabilizador do humor por natureza). Seu uso, quando relacionado ao tratamento do TAB na fase de mania/hipomania, mista ou depressiva, com ou sem psicose, visa atingir o estado de eutimia, com remissão dos sintomas e prevenção de recaídas e progressão da doença.

Antipsicóticos de segunda geração

Os APSG (risperidona, olanzapina, quetiapina, aripiprazol, asenapina, paliperidona e lurasidona) são os únicos aprovados pela FDA, juntamente com o carbonato de lítio, para o tratamento do TAB em crianças e adolescentes (são também aprovados pela FDA para o tratamento da esquizofrenia em adolescentes).

Acumulam maior nível de evidência em ensaios clínicos controlados, sendo aprovados para outras condições clínicas, como esquizofrenia e irritabilidade no autismo (risperidona e aripiprazol).

Também demonstram eficácia em condições clínicas inespecíficas e quadros comportamentais de agressividade, irritabilidade e agitação psicomotora. O risco relacionado diretamente ao seu uso, principalmente a síndrome metabólica e efeitos extrapiramidais, estão bem estabelecidos. Mesmo em episódios de humor sem sintomas psicóticos, os APSG são considerados primeira escolha, pela resposta mais rápida.

O Quadro 15.2 traz um resumo dos principais APSG no que tange ao seu uso nos quadros de mania/hipomania, fase depressiva ou mista do TAB na infância e na adolescência.

Quadro 15.2		
Antipsicóticos de segunda geração.		
Medicação	Indicação	Características e principais cuidados
Risperidona	Mania/hipomania e fase mista	Maior número de ensaios clínicos randomizados, duplo-cego, controlado com placebo. No TAB, eficácia comparada à do lítio, porém com tempo de resposta mais curto. É considerada a primeira escolha na mania, com ou sem psicose. Ação em sintomas inespecíficos, como irritabilidade, agressividade, agitação e impulsividade, presentes em outros quadros psiquiátricos. Principais efeitos adversos são aumento do peso, alteração do perfil lipídico e da prolactina, sintomas extrapiramidais.
Paliperidona	Mania/hipomania e fase mista	É um metabólito ativo da risperidona (bloqueio D2, 5HT2A, alfa-1 e, em menor escala, alfa-2 e H1). Indicada no tratamento de esquizofrenia de adolescentes de 12 a 17 anos. Ação rápida em 4 a 8 dias, maior facilidade posológica e menor efeito sobre a prolactina.
Olanzapina	Mania/hipomania e fase mista Fase depressiva em associação à fluoxetina	Eficácia nos quadros psicóticos agudos e na fase de manutenção, mesmo em crianças pequenas (Emiroglu et al., 2006). Boa escolha quando há a necessidade do uso de medicação antipsicótica e quadro prévio de síndrome neuroléptica maligna (Boarati e Fu-I, 2008). Maior risco de síndrome metabólica e diminuição do limiar convulsivo (semelhante à clozapina). Aprovada no tratamento da depressão bipolar quando em associação à fluoxetina.
Quetiapina	Mania/hipomania e fase mista Fase depressiva (sem aprovação definitiva)	Eficaz nos quadros psicóticos agudos, na mania/hipomania e na fase de depressão bipolar. Demonstrou eficácia nos casos de depressão unipolar refratária e de transtorno de conduta. Coadjuvante em alterações de sono. Ação em sintomas negativos da esquizofrenia. Menor efeito metabólico quando comparada a risperidona, olanzapina e clozapina.
Aripiprazol	Mania/hipomania e fase mista	Boa tolerabilidade (alterações metabólicas ausentes). Melhora dos sintomas disruptivos no transtorno de conduta (Findling et al., 2009). Boa resposta no TDAH + TAB (Tramontina et al., 2007) e em associação ao metilfenidato. Redução significativa nos tiques motores e fônicos no transtorno de Tourette. Maior incidência dos sintomas extrapiramidais quando comparado à olanzapina, quetiapina e clozapina.

(continua)

Seção III – *Transtornos de humor na infância e adolescência e cognição*

Quadro 15.1		
Principais antidepressivos utilizados em crianças e adolescentes com transtornos do humor e outros quadros correlacionados. (*Continuação*)		
Medicação	Indicação	Características e principais cuidados
Asenapina	Mania/hipomania e fase mista	Indicação no tratamento da mania/hipomania e nos quadros psicóticos. Efeito metabólico menor, porém, existente. Sonolência e dificuldade com a sensação gustativa. Por ser de apresentação sublingual, melhor controle sobre a aderência. Investigar efeitos sobre a fase depressiva.
Lurasidona	Depressão bipolar	Eficácia sobre a fase depressiva em monoterapia em estudos randomizados, com boa tolerabilidade e segurança nas doses de 20 a 80 mg/dia em monoterapia (Findling et al., 2015; DelBello et al., 2017).

Fonte: Emiroglu et al., 2006; Boarati e Fu-I, 2008; Findling et al., 2009; Tramontina et al., 2007; Findling et al., 2015; DelBello et al., 2017.

Antiepilépticos

Com relação aos antiepilépticos, sua indicação, perfil de tolerabilidade e segurança, bem como aprovação para o uso nos casos de epilepsia, estão bem estabelecidos; porém, como estabilizadores de humor, sua eficácia não é comparada à que ocorre em adultos. São também utilizados em quadros pouco específicos, como transtornos de conduta, transtorno opositor desafiante (TOD) ou transtorno do espectro autista (TEA), porém com baixo nível de evidência (Canitano, 2015; Pringsheim et al., 2015).

Sua eficácia é inferior à dos antipsicóticos de segunda geração (APSG) nos casos de transtorno afetivo bipolar (Chen et al., 2014), sendo que poucos estudos randomizados com antiepilépticos foram realizados e aqueles que foram feitos apresentam baixo nível de resposta em comparação ao do placebo.

Em linhas gerais, os antiepilépticos mostram evidências menos consistentes de resposta quando comparados aos APSG e ao carbonato de lítio no tratamento da fase aguda (mania/hipomania, fase mista ou depressiva), especialmente em monoterapia, e há poucos estudos referentes à fase de manutenção.

Respostas mais satisfatórias são observadas quando o antiepiléptico é utilizado no tratamento de fase de mania/hipomania em associação a outros estabilizadores de humor, principalmente APSG. Em estudos abertos, observam-se respostas mais consistentes, porém não se observam os mesmos resultados em ensaios clínicos controlados.

Apesar disso, os antiepilépticos são bastante utilizados nessa população, principalmente quando há restrições clínicas (efeitos adversos) ou financeiras (custo da medicação, acesso na rede pública, uma vez que o custo dos APSG é significativamente mais alto) para o uso de antipsicóticos ou carbonato de lítio.

É fundamental, no entanto, que se conheçam as indicações e os principais cuidados a serem aplicados a cada uma das medicações desse grupo, considerando-se seu perfil de efeitos adversos e cuidados ao longo do tempo de uso.

Assim como para o TAB na fase adulta, apenas alguns antiepilépticos são utilizados em crianças e adolescentes com esse diagnóstico, sendo indicado em fases específicas.

Dosagem sérica e avaliação dos efeitos sobre o organismo em desenvolvimento, com detecção precoce de efeitos adversos, precisam ser realizadas periodicamente.

- **Divalproato de sódio (ácido valproico + valproato de sódio):** indicado para mania/hipomania e fase mista, o divalproato de sódio conta com alguns estudos abertos que mostram sua eficácia no tratamento de TAB em crianças e adolescentes; e um estudo randomizado, comparando lítio e divalproato com placebo, também mostrou efeito positivo do divalproato (Barzman et al., 2005 Nov). Entretanto, outro estudo (promovido pela indústria) não mostrou resultados semelhantes resultados semelhantes, talvez pelo uso de formulações diferentes. Quando comparado com a quetiapina, o divalproato apresentava menor resposta. O uso do divalproato de sódio exige a realização de exames periódicos para verificar o nível sérico e avaliar se o nível terapêutico é tóxico, além de controlar os efeitos sobre fígado, pâncreas e medula óssea. Em meninas, é importante avaliar a ocorrência de cistos ovarianos por meio de exame de ultrassom e a possibilidade de gravidez em adolescentes, pelo risco teratogênico de afetar o fechamento do tubo neural.

- **Carbamazepina:** foi aprovada pela FDA para o tratamento de episódios maníacos e mistos de transtorno afetivo bipolar em adultos, mas não em crianças. Os poucos ensaios clínicos randomizados, controlados por placebo, disponíveis até o momento, e os vários estudos abertos sugerem um benefício variável da carbamazepina em uma população pediátrica. Em um estudo de 5 semanas com jovens que sofreram um episódio agudo maníaco ou misto, houve uma diminuição significativa de um escore da Escala de Mania de Young (YMRS) (Findling e Ginsberg, 2014). No entanto, em outro estudo aberto, muitos pacientes permaneceram sintomáticos, apesar do tratamento. Dada a falta de evidências consistentes de segurança, tolerabilidade e eficácia da carbamazepina, os guias de orientação de prescrição (*guidelines*) sugerem a não utilização como primeira escolha no tratamento do TAB nessa faixa etária (Kowatch et al., 2005). Os mesmos cuidados dispensados no uso do divalproato de sódio devem ser realizados com a carbamazepina.

- **Oxcarbazepina:** o único estudo randomizado realizado em TAB não mostrou eficácia em relação ao placebo, não indicando seu uso nesses casos e desestimulando novos estudos com essa medicação (Wagner et al., 2006).

- **Lamotrigina:** foi aprovada para a fase depressiva em adultos, porém não em crianças e adolescentes. Sem ensaios clínicos randomizados positivos nessa faixa etária, apresenta alguns estudos abertos positivos (Chang et al., 2006). Deve-se tomar cuidado essencial com o risco de *rush* cutâneo e síndrome de Stevens-Johnson.

- **Topiramato:** não é considerado um estabilizador de humor para nenhuma faixa etária quando em monoterapia. O uso adjuvante a outro estabilizador (usualmente um APSG) é indicado para o controle do ganho de peso (Tramontina et al., 2007), porém não para a redução dos sintomas maníacos (Barzman et al., 2005).

Os antiepilépticos apresentam menor nível de evidência como estabilizadores de humor no tratamento de TAB em crianças e adolescentes, em comparação ao que ocorre no tratamento de adultos, bem como em relação ao APSG e ao lítio. Estudos positivos foram observados apenas com o divalproato de sódio. Entretanto, mesmo em quadros menos específicos, como agressividade e agitação no TEA e nos transtornos comportamentais, os resultados são pouco animadores.

Consequentemente, esse grupo farmacológico é considerado como de segunda linha no tratamento do TAB e normalmente em associação a outro estabilizador de humor, sendo que apenas o divalproato é indicado como primeira opção no tratamento da fase de mania/hipomania em crianças e adolescentes (Kowatch et al., 2005).

Até o momento, nenhum antiepiléptico, mesmo o divalproato de sódio, é aprovado para o tratamento do TAB em crianças e adolescentes. Faz-se necessário que sejam realizados novos estudos controlados, com amostras mais significativas, a fim se avaliar a possibilidade de serem obtidos resultados semelhantes aos observados em adultos bipolares.

Carbonato de lítio

Até o início dos anos 2000, apenas o lítio era considerado estabilizador aprovado para adolescentes a partir de 13 anos. Depois, começaram os estudos com os APSG, com consequente aprovação deles.

O que se observa na clínica é que os melhores resultados no uso de lítio em crianças e adolescentes são alcançados em indivíduos que apresentam história familiar de TAB e que tiveram resposta também satisfatória com o uso de lítio. Entretanto, eram necessários novos estudos que pudessem validar essa indicação, compreendendo em profundidade a eficácia, a tolerabilidade e os principais quadros em crianças e adolescentes que se beneficiariam do tratamento com o lítio.

Um estudo multicêntrico amplo, coordenado pelo Prof. Robert Findling, o Collaborative Lithium Trials (CoLT) (Findling et al., 2008), investigou dados referentes ao nível de eficácia do lítio em crianças e adolescentes na fase aguda e na manutenção, a farmacocinética, a farmacodinâmica, a segurança e a tolerabilidade dessa medicação, a fim de definir o protocolo de uso, uma vez que esses parâmetros já estão bem estabelecidos para os adultos.

Esse estudo também possibilitou estabelecer estratégia de ajuste de dose, com aumentos semanais a partir de uma dose inicial de 300 mg, 3 vezes ao dia, considerando a tolerabilidade e o nível sérico a ser atingido (Findling et al., 2011).

Além disso, vem crescendo o interesse pelo uso do lítio também como coadjuvante na depressão refratária, quadros de impulsividade e comportamento suicida, além de comportamento agressivo (especialmente em crianças e adolescentes com histórico familiar de TAB).

O tratamento com o carbonato de lítio exige o controle do nível sérico 2 a 3 vezes ao ano ou sempre que houver sinais sugestivos de baixa aderência ou intoxicação. Também é necessário monitorar o efeito sobre a tireoide e a função renal.

Conclusão

O tratamento farmacológico é uma peça fundamental na estratégia terapêutica dos transtornos do humor em crianças e adolescentes.

É crescente o nível de evidência em relação aos diferentes fármacos para os diferentes quadros (depressão maior, depressão persistente, transtorno afetivo bipolar em fase de mania, depressiva ou mista).

Existem situações em que o tratamento *off-label* ocorre por diferentes razões (acesso a tratamentos mais específicos ou presença de sintomas inespecíficos ou co-morbidades pouco claras que exigem ajustes e adaptações). Entretanto, elas devem ser evitadas sempre que possível.

A escolha do esquema medicamentoso respeitará a avaliação clínica, o histórico pregresso de resposta e o perfil de tolerabilidade e riscos associados. Exigirá do clínico estudo, atualização e experiência.

Independentemente do quadro apresentado, o tratamento farmacológico precisa ser acompanhado de abordagens psicoterápicas e de orientação familiar e ambiental, visando adesão ao tratamento, resolução de conflitos e desenvolvimento de habilidades, competências e estratégias de manejo, identificando situações que estejam relacionadas direta ou indiretamente ao episódio e sua gravidade.

Referências bibliográficas

Atkinson SD, Prakash A, Zhang Q et al. A double-blind efficacy and safety study of duloxetine flexible dosing in children and adolescents with major depressive disorder. J Child Adolesc Psychopharmacol. 2014 May;24(4):180-9.

Barzman DH, DelBello MP, Kowatch RA, Warner J, Rofey D, Stanford K et al. Adjunctive topiramate in hospitalized children and adolescents with bipolar disorders. J Child Adolesc Psychopharmacol. 2005 Dec;15(6):931-7.

Barzman DH, McConville BJ, Masterson B, McElroy S, Sethuraman G, Moore K et al. Impulsive aggression with irritability and responsive to divalproex: a pediatric bipolar spectrum disorder phenotype? J Affect Disord. 2005 Nov;88(3):279-85.

Boarati MA, Fu-I L. Use of olanzapine in adolescent with bipolar disorder after neuroleptic malignant syndrome. Braz J Psychiatr. 2008 Mar;30(1):86.

Brent D, Emslie G, Clarke G, Wagner KD, Asarnow JR et al. Switching to another SSRI or to venlafaxine with or without cognitive behavioral therapy for adolescents with SSRI-resistant depression: the TORDIA randomized controlled trial. JAMA. 2008 Feb 27;299(8):901-13.

Canitano R. Mood Stabilizers in children and adolescents with autism spectrum disorders. Clin Neuropharmacol. 2015 Sep-Oct;38(5):177-82.

Chang K, Saxena K, Howe M. An open-label study of lamotrigine adjunct or monotherapy for the treatment of adolescents with bipolar depression. J. Am. Acad. Child Adolesc Psychiatry. 2006 Mar;45(3):298-304.

Chee KY, Tripathi A, Avasthi A et al. Prescribing pattern of antidepressants in children and adolescents: findings from the research on Asia psychotropic prescription pattern. East Asian Arch Psychiatry. 2016 Mar;26(1):10-7.

Seção III – *Transtornos de humor na infância e adolescência e cognição*

- Chen H, Mehta S, Aparasu R, Patel A, Ochoa-Perez M. Comparative effectiveness of monotherapy with mood stabilizers versus second generation (atypical) antipsychotics for the treatment of bipolar disorder in children and adolescents. Pharmacoepidemiol Drug Saf. 2014 Mar;23(3):299-308.

- Daviss WB, Perel JM, Brent DA, Axelson DA, Rudolph GR, Gilchrist R et al. Acute antidepressant response and plasma levels of bupropion and metabolites in a pediatric-aged sample: an exploratory study. Ther Drug Monit. 2006 Apr;28(2):190-8.

- DelBello MP, Goldman R, Phillips D et al. Efficacy and safety of lurasidone in children and adolescents with bipolar I depression: a double-blind, placebo-controlled study. J Am Acad Child Adolesc Psychiatry. 2017 Dec;56(12):1015-25.

- Emiroglu FN, Gencer O, Ozbek A. Adjunctive olanzapine treatment in bipolar adolescents responding insufficiently to mood stabilizers: four case reports. Eur Child Adolesc Psychiatry. 2006;15(8):500-3.

- Emslie GJ, Prakash A, Zhang Q et al. A double-blind efficacy and safety study of duloxetine fixed doses in children and adolescents with major depressive disorder. J Child Adolesc Psychopharmacol. 2014 May;24(4):170-9.

- Findling RL, Frazier JA, Kafantaris V et al. The Collaborative Lithium Trials (CoLT): specific aims, methods, and implementation. Child Adolesc Psychiatry Ment Health. 2008 Aug 12;2(1):21.

- Findling RL, Ginsberg LD. The safety and effectiveness of open-label extended-release carbamazepine in the treatment of children and adolescents with bipolar I disorder suffering from a manic or mixed episode. Neuropsychiatr Dis Treat. 2014 Aug 27;10:1589-97.

- Findling RL, Goldman R II, Chiu YY et al. Pharmacokinetics and tolerability of lurasidone in children and adolescents with psychiatric disorders. Clin Ther. 2015 Dec 1;37(12):2788-97.

- Findling RL, Kafantaris V, Pavuluri M et al. Dosing strategies for lithium monotherapy in children and adolescents with bipolar I disorder. J Child Adolesc Psychopharmacol. 2011 Jun;21(3):195-205.

- Findling RL, Kauffman R, Sallee FR, Salazar DE et al. An open-label study of aripiprazole: pharmacokinetics, tolerability, and effectiveness in children and adolescents with conduct disorder. J Child Adolesc Psychopharmacol. 2009 Aug;19(4):431-9.

- Findling RL, McNamara NK, Stansbrey RJ, Feeny NC, Young CM, Peric FV et al. The relevance of pharmacokinetic studies in designing efficacy trials in juvenile major depression. J Child Adolesc Psychopharmacol. 2006 Feb-Apr;16(1-2):131-45.

- Findling RL, Robb AS, DelBello MP et al. A 6-month open-label extension study of vortioxetine in pediatric patients with depressive or anxiety disorders. J Child Adolesc Psychopharmacol. 2018 Feb;28(1):47-54.

- Gu Q, Dillon CF, Burt VL. Prescription drug use continues to increase: U.S. prescription drug data for 2007-2008. NCHS Data Brief. 2010 Sep;(42):1-8.

- Kowatch R, Fristad M, Birmaher B, Wagner KD, Findling RL, Hellander M. Treatment guidelines for children and adolescents with bipolar disorder. J. Am. Acad. Child Adolesc Psychiatry. 2005 Mar;44(3):213-35.

- Locher C, Koechlin H, Zion SR et al. Efficacy and safety of selective serotonin reuptake inhibitors, serotonin-norepinephrine reuptake inhibitors, and placebo for common psychiatric disorders among children and adolescents: a systematic review and meta-analysis. JAMA Psychiatry. 2017 Oct 1;74(10):1011-20.

- Meng X, D'Arcy C, Tempier R. Long-term trend in pediatric antidepressant use, 1983-2007: a population-based study. Can J Psychiatry. 2014 Feb;59(2):89-97.

Mojtabai R, Olfson M, Han B. National trends in the prevalence and treatment of depression in adolescents and young adults. Pediatrics. 2016 Dec;138(6).

Pine DS, Freedman R. Perspective on selective serotonin reuptake inhibitors in children and adolescents. Am J Psychiatry. 2017 May 1;174(5):407-8.

Practice parameters for the assessment and treatment of children and adolescents with depressive disorders. AACAP. J. Am. Acad. Child Adolesc Psychiatry. 2007 Nov;46:11.

Pringsheim T, Hirsch L, Gardner D, Gorman DA. The pharmacological management of oppositional behaviour, conduct problems, and aggression in children and adolescents with attention-deficit hyperactivity disorder, oppositional defiant disorder, and conduct disorder: a systematic review and meta-analysis. Part 2: antipsychotics and traditional mood stabilizers. Can J Psychiatry. 2015 Feb;60(2):52-61.

Schröder C, Dörks M, Kollhorst B et al. Outpatient antidepressant drug use in children and adolescents in Germany between 2004 and 2011. Pharmacoepidemiol Drug Saf. 2017 Feb;26(2):170-9.

Singh T, Prakash A, Rais T, Kumari N. Decreased use of antidepressants in youth after US Food and Drug Administration black box warning. Psychiatry (Edgmont). 2009 Oct;6(10):30-4.

Stepanova E, Findling RL. Psychopharmacology of bipolar disorders in children and adolescents. Pediatr Clin North Am. 2017 Dec;64(6):1209-22.

Strawn JR, Croarkin PE. Desvenlafaxine versus placebo in a fluoxetine-referenced study of children and adolescents with major depressive disorder: design, definitions, and ongoing challenges for child and adolescent psychopharmacology research. J Child Adolesc Psychopharmacol. 2018 Apr 5.

Strawn JR, Prakash A, Zhang Q et al. A randomized, placebo-controlled study of duloxetine for the treatment of children and adolescents with generalized anxiety disorder. J Am Acad Child Adolesc Psychiatry. 2015 Apr;54(4):283-93.

Tramontina S, Zeni CP, Pheula G, Rohde LA. Topiramate in adolescents with juvenile bipolar disorder presenting weight gain due to atypical antipsychotics or mood stabilizers: an open clinical trial. J Child Adolesc Psychopharmacol. 2007 Feb;17(1):129-34.

Wagner KD, Kowatch RA, Emslie GJ et al. A double-blind, randomized, placebo-controlled trial of oxcarbazepine in the treatment of bipolar disorder in children and adolescents. Am J Psychiatry. 2006 Jul;163(7):1179-86.

Wagner KD, Robb AS, Findling RL, Jin J, Gutierrez MM, Heydorn WE. A randomized, placebo-controlled trial of citalopram for the treatment of major depression in children and adolescents. Am J Psychiatry. 2004 Jun;161(6):1079-83.

Walkup JT. Antidepressant efficacy for depression in children and adolescents: Industry- and NIMH-Funded Studies. Am J Psychiatry. 2017 May 1;174(5):430-7.

Weihs KL, Murphy W II, Abbas R, Chiles D, England RD, Ramaker S et al. Desvenlafaxine versus placebo in a fluoxetine-referenced study of children and adolescents with major depressive disorder. J Child Adolesc Psychopharmacol. 2018 Feb;28(1):36-46.

Wilkinson P, Kelvin R, Roberts C, Dubicka B, Goodyer I. Clinical and psychosocial predictors of suicide attempts and nonsuicidal self-injury in the adolescent depression antidepressants and psychotherapy trial (ADAPT). Am J Psychiatry. 2011;168:495-501.

16

Terapia Cognitivo-Comportamental para Tratamento da Depressão e Bipolaridade em Crianças e Adolescentes

Stella Yano
Flávia Bancher

Dados epidemiológicos

A Organização Mundial da Saúde (OMS) promoveu em 2017 uma campanha sobre a depressão, com o objetivo de que mais pessoas com depressão, em todo o mundo, busquem e consigam ajuda, já que o transtorno é uma das principais causas de doença e incapacitação. Mais de 300 milhões de pessoas vivem atualmente com a doença, um aumento de mais de 18% entre 2005 e 2015. (Para mais informações, ver OMS, [data desconhecida_a]).

Segundo Bahls e Bahls (2003), a depressão maior em crianças e adolescentes vem alcançando níveis epidemiológicos significativos, sendo as taxas de prevalência-ano em crianças entre 0,4% e 3% e, nos adolescentes, de 3,3% a 12,4%, o que vem transformando o transtorno em um problema de saúde pública. Os autores destacam, ainda, que se observam aumento crescente da prevalência e início cada vez mais precoce.

De acordo com uma publicação da Organização Mundial da Saúde e da Organização Mundial dos Médicos de Família (OMS e WONCA, 2008), projeta-se que, em 2030, a depressão será provavelmente a segunda maior causa da carga de doença, inferior somente ao HIV/Aids. A depressão parental leva as crianças a usarem mais as urgências e serviços de internamento e especializados, em comparação com as crianças que não têm pais deprimidos. A publicação aponta, ainda, que estudos sobre crianças e adolescentes demonstram alta prevalência de perturbações mentais nos *settings* de cuidados primários. Os diagnósticos mais comuns são transtornos de

Seção III – *Transtornos de humor na infância e adolescência e cognição*

ansiedade (TA), depressão maior, transtorno de conduta (TC) e transtorno de déficit de atenção e hiperatividade (TDAH).

Fatores estressores contribuem de maneira significativa para o surgimento da depressão e a atual pandemia de Covid-19 (OMS, 2020) é um deles, afetando a saúde física e emocional, com aumento da ansiedade e da depressão, da população em geral e dos profissionais da área de saúde (Luo et al., 2020; Solomou e Constantinidou, 2020).

Sintomas específicos da depressão em crianças e adolescentes e algumas diferenças em relação aos dos adultos

As características relacionadas à depressão costumam variar de acordo com as faixas etárias.

Crianças pré-escolares deprimidas podem parecer melancólicas e sem vivacidade. A criança pode ficar chorosa ou irritável repentinamente. Tende a fazer afirmações negativas sobre si mesma, podendo se mostrar autoagressiva. Entretanto, deve-se considerar se a criança está repetindo atitudes abusivas ditas e/ou feitas a ela, ou mesmo uma violência familiar testemunhada com frequência. Em raro estudo sobre depressão maior em crianças pré-escolares, identificaram-se maus-tratos de crianças na quase totalidade dos casos, sob a forma de abusos (físicos, psicológicos ou sexuais) ou de negligência (Friedberg et al., 2004 apud Wainer e Piccoloto, 2011). Em quadros depressivos infantis, os níveis de desenvolvimento costumam regredir (p. ex., a criança pode voltar a evacuar nas roupas, a ter enurese).

Dos 6 aos 12 anos, a depressão unipolar se manifesta de modo diferente. Ameaças de suicídio e decréscimo no rendimento escolar são as queixas mais comuns que fazem levar a criança ao atendimento clínico. Costuma haver problemas no relacionamento com colegas e aumento da irritabilidade e da agressividade (Wainer e Piccoloto, 2011). É importante destacar que nas crianças mais jovens (entre 6 e 10 anos) os critérios dos transtornos disruptivos (de conduta e desafiador de oposição) e do TDAH podem ser prodrômicos aos sintomas depressivos (Carlson e Abbott, 1999 apud Wainer e Piccoloto, 2011).

Os sintomas depressivos em adolescentes são parecidos com os dos adultos: agitação ou ansiedade, fadiga, sentimento de culpa ou inutilidade, dificuldades para tomar decisões, ideação suicida, ruminação, expressões de desamparo, desesperança, insatisfação crônica, retraimento social. Entretanto, algumas diferenças podem ser percebidas. Diferentemente dos adultos, em vez de manifestar tristeza, os adolescentes apresentam mais frequência de comportamentos irritadiços e explosivos (Campos et al., 2014). Por se encontrarem em uma fase de desenvolvimento da própria autonomia, podem não buscar a ajuda dos pais e/ou cuidadores quando se sentem deprimidos, colocando-se em maior isolamento. No diagnóstico em população jovem, a comorbidade é a regra, o que tende a complicar o diagnóstico. Transtornos de ansiedade, transtorno de ansiedade de separação, transtornos disruptivos (transtorno de conduta e transtorno desafiador de oposição) e transtorno de déficit de atenção são os mais comuns (Wainer e Piccoloto, 2011). Um fator muito importante é diferenciar se a queixa depressiva é unipolar ou bipolar, já que os transtornos bipolares começam a ocorrer com mais frequência a partir da puberdade. Esses adolescentes são disfóricos, mas é comum que se sintam mais anedônicos do que tristes ou irritáveis. A lentidão psicomotora é mais

240

Capítulo 16 | Terapia Cognitivo-Comportamental para Tratamento da Depressão e Bipolaridade em Crianças e Adolescentes

proeminente do que nas depressões não bipolares. Condutas antissociais costumam gerar expulsões de sala de aula. Entre adolescentes com transtorno afetivo bipolar, os sintomas psicóticos severos parecem ocorrer com mais frequência (Wainer e Piccoloto, 2011).

Fatores de risco para a depressão

Os transtornos de humor em jovens estão associados a prejuízos no funcionamento social, acadêmico e ocupacional, do mesmo modo que o fumo e o abuso de álcool. Adolescentes com transtorno depressivo maior têm probabilidade 27 vezes maior de morte por suicídio. Mesmo que se recuperem do primeiro episódio depressivo, 50% a 70% reincidem dentro de cinco anos. A depressão na infância e na adolescência está associada a risco maior de transtornos de ansiedade, transtornos relacionados ao uso de substâncias, comportamento suicida e desemprego na idade adulta (Oar et al., 2017).

São vários os fatores estressores que contribuem para uma possível vulnerabilidade de crianças e adolescentes a um transtorno como a depressão: doença física ou mental; mudanças de vida, como a separação dos pais ou mudança de escola; condições estressoras crônicas, como recursos financeiros escassos, conflitos familiares; ou mesmo problemas do cotidiano, como provas escolares, disputas com amigos e discussão com os pais. Um fator estressor de grande impacto é a morte de um dos pais, pois, sem um suporte social adequado, pode ocorrer um desequilíbrio na rotina e a sensação de desamparo (Fernandes et al., 2008). Um recente trabalho (Solomou e Constantinidou, 2020), sobre a prevalência e fatores preditivos de sintomas de depressão e ansiedade durante a pandemia, aponta que os jovens apresentaram mais sintomas em relação a outras faixas etárias. Isso está em acordo com outros trabalhos que apontam uma correlação negativa entre idade e sintomas de ansiedade e depressão, uma vez que os jovens ainda não desenvolveram um repertório de enfrentamento diante de eventos estressores.

Além dos eventos estressores, principalmente os frequentes, também são fatores de risco: o histórico de depressão de um dos pais, pouco suporte social, baixo repertório de enfrentamento e de habilidades sociais (Baptista, 1999 apud Campos et al., 2014). A depressão em um dos pais aumenta em pelo menos três vezes o risco de a criança também desenvolver o transtorno (Petersen e Wainer, 2011; Serrão et al., 2007 apud Ribeiro et al., 2013). O baixo repertório de habilidades sociais pode contribuir com uma vulnerabilidade para transtornos psicológicos, como a depressão, sendo que um bom repertório de habilidades sociais facilita o enfrentamento de eventos estressores, que costumam funcionar como gatilhos para o desenvolvimento dos transtornos depressivos (Segrin e Flora, 2000 apud Campos et al., 2014).

Sintomas específicos do transtorno afetivo bipolar em crianças e adolescentes, diferenças em relação aos dos adultos, comorbidades

O diagnóstico de transtorno afetivo bipolar (TAB) em crianças precisa ser muito criterioso. Segundo Dell'Aglio e Petersen (2011), é difícil determinar com certeza que

Seção III – *Transtornos de humor na infância e adolescência e cognição*

uma depressão diagnosticada em criança seja um prenúncio de TAB. Segundo esses autores, estudos longitudinais são raros e é difícil identificar preditores específicos de uma possível bipolaridade. Outro desafio diagnóstico provém de como considerar o desenvolvimento infantil na hora de interpretar sintomas específicos, como: hiperatividade, irritabilidade, elação e grandiosidade. Ainda há pouca informação disponível a respeito. Apresenta-se a necessidade de mais investigação da possível progressão desenvolvimental de manifestações dos sintomas bipolares (Post et al., 2002 apud Dell'Aglio e Petersen, 2011). Outras dificuldades são: a literatura científica nomeia o TAB com início na infância e na adolescência de modo inconsistente; descrições metodológicas nos estudos científicos variam desde a coleta de informações até a ausência de especificação das fontes de informações; pesquisadores divergem sobre como as entrevistas (estruturadas ou semiestruturadas) podem auxiliar na elucidação, avaliação e caracterização do quadro (Fu-I et al., 2012).

Para um diagnóstico acurado, para o TAB de início precoce, é aconselhável a descrição detalhada de sintomas e sinais, avaliando-se todas as queixas e verificando-se a frequência e o grau de comprometimento de cada sintoma. Além disso, são recomendados os seguintes instrumentos de apoio diagnóstico: Entrevista para Transtornos Afetivos e Esquizofrenia em Crianças e Adolescentes – Versão Estado Atual e ao Longo da Vida (K-SADS-PL); entrevista K-SADS com seção de transtorno afetivo detalhada e de ciclagem rápida, elaborada por pesquisadores da Washington University, em St. Louis (WASH-U-K-SADS); Inventário de Comportamento para Crianças e Adolescentes (CBCL). Embora sejam ainda necessários estudos adicionais que avaliem a sensibilidade e a especificidade, algumas escalas para a avaliação da intensidade dos sintomas nas diferentes fases da doença costumam ser usadas, como: Children Depression Ranting Scale – Revised Version (CDRS), Child Depression Inventory (CDI), Beck Depression Inventory (BDI), Children Mania Ranting Scale (CMRS), Young Mania Ranting Scale (YMRS), General Behavior Inventory (GBI) e Mood Disorder Questionnaire (MDQ) (Fu-I et al., 2012). No contexto brasileiro, é necessário considerar a validação das escalas e de outros instrumentos.

Já se sabe que o curso do TAB em crianças e adolescentes é diferente daquele do adulto. Uma das dificuldades do diagnóstico de TAB em crianças e adolescentes é a ocorrência de sintomas hipomaníacos ou maníacos leves e crônicos, podendo passar despercebidos, tanto por pacientes quanto pelos pais e médicos (Fu-I et al., 2012). Outra diferença em comparação com os adultos é que as crianças bipolares demonstram, frequentemente, estados de humor mistos, ciclagem extremamente rápida e psicopatologia crônica. O curso do TAB infantil costuma ser mais severo e crônico, caracterizado por forte prejuízo no funcionamento psicossocial (Dell'Aglio e Petersen, 2011). Comportamentos disfuncionais e que levam a riscos são comuns em estados de mania.

Em seu artigo, Lee Fu-I (2012) aponta a necessidade de se analisar o desenvolvimento infantil para se compreender melhor sintomas e sinais do TAB. O autor destaca os seguintes aspectos:

- **Regulação emocional:** para compreender o caráter normal ou patológico de labilidade e mudança de humor, além do significado de euforia ou irritabilidade.

- **Noção e compreensão da realidade:** para constatar a presença ou não de grandiosidade.
- **Temperamento:** pode influenciar a piora sintomatológica.
- **Cognição social e nível de desenvolvimento da linguagem:** influenciam a recepção/assimilação de estímulos externos, a expressão e o relato de sintomas.
- **Puberdade:** seu início altera o desenvolvimento cerebral e está associado a aumento substancial da ocorrência de depressão e esquizofrenia.

São raros ainda os estudos abordando a correlação entre puberdade e TAB.

Vários estudos alertam que, quanto mais cedo ocorre uma depressão, maior a chance da ocorrência de episódios de mania subsequentes (Akiskal, 1995; Geller et al., 2001; Gonzales-Tejera et al., 2005 apud FU-I et al., 2012). Assim, alguns sintomas e sinais depressivos são preditores de risco para episódio de mania subsequente em crianças e adolescentes deprimidos: início muito precoce (< 13 anos); presença de retardo psicomotor alternando com agitação; presença de sintomas psicóticos; reações de (hipo) mania após uso de antidepressivos; hipersonia e hiperfagia; história familiar de TAB (Fu-I et al., 2012). Entretanto, as características de mania e hipomania variam bastante na infância e na adolescência.

O diagnóstico de TAB é bastante difícil em crianças pequenas, já que sua manifestação clínica pode se dar como piora de comportamentos disruptivos que já existiam antes. Também a dificuldade para distinguir o início e o término de um episódio, os momentos de mudanças de humor e a inaptidão para definir o estado de humor e de funcionamento pré-mórbido dificultam a avaliação e a definição de episódios como aqueles observados em adultos (Fu-I et al., 2012).

Entretanto, de modo geral, crianças e adolescentes em fase de mania costumam apresentar sintomas clássicos, como: grandiosidade, diminuição da necessidade de sono, fala ininterrupta, pensamento acelerado, aumento da distração, diminuição de objetividade associada a agitação e diminuição da capacidade crítica. A criança geralmente apresenta humor irritável, podendo apresentar pensamentos abundantes, fantasiosos, grandiosos (p. ex., dizer que tem poderes mágicos, como entender a língua de seres fantásticos, que tem aparência excepcional ou que sabe mais que seus professores). Pode haver hipersexualização, mas, nesse caso, é importante verificar possível ocorrência de abuso. Nos adolescentes em fase de mania, o humor é exaltado, com fala ininterrupta, hiperatividade e grandiosidade. Há diminuição da necessidade de sono e aumento de energia. O comportamento social é bizarro, inadequado e extravagante. Em alguns casos, podem ocorrer sintomas psicóticos, gerando confusão com a esquizofrenia (Fu-I et al., 2012).

O estado de humor misto ocorre em TAB precoce, mas não é comum em adultos. As crianças ou adolescentes têm comportamento mais extravagante, com hiperatividade psicomotora e mental, apresentando-se socialmente desinibidos. Entretanto, referem também sensações de falta de esperança e de que nunca voltarão a ficar felizes (Fu-I et al., 2012).

Em crianças e adolescentes com TAB, é frequente a mudança de estado de humor, alternando-se estados de depressão e (hipo)mania, várias vezes, em um mesmo dia.

Seção III – *Transtornos de humor na infância e adolescência e cognição*

Findling et al. (2001 apud Fu-I et al., 2012) observaram que a maioria das crianças e dos adolescentes apresenta curso tipo ciclagem ultrarrápida ou contínuo (50%), sem períodos de eutimia entre os episódios. É difícil distinguir entre o estado de humor misto e ciclos ultrarrápidos ou contínuos em TAB de início precoce. O período de (hipo)mania com duração menor/igual a quatro horas deve ser mais bem investigado, de modo que as oscilações dentro de um mesmo estado de humor (p. ex., depressão e eutimia) não sejam consideradas mudanças de fase, bem como para que não haja confusão entre estado de humor misto e padrão de ciclagem contínuo (Leibenluft et al., 2008; Birmaher et al., 2006 apud Fu-I et al., 2012).

Vários estudos apontam, ainda, altas taxas de sintomas psicóticos no transtorno afetivo bipolar infantil, variando entre 16% e 88%, sendo os sintomas mais comuns delírios congruentes com o humor, especialmente os de grandiosidade (Pavuluri et al., 2004; Bierderman et al., 2004; Birmaher et al., 2006 apud Dell'Aglio e Petersen et al., 2011). Segundo Lee Fu-I et al. (2012), crianças e adolescentes podem apresentar sintomas psicóticos durante as crises de (hipo)mania. Os mais relatados são: alucinações visuais (p. ex., ver cabeças voando no ar), auditivas (p. ex., "o diabo e o anjo estão falando comigo"), delírios de perseguição (p. ex., "outros meninos estão atrás de mim por inveja"), delírios de grandeza (p. ex., ter poder de controlar o futuro) (Pavuluri et al., 2005; Axelson et al., 2006; Tillman et al., 2008 apud Fu-I et al., 2012).

Quanto à comorbidade e ao diagnóstico diferencial, Fu-I et al., (2012) apontam que ainda há dúvidas sobre se as condições clínicas coexistentes com TAB representam uma real comorbidade ou constituem um sinal de gravidade da doença, resistência ao tratamento e falta de clareza prognóstica. As comorbidades mais comuns com TAB de início precoce incluem transtorno de déficit de atenção/hiperatividade (TDAH), transtorno desafiador de oposição (TDO), transtorno da conduta (TC), transtornos de ansiedade (TA) e, em adolescentes, abuso de substâncias. Segundo o autor, o consenso indica que as condições comórbidas devem ser consideradas apenas se também ocorrerem em momentos de eutimia da criança. Além disso, deve-se considerar a fisiopatogenia e aspectos neurobiológicos e genéticos particulares de cada transtorno comórbido (Youngstrom et al., 2008; Leibenluft et al., 2008 apud Fu-I et al., 2012). Essas considerações são importantes, pois se confundem crianças com TAB e TDAH. Adolescentes com TAB costumam ser diagnosticados erroneamente com transtorno de personalidade, abuso de substância, TDO ou, até mesmo, esquizofrenia (Fu-I et al., 2012). O TAB pode ser distinguido de TDAH pela presença de grandiosidade, humor eufórico, aceleração de pensamentos, hipersexualidade e diminuição da necessidade do sono. Sintomas psicóticos nem sempre revelam esquizofrenia, sendo que a distinção de TAB em relação a esta pode ser feita pela presença de elação de humor, aceleração de pensamentos ou pensamentos de grandiosidade (Geller et al., 2002; Tillman et al., 2008; Pavuluri et al., 2004; Braff et al., 2007 apud Fu-I et al., 2012).

Fatores de risco para o transtorno afetivo bipolar

Crianças e adolescentes filhos de pai, mãe, ou ambos, com TAB fazem parte de grupo de risco para a mesma condição (Wozniak et al., 2004 apud Fu-I et al., 2012).

Capítulo 16 · Terapia Cognitivo-Comportamental para Tratamento da Depressão e Bipolaridade em Crianças e Adolescentes

O transtorno depressivo de instalação precoce pode estar associado a falhas múltiplas de adaptação inicial, com vulnerabilidade de interação psicossocial e adversidade ambiental, o que causaria dificuldades de ajustamento cognitivas, acadêmicas e sociais, potencializando a manifestação sintomática, inclusive com resistência ao tratamento (Alloy et al., 2005; Kim, 2007 apud Fu-I et al., 2012).

Outros fatores que podem precipitar ou agravar o TAB na infância e na adolescência são: baixo nível socioeconômico, eventos estressantes da vida, estilo cognitivo negativo, negligência ou hostilidade parental, pouco suporte social, divórcio ou conflitos entre os pais, baixo nível de organização e coesão familiar, abusos físicos e sexuais (Carlson, 2009; Alloy et al., 2005; Kim, 2007 apud Fu-I et al., 2012). Vínculo afetivo inseguro é fator de risco para desregulação emocional e transtornos de comportamento em filhos de pais com TAB (Fu-I et al., 2012).

Alguns desses fatores citados também são relacionados à ocorrência de novos episódios, conforme demonstra uma revisão sistemática recente sobre o tema (Estrada et al., 2019), apontando especificamente a idade de início precoce, baixo nível socioeconômico, a história de vida familiar, estressores, subtipos de TAB I e II ou comorbidades. Conhecendo esses fatores, deve-se buscar maneiras de evitá-los ou mesmo minimizá-los.

Ainda são necessários muitos estudos, segundo Fu-I et al. (2012), para se compreender a complexidade dos riscos ambientais, dos fatores de proteção e a interação desses fatores com o risco genético. Por isso, é recomendada a obtenção de dados de múltiplos informantes, além de se optar por uma metodologia que permita desmembrar o impacto das várias medidas psicossociais sobre a gravidade e a comorbidade do transtorno *versus* o impacto específico sobre o TAB, visando esclarecer e distinguir os fatores de risco e de proteção.

Tratamento em terapia cognitivo-comportamental

Há diferentes teorias psicológicas para explicar a depressão em crianças e adolescentes. De alguma maneira, todas elas enfatizam a interação das variáveis biológicas, psicológicas e culturais que acabam por influenciar de modo complexo o transtorno depressivo que atinge esses jovens.

Sob o olhar analítico-comportamental, Ferster et al. (1977) foram pioneiros na análise do problema da depressão. Para eles, os sintomas depressivos seriam decorrentes, em parte, de padrões comportamentais associados a uma história de punição, extinção ou baixas taxas de reforçamento, que gerariam a diminuição da frequência de comportamentos e respostas de fuga e esquiva dos eventos sociais.

Na extinção, o indivíduo perde reforçadores e as consequências são os sintomas depressivos. Um dos motivos da extinção dos reforçadores seria a redução comportamental. O termo "reforço" aqui empregado refere-se a uma operação que consiste em apresentar uma consequência, após a ocorrência da resposta. Uma das propriedades do reforço é que a sua descontinuidade resulta na redução do responder.

Em alguns casos, há excesso de comportamentos de fuga/esquiva e, ao mesmo tempo, um déficit comportamental para obtenção de reforçadores positivos ou, então,

Seção III – *Transtornos de humor na infância e adolescência e cognição*

há perda da eficácia dos reforçadores já existentes (Caballo). Citamos como exemplo uma criança que costuma subestimar as próprias capacidades e, ao mesmo tempo, superestimar as tarefas ou as situações a serem enfrentadas. Se essa criança passou por experiências anteriores de fracasso ou frustrações, ou se sofreu perdas afetivas significativas, por exemplo, a morte de um dos pais, é comum a desistência. Como ela não faz, não enfrenta a situação, tem como consequência uma escassez de reforçadores positivos. Por sua vez, em situações de extinção, seu humor fica alterado (anedonia, raiva, tristeza etc.), bem como suas atitudes podem ser manifestadas de modo inadequado (agressividade, dormir muito, comer pouco, não frequentar a escola, isolamento social, desistência de atividades que antes eram prazerosas), comprometendo seu bem-estar e sua qualidade de vida.

Outros autores (Dougher e Hackbert, 1994/2003) também acrescentam que a persistente punição, falta de reforço ou falha repentina de reforçamento poderiam produzir sentimentos de raiva, frustração, tristeza e cólera, que são respondentes correlatos desses processos. Além disso, sugerem, também, que a depressão que se instala acaba por ter função de operação motivacional, influenciando o valor dos reforçadores. A dificuldade em obter reforçadores ou eliminar e atrasar aversivos pode ocorrer devido a algumas variáveis, como pelo repertório comportamental deficitário, falha de controle discriminativo e dificuldade em relação à intensidade (déficit ou excesso) da resposta, o que dificulta o aparecimento do estímulo reforçador mantenedor do comportamento (Boas et al., 2012).

Para o tratamento, será aqui abordada a terapia cognitivo-comportamental (TCC) proposta por Beck (1997), embora haja outras possibilidades, por exemplo, a terapia racional emotiva comportamental (Ellis, 1962), entre outras.

A TCC tem se destacado como uma boa proposta de tratamento psicológico, dadas as técnicas empregadas, que se mostram eficientes e abrangentes para diferentes transtornos psicopatológicos, como a depressão. Outro motivo relevante da credibilidade e da aceitação da TCC (e de, por isso, ser muito bem recomendada) são as diversas pesquisas na área já realizadas, que comprovaram sua eficácia para tratar diferentes transtornos (Weinstein, 2018; Butler et al., 2006; Chu Harrison, 2007 apud Oar et al., 2017). Esses dados fortificam ainda mais a sua base teórica em consonância com a sua proposta prática.

A TCC é uma abordagem terapêutica estruturada, diretiva, com metas claras e bem definidas, por isso costuma reduzir o sofrimento das pessoas, em muitos casos, até a sua remissão, bem como costuma haver a manutenção dos ganhos. Ela é focalizada no presente; e necessita da colaboração do paciente para que funcione. No caso das crianças e dos adolescentes, essa colaboração se estende aos pais ou cuidadores, para que possam auxiliá-los fora do contexto psicoterápico.

De acordo com a teoria cognitiva, as psicopatologias são decorrentes de crenças disfuncionais, com pensamentos distorcidos, que por sua vez influenciam o humor e o comportamento (Beck, 1997). Com base nisso, os objetivos principais da TCC para o tratamento da depressão são: produzir mudanças nos pensamentos e nos sistemas de significados (crenças) que o cliente estabelece, focando na solução de problemas; e não se ater apenas à redução dos sintomas, mas também possibilitar mudanças efetivas no nível emocional e comportamental.

No modelo proposto por Beck (1997), as crenças são divididas em centrais ou nucleares e intermediárias. Estas são resultantes de pressupostos que se desenvolvem a respeito da visão de si mesmo (*self*), do mundo e do futuro. Formam-se, então, as estruturas cognitivas, compostas de valores e significados adquiridos ao longo das experiências, que influenciarão as próximas experiências. Tudo isso deve ser organizado, para que se possa interpretar as experiências de modo adequado e, assim, ter um bom funcionamento cognitivo e respostas funcionais. Entretanto, quando há a presença de um transtorno, diante de novas situações essas regras/crenças não são reformuladas. Elas se repetem e, por isso, o modo de lidar é exatamente o mesmo de antes. No entanto, esse modo pode estar ultrapassado, não mais fazendo sentido no novo momento, e o resultado disso são os comportamentos disfuncionais.

A teoria cognitiva (Beck et al., 1979) postula que as diferentes interpretações que um indivíduo faz das situações estão relacionadas às suas experiências de vida. Por meio delas, ele vai construindo esquemas cognitivos que, hoje, são a base do seu modo de pensar e que, por sua vez, influenciam suas emoções e seus comportamentos. No caso da depressão, na visão cognitiva, esse indivíduo possivelmente teve experiências negativas que geraram sofrimento. A partir disso, desenvolveu esquemas cognitivos que serão ativados em ocasiões semelhantes, e ele passa a interpretar as experiências atuais de modo pessimista, negativo, como nas experiências anteriores vividas, porém sem evidências. Há o que Beck chamou de tríade cognitiva da depressão (Beck et al., 1979): a visão de si, do mundo e do futuro, negativas e sem perspectivas, o que afeta o humor (a ansiedade aumenta, e o humor fica deprimido), favorecendo alterações fisiológicas (no sono e na fome), baixa motivação (falta de vontade e energia), falhas na cognição (dificuldade em se concentrar, ter atenção ou tomar decisão) e no comportamento (fuga/esquiva).

Do mesmo modo, podemos compreender o estado de mania, no TAB. Segundo Beck et al., (1979), a mania é um espelho da depressão, só que, nesse caso, a tríade cognitiva é positiva. A *self* é de uma pessoa forte, corajosa, com potencial de encantar o outro. O mundo é visto como repleto de possibilidades, e as experiências são percebidas e vividas como maravilhosas. Já o futuro é compreendido como promissor, com grandes oportunidades. Assim como na depressão, as interpretações também estão distorcidas na mania e elas acabam por conduzir a criança ou o adolescente a confirmações de modo tendencioso, afetando atitudes e emoções de modo exagerado. Podem, por exemplo, subestimar os riscos que correm e superestimar as próprias forças, além de haver instabilidade da autoestima, o que poderia contribuir para a recaída no humor deprimido ou para pensar que o estado maníaco seria uma maneira de evitar a depressão (Johnson e Tran, 2007).

De modo geral, tanto a criança quanto o adolescente apresentam dificuldades em questionar suas experiências vividas ou suas crenças e, então, vivem como se elas fossem reais e verdadeiras. Se estiverem com depressão, certamente essas experiências serão encaradas como ruins e negativas, gerando os prejuízos supracitados. Já se estiverem na fase maníaca ou hipomaníaca, encararão como excessivamente positivas.

Seção III – *Transtornos de humor na infância e adolescência e cognição*

A TCC ajudará nessa jornada, na busca de novos sentidos nas situações atuais e no desenvolvimento de habilidades de enfrentamento. Partirá do que o paciente viveu e de como se vê diante dessas situações. A criança ou o adolescente investiga os eventos e suas particularidades e tenta compreender de que modo ativaram as intepretações equivocadas, provocando-lhe sofrimento emocional. Aos poucos, a terapia lhe permitirá construir novas estruturas cognitivas (que favorecerão as novas experiências de vida, com base em suas expectativas futuras), bem como adquirir novas ferramentas para que possa gerenciar suas emoções e comportamentos. Assim, ao ser modificada sua estrutura cognitiva, a criança ou o adolescente poderá pensar de modo mais funcional, agir e sentir de modo diferente no futuro (Kendall, 2011).

No caso do transtorno afetivo bipolar, é importante ressaltar a dificuldade que surge em separar os sintomas de sua personalidade. Por isso, no processo psicoterápico, o profissional deverá ficar atento, focado na criança ou no adolescente, e não apenas na doença. Com as informações coletadas sobre como eles eram, suas características e preferências no ambiente familiar, acadêmico e social, antes de apresentarem os primeiros sintomas, o terapeuta pode ajudá-los a distinguir sintomas de traços de personalidade.

Para que todo o processo psicoterápico transcorra bem, é preciso que o ambiente terapêutico seja apropriado, seguro, agradável e lúdico. Além disso, é importante lembrar que intercorrências durante as sessões terapêuticas, falhas na aplicação de procedimentos ou orientações inadequadas podem ocasionar prejuízos para a criança ou o adolescente, podendo afetar o seu desenvolvimento emocional e cognitivo. Por isso, a ética e o conhecimento aprofundado dos protocolos já reconhecidos a serem empregados são pontos pacíficos.

A aliança terapêutica é outro componente essencial num processo psicoterápico para uma boa adesão e um bom prognóstico. Assim, o terapeuta deve usar estratégias para facilitar esse contato com a criança ou o adolescente, adequando o jeito de conversar e interagir, respeitando sempre sua fase de desenvolvimento. Deve estabelecer procedimentos para que ela/ele possa se sentir acolhida/o, à vontade, confiante para poder se expor e colaborar no processo, com o cumprimento das tarefas, até mesmo a aderência à medicação, em alguns casos. Vale ressaltar que, nos casos de crianças/adolescentes bipolares, a aderência ao tratamento nem sempre é fácil, uma vez que implicará em certas privações ou restrições no seu jeito de viver, como não ficar acordado até tarde ou não beber numa festa, ou seja, terão que lidar com a frustração, algo que nessa fase de desenvolvimento é bem desafiador. Para isso, o psicoterapeuta pode utilizar a boa relação para aumentar a aderência ao tratamento, favorecer a aceitação da doença e a colaboração.

Outro ponto relevante do processo é a estruturação das sessões. Isso possibilita que a criança ou o adolescente tenha certa previsibilidade do que vai ocorrer, além de funcionar como um sistema futuro para seu automonitoramento pessoal (Wainer e Piccoloto, 2011).

A psicoeducação faz parte do processo psicoterápico. Ela é fundamental para orientar as crianças e familiares à TCC, para que sejam parceiros ativos (Caminha e Caminha, 2007). O objetivo é dar informações a todos os envolvidos sobre o transtorno,

Capítulo 16 | Terapia Cognitivo-Comportamental para Tratamento da Depressão e Bipolaridade em Crianças e Adolescentes

os sintomas, tipos de tratamento, para favorecer o processo de mudança. Dentre essas informações, cabe ao psicólogo explicar o seu papel para a criança, pois, muitas vezes, é desconhecido. Quanto mais informações e orientações tiverem, mais envolvidos e participativos serão. Para tanto, usam-se recursos, como livros, acesso a *websites*, histórias, metáforas e jogos. Juntos, de modo colaborativo e personalizado, esses materiais são empregados para a criança ou o adolescente refletirem, bem como analisarem os problemas vividos por eles na família em questão. Importante ressaltar que o objetivo do terapeuta não é apenas ajudar a criança ou o adolescente a manejar seus sintomas e as consequências deles, mas também prepará-los para possíveis recaídas, tão comuns na depressão e na bipolaridade.

Esse processo da psicoeducação inclui:

a. **Educação sobre o modelo cognitivo:** isso ajuda o comprometimento da criança ou do adolescente com o tratamento. Eles entendem que há um esquema para a compreensão dos seus sintomas cognitivos, emocionais e comportamentais, podendo reconhecê-los, o que favorece a busca de solução.

b. **O treinamento e a psicoeducação para os pais:** nessa etapa, são fornecidos os materiais bibliográficos para que tenham acesso às informações a respeito do transtorno depressivo ou bipolar, ou algum conteúdo para aumentar seus conhecimentos, quando os que possuem forem insuficientes para que possam ajudar seus filhos. Essa fase contribui também para que possam aceitar o transtorno que seus filhos têm. Posteriormente, é necessário que adquiram habilidades estratégicas e consigam manejá-las de modo efetivo em relação à criança ou ao adolescente. Para isso, devem contar com a ajuda do psicoterapeuta. Este lhes fornecerá as orientações para que as técnicas sejam empregadas adequadamente; acompanhará a efetividade das práticas, dando-lhes *feedback* e suporte durante todo o processo.

O envolvimento dos pais é de fundamental importância, já que convivem com a criança ou o adolescente no ambiente familiar. Eles acabam por desempenhar o papel de coterapeutas, por exemplo, quando eles são requisitados para ajudar seus filhos na organização da agenda ou na administração dos medicamentos. Além disso, os pais podem colaborar no monitoramento dessas atividades propostas, se a criança ou o adolescente está ou não cumprindo aquilo que combinou com o terapeuta. Também aprendem a não reforçar padrões comportamentais inadequados dos filhos, como trocar a noite de sono pelo dia, isolar-se socialmente, lamentar-se.

Na medida em que vão sendo orientados e participam do processo, os pais podem se sentir mais esperançosos, por saberem que outras famílias passam pelo mesmo problema e por perceberem os progressos dos filhos, mesmo que de início incipientes ou lentos. Além disso, podem ter reduzidos os efeitos de emoções negativas que costumam aparecer em pais que têm filhos com depressão, como a culpa, o remorso ou a frustração, produto de crenças de que falharam ou deixaram de fazer algo relevante e por isso seus filhos estão sofrendo.

Para finalizar, é importante ainda ressaltar uma característica que denota a gravidade da depressão, a ideação suicida. Cerca de 35% dos casos de suicídio estão associados

Seção III – *Transtornos de humor na infância e adolescência e cognição*

aos quadros depressivos. Há pesquisas (Weinstein et al., 2018) mostrando que TCC, com a criança e seus familiares, contribui para a redução dos pensamentos suicidas, ajudando na prevenção do suicídio. O psicoterapeuta deve abordar a temática de modo empático e diretivo. Deve questionar possíveis ideações suicidas, as tentativas, ou planos já estabelecidos, e investigar o significado do suicídio para esse jovem. Na maioria das vezes, quando se pensa em suicídio, é porque se percebe o sofrimento como sendo muito grande e já não se vê saída para se libertar dele. Certamente, o jovem acredita que essa seria uma maneira para resolver o problema, tirando a própria vida. É preciso que se converse sobre outras tantas possibilidades que existem e que, juntos, terapeuta e criança ou adolescente possam fazer novas escolhas, uma vez que o suicídio é definitivo, não tem volta, e a tentativa de suicídio lhe acarretará consequências graves. Já o problema é apenas temporário; e pode ser resolvido. Instaurar esperanças nesse momento é crucial. A psicoterapia é fundamental, pois permite identificar e reduzir os fatores de risco. No entanto, quando há riscos iminentes, ou não há como proteger a criança ou o adolescente, deve-se recorrer à hospitalização, até que esse risco diminua. Nessa fase, é importante investigar antecedentes familiares de suicídio e jamais duvidar dessa possibilidade, pois, infelizmente, o suicídio entre jovens tem sido cada vez mais frequente; segundo a OMS, é a terceira causa de mortes entre jovens de 15 a 19 anos (OMS, 2017).

A seguir são listadas algumas das intervenções usadas na TCC e que são adaptadas para crianças e adolescentes. Para mais aprofundamento sobre essas intervenções, pode-se consultar as referências bibliográficas adiante (Friedberg et al., 2011; Wainer e Piccoloto, 2011; Beck, 2013; Petersen e Wainer, 2011):

a. **Reestruturação cognitiva:** identificação das crenças disfuncionais, questionamento e modificação das crenças com base em evidências.

b. **Treino de resolução de problemas:** identificação de estratégias de enfrentamento, favorecendo ganhos e a autonomia.

c. **Treino de habilidades sociais:** desenvolvimento de habilidades que favoreçam a obtenção de reforçadores ou evitação de punidores, melhora na efetividade da comunicação, favorecendo a autocompetência e a melhoria no funcionamento social.

d. **Relaxamento:** redução dos sintomas ansiosos comuns em estados depressivos e maníacos.

e. **Autocontrole:** maior atenção aos fatores precipitadores de emoções negativas e positivas, de mudanças ou de estresse, bem como busca de alternativas.

f. **Monitoramento do humor e demais sintomas:** por meio de planilhas e lista de verificação do humor e atividades. Ajuda na melhoria do humor, na percepção da relação entre o que fazem e sentem, na percepção de prazer ou não nas atividades que realizam e quando seu humor fica alterado ou suas atividades estão em baixa. A identificação rápida e precisa dos sintomas é fundamental, já que os sintomas acarretam prejuízos ou problemas, que por sua vez aumentam o estresse, potencializando os sintomas.

g. **Treinamento de pais:** orientação de pais, para que participem ativamente do tratamento dos filhos. Devem reforçar as pequenas mudanças cognitivas, emocionais ou comportamentais e evitar punições, bem como monitorar o uso das medicações e das atividades propostas na terapia. Essas atividades ajudam no desenvolvimento da criança ou do adolescente e favorecem também uma nova visão de seus filhos.

h. **Exposição comportamental:** instrumentalização para o enfrentamento de situações de fuga e esquiva.

i. **Ativação comportamental:** são estratégias para aumentar atividades prazerosas que estão reduzidas. Estas favorecem o aumento geral do nível de atividade, a focalização nas experiências positivas da vida e a diminuição da desesperança.

Essas são algumas das intervenções mais utilizadas na prática de TCC com crianças e adolescentes, porém o terapeuta pode definir outras, dependendo do objetivo a ser atingido. Deve-se lembrar de que essas atividades são planejadas em conjunto com o paciente, para que ele possa se comprometer e colaborar no processo como um todo, principalmente no caso do transtorno afetivo bipolar, pela sua natureza recorrente, já que essas intervenções auxiliam na minimização de sintomas de episódios futuros, proporcionando possibilidades de resolução de problemas para evitar recaídas.

Considerações finais

O fato de a depressão estar aumentando entre crianças e adolescentes, com diminuição significativa do seu bem-estar e qualidade de vida, é motivo de grande preocupação. Por isso, é extremante relevante que seja feita uma avaliação precoce, diante dos primeiros sinais apresentados, pois, dessa maneira, há mais chances de terapêuticas apropriadas antes que a situação piore.

Pais e professores são, geralmente, aqueles que têm mais contato com a criança ou o adolescente, bem como costumam conhecer suas histórias ou pelo menos parte delas. Assim, quando notarem quaisquer mudanças de padrões emocionais ou comportamentais, devem procurar ajuda de profissionais da área, como psiquiatras e/ou psicólogos, para que seja feita uma avaliação criteriosa e, assim, prossiga-se com terapêuticas que favorecerão seu bem-estar biopsicossocial.

Uma das terapêuticas mais indicadas no tratamento da depressão e da bipolaridade é a TCC, pois ela colabora para aumentar a adesão à medicação, com o monitoramento e o gerenciamento dos sintomas, e para o melhor funcionamento psicossocial. O modo de atuação é similar ao utilizado em adultos, porém o terapeuta deve considerar as particularidades da fase de desenvolvimento da criança ou do adolescente, para que possa manejar as estratégias terapêuticas de maneira lúdica e flexibilizada. Além disso, é importante incluir os pais e a escola nessa jornada, pois, certamente, o trabalho em conjunto propiciará mais envolvimento, colaboração e resultados positivos.

Referências bibliográficas

▪ Bahls SC, Bahls FRC. Psicoterapias da depressão na infância e na adolescência. Estud Psicol. 2003;20(2):25-34. [acesso em 12 fev 2018]. Disponível em: http://www.scielo.br/scielo.php?script=sci_arttext&pid=S0103-166X2003000200003&lng=pt&nrm=iso.

Seção III – *Transtornos de humor na infância e adolescência e cognição*

Beck JS. Terapia-cognitivo-comportamental: teoria e prática. 3 ed. Porto Alegre, Artmed, 2022.

Beck AT. Beyond belief: a theory of models, personality and psychopathology. In: PM Salkolvskis, editor. Frontiers of cognitive therapy. New York: Guilford Press; 1997.

Beck AT, Rusch AJ, Shaw BF, Emery F. Cognitive therapy of depression. New York: Guilford Press; 1979.

Boas DLOV, Banaco RA, Borges NB. Discussões da análise do comportamento acerca dos transtornos psiquiátricos. In: Borges NB, Cassas FA. Clínica analítico-comportamental: aspectos teóricos e práticos. Porto Alegre: Artmed; 2012. p. 95-101.

Caminha MG, Caminha RM. Princípios de psicoterapia cognitiva na infância. In: A prática cognitiva na infância. São Paulo: Roca; 2007.

Campos JR, Del Prette A, Del Prette ZAP. Depressão na adolescência: habilidades sociais e variáveis sociodemográficas como fatores de risco/proteção. Estud Pesqui Psicol. 2014; 14(2):408-28. [acesso em 12 fev 2018]. Disponível em: http://pepsic.bvsalud.org/scielo. php?script=sci_arttext&pid=S1808-42812014000200003&lng=pt&nrm=iso.

Dell'Aglio JR, Petersen CS. Terapia cognitivo-comportamental para transtorno bipolar na infância. In: Petersen CS, Wainer R, organizadores. Terapias cognitivo-comportamentais para crianças e adolescentes: ciência e arte. Porto Alegre: Artmed; 2011.

Dougher MJ, Hackbert L. Uma explicação analítico-comportamental da depressão e o relato de um caso utilizando procedimentos baseados na aceitação. Rev Bras Ter Comp Cogn. 1994/2003;5(2):167-84.

Ellis A. Reason and emotion in psychotherapy. New York: Lyle Stuart; 1962.

Estrada-Prat X, Van Meter AR, Camprodon-Rosanas E, Batlle-Vila S, Goldstein BI, Birmaher B. Childhood factors associated with increased risk for mood episode recurrences in bipolar disorder: a systematic review. Bipolar Disord. 2019;21(6):483-502.

Fernandes LFB, Silveira RL, Miyazaki MC, Domingos NAM, Luiz AMAG, Micheletto MRD. Eventos aversivos e depressão na adolescência: relato de caso. Rev Bras Ter Cogn. 2008;4(1). [acesso em 10 fev 2018]. Disponível em: http://pepsic.bvsalud.org/scielo.php?script= sci_arttext&pid=S1808-56872008000100007&lng=pt&nrm=iso.

Ferster CB, Culbertson S, Boren CP. Princípios do comportamento. São Paulo: Hucitec; 1977.

Friedberg RD, McClure JM, Garcia JH. Técnicas de terapia cognitiva para crianças e adolescentes. Porto Alegre: Artmed; 2011.

Fu-I L, Boarati MA, Maia APF. Transtornos afetivos na infância e adolescência. Porto Alegre: Artmed; 2012.

Johnson S, Tran T. Bipolar disorder: what can psychotherapists learn from the cognitive research? J Clin Psychol. 2007;63(5):425-32.

Kendall PC. Child and adolescent therapy. 4th ed. New York: Guilford Press; 2011.

Linehan MM. Terapia cognitivo-comportamental para o transtorno da personalidade Borderline. Porto Alegre: Artmed; 2010.

Luo M, Guo L, Yu M, Jiang W, Wang H. The psychological and mental impact of coronavirus disease 2019 (Covid-19) on medical staff and general public: a systematic review and meta-analysis. Psychiatry Res. 2020;291:113190.

Oar EL, Johnco C, Ollendick TH. Cognitive behavioral therapy for anxiety and depression in children and adolescents. Psychiatr Clin N Am. 2017;40:661-74.

Organização Mundial da Saúde (OMS); Organização Mundial dos Médicos de Família (WONCA). Integração da saúde mental nos cuidados de saúde primários: uma perspectiva global. OMS/ WONCA; 2008.

Organização Mundial da Saúde (OMS). Depression. [data desconhecida_a]. [acesso em 2 mar 2017]. Disponível em: http://www.who.int/mental_health/management/depression/en/.

Capítulo 16 Terapia Cognitivo-Comportamental para Tratamento da Depressão e Bipolaridade em Crianças e Adolescentes

- Organização Mundial da Saúde (OMS). More than 1.2 million adolescents die every year, nearly all preventable. 2017 May 16. [acesso em 2 mar 2020]. Disponível em: http://www.who.int/mediacentre/news/releases/2017/yearly-adolescent-deaths/en/.

- Organização Mundial da Saúde (OMS). Suicide prevention. [data desconhecida_b]. [acesso em 13 fev 2018]. Disponível em: http://www.who.int/mental_health/suicide-prevention/en/.

- Petersen CS, Wainer R. Princípios básicos da terapia cognitivo-comportamental de crianças e adolescentes. In: Petersen CS, Wainer R, organizadores. Terapias cognitivo-comportamentais para crianças e adolescentes. Porto Alegre: Artmed; 2011. p. 16-31.

- Ribeiro MV, Macuglia GCR, Dutra MM. Terapia cognitivo-comportamental na depressão infantil: uma proposta de intervenção. Rev Bras Ter Cogn. 2013;9(2):81-92. [acesso em 10 fev 2018]. Disponível em: http://pepsic.bvsalud.org/scielo.php?script=sci_arttext&pid=S1808- 56872013000200003&lng=pt&nrm=iso.

- Solomou I, Constantinidou F. Prevalence and predictors of anxiety and depression symptoms during the Covid-19 pandemic and compliance with precautionary measures: age and sex matter. Int J Environ Res Public Health. 2020;17(14):4924.

- Wainer R, Piccoloto MN. Terapia cognitivo-comportamental da depressão na infância e adolescência. In: Petersen CS, Wainer R, organizadores. Terapias cognitivo-comportamentais para crianças e adolescentes: ciência e arte. Porto Alegre: Artmed; 2011.

- Weinstein SM, Cruz RA, Isaia AR, Peters AT, West AE. Child- and family-focused cognitive behavioral therapy for pediatric bipolar disorder: applications for suicide prevention. Suicide Life Threat Behav. 2018;48(6):797-811.

17

Psicopedagogia

Telma Pantano
Alison Morroni

A psicopedagogia é a área de estudo com enfoque multidisciplinar que envolve atuações no contexto de saúde e educação, tendo como foco o processo de aprendizagem humana. No contexto hospitalar, a atuação envolve outros contornos, por se tratar de um ambiente predominantemente ligado à saúde (no caso, à doença) e por trabalhar com indivíduos em situação de vulnerabilidade emocional, social e cognitiva.

Desse modo, o foco de trabalho do psicopedagogo envolve não só o contexto escolar, mas também os processos cognitivos e emocionais que possam prejudicar e/ou impedir a aquisição de conhecimentos nos âmbitos escolar, social, familiar e laboral. Nessa visão, o enfoque multidisciplinar e as abordagens utilizadas acabam por ser definidos pela formação de base do profissional (fonoaudiólogo, pedagogo ou psicólogo).

A aprendizagem refere-se a um processamento cerebral resultante da integração dos processos cognitivos básicos, como sensação, percepção, atenção e memórias. Envolve uma rede neural bem estabelecida e integrada, que permite ao sujeito da aprendizagem flexibilidade para a utilização. Nesse contexto, que envolve a inter-relação de redes neurais, não é possível separar questões relacionadas ao emocional ou ao cognitivo, pois o estabelecimento e a integração dessas redes são o que torna a aprendizagem efetiva. Um desequilíbrio em uma dessas organizações neurais resulta em desequilíbrios em todo o processo de estruturação e aquisição do conhecimento.

Em outras palavras, o aprendizado exige um funcionamento mental complexo, na medida em que não se trata apenas de receber, mas também de manipular os

Seção III – *Transtornos de humor na infância e adolescência e cognição*

inputs e, por fim, gerar os novos conhecimentos. Fica clara aqui a importância da organização, do planejamento, da atenção e da memória para que esse funcionamento mental tão complexo ocorra.

Na visão cognitiva, "[...] a aprendizagem é um processamento resultante de processos cognitivos que envolvem sensação, percepção, atenção e memórias" (Assencio-Ferreira e Pantano, 2009). A partir disso, o desenvolvimento das capacidades de autorregulação garantiria o desenvolvimento das competências cognitivas, acadêmicas e sociais e permitiria à criança agir independentemente, organizando o próprio comportamento. Dessa maneira, seria a partir desse desenvolvimento que estaria pronto o arcabouço orgânico para os novos aprendizados formais ou informais. O conceito de autorregulação estaria relacionado ao estabelecimento de metas que se relacionam às expectativas do sujeito que, por fim, desenvolve estratégias para alcançá-las e criá-las, permitindo, assim, que a aprendizagem ocorra (Frison, 2006).

Outro fator a ser considerado é que a leitura, a escrita e o cálculo pressupõem a organização de diferentes funções executivas, como planejamento mental, flexibilidade, capacidade de uso de estratégias, inibição de estímulos, automonitoramento, além da atenção. Isso significa que as funções executivas são requeridas em seu todo para que haja desempenho escolar satisfatório.

A criança, desde pequena, precisa ser estimulada para desenvolver suas habilidades e desempenhar papel favorável na sua vida escolar; portanto, as funções executivas têm papel fundamental nas conquistas acadêmicas. Quando isso não acontece de maneira adequada, há impacto negativo no processo da aprendizagem. Segundo D'Alcante e Covre (2015), as funções executivas se desenvolvem durante a infância e a adolescência e é esperado que os indivíduos nessas faixas etárias encontrem dificuldades. Por isso, há necessidade de serem estimulados e mediados durante essas fases para poderem estruturar todas as funções adequadamente, sabendo controlar, organizar e resolver problemas, tanto os cotidianos quanto os que envolvem raciocínio lógico matemático.

De acordo com Holt (2014), para ser um aluno de bom rendimento escolar é preciso, entre outras coisas, que se tenha consciência dos próprios processos mentais e do próprio grau de compreensão. Um aluno com desempenho escolar satisfatório, além de ser mais eficaz no uso e na seleção de estratégias de aprendizagem, é sempre capaz de dizer que não entendeu algo, pois ele está constantemente monitorando a própria compreensão.

A maioria das tarefas escolares exige, de fato, a coordenação e a integração coerente das múltiplas funções executivas; não é de se estranhar, portanto, que muitas crianças e jovens com *disfunções ou dificuldades executivas*, ou com funções executivas vulneráveis e afuniladas, apresentem problemas de sobrecarga de informação (em que o *input* excede o *output*), de produtividade, de eficácia e de precisão nos seus desempenhos escolares (Fonseca, 2014).

Segundo a teoria de Piaget (1964), a criança aprende por meio da assimilação e da acomodação, tendo a definição do meio e do organismo como forma de aprendizagem, e as vivências contribuem para o seu desenvolvimento. Na educação infantil, tem-se pensado em desenvolver habilidades de escrita e leitura, mas tem sido esquecida a necessidade de estimular áreas cerebrais que antecede essa fase escolar.

Quando estimuladas as áreas sensoriais pelos mediadores, trazendo significado para tudo que rodeia o aluno, são despertadas sua curiosidade e sua criatividade, para que ele possa elaborar brincadeiras, trocar experiências com seus pares, frustrar-se ou não com tentativas de erros e acertos, organizar o ambiente e ampliar o vocabulário. Isso colabora com o desenvolvimento de suas habilidades cognitivas, e ele vai aprendendo com o tempo a controlar seus impulsos e suas frustrações, o que lhe permite estruturar-se emocionalmente de maneira ajustada, amadurecer e construir o próprio conhecimento com alicerces mais sólidos, contribuindo com a própria aprendizagem.

Independentemente das dificuldades de aprendizagem apresentadas por algumas crianças de diferentes idades, as funções executivas têm sido relacionadas ao seu desempenho escolar. Estudos longitudinais sugerem que as funções executivas contribuem para o desenvolvimento acadêmico mais do que a relação inversa. Para além das correlações estabelecidas, essas funções têm se mostrado preditoras dos desempenhos em disciplinas de linguagem e de matemática em crianças pequenas (Seabra, 2014). De fato, conforme análise feita por Duncan et al. (2014), habilidades executivas avaliadas na pré-escola, como o controle atencional, predizem de maneira significativa o sucesso posterior em matemática e leitura.

Quando consideradas as patologias neuropsiquiátricas no processo de aquisição de conhecimento (ou seja, de formação e estabelecimento de redes neurais), encontram-se as alterações cognitivas, emocionais e motivacionais intrínsecas aos quadros. Essas alterações acabam por desorganizar a formação dessas redes, o que resulta em prejuízos na aquisição do conhecimento e reduz as possibilidades de permanência, organização e planejamento de atividades cognitivas complexas.

É por essa razão que a escola é o ambiente que costuma apresentar os maiores prejuízos e dificuldades assim que uma patologia neuropsiquiátrica se instala, como nos quadros dos transtornos de humor.

Questões cognitivas e motivacionais são consideradas como critérios diagnósticos de grande parte das patologias associadas à infância, à adolescência e até mesmo à vida adulta. Ocorrem, assim, alterações que impedem ou dificultam o desenvolvimento de habilidades/capacidades fundamentais para a aprendizagem, dificultando a permanência e a adesão ao contexto de escolarização por questões ligadas à aprendizagem (defasagens pedagógicas, cognitivas e organizacionais) ou mesmo relacionadas ao comportamento disruptivo e social.

Segundo a quinta versão do Manual Diagnóstico e Estatístico de Transtornos Mentais (DSM-5), da Associação Psiquiátrica Americana, "os sintomas do Transtorno Disruptivo da desregulação do humor provavelmente se modificam à medida que a criança cresce" (APA, 2014). Essa informação ajuda a entender a necessidade de crianças e adolescentes de serem mediados e orientados para estruturar seu entendimento do mundo que os cerca com base em experiências positivas e bem-definidas, em ambiente favorável e estável, para o seu amadurecimento psicossocial e de aprendizagem.

Dentre as alterações observadas nesses quadros, as alterações de linguagem estão fortemente relacionadas a transtornos mentais na infância e na adolescência (Stothard et al., 1998; Clegg et al., 2005; Snowling et al., 2006) e, dessas patologias, a depressão e

Seção III – *Transtornos de humor na infância e adolescência e cognição*

a ansiedade são aquelas que carregam mais fortemente essa associação. As alterações relacionadas a depressão e linguagem vão desde atrasos e falhas na aquisição da linguagem oral e aspectos suprassegmentares da fala (falhas entonacionais e melódicas, alterações nos padrões de voz e fala) a dificuldades no processo de escolarização, aquisição e desenvolvimento da linguagem escrita.

Da mesma maneira que na depressão, quando se observam casos de transtorno afetivo bipolar com início na infância e na adolescência, encontram-se queixas, comumente relatadas por pais, professores e até mesmo pelos próprios pacientes, de quedas e desmotivação no rendimento escolar, alterações no contato social, dificuldades de concentração e recordação de situações ou fatos do dia a dia que prejudicam as relações sociais e, em especial, a aprendizagem.

Para que essas alterações possam ser compreendidas em toda a sua extensão, é fundamental que seja considerado o período do desenvolvimento no qual a criança se encontra quando os primeiros sintomas começam a se apresentar. Estudos atuais têm demonstrado que pacientes com diagnóstico de transtorno afetivo bipolar (ao contrário do que ocorre no caso de outras patologias psiquiátricas) não apresentavam falhas relativas à linguagem e à aprendizagem antes do surgimento dos primeiros sintomas. Esses pacientes apresentariam, assim, desenvolvimento da linguagem e desempenho escolar tipicamente normais até o início do transtorno (Reischenberg et al., 2002), ou até mesmo rendimento considerado bastante superior à média (McCabe et al., 2010). As defasagens e os distúrbios de linguagem e de aprendizagem são comuns de modo concomitante ao início dos primeiros sintomas do transtorno, tornando, da mesma maneira, as aquisições posteriores defasadas e alteradas.

Estudos como os de Reischenberg et al. (2002) relatam que as alterações posteriores aos sintomas se devem principalmente às alterações na velocidade de processamento da informação e ao prejuízo em áreas de memória para o armazenamento e a evocação de informações. Essas dificuldades, se não observadas e trabalhadas, costumam alimentar o ciclo vicioso de desmotivação e prejuízos nos ambientes familiar, social e escolar, tornando a sintomatologia do transtorno ainda mais produtiva.

O sistema educacional brasileiro precisa entender as alterações decorrentes do transtorno bipolar como necessárias e de fundo essencialmente pedagógico. Não é verificada nas etapas iniciais a necessidade de reformulações pedagógicas ou curriculares, mas sem dúvida o suporte emocional e o auxílio com os processos atencionais permitiriam ao aluno recuperar a confiança e a motivação necessárias para a continuidade do processo educacional. Tanto alunos com depressão quanto aqueles com transtorno afetivo bipolar não são "alunos de inclusão" no sentido legal do termo. Com o suporte adequado e a disponibilidade dos sistemas de ensino, essas crianças podem e conseguem alcançar o rendimento adequado (quando não superior à média esperada).

Assim, torna-se importante conhecer as alterações nesses quadros que precisam ser observadas e que podem interferir negativamente no processo de escolarização e estruturação linguística. As alterações relacionadas à cognição e à linguagem nesses indivíduos relacionam-se, em sua maior parte, à forma e ao modo como são processadas as informações advindas do ambiente em decorrência da instalação do quadro. É fundamental

Capítulo 17 | Psicopedagogia

que o profissional que trabalhe com os transtornos afetivos conheça suas características e manifestações específicas na infância e na adolescência para que possa reconhecer e trabalhar adequadamente a linguagem e a aprendizagem dentro das suas especificidades.

Estudos diversos já relatavam que a permanência das características neuropsiquiátricas em crianças e adolescentes por longos períodos causa complicações importantes. Weinberg (1995) lembra que, para esses sujeitos, a escola tende a tornar-se um ambiente altamente frustrante. Os déficits atencionais, o sono excessivo durante o dia, a baixa tolerância às frustrações, a irritabilidade, falhas em compreensão e expressão da linguagem (Pantano, 2001) e as dificuldades de memória operacional e de longo prazo trazem consigo o fracasso escolar. Consequentemente, o fracasso escolar acaba por reforçar problemas de ordem social e comportamental (Rapport et al., 2001), numa espiral reforçadora.

Estudos como os de Lundy et al. (2010) confirmam o impacto que a sintomatologia depressiva tem na performance cognitiva e acadêmica dessas crianças. São relatadas alterações frequentes e constantes relacionadas ao funcionamento intelectual geral, linguagem, habilidades visuoconstrutivas, atenção, velocidade de processamento, habilidades relacionadas às funções executivas, aprendizagem, velocidade psicomotora, habilidades acadêmicas simples e, como citado anteriormente, alterações em memórias.

Essas relações são completamente compatíveis com os estudos cerebrais mais recentes, uma vez que a linguagem é descrita nas visões mais atuais (Pantano e Rocca, 2016) como organizadora da atividade cerebral. A linguagem, por meio das funções simbólicas, permite estruturar e, dessa maneira, tornar conscientes as expressões de processos cognitivos e emocionais complexos. Normalmente, as alterações cognitivas relatadas têm por base pesquisas que procuram verificar aspectos relacionados ao processamento verbal e não verbal de palavras que carregam consigo processos linguísticos bastante complexos.

Dentre os processamentos estudados, destacam-se os estudos que procuram verificar a memória de indivíduos diagnosticados com depressão e que se referem, em sua maioria, à visão de mundo, ao pensamento, ao processamento de informações e à memorização, levando em conta aspectos relacionados ao humor.

Catts (1993) descreveu nesses pacientes déficits importantes relacionados à compreensão e à produção da linguagem. Pantano (2001), em seu trabalho com indivíduos depressivos, também verificou alterações importantes quanto à compreensão oral e escrita e à repetição, de modo diretamente proporcional à complexidade sintática e silábica e à extensão do material a ser compreendido. Na leitura, evidenciou-se a predominância de processamento perilexical e leitura silábica nesses indivíduos. Dessa maneira, a autora concluiu que, nessa população, o processamento de informações lexicais, sintáticas e semânticas complexas produz uma sobrecarga na memória operacional e, consequentemente, baixo desempenho.

Curtis et al. (2007) realizaram avaliações neurológicas funcionais em pacientes com diagnóstico de transtorno afetivo bipolar e controles durante tarefas de acesso lexical e semântico. Os pacientes com diagnóstico de transtorno afetivo bipolar apresentaram maior redução nos tempos de reação e, embora ambos os grupos tenham

Seção III – *Transtornos de humor na infância e adolescência e cognição*

apresentado a ativação das mesmas áreas relacionadas à linguagem, pacientes com o diagnóstico de transtorno afetivo bipolar, quando comparados ao grupo-controle, apresentaram alterações nos padrões de ativação pré-frontal quando se aumentava a demanda relativa ao processamento da linguagem.

Alterações cognitivas, relativas à linguagem, à aprendizagem e às funções executivas, vêm sendo descritas na literatura como intrínsecas aos quadros de transtornos afetivos (Brown et al., 1996; Jorm, 2000; Barrett et al., 2009) e estão fortemente relacionadas à severidade e à cronicidade da doença (Mitrushina et al., 1996; Barrett et al., 2009).

Atualmente, os estudos de neuroimagem têm também registrado alterações estruturais que parecem corroborar as pesquisas que envolvem linguagem, aprendizagem e transtornos afetivos. Chen et al. (2004) encontraram reduções significativas de substância branca nos giros temporais superiores em pacientes bipolares. Essa área é de fundamental importância para a produção da fala, da linguagem e da comunicação e possivelmente envolve as alterações neurocognitivas relatadas na maior parte dos estudos que abordam essas funções.

Com relação a essas alterações neurocognitivas, são encontrados relatos sobre aquisição das habilidades verbais e acadêmicas (Lawrie et al., 2000), memória e concentração (Papolos, 2002; Townsend et al., 2010), distraibilidade acentuada (Akiskal e Weller, 1989; Harrington, 1994) e fuga de ideias (Weller e Weller, 1995). Sabe et al. (1995) relataram prejuízos bastante significativos relacionados a tarefas cognitivas que requeriam processamentos complexos. Os autores concluíram que esses indivíduos apresentariam uma curva normal de aprendizado, porém o material não seria retido.

As alterações relatadas relacionam-se diretamente às principais queixas dos pacientes e do ambiente escolar a respeito dos transtornos afetivos que prejudicam e muitas vezes impedem a plenitude dos processos de construção e elaboração da aprendizagem e do desenvolvimento da linguagem.

Pantano (2001) constatou, em 30 sujeitos com diagnóstico de depressão e idades entre 10 e 12 anos, dificuldades de compreensão bastante significativas, relacionadas principalmente a complexidade sintática, extensão do material apresentado e leitura silábica (processamento perilexical). Esses resultados mostram defasagens importantes no processamento e na compreensão da linguagem, provavelmente ocasionadas por sobrecarga na memória de trabalho. Pacientes com transtorno afetivo bipolar também apresentam esse perfil de linguagem e aprendizagem, principalmente nos períodos de depressão e eutimia (Andreasen e Grove, 1986; Grove e Andreasen, 1985), além de dificuldades de manutenção do tópico discursivo (Weller e Weller, 1995).

Falhas no transtorno afetivo bipolar também estão relacionadas a dificuldades de estruturação e utilização da memória episódica verbal, o que refletiria na organização de textos e na recordação, principalmente, de eventos relacionados a essa memória (Geller e Luby, 1997; Deckersback et al., 2005; Pantano, 2004). Esses pacientes apresentariam dificuldades relativas à recordação e ao armazenamento de informação de maneira contextualizada e significativa, dificultando-lhes a expressão linguística e a estruturação dos processos de aprendizagem.

Capítulo 17 | Psicopedagogia

Recentemente, essas falhas em memória episódica verbal foram apontadas como a principal responsável pelas dificuldades no uso de estratégias organizacionais durante o armazenamento e o resgate de informações. Essas dificuldades são descritas como importantes para o funcionamento e a estruturação do processo de ensino-aprendizagem e podem ser responsáveis por muitas das queixas de não aprendizagem observadas nesses pacientes após o início dos primeiros sintomas relacionados à patologia (Kumar e Frangou, 2010).

Foram relatadas também outras alterações em memória que causam impacto no processo de estruturação e utilização da linguagem e da aprendizagem, como dificuldades no acesso e recordação da memória explícita semântica (Altshuler et al., 2004) e na organização e recordação de elementos textuais (Thomas et al., 1993).

Prejuízos na memória operacional também têm sido foco de diversos estudos em pacientes bipolares (Iversen e Goodwin, 2001; Carrus et al., 2010; Lera-Miguel et al., 2010; Townsend et al., 2010; Gruber et al., 2010). A hipoativação de áreas como o corte dorsolateral pré-frontal, atribuídas a essa função (Townsend et al., 2010), parece ser uma característica de pacientes com transtorno afetivo bipolar.

A memória operacional envolve o estoque temporário de informações e a manipulação delas no sentido de generalizá-las e atribuir-lhes significados contextuais. De acordo com Baddeley (1986), cujo modelo foi posteriormente revisto e ampliado (Gathercole et al., 2003; Gathercole et al., 2004), é composta por uma central executiva que controla o sistema atencional e impede interferências no seu processamento e três circuitos acessórios: fonológico, visuoespacial e episódico. É fundamental para a aquisição e a compreensão da linguagem tanto oral quanto escrita e está diretamente relacionada à aquisição de habilidades acadêmicas, como leitura, compreensão, escrita, soletração, cálculos e compreensão do raciocínio matemático.

O trabalho com esses pacientes deve focar, sobretudo, as alterações cognitivas, que são pré-requisitos para o processo de estruturação linguística e de aprendizagem. O suporte e a intervenção escolar devem considerar atitudes de inclusão temporária (principalmente nos períodos de crise) e permanentes para permitir a escolarização dessas crianças. Os profissionais que dão o suporte para as questões de linguagem (fonoaudiólogo) e de aprendizagem (psicopedagogo) devem conhecer as características da patologia e saber quais são as prioridades de intervenção e de adaptação pedagógica e escolar, possibilitando assim tanto a aprendizagem formal quanto a informal desses pacientes.

Após anos de intervenção direta nos contextos clínico e psiquiátrico, torna-se cada vez mais evidente a importância de considerar-se as intervenções psicopedagógicas nesses contextos, sobrepondo-as até mesmo ao contexto escolar. As enfermidades clínicas e psíquicas afetam as interações da criança com o ambiente físico e social em que vive e, por sua vez, essas alterações dificultam e/ou distorcem os aspectos ambientais, cognitivos e emocionais, tornando-os mais aversivos e/ou sem significado para a aprendizagem.

A criança e o adolescente, quando começam a sinalizar que algo não está bem em questões emocionais, podem apresentar comportamentos desajustados, isolamento, irritação, pouca tolerância às frustrações, distração em excesso, o que causa baixo rendimento escolar e prejudica sua aprendizagem. Segundo Rotta et al. (2016),

> "a aprendizagem é um processo que se passa no SNC (Sistema Nervoso Central), envolve várias áreas da cordialidade, que, quando integradas, possibilitam ao sujeito apreender uma infinidade de possibilidades, descobertas, adaptações e operacionalizar mudanças. Mas, para que todo esse caminho transcorra como desejado e a aprendizagem ocorra, principalmente no contexto escolar, é necessário que o aluno esteja relativamente bem emocionalmente".

É preciso que sejam preservados os laços do paciente com os conhecimentos básicos e necessários para que ele possa desenvolver as competências de natureza psicossocial e cognitivas que lhe permitam manter as condições para a aprendizagem nos contextos formais e informais.

A escola e a aquisição de novos conhecimentos são, para a criança, meios de ser inserida e reconhecida no ambiente social, necessários para sua avaliação como pessoa. Um contexto de internação ou semi-internação acaba por interromper de modo brusco o processo de reconhecimento social, emocional e cognitivo, alterando sua autoimagem e autoestima.

A criança com diagnóstico de transtornos psiquiátricos deve ter o acompanhamento de especialistas, inclusive psicopedagógicos, para apoio e reorganização da sua rotina. Deve-se encontrar a melhor forma de estudo e de organização de seu ambiente para que colaborem com a memorização do conteúdo de maneira significativa e com a retomada dos conteúdos, a fim de preencher as lacunas que se façam presentes, em decorrência dos momentos de crises, internação ou semi-internação, favorecendo sua aprendizagem e sua reintegração ao meio social.

Referências bibliográficas

- Akiskal HS, Weller EB. Mood disorders and suicide in children and adolescents. In: Kaplan & Saddok' Comprehensive textbook of psychiatry. New York: Williams & Wilkins Co.; 1989.

- Altshuler LL, Ventura J, van Gorp WG, Green MF, Theberge DC, Mintz J. Neurocognitive function in clinically stable men with bipolar I disorder or schizophrenia and normal control subjects. Biol Psychiatry. 2004 Oct 15;56(8):560-9.

- American Psychiatric Association (APA). Manual diagnóstico e estatístico de transtornos mentais: DSM-5. Tradução: Mari Inês Corrêa Nascimento et al. Revisão técnica: Aristides Volpato Cordioli et al. 5. ed. Porto Alegre: Artmed; 2014.

- Andreasen NC, Grove WM. Thought, language, and communication in schizophrenia: diagnosis and prognosis. Schizophr Bull. 1986;12(3):348-59.

- Assencio-Ferreira VJ, Pantano T. Atenção e memória. In: Pantano T, Zorzi JL, editores. Neurociência aplicada à aprendizagem. São José dos Campos: Pulso; 2009.

- Baddeley AD. Working memory. Oxford: Claredon Press; 1986.

- Barrett SL, Mulholland CC, Cooper SJ, Rushe TM. Patterns of neurocognitive impairment in first-episode bipolar disorder and schizophrenia. Br J Psychiatry. 2009 Jul;195(1):67-72.

- Brown RG, Scott LC, Bench CJ, Dolan RJ. Cognitive function in depression: its relationship to the presence and severity of intellectual decline. Psychol Med. 1996;24:829-47.

Capítulo 17 Psicopedagogia

Carrus D, Christodoulou T, Hadjulis M, Haldane M, Galea A, Koukopoulos A et al. Gender differences in immediate memory in bipolar disorder. Psychol Med. 2010.

Catts HW. The relationship between speech-language impairments and reading disabilities. J Speech Hear Res. 1993 Oct;36(5):948-58.

Chen A, Gussenhoven C, Rietveld T. Language-specificity in the perception of paralinguistic intonational meaning. Lang Speech. 2004;47(Pt 4):311-49.

Clegg J, Holls C, Mawhood L, Rutter M. Developmental language disorders: a follow up in later adult life. Cognitive, language and psychosocial outcomes. J Child Psychol & Psychiat. 2005;48(2):128-49.

Curtis VA et al. The nature of abnormal language processing in euthymic bipolar I disorder: evidence for a relationship between task demand and prefrontal function. Bipolar Disord. 2007 Jun;9(4):358-69. [acesso em 21 mar 2018]. Disponível em: https://www.ncbi.nlm.nih.gov/pubmed/17547582.

Deckersbach T et al. Spontaneous and directed application of verbal learning strategies in bipolar disorder and obsessive-compulsive disorder. Bipolar Disord. 2005;7(2):10. [acesso em 21 mar 2018]. Disponível em: https://www.ncbi.nlm.nih.gov/pubmed/15762858.

D'alcante PC, Covre P. Pra que as funções executivas? Qual a relação com a aprendizagem? – Implicações na vida do aluno. In: Pantano T, Rocca CCA, organizadores. Como se estuda? Como se aprende? São José dos Campos: Pulso;2015. cap. 9, p. 197-208.

Duncan GJ et al. School readiness and later achievement. Developmental Psychology. 2007; 43(1428)21446. In: Seabra AG et al., organizadores. Inteligência e funções executivas: avanços e desafios para a avaliação neuropsicológica. São Paulo: Memmon, 2014.

Fonseca V. Papel das funções cognitivas, conativas e executivas na aprendizagem: uma abordagem neuropsicopedagógica. Revista Psicopedagogia. 2014;31(96). [acesso em 21 mar 2018]. Disponível em: http://pepsic.bvsalud.org/scielo.php?script=sci_arttext&pid=S0103-84862014000300002.

Frison LMB. Autorregulação da aprendizagem: atuação do pedagogo em espaços não escolares [tese]. Porto Alegre: Pontifícia Universidade Católica do Rio Grande do Sul (PUCRS), Faculdade de Educação; 2006. [acesso em 21 mar 2018]. Disponível em: http://repositorio.pucrs.br/dspace/handle/10923/2739#preview.

Gathercole SE, Brown L, Pickering SJ. Working memory assessment at school entry as longitudinal predictors of national curriculum attainment levels. Educational and Child Psychology. 2003;20:109-22.

Gathercole SE, Pickering SJ, Knight C, Stegmann Z. Working memory skills and educational attainment: evidence of national curriculum at 7 and 14 years of age. Applied Cognitive Psychology. 2004;18:1-16.

Geller B, Luby J. Child and adolescent bipolar disorder: a review of the past 10 years. J Am Acad Child Adoles Psychiatry. 1997;36:1168-76.

Grove WM, Andreasen NC. Language and thinking in psychosis. Is there an input abnormality? Arch Gen Psychiatry. 1985 Jan;42(1):26-32.

Gruber O, Zilles D, Kennel J, Gruber E, Falkai P. A systematic experimental neuropsychological investigation of the functional integrity of working memory circuits in major depression. Eur Arch Psychiatry Clin Neurosci. 2010 Nov 10.

Harrington R. Affective disorders: Wiley series on studies in child psychiatry. In: Rutter M, editor. Child and adolescent psychiatry. London: Blackwell Scientific Publications; 1994.

Iversen C, Goodwin GM. A neuropsychological investigation of prefrontal cortex involvement in acute mania. American Journal of Psychiatry. 2001;158(10):1605-11.

Seção III – *Transtornos de humor na infância e adolescência e cognição*

Jorm AF. Is depression a risk factor for dementia or cognitive decline? Gerontol. 2000;46:219-27.

Kumar CT, Frangou S. Clinical implications of cognitive function in bipolar disorder. Ther Adv Chronic Dis. 2010 May;1(3):85-93.

Lawrie SM, Mac Hale SM, Cavanagh TO, O'Carroll RE, Goodwin GM. The difference in patterns of motor and cognitive function in chronic fatigue syndrome and severe depressive illness. Psychol Med. 2000;30:433-42.

Lera-Miguel S, Andrés-Perpiñá S, Calvo R, Fatjó-Vilas M, Lourdes F, Lázaro L. Early-onset bipolar disorder: how about visual-spatial skills and executive functions? Eur Arch Psychiatry Clin Neurosci. 2010 Nov 18.

Lundy SM, Silva, GE, Kaemingk KL, Goodwin JL, Quan SF. Cognitive functioning and academic performance in elementary school children with anxious/depressed and withdrawn symptoms. Open Pediatr Med Journal. 2010 Apr 14;4:1-9.

MacCabe JH et al. Excellent school performance at age 16 and risk of adult bipolar disorder: national cohort study. The British Journal of Psychiatry. 2010;196:109-15. [acesso em 21 mar 2018]. Disponível em: https://www.ncbi.nlm.nih.gov/pubmed/20118454.

Mitrushina M, Abara J, Blumenfeld A. A comparison of cognitive profiles in schizofrenia and other psychiatric disorders. J. Clin. Psychol. 1996;52(2):177-90.

Pantano T. Avaliação e diagnóstico psicopedagógico nos distúrbios da aprendizagem. In: Zorzi J, Capellini S, editores. Dislexia e outros distúrbios da leitura-escrita: letras desafiando a aprendizagem. São José dos Campos: Pulso; 2009.

Pantano T. Linguagem e depressão infantil. [Dissertação de Mestrado em Fisiologia Experimental]. São Paulo: Universidade de São Paulo, Faculdade de Medicina; 2001.

Pantano T. O texto de crianças e adolescentes com depressão maior unipolar. [Tese de Doutorado em Ciências]. São Paulo: Universidade de São Paulo, Faculdade de Medicina; 2004.

Pantano T, Rocca C. Como se estuda? Como se aprende? São José dos Campos: Pulso; 2016.

Papolos DF. The bipolar child. USA: Broadway Books; 2002.

Piaget J. Seis estudos de psicologia. Rio de Janeiro: Forense; 1964.

Rapport MD, Denney CB, Chung KM et al. Internalizing behavior problems and scholastic achievement in children: cognitive and behavioral pathways as mediators of outcome. J Clin Child Psychol. 2001;30:536-51.

Reichenberg A et al. A population-based cohort study of premorbid intellectual, language, and behavioral functioning in patients with schizophrenia, schizoaffective disorder, and nonpsychotic bipolar disorder. Am J Psychiatry. 2002;159(12):2027-35. [acesso em 21 mar 2018]. Disponível em: https://www.ncbi.nlm.nih.gov/pubmed/12450952.

Rotta NT, Bridi Filho CA, Bridi FRS, organizadores. Neurologia e aprendizagem: abordagem multidisciplinar. Porto Alegre: Artmed; 2016.

Sabe L, Jason L, Juejati M, Leiguarda R, Starkstein SE. Dissociation between declarative and procedural learning in dementia and depression. J. Clin. Exp. Neuropsychol. 1995;17(6):841-8.

Seabra AG et al., organizadores. Inteligência e funções executivas: avanços e desafios para a avaliação neuropsicológica. São Paulo: Memmon; 2014.

Snowling M, Bishop D, Stotghard S, Chipchase B, Kaplan C. Psychosocial outcomes at 15 years of children with preschool history of speech-language impairment. J Child Psychol & Psychiat. 2006;47(8):759-65.

Stothard SE, Snowling MJ, Bishop DV, Chipchase BB, Kaplan CA. Language-impaired preschoolers: a follow-up into adolescence. J Speech Lang Hear Res. 1998 Apr;41(2):407-18.

Thomas P, Leudar I, Newby D, Johnston M. Syntactic processing and written language output in first onset psychosis. J Commun Disord. 1993 Dec;26(4):209-30.

Townsend J et al. fMRI abnormalities in dorsolateral prefrontal cortex during a working memory task in manic, euthymic and depressed bipolar subjects. Psychiatry Res. 2010;182(1):22-9. [acesso em 21 mar 2018]. Disponível em: https://www.ncbi.nlm.nih.gov/pubmed/20227857.

Weinberg WA. School problems: depression, suicide and learning disorders. Advances in Adolescent Mental Health. J Child Neurol. 1995;10(Suppl):S78-80.

Weller EB, Weller RA. Transtornos de humor. In: Lewis M, editor. Tratado de psiquiatria da infância e adolescência. Porto Alegre: Artmed; 1995.

18

Reabilitação Neuropsicológica para Crianças e Adolescentes com Transtornos do Humor

Cristiana Castanho de Almeida Rocca
Telma Pantano

Introdução

A reabilitação neuropsicológica é um modo de intervenção que visa estabelecer estratégias para melhora da funcionalidade do paciente que apresenta dificuldades e prejuízos cognitivos e emocionais. Assim, quando uma criança ou adolescente apresenta dificuldades em razão de ineficiência ou inabilidade para processar informações e para interagir com o meio, é necessário o acompanhamento de profissionais da saúde que, dentro de suas especificidades, possam avaliar, contextualizar os déficits com a expressão na vida prática e reabilitar essas alterações, propiciando condições mais adaptativas para o desenvolvimento e minimizando o efeito de dificuldades futuras (Santos, 2004; 2005).

Nos distúrbios neuropsiquiátricos, a patologia de base provoca alterações no funcionamento neuronal, o que se expressa no comportamento, tornando-o disfuncional e até mesmo desadaptado. No caso dos transtornos do humor, os processos cognitivos mais disfuncionais são aqueles relacionados à atenção, à memória e às funções executivas (Loschiavo-Alvares et al., 2013). Alterações de linguagem também estão presentes e prejudicam tanto a interação social como a aquisição de novos conhecimentos (Pantano et al., 2001).

Considerando-se que a aquisição do conhecimento é um processo de base neuronal e ocorre em termos formais (dentro da escola) ou informais (convívio familiar

Seção III – *Transtornos de humor na infância e adolescência e cognição*

e social), as alterações no processamento cognitivo dificultam a aquisição de informações importantes para a modulação do comportamento.

As questões relativas à aprendizagem foram por muito tempo esquecidas ou renegadas, já que eram tidas como uma maneira de aquisição natural e espontânea por parte da criança. O cérebro por muito tempo foi considerado um órgão "pronto" para aprender. No entanto, essa não é a realidade quando são levadas em conta as patologias neuropsiquiátricas e, entre elas, os transtornos de humor. Nesse sentido, crianças e adolescentes com depressão ou transtorno afetivo bipolar podem apresentar problemas de aprendizagem, os quais decorrem tanto dos sintomas da doença como de condições psiquiátricas coexistentes, pois a presença de quadros comórbidos é bastante frequente, mas esses problemas podem ainda não estar relacionados a fatores atrelados à saúde mental (Brum et al., 2011).

Pesquisas em reabilitação com crianças e adolescentes com transtorno do humor

Não foram encontrados estudos de reabilitação neuropsicológica com crianças com transtornos do humor, ou mesmo referentes a treinamentos cognitivos ou remediação cognitiva, mas existem pesquisas com adultos com esses transtornos.

A remediação cognitiva já foi descrita no transtorno do déficit de atenção e hiperatividade (TDAH), transtornos de ansiedade (Dickstein et al., 2015) e esquizofrenia de início precoce (Puig et al., 2014), mas há indicações para o grupo com transtornos do humor a partir dos dados apresentados em estudos neuropsicológicos com base nas interações cérebro/comportamento/emoções. A remediação cognitiva é definida como uma intervenção comportamental projetada para melhorar as funções cognitivas, considerando-se o pressuposto de que o aprimoramento dessas habilidades pode resultar em redução do comprometimento funcional. Pode ser realizada em grupo ou individualmente, com programas personalizados para que se atenda à necessidade individual.

Crianças e adolescentes com transtorno afetivo bipolar (TAB), por exemplo, apresentam funcionamento deficitário em pelo menos quatro processos cognitivos/emocionais, quais sejam:

- **Reconhecimento de emoções em faces:** função da cognição social importante para a adaptação psicossocial, pois fornece pistas para interação e modulação do comportamento.
- **Inibição da resposta:** capacidade de interromper ações que interferem no comportamento direcionado à meta, porque são incorretas ou inadequadas. A dificuldade de inibição da resposta está relacionada aos sintomas de distração e impulsividade, bastante comuns no TDAH e que geralmente podem aparecer em comorbidade com o TAB. A distratibilidade é também critério diagnóstico explícito para considerar a presença de um episódio maníaco.
- **Tolerância à frustração:** baixos níveis de tolerância à frustração resultam em reações intensas de raiva desencadeadas em resposta à retirada ou à prevenção de recompensa. Crianças com TAB são menos capazes de se adaptar às

recompensas sociais, como elogios ou repreensões dos pais e colegas, podendo sentir-se frustradas, o que será expresso por sintomas de irritabilidade e agressão, encontrados tanto em episódios maníacos como nos depressivos (Blair, 2010).

- **Flexibilidade cognitiva:** capacidade de adaptar o pensamento e o comportamento em resposta a mudanças de recompensas e punições. A flexibilidade cognitiva é relevante para o comportamento, porque o molda de maneira adequada. Entretanto, no TAB isso não ocorre: na mania, pode ser comum o envolvimento excessivo em atividades prazerosas, com alto potencial de consequências dolorosas; já na depressão, a tendência é ocorrer uma perda do prazer, com viés negativo para a avaliação de novas oportunidades.

Cada um desses processos seria um alvo potencial para uma intervenção neuropsicológica. Como não existem pesquisas controladas de intervenção, seja reabilitação ou remediação cognitiva, ainda não se sabe se algum desses processos seria realmente passível de alteração ou remediação, assim como não se sabe se essas intervenções auxiliariam na melhora da sintomatologia do humor e até mesmo na melhora funcional (Dickstein et al., 2015).

Intervenção na aprendizagem para crianças e adolescentes com depressão

A depressão é estudada, atualmente, não só em relação aos aspectos clínicos da patologia, que são comumente verificados e diagnosticados de acordo com critérios definidos pela Organização Mundial da Saúde (CID-10; OMS, 1997) e pela Associação Americana de Psiquiatria (DSM-5; APA, 2013), mas também e principalmente com relação aos impactos e prejuízos decorrentes de seus sintomas na vida do indivíduo acometido pela patologia.

A depressão é vista como uma patologia extremamente complexa e que ocasiona prejuízos não só à saúde física e mental, mas também à socialização, bem como ao desenvolvimento e ao funcionamento cognitivo e de linguagem.

A relação entre depressão, alterações cognitivas e aprendizagem tem sido tema de diversos estudos publicados no meio científico há muito tempo, como os trabalhos de Teasdale (1983), Blaney (1986), Cole e Jordan (1995), Danion et al. (1995), Emslie et al. (1995), Segal et al. (1995), Watkins et al. (1996), Lawrie et al. (2000) e Hasselbalch et al. (2012).

Todos esses autores destacaram a existência de prejuízos cognitivos concomitantes ao quadro de depressão e relacionaram essas alterações com o processo de aprendizagem. Esses estudos, iniciados com Beck em 1976, consideram que o processamento de informações por qualquer indivíduo se relaciona diretamente ao seu estado de humor.

Os processos perceptivos também são influenciados por fatores emocionais e motivacionais, e o processamento de informações pode representar um papel causal ou mesmo de manutenção dos problemas emocionais.

Atualmente, o interesse pela inserção social do paciente em diversos contextos, como o educacional, e pela redução dos impactos ocasionados pela síndrome depressiva tem feito com que os profissionais de saúde intervenham em conjunto e que pesquisem de maneira mais incisiva as origens e o funcionamento da patologia.

Nessa abordagem amplamente utilizada, surge a preocupação com a infância e a adolescência. Se o quadro depressivo, por si só, já ocasiona tantos prejuízos aos adultos, cujos principais processos relacionados ao desenvolvimento e à aprendizagem já se encontram estruturados, surge a necessidade de verificar as alterações decorrentes do quadro depressivo em indivíduos que se encontram em pleno processo de aprendizagem e desenvolvimento social, cognitivo, afetivo e de linguagem.

A linguagem, numa visão neurocientífica, é reconhecida como um organizador cerebral bastante importante. É graças a essa capacidade que podemos expressar e tomar consciência do que se passa no nosso cérebro. Inicialmente, o desenvolvimento da linguagem se dá por meio de padrões pré-linguísticos e podem ser observados em padrões vocais, corporais e faciais, entonacionais e melódicos que acontecem em situações de interação social e durante a exploração corporal e ambiental. Com o início da fase linguística e a produção das primeiras articulações com padrões da língua em que a criança está inserida, é possível observar as relações simbólicas que começam a se estabelecer para representar os mundos interno e externo.

Portanto, para compreender as relações entre transtorno depressivo e linguagem, é necessário compreender as etapas de desenvolvimento que foram prejudicadas e/ou alteradas em razão do quadro depressivo. Quanto mais jovem a criança, maiores os prejuízos associados, já que muitas estruturas cognitivas e emocionais ainda não se encontram plenamente estruturadas. Ocorrem, então, sintomatologias distintas, de acordo com a faixa etária em que o sujeito se encontra.

As alterações de linguagem estão fortemente relacionadas a transtornos mentais na infância e na adolescência (Stothard et al., 1998; Cleg et al., 2005; Snowling et al., 2006) e, dessas patologias, a depressão e a ansiedade são aquelas que carregam mais fortemente essa associação. As alterações relacionadas a depressão e à linguagem vão desde atrasos e falhas na aquisição da linguagem oral e aspectos suprassegmentares da fala (falhas entonacionais e melódicas, alterações nos padrões de voz e fala) a dificuldades no processo de escolarização, aquisição e desenvolvimento da linguagem escrita.

Ao contrário do que se imagina, pesquisas têm indicado que cerca de 50% das crianças e adolescentes com atraso de linguagem tendem a apresentar prejuízos importantes na vida adulta, principalmente em habilidades que envolvam a aprendizagem, habilidades sociais e regulação emocional (Snowling, 2006), e os prejuízos sociais e ambientais acometidos pela linguagem são relacionados diretamente a sintomas e patologias emocionais e comportamentais (Maughan et al., 2013).

Estudos anteriores já relatavam que a permanência das características depressivas na criança por longos períodos causa complicações importantes. Weinberg (1995) lembra que, para esses sujeitos, a escola tende a tornar-se um ambiente altamente frustrante. Os déficits atencionais, o sono excessivo durante o dia, a baixa tolerância às frustrações, a irritabilidade, falhas em compreensão e expressão da linguagem (Pantano, 2001) e as dificuldades de memória operacional e de longo prazo trazem consigo o fracasso escolar. Consequentemente, o fracasso escolar acaba por reforçar problemas de ordem social e comportamental (Rapport et al., 2001), numa espiral reforçadora.

Pantano (2001) verificou a produção e a recordação de textos de crianças com idades entre 10 e 12 anos com diagnóstico de depressão (N = 30) para comparar com crianças saudáveis (N = 30), utilizando o modelo de Kintsch e Van Dijk (1978). A autora observou que o grupo de indivíduos com depressão produzia e recordava um menor número de proposições (unidades de significado) em comparação ao grupo-controle. Com relação à recordação e à produção de proposições de cunho negativo, o grupo com o diagnóstico de depressão apresentou desempenho bastante superior quando comparado ao grupo-controle. A autora observou que o material de cunho negativo recebeu maior ênfase e foi mais bem estocado por parte do grupo com depressão no processamento textual.

Assim, quando se processa o mundo de maneira predominantemente negativa e reduzida, as aprendizagens formais e informais que advêm desse conhecimento tornam-se alteradas e surge um ciclo vicioso de processamento de informação que, se não quebrado, resultará em leituras errôneas do mundo e, portanto, em aprendizagens disfuncionais.

Estudos como os de Lundy et al. (2010) reforçam o impacto que a sintomatologia depressiva tem na performance cognitiva e acadêmica dessas crianças. São relatadas alterações frequentes e constantes relacionadas ao funcionamento intelectual geral, linguagem, habilidades visuoconstrutivas, atenção, velocidade de processamento, habilidades relativas às funções executivas, aprendizagem, velocidade psicomotora, habilidades acadêmicas simples e, como já citado, alterações em memórias.

Essas relações são completamente compatíveis com os estudos cerebrais mais atuais, uma vez que a linguagem é descrita nas visões mais atuais como um organizador da atividade cerebral (Pantano e Rocca, 2016). A linguagem, por meio das funções simbólicas, permite estruturar e, dessa forma, tornar conscientes as expressões de processos cognitivos e emocionais complexos. Normalmente, as alterações cognitivas relatadas têm por base pesquisas que procuram verificar aspectos relacionados ao processamento verbal e não verbal de palavras, os quais carregam consigo processos linguísticos bastante complexos.

Dentre os processamentos estudados, destacam-se os estudos que procuram verificar a memória de indivíduos diagnosticados com depressão e referem-se, em sua maioria, à visão de mundo, ao pensamento, ao processamento de informações e à memorização, levando em conta aspectos relacionados ao humor.

Catts (1993) descreveu nesses pacientes déficits importantes relacionados à compreensão e à produção da linguagem. Pantano (2001), em seu trabalho com indivíduos depressivos, também verificou alterações importantes quanto à compreensão oral e escrita e à repetição, de modo diretamente proporcional à complexidade sintática e silábica e à extensão do material a ser compreendido. Na leitura, evidenciou-se a predominância de processamento perilexical e leitura silábica nesses indivíduos. Dessa forma, a autora concluiu que, nessa população, o processamento de informações lexicais, sintáticas e semânticas complexas produz uma sobrecarga na memória operacional e, consequentemente, baixo desempenho.

Outro mecanismo cognitivo que tem sido utilizado para compreender a cronicidade e a recorrência dos casos de depressão foi estudado por Pantano (2001) e relaciona-se ao mecanismo de processamento das informações ambientais e organização do pensamento. A "memória relacionada com o humor" é um mecanismo cognitivo de facilitação para a instalação (ou para a manutenção) de um quadro depressivo por meio de pensamentos e processamentos condizentes com o estado de humor do indivíduo. Esse processamento alterado seria capaz de provocar prejuízos importantes no processamento e na compreensão da linguagem.

É importante destacar que, toda vez que a emoção se sobrepõe à cognição, ocorrem prejuízos importantes, principalmente na aquisição de informações de base predominantemente cognitiva (Pantano, 2011). Dessa forma, a aprendizagem formal tende a ficar bastante prejudicada, ou pode até mesmo ficar impossibilitada, em função da prioridade cerebral ao processamento de informações de cunho emocional.

Quanto ao discurso de indivíduos depressivos, Cavalcanti et al. (2004) observaram que, nos quadros de depressão, a recordação e a produção de material predominantemente negativo trazem consequências importantes para a compreensão e o processamento de informações. Nesse estudo, em indivíduos com transtorno depressivo, o discurso se mostrou mais estruturado quanto à coesão e à coerência, porém o conteúdo foi predominantemente negativo.

Mais recentemente, Mosaiwi e Johnstone (2018) estudaram a tendência de pensamentos absolutistas e o uso dessas palavras no discurso de pacientes deprimidos. Palavras como "absolutamente", "totalmente", "sempre", "completamente", "constantemente", "definitivamente", "sempre", "nunca", "tudo", "todos" e "totalmente" têm sido analisadas nas produções discursivas de adultos com depressão e parecem representar mais os sujeitos com depressão do que as palavras de cunho negativo. O uso dessas palavras, de acordo com os autores, mostra-se mais sensível a diferenciar pacientes com depressão e risco de suicídio em relação a outras patologias, como ansiedade e esquizofrenia.

O pensamento e o discurso absolutistas deveriam, dessa forma, ser bastante trabalhados, já que trazem consigo dificuldades de flexibilidade mental, não permitindo novas e diferentes formas de resolver problemas e enxergar o mundo ao redor.

A intervenção escolar, com essas crianças, deve envolver a adaptação de conteúdos pedagógicos com muito cuidado na escolha das temáticas trabalhadas, bem como na utilização de estratégias informais e lúdicas para a aquisição das informações. O professor deve estar bastante atento para que os conteúdos que a criança já traz das suas vivências sejam utilizados de modo prático, como suporte para as novas aquisições.

Da mesma maneira, as estratégias clínicas devem envolver a individuação e a redução das atividades pedagógicas, considerando o estado de humor da criança no período da adaptação e a resposta à medicação. Deve-se evitar situações estressantes e não planejadas que aumentem a tensão por parte da criança.

A participação da criança em sala de aula também deve ser revista, evitando-se situações de exposição ou mesmo trabalhos em grupo, que podem interferir na motivação, na tolerância à frustração e no relacionamento social, principalmente nos períodos mais intensos do quadro depressivo.

Os objetivos de cada atividade e de cada aprendizagem devem estar claros para a criança e/ou adolescente com depressão, de modo a permitir a estruturação de estratégias cognitivas para a aprendizagem. No caso de crianças pequenas ou com dificuldades na construção dessas estratégias, a interferência de um adulto, por exemplo um auxiliar de sala ou coordenador, pode ser necessária para que a aprendizagem se estabeleça.

É fundamental que a criança tenha sempre um retorno verbal do seu desempenho e dos pontos fortes e fracos de sua atuação; a emissão de *feedbacks* é essencial para que ela possa perceber, principalmente, seus progressos. Os objetivos devem ser acrescidos e construídos de maneira gradual e sempre com a participação da própria criança, para o estabelecimento de metas mais realísticas. Muitas vezes, o uso de tecnologia digital, como tablets e/ou gravadores, pode ser permitido e/ou necessário, de modo a auxiliar nos processos de manutenção da atenção e construção do pensamento.

Assim, o uso do gravador em momentos de prova pode auxiliar o aluno a organizar seus pensamentos, permitindo o registro posterior das respostas por escrito. Da mesma maneira, pode ser necessário fotografar o caderno e/ou a agenda de colegas para que o aluno não perca conteúdos pedagógicos fundamentais para a sua aprendizagem.

Intervenção em aprendizagem para crianças e adolescentes com transtorno afetivo bipolar e ciclotimia

Nos quadros de transtorno afetivo bipolar, são comuns alterações decorrentes de falhas no processo atencional e na memória operacional em função da caracterização cíclica ou instável do humor. Essas alterações de funções executivas são responsáveis pelo processamento alterado da linguagem e da capacidade de aprendizagem, o que resulta em aquisições deficientes e incompletas.

As pesquisas são unânimes em relatar que a permanência de oscilações ou alterações de humor na criança por longos períodos causa complicações importantes. Weinberg (1995) observou que, para esses indivíduos, a escola tende a se tornar um ambiente altamente frustrante, já que os déficits atencionais, o sono excessivo durante o dia, a baixa tolerância às frustrações, a irritabilidade e as dificuldades de memória trazem frequentemente consigo o fracasso escolar.

Catts (1993) descreveu nesses pacientes déficits importantes relacionados à compreensão e à produção da linguagem. Pantano (2001), em seu trabalho com indivíduos depressivos, também verificou alterações importantes quanto à compreensão oral e escrita e à repetição, de modo diretamente proporcional à complexidade sintática e silábica e à extensão do material a ser compreendido. Na leitura, evidenciou-se a predominância de processamento perilexical e leitura silábica nesses indivíduos. Dessa forma, a autora concluiu que, nessa população, o processamento de informações lexicais, sintáticas e semânticas complexas produz um sobrecarga na memória operacional e, consequentemente, baixo desempenho.

O processamento conhecido como "memória condizente com o humor" é conhecido como um dos principais mecanismos que provocam distorções no processamento das informações de crianças com transtornos de humor. Esse mecanismo faz com que

Seção III – *Transtornos de humor na infância e adolescência e cognição*

o registro das informações seja facilitado quando a informação vem de encontro ao estado de humor do sujeito (Gray et al., 2006).

Dessa forma, o processamento final da linguagem e da aprendizagem apresentam *gaps* importantes nos períodos de euforia e depressão em decorrência de alterações na seleção, no armazenamento e na recuperação das informações (processos mnésticos). Os períodos de eutimia devem ser aproveitados para a estimulação e a recuperação desses *gaps* adquiridos durante os períodos de instabilidade emocional.

Em decorrência das alterações cognitivas relatadas, pode-se prever que a aprendizagem no TAB pode ser traumática, uma vez que todo o processo de diagnóstico e o acerto na medicação e na dosagem podem demorar meses ou anos. Observa-se que, com o tratamento inadequado, há prejuízos que se exacerbam na escola, na instabilidade do humor, nas relações sociais e na autoestima.

Com relação à aprendizagem, os pacientes com TAB tendem a apresentar baixo desempenho em Matemática quando comparados com sujeitos deprimidos ou sem queixas psiquiátricas, em decorrência da lentificação no tempo de resposta e no raciocínio (Lagace et al., 2003. As falhas de compreensão e de elaboração já descritas quanto à linguagem causam o comprometimento da aprendizagem formal e informal, principalmente quando o grau de complexidade do conteúdo aumenta.

Assim, é importante lembrar que queixas de linguagem e aprendizagem são intrínsecas aos quadros de TAB, sendo, portanto, uma consequência deles. Nos estados eutímicos, falhas em memória e na aprendizagem verbal são também constantemente observadas (Bourne et al., 2015; Chakrabarty et al., 2015). Torna-se, portanto, fundamental a atuação de profissionais que conheçam e saibam trabalhar com a patologia e propiciar, nos ambientes terapêuticos e escolares, uma maior diversidade de estímulos adequados às falhas observadas.

Recomenda-se, nos ambientes escolar e clínico, a utilização de recursos que envolvam uma diversidade multissensorial e, principalmente, não consciente de aquisição. Dessa forma, as imagens e sons podem ser recordados e reconstruídos nos momentos de humor eutímico como informação e conteúdo pedagógico necessário para a aquisição pedagógica da série.

O cuidado com a escolha das temáticas também é muito importante; deve-se prestar atenção ao estado de humor da criança e trazer temáticas relacionadas a esse estado, permitindo a livre associação e a elaboração dos conteúdos. A produção espontânea deve ser valorizada nos momentos em que o humor exacerbado predomina, com suporte e elaboração conjuntos.

Relato de caso

AA, 12 anos, masculino, natural e procedente de Guarulhos, SP, estudante de escola pública, mora com a mãe, o pai e a irmã. As informações sobre a história do paciente foram fornecidas pela mãe, que se mostrou bastante coerente e confiável. Foi encaminhado para o hospital dia infantil (HDI) após três meses de internação em razão de histórico de transtornos de comportamento e alterações do humor.

Paciente iniciou acompanhamento psiquiátrico aos 6 anos, com hipóteses diagnósticas de transtorno desafiador-opositor, transtorno de déficit de atenção e hiperatividade e transtorno de humor bipolar. Apresentava, desde os 4 anos de idade, sintomas de desatenção; desistia de tarefas, perdia coisas. Apresentava-se muito agitado e, nesses momentos, não respondia quando chamado. Ele e a mãe referiam que fazia várias coisas ao mesmo tempo (assistir televisão, jogar videogame, chutar bola). Mãe refere que era chamada frequentemente na escola por AA desafiar e agredir professores e colegas de classe. Ele urinou em um colega que usava a privada em um momento em que também queria usá-la; tentou enforcar um colega com um pedaço de pano; batia nas outras crianças; deu soco em professora. Enfim, foi expulso da escola.

Os comportamentos agressivos e desafiadores continuavam em casa, onde a mãe refere que o paciente fazia tudo "ao contrário" do que seus pais falavam. Afirma que, para conseguir que seu filho fizesse algo que ela gostaria, tinha que dizer na negativa, por exemplo "não lave as mãos", quando queria que ele as lavasse. Agitado, AA se jogava no chão quando contrariado, era agressivo verbal e fisicamente e, quando ficava irritado, chegava a dizer que ia se matar. Não se sentava para comer e às vezes o fazia de cabeça para baixo, deitado no sofá. Havia também relatos de crueldade com animais.

Foi internado em enfermaria, em março de 2018, por piora do comportamento nos últimos meses e manifestação de comportamentos sexuais bizarros; mãe relatou frequentes trocas de favores sexuais (sexo oral) com outras crianças como tentativa de manter amizades, além de episódio de abuso sexual por um morador de 11 anos do condomínio, em que AA relatou penetração. Mãe referia que o comportamento sexual não era seletivo com relação ao gênero. Contou que em alguns momentos AA relatava "sonhos" com conteúdo sexual grotesco (coprofagia) e que também ficava mais sexualizado, querendo se encostar em pessoas, ainda que fossem estranhos. Contava também que AA tinha momentos de grande sofrimento e culpa em decorrência de seu comportamento, referindo em algumas situações que queria morrer e que merecia morrer; em um desses momentos, o paciente tentou se enforcar com as próprias mãos.

Na enfermaria, foi feito o diagnóstico de transtorno afetivo bipolar com ciclagem rápida. Após a internação, passou para o programa de semi-internação no HDI. Chegou agitado, pouco colaborativo, com dificuldades em manter o contato ou ficar parado, humor irritado, lábil, pensamento com dificuldade de elaboração, pouco organizado, atenção prejudicada, juízo de realidade e crítica de doença prejudicados, mas sem alterações evidentes de sensopercepção.

No HDI, foram observadas grandes dificuldades em atividades de vida cotidianas, como ir ao banheiro, escovar os dentes, comer sozinho, engajar-se e manter a atenção em atividades, mesmo que lúdicas. Nesses momentos, eram necessárias ajuda e supervisão constantes para essas atividades simples.

Do mesmo modo, observavam-se dificuldades em perceber e reagir adequadamente ao ambiente, aparentava por vezes interpretar a aproximação de pessoas como ameaçadora e reagia com xingamentos ou violência. Tinha muita dificuldade de relacionamento com outras crianças de sua idade, sofrendo *bullying* e reagindo com violência, sem que conseguisse nomear ou elaborar seus sentimentos.

Seção III – *Transtornos de humor na infância e adolescência e cognição*

O humor variava rapidamente, com momentos em que estava mais colaborativo e calmo, enquanto em outros se mostrava irritado, lábil, brigava, xingava e era violento sem razões aparentes, arrependendo-se em seguida, desculpando-se e caindo em choro quase compulsivo. Dessa forma, do ponto de vista psicopatológico, foi observado que AA tinha de fato quadro grave de oscilações do humor.

A ressonância magnética do crânio estava sem alterações.

Durante toda a semi-internação, AA e sua mãe tiveram acompanhamento psicoterápico individual, além de atividades terapêuticas multidisciplinares intensivas: terapia ocupacional, fonoaudiologia, intervenções em neuropsicologia, atividades lúdicas, acompanhamento psicopedagógico, treinamento e orientação parental para a mãe e psicoterapia familiar.

- **Dados resumidos da avaliação neuropsicológica:** o funcionamento cognitivo estava na faixa média inferior para sua idade, segundo as normas populacionais brasileiras, sendo detectada certa dificuldade em habilidades medidas pelos índices que avaliavam a organização perceptual, memória operacional e velocidade de processamento. Entretanto, observações do comportamento revelavam que houve influência da impulsividade e da dificuldade de foco na tarefa. Ele se saiu melhor nas atividades mediadas pela linguagem.

- **Dados resumidos da avaliação dos aspectos afetivos e emocionais:** presença de traços de agressividade, impulsividade e insegurança. Utilizava-se de agressividade como meio de defesa contra o ambiente em decorrência dos parcos recursos em habilidades sociais, tendendo a ser mais reativo na presença de conflitos e/ou frustrações. Tendia a perceber o outro como uma ameaça, o que dificultava seus relacionamentos sociais.

- **Grupos de intervenção em neuropsicologia no HDI:** treinamento em habilidades sociais, em reconhecimento de emoções, em pragmática, em atenção, memória e funções executivas com foco na aprendizagem. A duração das sessões de cada grupo é de uma hora, com frequência semanal, totalizando 12 sessões de cada tema até o final do programa de semi-internação. Tanto o paciente como seu acompanhante participam, e essa decisão é referente ao fato de que o adulto cuidador é o agente generalizador das intervenções cognitivas e comportamentais que se fazem com crianças e adolescentes (Rocca et al., 2016). Nesses grupos, a mediação era uma função importante, com foco no uso de estratégias interativas, como intervir por questionamentos, e não com respostas ou orientações diretas. As profissionais responsáveis pela condução dos grupos estavam sempre atentas para fazer uso de quatro técnicas, quais sejam (Rocca et al., 2020):
  - **Estimulação de processos metacognitivos:** a capacidade metacognitiva está relacionada à habilidade de automonitoramento em tarefas intelectuais ou de aprendizagem. A metacognição mantém uma relação intrínseca com as funções executivas, principalmente em relação à autopercepção. Essa habilidade de se auto-observar era estimulada por questionamentos para que o paciente avaliasse sua forma de ação.

Capítulo 18 ⬚ Reabilitação Neuropsicológica para Crianças e Adolescentes com Transtornos do Humor

- **Treino auto-orientado:** o objetivo da autoinstrução é auxiliar na solução de problemas e no foco atencional durante a execução de uma atividade; consiste em estimular o paciente a falar consigo durante a execução da tarefa. Com o tempo, espera-se que essa autoinstrução possa ser internalizada e tenha um papel regulador no controle da impulsividade.

- **Estimulação da capacidade de solução de problemas:** a compreensão de uma situação-problema é possibilitada pela fragmentação da situação em uma série de passos, pois muitas vezes o foco da criança ou do adolescente fica no conflito apenas. Após a compreensão dos motivos que ocasionaram o problema, o paciente é incentivado e encorajado a assumir uma atitude positiva quanto à possibilidade de resolvê-lo, ou pelo menos mediá-lo.

- **Utilização de mapas mentais:** a finalidade era possibilitar uma visão geral do que era preciso compreender a partir de esquemas e organização das informações.

A mãe participou de grupo de pais para treinamento da capacidade de tomar decisões, o qual adaptava o modelo do Goal Management Training (GMT) em seus esquemas. O procedimento GMT engloba 5 etapas de treinamento: (1) parar: orientar a consciência para o estado real da situação; (2) definir: o objetivo da tarefa; (3) lista: a tarefa em subetapas; (4) aprender: os passos; e (5) verificar: se o resultado de uma ação corresponde à meta estabelecida.

Cada paciente que inicia o programa de reabilitação psicossocial no HDI tem um quadro de metas que são constantemente revisitadas nas reuniões de equipe, cuja última linha é destinada à descrição dos resultados obtidos. Encontra-se a seguir um dos quadros de metas do paciente AA (Quadro 18.1).

Quadro 18.1	
Metas do HDI para o paciente AA em relação ao comportamento disruptivo.	
Problema	⬚ Comportamento disruptivo (labilidade, irritabilidade), briga com colegas e figuras de autoridade porque não tolera ser contrariado (agressividade e baixa tolerância à frustração).
Correlato cognitivo ou comportamental	⬚ Pobre controle inibitório, baixa tolerância à frustração, pouca assertividade. Dificuldade de flexibilizar o pensamento.
Meta	⬚ Estimular a regulação emocional: diminuir a reatividade (conseguir se explicar antes de brigar, aumentar a tolerância à contrariedade). ⬚ Melhorar a capacidade de analisar problemas.
Estratégia	⬚ Treino de reconhecimento e nomeação das emoções em si e no outro. ⬚ Treino de habilidades sociais nos seguintes componentes: abordagem afetiva, autocontrole e empatia. ⬚ Técnicas de resolução de problemas, com foco nas consequências: aumentar ou diminuir problemas.
Resultado	⬚ Diminuição dos relatos de briga e das atitudes reativas. ⬚ Melhora da expressão verbal sobre os sentimentos e da capacidade de entender problemas. ⬚ A tolerância à frustração ainda é baixa, mas ele já consegue falar mais (mesmo que por vezes chorando ou se lamentando) do que agredindo.

Fonte: Desenvolvido pela autoria do capítulo.

Seção III – *Transtornos de humor na infância e adolescência e cognição*

O mapeamento que visa orientar os profissionais quanto às condições de funcionamento do paciente é o preenchimento do *core-set* da CIF (Riberto, 2011) pela terapeuta ocupacional do HDI, que ocorre na entrada e, posteriormente, na condição de alta hospitalar. Essa avaliação serve como guia para a participação do paciente em todos os grupos de intervenção neuropsicológica (Quadro 18.2).

Quadro 18.2			
Funcionalidade *core-set* do paciente AA, na entrada e na saída.			
Funções mentais		Entrada	Saída
B114	Orientação	2	1
B130	Energia e impulsos	4	3
B140	Atenção	4	2
B144	Memória	3	1
B147	Psicomotoras	4	2
B156	Percepção	3	2
B160	Pensamento	3	2
Cognitivos superiores			
B1641	Organização e planejamento	4	3
B1642	Gerenciamento do tempo	4	3
B1645	Julgamento	3	2
B1646	Resolução de problemas	4	3
B167	Funções mentais da linguagem	3	2
B310	Funções da voz	2	2
B320	Funções da articulação	0	0
B330	Funções da fluência e do ritmo da fala	2	1
Atividade e participação			
D110	Observar	4	2
D155	Aquisição de habilidades	3	3
D160	Concentrar a atenção	4	2
D163	Pensar	3	2
D175	Resolver problemas	4	3
D177	Tomar decisões	4	3
D115	Ouvir	4	2
D130	Imitar	3	2
D131	Aprender por meio da interação com os objetos	4	2
D132	Adquirir informação	4	3

(*continua*)

Capítulo 18 Reabilitação Neuropsicológica para Crianças e Adolescentes com Transtornos do Humor

Quadro 18.2		
Funcionalidade *core-set* do paciente AA, na entrada e na saída. (*Continuação*)		
Atividade e participação	Entrada	Saída
D133	Adquirir linguagem	4	3
D134	Desenvolvimento da linguagem	3	3
D137	Adquirir conceitos	4	3
D140	Aprender a ler	0	0
D145	Aprender a escrever	0	0
D163	Pensar	3	3
D175	Resolver problemas	4	3
D177	Tomar decisões	4	3
D310	Comunicar e receber mensagens orais	3	3
D315	Comunicar e receber mensagens não verbais	4	3
D325	Comunicar e receber mensagens escritas	3	3
D330	Falar	1	1
D335	Produzir mensagens não verbais	4	2
Tarefas e demandas gerais		
D2100	Realizar uma tarefa simples	3	2
D2101	Realizar uma tarefa complexa	4	3
D2102	Realizar uma tarefa de forma independente	4	3
D2103	Realizar uma tarefa única em grupo	3	3
D230	Executa a rotina diária	3	3
Comunicação		
D350	Conversar com uma ou mais pessoas	3	2
Relações e interações interpessoais		
D710	Interações interpessoais básicas	4	3
D740	Relações formais (com equipe)	4	3

0 – Nenhuma deficiência; 1 – Deficiência ligeira; 2 – Deficiência moderada; 3 – Deficiência grave; 4 – Deficiência completa.
Fonte: Desenvolvido pela autoria do capítulo.

O paciente AA, apesar da gravidade de sua sintomatologia clínica, mostrou melhora em vários aspectos do seu comportamento durante o período de semi-internação. Em casos de alta complexidade, o que se espera são melhoras, ainda que leves, mas que diminuam de maneira significativa a disfuncionalidade.

Considerações finais

A literatura é robusta quanto a descrição e definição de déficits cognitivos presentes em crianças e adolescentes com transtornos do humor. No entanto, há uma carência de estudos controlados em relação a intervenções para esses déficits, havendo assim uma necessidade premente de pesquisas nessa área, a fim de mostrar se as alterações cognitivas elegíveis para intervenção neuropsicológica seriam passíveis de melhora e se essa melhora apareceria na funcionalidade.

Os sintomas clínicos do quadro psicopatológico e as alterações em processamentos cognitivos e emocionais dificultam a adaptação psicossocial, além de interferir no desempenho escolar, causando sofrimento e aumentando riscos para problemas futuros. Nesse sentido, salienta-se a importância de programas de intervenção em neuropsicologia que tenham foco tanto em processos cognitivos básicos como na cognição social.

Referências bibliográficas

- American Psychiatry Association (APA). Diagnostic and statistical manual of mental disorders. 5th ed. 2013.
- Blair RJ. Psychopathy, frustration, and reactive aggression: the role of ventromedial prefrontal cortex. Br J Psychol. 2010;101(Pt 3):383-99.
- Blaney PH. Affect and memory: a review. Psychol Bull. 1986;99:229-46.
- Beck AT. Cognitive therapy and the emotional disorders. International Universities Press; 1976.
- Bourne C, Bilderbeck A, Drennan R, Atkinson L, Price J, Geddes JR et al. Verbal learning impairment in euthymic bipolar disorder: BDI v BDII. Affect Disord. 2015 Aug 15;182:95-100.
- Brum LA, Zeni CP, Tramontina S. Aprendizagem e transtorno bipolar: reflexões psicopedagógicas. Rev Psicopedagogia. 2011;28(86):194-200.
- Catts HW. The relationship between speech-language impairments and reading disabilities. J Speech Hear Res. 1993 Oct;36(5):948-58.
- Cavalcanti ARS, Pantano T, Fu I L. Aspectos clínicos e linguísticos da depressão maior unipolar e do transtorno bipolar em duas crianças de 7 anos. Anais do XVII Congresso da Associação Brasileira de Neurologia e Psiquiatria Infantil (ABENEPI); 2004; Vitória, ES; Brasil. Vitória: ABENEPI; 2004.
- Chakrabarty T, Kozicky JM, Torres IJ, Lam RW, Yatham LN. Verbal memory impairment in new onset bipolar disorder: relationship with frontal and medial temporal morphology. World J Biol Psychiatry. 2015 Jun;16(4):249-60.
- Clegg J, Holls C, Mawhood L, Rutter M. Developmental language disorders: a follow up in later adult life. Cognitive, language and psychosocial outcomes. J Child Psychol & Psychiat. 2005;48(2):128-49.
- Cole DA, Jordan AE. Competence and memory: integrating psychosocial and cognitive correlates of child depression. Child Develop. 1995;66:459-73.
- Danion JM, Muller FK, Grange D, Zimmermann MA. Affective valence of words, explicit and implicit memory in clinical depression. J Affect Dis. 1995;34:227-34.
- Dickstein D, Cushman G, Kim K, Weissman A, Wegbreit E. Cognitive remediation: potential novel brain-based treatment for bipolar disorder in children and adolescents. CNS Spectrums. 2015;20(4):382-90.

Capítulo 18 Reabilitação Neuropsicológica para Crianças e Adolescentes com Transtornos do Humor

- Emslie GJ, Kennard BD, Kowatch RA. Affective disorders in children: diagnosis and management. J Child Neurol. 1995;10(1):542-49.

- Gray J, Venn H, Mortagne B, Murray L, Burt M, Frigerio E et al. Bipolar patients show mood-congruent biases in sensitivity to facial expressions of emotion when exhibiting depressed symptoms, but not when exhibiting manic symptoms. Cognitive Neuropsychiatry. 2006;11:505-20.

- Hasselbalch BJ, Knorr U, Hasselbalch SG, Gade A, Kessing LV. Cognitive deficits in the remitted state of unipolar depressive disorder. Neuropsychology. 2012 Sep;26(5):642-51.

- Lagace DC, Kutcher SP, Robertson H. Mathematics deficits in adolescents with bipolar I disorder. Am J Psychiatry. 2003;160(1):100-4.

- Lawrie SM, Mac Hale SM, Cavanagh TO, O'Carroll RE, Goodwin GM. The difference in patterns of motor and cognitive function in chronic fatigue syndrome and severe depressive illness. Psychol Med. 2000;30:433-42.

- Loschiavo-Alvares F, Sediyama C, Neves F, Correa H, Malloy-Diniz L, Bateman A. Neuropsychological rehabilitation for bipolar disorder: a single case design. Translational Neuroscience. 2013;4:96-103. doi: 10.2478/s13380-013-0105-6.

- Lundy SM, Silva GE, Kaemingk KL, Goodwin JL, Quan SF. Cognitive functioning and academic performance in elementary school children with anxious/depressed and withdrawn symptoms. Open Pediatr Med Journal. 2010 Apr 14;4:1-9.

- Maughan B, Collishaw S, Stringaris A. Depression in childhood and adolescence. J Can Acad Child Adolesc Psychiatry. 2013 Feb;22(1):35-40.

- Mosaiwi M, Johnstone T. In an absolute state: elevated use of absolutist word is a marker specific to anxiety, depression, and suicidal ideation. Clinical Psychological Science. 2018:1-14.

- Organização Mundial da Saúde (OMS). Classificação internacional de doenças. 1997. [acesso em 31 mar 2022]. Disponível em: http://www2.datasus.gov.br/cid10/V2008/cid10.htm.

- Pantano T. Linguagem e depressão infantil. [Dissertação de Mestrado em Fisiologia Experimental]. São Paulo: Universidade de São Paulo, Faculdade de Medicina; 2001.

- Pantano T. O texto de crianças e adolescentes com depressão maior unipolar. [Tese de Doutorado em Ciências]. São Paulo: Universidade de São Paulo, Faculdade de Medicina; 2004.

- Pantano T, Cavalcanti ARS, Fu I Lee, Castillo AR, Scheuer CI. Aspectos clínicos e linguísticos da depressão unipolar e do transtorno bipolar em duas crianças de 7 anos. Anais do XVII Congresso Brasileiro de Neurologia e Psiquiatria Infantil (ABENEPI); 2003; Vitória, ES; Brasil. Vitória: ABENEPI; 2003. p. 124-132.

- Pantano T, Rocca C. Como se estuda? Como se aprende? São José dos Campos: Pulso; 2016.

- Puig O, Penadés R, Baeza I et al. Cognitive remediation therapy in adolescents with early-onset schizophrenia: a randomized controlled trial. J Am Acad Child Adolesc Psychiatry. 2014;53(8):859⊠68.

- Rapport MD, Denney CB, Chung KM et al. Internalizing behavior problems and scholastic achievement in children: cognitive and behavioral pathways as mediators of outcome. J Clin Child Psychol. 2001;30:536-51.

- Riberto M. Core sets da classificação internacional de funcionalidade, incapacidade e saúde. Rev Bras Enferm. 2011 Set-Out;64(5):938-46.

- Rocca CCA et al. Reabilitação neuropsicológica para crianças e adolescentes com transtornos mentais: aspectos gerais. In: Boarati MA, Pantano T, Scivoletto S, editores. Psiquiatria da infância e adolescência: cuidado multidisciplinar. São Paulo: Manole; 2016. cap. 23, p. 579-601.

Seção III – *Transtornos de humor na infância e adolescência e cognição*

- Rocca CCA, Pantano T, Serafim AP, Gonçalves PD. Principais técnicas para estimular as funções executivas. In: Serafim AP, Rocca CCA, Gonçalves PD, editores. Intervenções neuropsicológicas em saúde mental. São Paulo: Manole; 2020. cap. 5, p. 59-74.

- Santos FH. Reabilitação neuropsicológica pediátrica. In: Andrade VM, Santos FH, Bueno OFA, editores. Neuropsicologia hoje. São Paulo: Artes Médicas, 2005.

- Santos FH. Reabilitação neuropsicológica pediátrica. Psicol Cienc Prof. 2005;25(3):450-61.

- Segal ZV, Gemar M, Truction C, Guirguis M, Horowitz LM. A priming methodology for studying self-representation in major depressive disorder. J Abnorm Psychol. 1995;104(1):205-13.

- Snowling M, Bishop D, Stotghard S, Chipchase B, Kaplan C. Psychosocial outcomes at 15 years of children with preschool history of speech-language impairment. J Child Psychol & Psychiat. 2006;47(8):759-65.

- Stothard SE, Snowling MJ, Bishop DV, Chipchase BB, Kaplan CA. Language-impaired preschoolers: a follow-up into adolescence. J Speech Lang Hear Res. 1998 Apr;41(2):407-18.

- Teasdale JD. Negative thinking in depression: cause, effect, or reciprocal relationship? Adv Behav Res Ther. 1983;5:3-25.

- Watkins PC, Vache K, Verney SP, Müller S, Mathews A. Unconscious mood-congruent memory bias in depression. J Abn Psychol. 1996;105(1):34-41.

- Weinberg NA et al. Depression and other affective illnesses as a cause of school failure and maladaptation in learning disabled children, adolescents, and young adults. In: Secondary education and beyond. London: Academic Press; 1995. chap. 15.

- Weinberg WA. School problems: depression, suicide and learning disorders. Advances in Adolescent Mental Health. J Child Neurol. 1995;10(Suppl):S78-80.

Seção IV

Outros aspectos dos transtornos de humor e cognição

19

Aspectos Forenses nos Transtornos do Humor

Antonio de Pádua Serafim
Daniel Martins de Barros

É fato notório que o desenvolvimento da psiquiatria e da psicologia contribui fortemente para que os órgãos da justiça cada vez mais se utilizem de conhecimentos especializados no tocante aos processos que modulam o comportamento humano e sua associação com as condições da saúde mental. O Direito desempenha papel fundamental nas sociedades, visto que lhe cabe estabelecer os parâmetros para o convívio social, os limites para as ações e os comportamentos das pessoas, isto é, normatizar a sociedade.

Assim, a interface entre Direito, Psiquiatria e Psicologia se dá pelo fato de que essas três áreas apresentam um ponto de intersecção, o comportamento, logicamente abordado sob prismas específicos.

Do ponto de vista dos operadores do Direito, avalia-se se o comportamento expresso é ou não um *ato antijurídico,* por exemplo, o quanto *há de real capacidade diante* do comportamento expresso.

Já para os profissionais da Psiquiatria e da Psicologia, a questão está na verificação da possibilidade de *um comportamento patologicamente alterado* gerar uma dúvida jurídica.

Depura-se desse entendimento que **direito** pressupõe o conceito de **livre-arbítrio**, que em sentido amplo engloba a possibilidade de decidir, escolher racionalmente em função da própria vontade, isenta de qualquer condicionamento, motivo ou causa determinante.

Racionalidade ou determinação da racionalidade atrela-se à comprovação da sanidade mental (ausência de loucura), da capacidade de entendimento (relativa à eficiência intelectual e à preservação das funções cognitivas) e da capacidade de autodeterminação (relativa à regulação emocional e da impulsividade). Nesse cenário, compreender um ato antijurídico ou da capacidade de determinada pessoa engloba dois entendimentos (Serafim e Saffi, 2019):

1. **Responsabilidade penal:** refere-se ao dever jurídico de responder pela ação delituosa que recai sobre o agente imputável.

2. **Capacidade legal:** refere-se à qualidade que se confere às pessoas naturais que apresentam perfeita condição de exercício livre, pleno e pessoal de seus direitos, bem como do cumprimento de seus deveres.

Visto isso, ressalta-se que responder às questões que abrangem saúde mental e processos jurídicos impõe substancialmente à psiquiatria, à psicologia e à neuropsicologia uma compreensão multifatorial dos aspectos envolvidos, bem como um robusto conhecimento em psicopatologia, diagnóstico, normas jurídicas e nuances que diferem perícia de avaliação clínica.

Diferentemente das avaliações clínicas, cujo principal objetivo é identificar a existência ou não de uma patologia, disfunção da resposta emocional ou de funções cognitivas, o cenário forense se reveste de uma especificidade, a qual deve responder a uma questão legal, isto é: se pessoa apresenta um diagnóstico ou déficit em alguma área do funcionamento psicológico, se a patologia identificada ou disfunção afeta ou não a capacidade de entendimento e de autodeterminação dela e se o seu comportamento é decorrente desse quadro (Serafim e Saffi, 2019; Barros e Castellana, 2014). Autores como Larrabee (2005) têm enfatizado que o principal foco, na prática clínica, está na busca de ajudar o paciente ou familiar, enquanto no cenário forense é descobrir a verdade dos fatos. A Figura 19.1 expressa o panorama de objetivos da avalição clínica e da forense.

As demandas jurídicas para a realização de avaliações psiquiátricas e neuropsicológicas geralmente derivam da necessidade da perícia. A palavra "perícia" advém do latim *peritia*, que significa: destreza, habilidade, capacidade e saber por experiência. É um exame que exige conhecimentos técnicos e científicos, a fim de comprovar (provar) a veracidade de certo fato ou circunstância norteada pelo contexto do processo judicial ao qual pertence.

Do ponto de vista estritamente jurídico, perícia é o exame realizado por perito que detenha habilitação técnica e capacitação sobre determinada área de conhecimento. Nesse contexto, a capacitação técnica se adquire com a sua experiência prática, com estudo; **não necessariamente quem tem a habilitação técnica** tem a capacitação. Daí se presume a necessidade de o profissional especializar-se para configurar-se de fato como perito.

Assim, perícia em saúde mental é a aplicação dos métodos e técnicas da investigação **psiquiátrica e neuropsicológica** com a finalidade de subsidiar ação judicial, seja esta de que **natureza** for (área do Direito), **toda vez que se instalarem dúvidas** relativas à saúde mental de alguma pessoa (réu, reclamante, testemunha ou vítima) envolvida em processo jurídico, como previsto em Lei:

Figura 19.1

Objetivos da avaliação psiquiátrica e neuropsicológica clínica e forense.

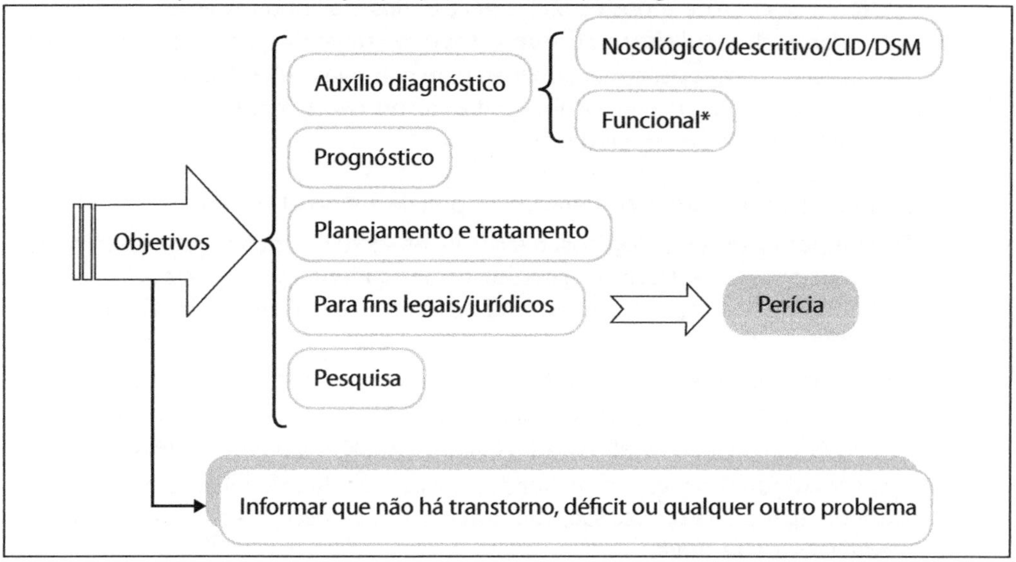

* Por diagnóstico funcional, entenda-se o processo de compreensão do impacto dos transtornos mentais, doenças orgânicas e/ou traços psicológicos sobre as funções psicológicas e o comportamento no que se refere ao autocuidado, tomada de decisão e autonomia.

Fonte: Adaptada de Serafim e Saffi, 2019.

Código de Processo Penal (1940)

Art. 149. Quando houver dúvida sobre a integridade mental do acusado, o juiz ordenará, de ofício ou a requerimento do Ministério Público, do defensor, do curador, do ascendente, descendente, irmão ou cônjuge do acusado, seja este submetido a exame médico-legal.

[O texto é de 1940 e usa a expressão "exame médico-legal".]

Código de Processo Civil (2015)

[Redação mais atualizada que a do Código de Processo Penal]

Art. 156. O juiz será assistido por perito quando a prova do fato depender de conhecimento técnico ou científico.

[...]

Art. 473. O laudo pericial deverá conter:

I – a exposição do objeto da perícia;

II – a análise técnica ou científica realizada pelo perito;

III – a indicação do método utilizado, esclarecendo-o e demonstrando ser predominantemente aceito pelos especialistas da área do conhecimento da qual se originou;

IV – resposta conclusiva a todos os quesitos apresentados pelo juiz, pelas partes e pelo órgão do Ministério Público.

Seção IV – *Outros aspectos dos transtornos de humor e cognição*

[...]

§ 3º Para o desempenho de sua função, o perito e os assistentes técnicos podem valer-se de todos os meios necessários, ouvindo testemunhas, obtendo informações, solicitando documentos que estejam em poder da parte, de terceiros ou em repartições públicas, bem como instruir o laudo com planilhas, mapas, plantas, desenhos, fotografias ou outros elementos necessários ao esclarecimento do objeto da perícia.

Três aspectos devem ser considerados na perícia em saúde mental:

1. **Os componentes psicológicos:** eficiência intelectual, funções cognitivas, regulação emocional, organização e conteúdo do pensamento, sensopercepção, recursos para controle dos impulsos, agressividade em grau e natureza, além da dinâmica e da estrutura de personalidade.

2. **Os aspectos sociais:** capacidade de introjeção e adesão às normas e limites sociais, capacidade de adaptação social, grupo étnico, grupo social, fatores de risco delinquencial ou de recidiva do ato antijurídico, cultura, princípios religiosos.

3. **O contexto jurídico:** responsabilidade penal, capacidade legal, laboral e funcional, autonomia, tomada de decisão, comportamento de risco, medida de segurança e medida socioeducativa.

Ressalta-se que o procedimento da perícia deve ser fundamentado nos quesitos elaborados pelo agente jurídico (juiz, promotor, procurador, delegado, advogado), cabendo ao perito investigar uma ampla faixa do funcionamento mental da pessoa envolvida na ação judicial (que pode ser da área cível, trabalhista, criminal, previdenciária, de execução penal etc.), por meio do exame psíquico, da personalidade e das funções cognitivas (Serafim, 2009), e assim gerar conhecimento técnico ao juiz (e aos demais operadores do Direito), produzindo prova para auxiliá-lo em seu livre-convencimento e levar ao processo a documentação técnica do fato, o que é feito por meio do laudo pericial.

Principais demandas para perícias em saúde mental

- Responsabilidade penal.
- Capacidade legal – interdição.
- Capacidade funcional.
- Capacidade laboral.
- Simulação de déficits cognitivos e transtornos mentais.
- Contestações de concursos públicos.
- Avaliação da capacidade de testemunhar.
- Avaliação de impacto psicológico em vítimas.

Transtornos mentais e perícia

Como abordado anteriormente, as questões de saúde mental apresentam estreita relação com a justiça decorrente da concepção de **determinação da racionalidade**

Capítulo 19 Aspectos Forenses nos Transtornos do Humor

(ou seja, expressar tanto a sanidade mental, quanto a capacidade de entendimento e autodeterminação), constituída pelo Direito, o que tem a haver com a necessidade de verificação da presença ou não de transtornos mentais e se este afeta a tomada de decisão da pessoa.

É amplamente sabido que os transtornos mentais constituem um problema de saúde pública e representam alto custo social. Costumam elevar as demandas em serviços de saúde, provocar problemas no trabalho, como abandono, faltas não justificadas, afastamento, além da diminuição da motivação e questões com o autocuidado. Os problemas de saúde mental estão entre os que mais contribuem para o aumento de incapacidades em todo o mundo, com maior repercussão em países de baixa renda (Brundtland, 2000).

Há notificações de que cinco das dez principais causas de deficiência em todo o mundo são decorrentes de problemas de saúde mental (Murray e Lopez, 2002). E três dos dez principais fatores de incapacidade em pessoas de 15 a 44 anos de idade estão associados à presença de transtornos mentais (Merikangas et al., 2009).

Os transtornos mentais ocasionam ainda impacto na pessoa e podem resultar em isolamento, improdutividade nas atividades da vida adulta, questões de violência e dúvidas quanto à autonomia, com implicações jurídicas (Serafim et al., 2015; West et al., 2015). De acordo com o relatório da Organização Mundial de Saúde (WHO, 2010), a maioria dos programas de desenvolvimento e de luta contra a pobreza não atinge as pessoas com problemas mentais. Ainda com base nesse relatório, consta que entre 75% e 85% dessa população não tem acesso a qualquer forma de tratamento da saúde mental. Além disso, os transtornos mentais, de maneira geral, associam-se a taxas de desemprego elevadas, em torno de 90%. Estudo realizado na Bélgica, França, Alemanha, Itália, Holanda e Espanha aponta que pessoas com transtornos mentais apresentam de três a quatro vezes mais chances de perder o emprego em comparação à população geral (ESEMeD/MHEDEA, 2004).

Já dados da Agenda de Saúde Mental da União Europeia estimou que 20% da população trabalhadora adulta apresentará algum tipo de problema de saúde mental em qualquer momento, repercutindo na capacidade para o trabalho. Os transtornos depressivos, por exemplo, representam uma das doenças mais comuns em adultos, interferindo na força de trabalho dos Estados Unidos (WHO, 2010). No Brasil, os transtornos mentais são a terceira principal causa de concessão de benefício previdenciário por incapacidade. Os transtornos depressivos são os quadros mais frequentes (Silva-Junior e Fischer, 2015).

A condição de portador de transtorno mental impacta ainda no acesso a oportunidades educacionais e profissionais para atender ao seu pleno potencial. Ademais, outro fator que colabora para o que se pode classificar de exclusão de oportunidades para os portadores de transtornos mentais deriva dos estereótipos e preconceitos que resultam de equívocos sobre a doença mental. Assim, as pessoas com transtornos mentais no geral vivenciam menos oportunidades de bons empregos, habitação segura, cuidados de saúde satisfatórios e até mesmo inserção em grupos sociais. Esse processo de exclusão ou redução de oportunidades atrela-se a duas conceituações de estigma (uma pública, a concepção da população geral; e a outra, o "autoestigma", referente à percepção de si mesmo), estando presente em ambas as condições a ideia central de incapacidade e dependência do portador de transtorno mental (Corrigan e Watson, 2002).

Destaca-se ainda que os problemas relativos à saúde mental são responsáveis por altos índices de mortalidade e incapacidade, tendo participação em cerca de 8,8% a 16,6% do total da carga de doença devido às condições de vida, em países de baixa e média renda, respectivamente (WHO, 2010). Quanto à elevação da mortalidade, autores ressaltam que a vida útil das pessoas com doença mental grave é mais curta, em comparação à população em geral, e que o excesso de mortalidade deve-se principalmente à associação de doenças físicas, decorrente principalmente dos processos efetivos de autocuidado (de Hert et al., 2011).

Nesse escopo, os transtornos do humor, como a depressão, ocuparão o segundo lugar em projeções da incidência de causas de doenças em países de renda média e o terceiro em países de baixa renda até 2030 (WHO, 2010; Woo et al., 2011; Bubonya et al., 2017). Entre os problemas prioritários de saúde mental, além da depressão, estão os quadros psicóticos, o transtorno afetivo bipolar, a epilepsia, a demência e os quadros decorrentes do abuso de álcool e drogas (WHO, 2010).

A Figura 19.2 expressa o impacto dos transtornos mentais sobre a pessoa em vários seguimentos.

Figura 19.2
Transtornos mentais e impactos adaptativos.

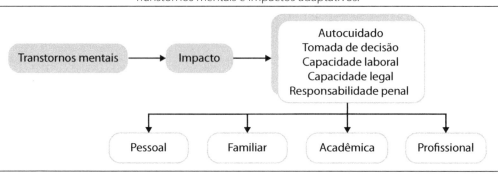

Fonte: Desenvolvida pela autoria do capítulo.

Ao contextualizar os transtornos mentais e problemas jurídicos, indubitavelmente adentra-se o escopo da psicopatologia forense, a qual aborda as questões dos transtornos mentais e suas repercussões jurídicas. De acordo com Serafim e Saffi (2019), o conhecimento dos aspectos psicopatológicos subsidiam fundamentos para o desenvolvimento da perícia em saúde mental, corroborando a possibilidade de:

    a. Diferenciar imputáveis e inimputáveis (Direito Penal).
    b. Diferenciar capazes e incapazes (Direito Civil).
    c. Identificar limitações (Direito do Trabalho e Previdenciário).
    d. Diferenciar verdade *versus* mentira, responsabilidade, risco.

Questões forenses nos transtornos do humor

Segundo a versão 11 da Classificação Internacional de Doenças (CID-11; WHO, 2018), os transtornos do humor representam um agrupamento de duas importantes condições: os transtornos afetivos bipolares (TAB, que englobam episódios depressivos, episódios maníacos, episódios mistos); e os quadros depressivos.

De maneira geral, os transtornos do humor tangenciam questões jurídicas, em detrimento das alterações emocionais, motivacionais, físicas e cognitivas que repercutem diretamente na qualidade das atividades de vida diária, como se cuidar, cuidar do outro e ser capaz de tomar decisões. Para que haja a tomada de decisão, faz-se necessário que a pessoa apresente as condições mínimas necessárias para conhecer e entender a situação que demanda a decisão, bem como a capacidade para perceber ou antecipar as possíveis consequências em curto e longo prazo de cada uma das decisões que podem ser tomadas (Damásio, 1996).

Depressão unipolar grave

As alterações do humor derivadas do polo depressivo (tanto para a depressão unipolar quanto para o TAB) atuam diretamente na condição da perda de interesse ou prazer, bem como na motivação para a execução de atividades rotineiras. No aspecto cognitivo, tendem a apresentar alterações na qualidade da atenção, aprendizagem verbal e não verbal, memória de curto prazo e de trabalho, processamento visual e auditivo, resolução de problemas, velocidade de processamento e função executiva (flexibilidade mental e processo de iniciação da tarefa) (Cambridge et al., 2018).

Nesses casos, a perda de prazer nas atividades diárias, associada a apatia e alterações cognitivas, como a redução da capacidade de raciocinar adequadamente, de se concentrar e, consequentemente, de tomar decisões, causa prejuízos significativos (Serafim e Saffi, 2019).

Transpondo essas condições para o dia a dia, o quadro de humor depressivo poderá implicar questionamento da capacidade da mãe ou do pai em manter os cuidados com os filhos menores, o que pode incorrer em processos de perda do poder familiar por riscos aos filhos em contexto de maus-tratos ou negligência. Essa condição também pode interferir no desenvolvimento das atividades profissionais: a baixa energia, convertida na ausência de motivação, corrobora o afastamento, o absenteísmo ou o abandono do trabalho.

Nesse escopo, deve ficar claro que, dependendo dos efeitos da depressão sobre o pensamento e a cognição, as capacidades jurídicas poderão ser questionadas. Por capacidades jurídicas, entenda-se a elaboração de testamento, adoção, venda, compra, desempenho de determinadas funções ou práticas profissionais. As dúvidas aventadas poderão suscitar a necessidade da verificação da capacidade legal da pessoa acometida pelo quadro depressivo, condições estas que devem ser verificadas por meio de uma perícia (Serafim e Saffi, 2019).

Seção IV – *Outros aspectos dos transtornos de humor e cognição*

Transtorno afetivo bipolar

- **TAB Tipo I:** humor extremo, com duração de pelo menos uma semana, o qual envolve euforia, irritabilidade ou expansividade e aumento da atividade ou experiência subjetiva de aumento de energia, acompanhados de outras características e sintomas, como fala rápida ou pressionada, fuga de ideias, aumento da autoestima ou grandiosidade, diminuição da necessidade de sono, distração, impulsividade ou comportamento imprudente e mudanças rápidas entre estados de humor diferentes. Pode ocorrer com ou sem sintomas psicóticos (CID-11; WHO, 2018).

- **TAB Tipo II:** ocorrência de um ou mais episódios hipomaníacos e pelo menos um episódio depressivo. Caracteriza um estado de humor persistente, com euforia, irritabilidade, ou expansividade, e ativação psicomotora excessiva ou aumento de energia, acompanhados de grandiosidade, diminuição da necessidade de sono, discurso pressionado, fuga de ideias, distração e impulsividade ou comportamento imprudente, com duração de pelo menos vários dias. No episódio depressivo, há expressa diminuição do interesse em atividades por pelo menos duas semanas, acompanhada de outros sintomas, como alterações do apetite ou sono, agitação ou retardo psicomotor, fadiga, sentimentos de inutilidade ou culpa excessiva ou inadequada, sentimentos ou desesperança, dificuldade de concentração, com risco de suicídio. Pode ocorrer com ou sem sintomas psicóticos (CID-11; WHO, 2018).

Em termos forenses, à fase depressiva do TAB aplicam-se as mesmas condições descritas na depressão unipolar. Na fase de mania, entretanto, sintomas como irritabilidade, perda de controle dos impulsos, euforia e eventualmente ideias delirantes podem dar ensejo a comportamentos juridicamente questionáveis. Tanto a capacidade de entendimento e autodeterminação, na esfera penal, quanto a capacidade de discernimento para os atos da vida civil ficam *sub judice* nesses casos. Isso não significa que o paciente com TAB seja necessariamente incapaz, mas os atos por ele praticados nas fases de humor devem ser avaliados individualmente para verificar o grau de prejuízo imposto pelos sintomas.

Desse modo, as perícias aventadas nos quadros dos transtornos do humor podem decorrer da verificação da capacidade legal ou da responsabilidade penal.

Capacidade legal ou de exercício de direito refere-se à aptidão para exercer pessoalmente, por si só, os atos da vida civil, passando a ser analisada sob a ótica da capacidade legal. Desse modo, pode-se entender a capacidade legal como a competência da pessoa para reger sua vida e administrar seus bens, por meio de atos jurídicos. Logo, dúvidas sobre essa capacidade em determinada pessoa impõem, de certa maneira, a utilização da perícia; nesse caso, para verificar a incapacidade e auxiliar o juiz quanto à interdição. Essa condição se denomina "ação cível" e se enquadra no processo da "capacidade legal", em que se permite a uma pessoa adquirir direitos e contrair obrigações por conta própria, por si mesma, sem a necessidade de um representante legal. Para a ocorrência de uma ação cível de interdição, faz-se necessário que a pessoa perca a capacidade de gerir seus bens e sua própria pessoa.

Desde 2015, o Direito Civil Brasileiro, por intermédio da Lei n. 13.146/2015 (Estatuto da Pessoa com Deficiência), extinguiu o conceito de incapacidade absoluta, mantendo apenas as ações de incapacidades relativas ou parciais e modificando, assim, os artigos 3º e 4º do Código Civil (Lei n. 10.406, de 10 de janeiro de 2002):

> Art. 3º São absolutamente incapazes de exercer pessoalmente os atos da vida civil os menores de 16 (dezesseis) anos.
>
> Art. 4º São incapazes, relativamente a certos atos ou à maneira de os exercer:
>
> I – os maiores de dezesseis e menores de dezoito anos;
>
> II – os ébrios habituais e os viciados em tóxico;
>
> III – aqueles que, por causa transitória ou permanente, não puderem exprimir sua vontade;

Com essas modificações, os casos de transtornos do humor que demandem ações para subsidiar ações de interdições deverão contemplar o enquadre da incapacidade relativa. Barros e Castellana (2014) enfatizam que os processos de ações cíveis geralmente se constituem de duas partes que estão em litígio por determinado motivo. E, dessa maneira, verificações quanto ao impacto de um transtorno mental sobre a funcionalidade de uma das partes aventam uma disputa judicial, com a necessidade da perícia em saúde mental.

Conforme o exposto, o objetivo da perícia é verificar as condições de integridade das capacidades cognitivas, intelectuais e afetivo-emocionais inerentes à queixa e presentes na ação civil, o que pode demandar:

- Avaliação da capacidade de reger sua pessoa e administrar seus bens.
- Ações de interdição de direitos.
- Ações de anulação de atos jurídicos.
- Avaliação da capacidade de receber citação judicial.
- Avaliação de transtornos mentais em ações de indenização e ações securitárias.
- Capacidade de testar;
- Testamentos prévios.

Demanda também verificar o impacto do transtorno, conforme expresso na Figura 19.3

Já na esfera do Direito Penal, o que suscita a perícia é a verificação da responsabilidade penal, visto que uma pessoa só pode receber uma pena ou sentença por um comportamento juridicamente definido como crime se apresentar plenas condições de entendimento, como defere o artigo 26 do Código Penal Brasileiro:

> Art. 26. É isento de pena o agente que, por doença mental ou desenvolvimento mental incompleto ou retardado, era, ao tempo da ação ou omissão, inteiramente incapaz de entender o caráter ilícito do fato ou determinar-se de acordo com esse entendimento.
>
> **Redução de pena**
>
> Parágrafo único. A pena pode ser reduzida de um a dois terços se o agente, em virtude de perturbação de saúde mental ou por desenvolvimento mental

Seção IV – *Outros aspectos dos transtornos de humor e cognição*

incompleto ou retardado não era capaz de entender o caráter ilícito do fato ou determinar-se de acordo com esse entendimento.

Figura 19.3

Possíveis impactos jurídicos dos transtornos mentais.

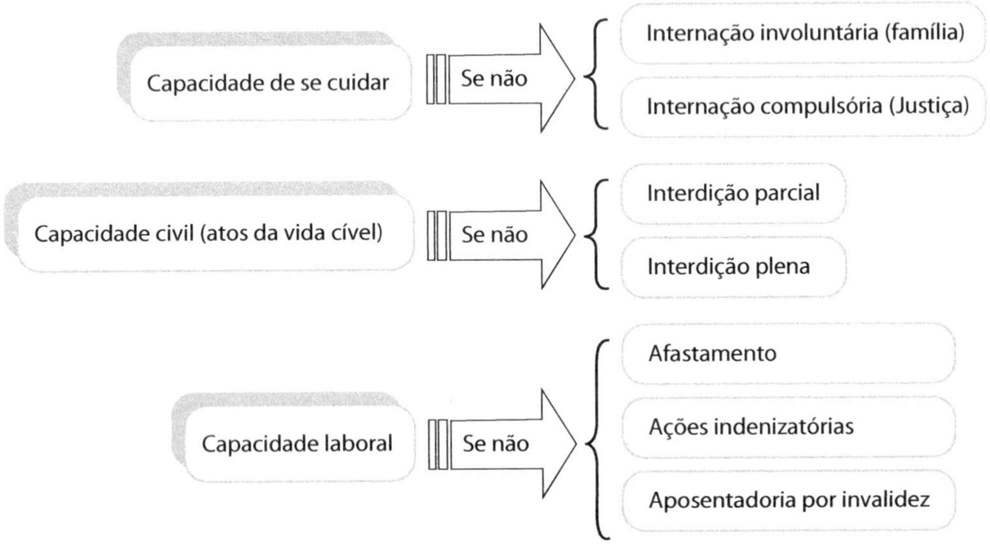

Fonte: Desenvolvida pela autoria do capítulo.

Nesses casos, a realização da perícia deverá esclarecer:

a. Se a pessoa era *ao tempo da ação* **inteiramente capaz** de entender o caráter ilícito do ato praticado e de determinar-se diante dele, ou seja, se a pessoa acusada de cometer o crime é considerada ***imputável*** (capacidade de entendimento e autodeterminação preservadas).

b. Se a pessoa *era ao tempo da ação* **incapaz** de entender o caráter ilícito do fato **e** de determinar-se diante dele, ou seja, ***inimputável*** (capacidade de entendimento e autodeterminação comprometidas. Aqui é identificada a presença do transtorno mental como condicionante da ação criminosa.

c. Se a pessoa que praticou a *era ao tempo da ação* **incapaz de entender o caráter ilícito do ato *ou* de determinar-se diante dele**, ou seja, ***semi-imputável*** (capacidade de entendimento **ou** autodeterminação comprometida). Aqui a presença do transtorno mental afeta parcialmente a pessoa.

No escopo dos processos que regem as ações jurídicas diante das condições de doença mental e, neste capítulo, dos transtornos do humor, a necessidade da perícia se dará sempre quando se instalarem dúvidas sobre o papel do transtorno no comportamento de determinada pessoa. Nesses casos, responder ao operador do Direito sobre o impacto do transtorno mental torna-se imprescindível para o andamento do processo, uma vez que, se há transtornos e estes interferem no entendimento, na vontade e no comportamento, caberá tanto a responsabilidade penal quanto a capacidade legal, como representado na Figura 19.4.

Figura 19.4

Verificação da capacidade legal e responsabilidade penal.

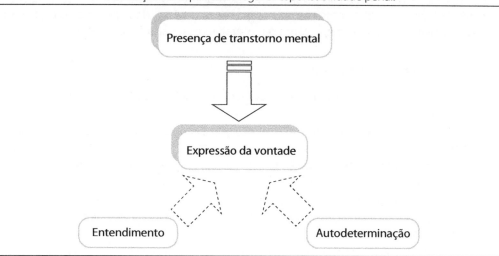

Fonte: Desenvolvida pela autoria do capítulo.

Para isso, verifica-se (Figura 19.5):

Figura 19.5

Procedimento da perícia em saúde mental.

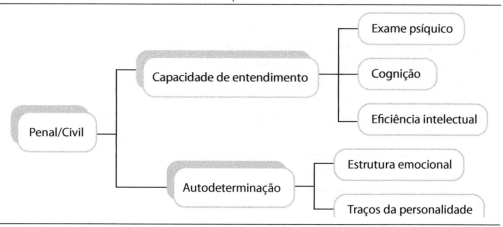

Fonte: Desenvolvida pela autoria do capítulo.

Conclusão

É sempre importante lembrar que os transtornos mentais, por si só, não necessariamente trazem repercussão jurídica. É exatamente o que se dá nos casos de transtorno do humor, seja depressão unipolar, TAB ou qualquer outro. Em cada situação, há sempre que se verificar se existe ou não doença, qual a sua gravidade, quais os sintomas e sua influência nos atos jurídicos em questão, na esfera penal, civil, trabalhista ou de família. Nesses casos, a avaliação interdisciplinar, reunindo os conhecimentos médicos e os psicológicos, é a melhor maneira de esclarecer as dúvidas dos operadores do Direito no que diz respeito ao complexo tema da interação entre saúde mental e Justiça.

Referências bibliográficas

- Barros DM, Castellana GB. Psiquiatria forense: interfaces jurídicas, éticas e clínicas. Rio de Janeiro: Elsevier; 2014.
- Brundtland GH. Mental health in the 21st century. Bulletin of the World Health Organization. 2000;78(4):411.
- Bubonya M, Cobb-Clark DA, Wooden M. Mental health and productivity at work: does what you do matter? Labour Economics. 2017;46:150-65.
- Cambridge OR, Knight MJ, Mills N, Baune BT. The clinical relationship between cognitive impairment and psychosocial functioning in major depressive disorder: a systematic review. Psychiatry Res. 2018;269:157-71.
- Corrigan PW, Watson AC. Understanding the impact of stigma on people with mental illness. World Psychiatry. 2002;1(1):16-20.
- Damásio AR. O erro de Descartes: emoção, razão e o cérebro humano. São Paulo: Companhia das Letras; 1996.
- De Hert M, Correll CU, Bobes J et al. Physical illness in patients with severe mental disorders: I. prevalence, impact of medications and disparities in health care. World Psychiatry. 2011;10(1):52-77.
- Larrabee GJ. Forensic neuropsychology: a scientific approach. New York: Oxford University Press; 2005.
- Merikangas KR, Nakamura EF, Kessler RC. Epidemiology of mental disorders in children and adolescents. Dialogues in Clinical Neuroscience. 2009;11(1):7-20.
- Murray C, Lopez A; World Health Organization (WHO). World Health Report 2002: reducing risks, promoting healthy life. Geneva, Switzerland: WHO; 2002.
- Serafim AP. Fundamentos da perícia psicológica na área forense. Revista Jurídica Logos. 2009;1:117-28.
- Serafim AP, Saffi F. Psicologia e práticas forenses. 3. ed. São Paulo: Manole; 2019.
- Serafim AP, Saffi F, Silva TGB et al. Forensic neuropsychological assessment: a review of its scope. Arch Clin Psychiatry. 2015;42(2):64-8.
- Silva-Junior JS, Fischer FM. Afastamento do trabalho por transtornos mentais e estressores psicossociais ocupacionais. Rev Bras Epidemiol. 2015;8(4):735-44.
- The ESEMeD/MHEDEA 2000 investigators. Disability and quality of life impact of mental disorders in Europe: results from the European Study of the Epidemiology of Mental Disorders (ESEMeD) project. Acta Psychiatr Scand. 2004;09(Suppl 420):38-46.

Capítulo 19   Aspectos Forenses nos Transtornos do Humor

- West ML, Vayshenker B, Rotter M, Yanos PT. The influence of mental illness and criminality self-stigmas and racial self-concept on outcomes in a forensic psychiatric sample. Psychiatr Rehabil J. 2015;38(2):150-7.

- Woo J-M, Kim W, Hwang T-Y. Impact of depression on work productivity and its improvement after outpatient treatment with antidepressants. Value in Health. 2011;14:475-82.

- World Health Organization (WHO). International Classification of Diseases for Mortality and Morbidity 11th Revision (ICD). Geneva, Switzerland: WHO; 2018. I Chapter 6 – Mental, behavioural or neurodevelopmental disorders.

- World Health Organization (WHO). World Health Statistics 2010. Geneva, Switzerland: WHO; 2010.

20

Transtornos do Humor, Envelhecimento e Doenças Neurodegenerativas

Gilmara Peixoto Rister
Alexandre Duarte Gigante

Introdução

O processo de envelhecimento está associado a diversas alterações biológicas, psicológicas e sociais. Trata-se de um processo heterogêneo, dependente da genética do indivíduo e, sobretudo, de fatores externos, como estilo de vida, condições socioeconômicas e presença de doenças crônicas. Atualmente, sabe-se que a hereditariedade influencia esse processo de modo desigual, pois, apesar de o organismo envelhecer como um todo, suas estruturas (órgãos, tecidos, células) envelhecem de maneira diferenciada (Garcia et al., 2006).

Vários processos fisiológicos se modificam durante o envelhecimento. Todos os sistemas do organismo iniciam um declínio gradual e progressivo, desde a infância, passando pela adolescência e pela fase adulta, havendo um efeito cumulativo ao longo do tempo. Compreender as alterações fisiológicas inerentes ao processo de envelhecimento no cérebro é importante não apenas para entender a etiologia dos transtornos degenerativos que lhe estão associados, mas fundamentalmente para desenvolver ações preventivas e aprimorar estratégias terapêuticas que atenuem o impacto das doenças neuropsiquiátricas relacionadas ao envelhecimento.

Cérebro e envelhecimento

O sistema nervoso central sofre influência de alterações químicas, neurológicas e circulatórias. A massa do cérebro humano diminui progressivamente durante o processo de envelhecimento, a uma taxa de aproximadamente 5% do seu peso por década, a partir dos 40 anos de vida (Shankar, 2010). Ocorre uma diminuição do volume cerebral, porém sem perda generalizada de neurônios ou de arborização dendrítica. As fibras nervosas perdem sua mielina, responsável pela velocidade de condução do estímulo nervoso. O conteúdo intracraniano permanece estável, porque a diminuição da massa cerebral está associada a um aumento progressivo do volume do líquido cefalorraquidiano, provavelmente secundário a uma diminuição na depuração deste último (Preston, 2001). As células do sistema nervoso central, como outras células do organismo, apresentam alterações nos seus componentes em razão do envelhecimento, decorrentes do aumento do estresse oxidativo e do acúmulo de danos a proteínas, lipídios e ácidos nucleicos (Mattson e Magnus, 2006). Ao longo desse processo, as regiões mais comumente afetadas no processo de envelhecimento são o hipocampo e o córtex pré-frontal (Jellinger e Attems, 2013).

A respeito do funcionamento cognitivo, os idosos apresentam, em geral, atenção reduzida, diminuição da memória de trabalho e maior comprometimento motor. As alterações químicas, neurológicas e circulatórias que afetam a função cerebral no envelhecimento interferem nos processos de aprendizagem de novas tarefas e de memorização. Por conseguinte, há uma assimilação mais lenta de conhecimento, refletindo significativamente na formação de memória imediata (de curto prazo), apesar da conservação da memória de fixação (de longo prazo). Há dificuldade na organização e na utilização das informações armazenadas e diminuição da memória visual e auditiva de curto prazo (Braver e Barch, 2002).

No idoso, a vulnerabilidade ao estresse pode estar aumentada, com perda de mecanismos compensatórios cerebrais protetivos para o raciocínio e a tomada de decisões. A presença de um estado de estresse em idades avançadas está associada a fadiga mental, desinteresse, diminuição da atenção e da concentração, podendo favorecer um declínio da inteligência. No tocante às aptidões psicomotoras relacionadas à coordenação, à agilidade mental e aos sentidos (visão e audição), há um desempenho menos satisfatório dos idosos quando submetidos a alguns testes que exigem rapidez de execução ou longa duração.

O sono é responsável por uma variedade de funções fisiológicas, incluindo a restauração dos tecidos e do relógio circadiano de depuração de metabólitos cerebrais (Pace-Schott e Spencer, 2015), além da facilitação do funcionamento cognitivo, estabilização, integração e consolidação da memória. Durante o envelhecimento ocorrem significativas mudanças no ciclo sono-vigília. A insônia e a sonolência diurna excessiva são frequentemente relatadas na população idosa. O sono do idoso fragmenta-se cada vez mais com a idade e é caracterizado por mais despertares noturnos e maior desejo por cochilos diurnos (Cipriani et al., 2015). O acúmulo prolongado de prejuízos na qualidade do sono também prejudica o bem-estar físico, mental e emocional e pode dar origem ao surgimento de transtornos comportamentais e de humor (Avidan, 2006).

Envelhecimento e neurotransmissores

Os neurônios contêm e liberam muitos neurotransmissores, que regulam as transmissões de sinais entre essas células. Vários sistemas de neurotransmissores (dopamina, serotonina, norepinefrina e acetilcolina) originam-se do tronco encefálico (substância negra, área tegmentar ventral e núcleo da rafe) e se distribuem amplamente, através de vários circuitos neurais, por todo o cérebro.

Em contraste com os efeitos transitórios mais rápidos na neurotransmissão sináptica local, esses sistemas transmissores também exercem efeitos neuromodulatórios de longo alcance em várias regiões cerebrais através do estriado e do córtex, desempenhando papéis centrais em aspectos-chave da cognição e do comportamento (Li e Rieckmann, 2014).

Estudos de tomografia por emissão de pósitrons (PET) em primatas e humanos na década de 1980 (Goldman-Rakic e Brown, 1981; Bartus et al.,1982) sugeriram pela primeira vez que deveriam ocorrer perdas das funções dos neurotransmissores em decorrência do envelhecimento. Até o momento, há um consenso entre os pesquisadores de que o envelhecimento do cérebro causa uma diminuição nesses sistemas de neurotransmissão, e muitos estudos começaram a explorar as implicações funcionais dessas perdas nos idosos, em particular as do neurotransmissor dopamina (Li e Rieckmann, 2014).

A dopamina, neurotransmissor mais estudado em relação ao envelhecimento, encontra-se com os níveis totais reduzidos no sistema nervoso central, especialmente na parte compacta da substância negra (Kaasinen e Rinne, 2002). Além disso, há uma redução no número de receptores de dopamina, especialmente os subtipos D1 e D2 no tálamo, o córtex frontal, o giro cingulado anterior, córtex temporal e estriado. Essa deterioração da atividade dopaminérgica associada à idade sugere que o cérebro em envelhecimento estaria em um *continuum* pré-clínico da doença de Parkinson (Seidler et al., 2010). As alterações em outras vias de neurotransmissores, como a colinérgica e a serotoninérgica, associam-se à patogenia da doença de Alzheimer e aos transtornos do humor, entre outros (Salech et al., 2012).

Depressão no idoso

A depressão no idoso é um distúrbio heterogêneo que se tornou um grande problema de saúde pública, uma vez que a população mundial envelheceu. A depressão na fase tardia da vida está associada a morbidade e mortalidade significativas, com altos custos sociais. Frequentemente, é uma condição subdiagnosticada e subtratada.

As queixas somáticas mais frequentes e as doenças crônicas inerentes ao processo de envelhecimento podem mascarar e por vezes atrasar o diagnóstico e a intervenção terapêutica adequadas do quadro depressivo subjacente. Isso pode ocorrer porque é comum uma apresentação atípica dos sintomas depressivos no idoso, associada na maioria das vezes a alto grau de sintomas ansiosos e somatoformes. As consequências da depressão não tratada no idoso incluem má qualidade de vida, exacerbação

Seção IV – *Outros aspectos dos transtornos de humor e cognição*

de doenças crônicas e suicídio (Unützer, 2007). No entanto, quando o diagnóstico e o tratamento da depressão são realizados a tempo, podem salvar vidas e levar a um bom prognóstico. Até 70% dos pacientes com depressão tratados com antidepressivos se recuperam de um episódio depressivo (Bottino et al., 2012).

A definição de depressão no idoso se refere ao transtorno depressivo maior, conforme definido pelo Manual Diagnóstico e Estatístico dos Transtornos Mentais, versão 5 (DSM-5; APA, 2014), quando ocorre no indivíduo acima de 60 anos. Os dois sintomas principais do transtorno depressivo maior são humor deprimido a maior parte do tempo e anedonia (perda de interesse e prazer em atividades de que a pessoa costumava gostar). Para o diagnóstico, são necessários os dois sintomas principais ou, se há apenas um desses sintomas, a presença de pelo menos quatro dos sintomas acessórios, que são: diminuição ou aumento significativo do apetite, insônia ou hipersonia, fadiga, agitação ou retardo psicomotor, capacidade diminuída de se concentrar ou tomar decisões, sentimentos de inutilidade ou culpa inadequadas, pensamentos de morte ou ideação suicida. Nos idosos, sintomas depressivos podem muitas vezes ser mascarados por queixas físicas inexplicáveis, por exemplo fadiga, dor difusa ou dor nas costas, dor de cabeça, dor no peito e zumbido. Consequentemente, os critérios clássicos de depressão maior do DSM-5 podem ter limitações para o diagnóstico da depressão em idosos (Greenstein et al., 2017).

Na prática clínica, é necessária cautela para diagnosticar a depressão, excluir causas orgânicas ou considerar a existência de ambas as condições mórbidas. O histórico clínico completo, acompanhado de exame físico geral e específico e da triagem cognitiva (p. ex., o Miniexame do Estado Mental), pode ser útil na exclusão de condições comuns que são frequentemente confundidas com depressão e na avaliação de doenças comumente coocorrentes.

Muitos pacientes frequentemente experimentam anosognosia (incapacidade neurológica de reconhecer sua própria doença) ou alexitimia (incapacidade de descrever seus sentimentos). Informações de familiares e/ou cuidadores sobre o seu funcionamento anterior, bem como mudanças insidiosas de comportamento e de humor, são importantes para a avaliação do idoso com depressão. Investigar a personalidade pré-mórbida do paciente e identificar sinais não verbais de rebaixamento afetivo durante a entrevista podem ser cruciais para o diagnóstico.

Fatores de risco para a depressão no idoso

Os fatores de risco para desenvolver depressão na fase tardia da vida podem ser divididos em fatores de risco biológicos e psicossociais. Os principais fatores de risco encontram-se no Quadro 20.1.

Quadro 20.1
Fatores de risco para depressão no idoso.

Biológicos	Sexo feminino
	Idosos mais velhos (acima de 80 anos)
	Debilidade da saúde física e fragilidade
	Comprometimento cognitivo e doença neurodegenerativa
	Déficits nutricionais
	Histórico de múltiplas medicações
	História prévia de eventos vasculares
Psicossociais	Fatores psicológicos
	Baixa escolaridade
	Estilo de vida associado a tabagismo, uso de álcool
	Ser solteiro(a) ou viúvo(a)

Fonte: Desenvolvido pela autoria do capítulo.

Fatores de risco biológicos

A idade avançada, especialmente em idosos acima de 80 anos, e o sexo feminino constituem fatores de risco orgânicos. Além disso, pode haver uma vulnerabilidade genética, tornando algumas pessoas mais suscetíveis do que outras à depressão na fase tardia da vida. Pacientes com problemas de saúde física, como múltiplas comorbidades, distúrbios do sono, doenças crônicas ortopédicas e reumatológicas, podem estar predispostos à depressão (Aziz e Steffens, 2013). Essas pessoas frequentemente usam mais medicação, o que já é considerado um fator de risco.

A fragilidade da idade é caracterizada por uma fraqueza generalizada, mobilidade e equilíbrio debilitados. A fragilidade pode ser definida pelos critérios de Fried et al. (2001): perda de peso, diminuição da força de preensão manual, lentidão, exaustão e baixa atividade física. Isso ocasiona quedas, fraturas, debilidade nas atividades do dia a dia e perda da autonomia. O conceito de fragilidade pode ser entendido como um estado de debilidade orgânica associado a um aumento da suscetibilidade para a incapacidade, o que acentua uma perda de função em vários domínios de funcionamento (não apenas o físico), resultando em um declínio da capacidade de reserva para lidar com estressores.

O estado nutricional inadequado está associado à fragilidade; portanto, os suplementos nutricionais, como vitamina D e proteínas, podem beneficiar o idoso deprimido (Artaza-Artabe et al., 2016). Os déficits nutricionais frequentemente relatados em pessoas idosas com depressão são deficiências de vitamina B12 e folato. A hipótese atual afirma que a vitamina D afeta o humor ao interagir com os receptores do cérebro nas estruturas límbicas e no hipocampo (Okereke e Singh, 2016).

Seção IV – *Outros aspectos dos transtornos de humor e cognição*

A doença cerebrovascular pode causar quadros depressivos no idoso ou predispô-lo a eles. O conceito de depressão vascular como uma entidade nosológica está presente na prática clínica e pode ser explicado pela redução da perfusão cerebral, conectividade cerebral alterada em decorrência de lesões cerebrais vasculares e inflamação crônica e de baixo grau existente em portadores de doenças cerebrovasculares (Taylor et al., 2013). A aterosclerose, principal causa de doenças cardiovasculares, tem sido associada à depressão na fase tardia da vida (Tiemeier et al., 2004).

Doenças neurodegenerativas (como doença de Parkinson e doença de Alzheimer) e comprometimento cognitivo leve (CCL) também têm sido considerados possíveis fatores de risco para a depressão no idoso. Estudos recentes sustentam a hipótese de um *continuum* depressão-CCL-demência, ou seja, de que a depressão no idoso possa causar o CCL e, posteriormente, a demência. O tema ainda está em discussão no meio científico, e a literatura atual é inconclusiva sobre a depressão no idoso ser considerada um pródromo de demência. O que se sabe é que a depressão no idoso e a demência frequentemente coocorrem, e a depressão pode ser o primeiro sinal de demência (Almeida et al., 2017).

Fatores de risco psicossociais

Os fatores psicológicos estão implicados no aparecimento de muitos quadros depressivos no idoso, uma vez que são comuns estressores psicossociais por dificuldades de adaptação a essa fase da vida. O idoso pode demonstrar inabilidade em aceitar a fragilidade e as limitações físicas, a privação sensorial, apresentar perda de propósito na vida, isolamento social, perda de parentes e/ou cônjuge, aposentadoria, dificuldades financeiras (Stanton e Kohn, 2012).

Além disso, a baixa escolaridade tem sido associada a depressão no idoso (Chang-Quan et al., 2010). Ser viúvo ou solteiro é também um fator de risco, mas possivelmente por causa da solidão e da falta de apoio social e financeiro que costumam ocorrer na ausência de convivência conjugal.

Os maus hábitos de vida, tanto o tabagismo quanto o uso de álcool, são fatores de risco relacionados à depressão (Weyerer et al., 2008). Se o idoso é deficiente visual ou apresenta perda auditiva decorrente da idade, há aumento do risco para desenvolver depressão (Djernes, 2006; Rutherford et al., 2018).

Alterações cognitivas da depressão no idoso

O comprometimento cognitivo que ocorre nos quadros depressivos do idoso costuma ser grave e incapacitante. As alterações cognitivas da depressão do idoso são tão frequentes que alguns autores se utilizam do termo "pseudodemência depressiva" para descrever o comprometimento cognitivo encontrado nos pacientes idosos deprimidos. Os fatores mais associados ao comprometimento cognitivo da depressão são a idade de início tardia do quadro depressivo, a gravidade dos sintomas depressivos e ansiosos mais graves e a presença de sintomas vegetativos. Em geral, o quadro apresenta-se com lentificação psicomotora e perda progressiva de interesses.

Na literatura atual, não há consenso se existem disfunções cognitivas específicas dos quadros depressivos dos idosos. Entretanto, na maioria dos estudos, concorda-se que as alterações cognitivas mais comumente encontradas são deficiências nas habilidades visuoespaciais, na fluência verbal, na memória de curto prazo e na memória operacional, na velocidade do processamento de informações, no planejamento comportamental e no funcionamento executivo (Rajtar-Zembaty et al., 2017).

A resposta inadequada ou tardia aos antidepressivos está relacionada à presença de disfunção cognitiva. Entretanto, nem sempre a resposta ao tratamento e a melhora sintomática acompanham a recuperação cognitiva nesses pacientes. Os prejuízos cognitivos podem persistir mesmo após o tratamento eficaz da depressão (Butters et al., 2004). As disfunções cognitivas que persistem após a remissão da depressão em pacientes idosos podem estar relacionadas a alterações neurobiológicas inerentes à fisiopatologia da depressão, as quais serão discutidas a seguir.

Alterações neurobiológicas da depressão no idoso

A depressão tem sido considerada um transtorno complexo, no qual ocorrem alterações bioquímicas e celulares no cérebro, em resposta à interação de múltiplas etiologias, como fatores ambientais, psicossociais e genéticos. É uma condição crônica e recorrente, em que os múltiplos episódios e a presença de sintomas residuais após cada episódio predispõem ao comprometimento cognitivo.

Do ponto de vista neurobiológico, inúmeros estudos atuais confirmam o comprometimento cognitivo dos pacientes com depressão. Foram encontradas alterações volumétricas na amígdala, no hipocampo e no córtex pré-frontal (Campbell e MacQueen, 2006), resultantes da morte de células neuronais e gliais nessas regiões. Associado à morte neuronal, o processo de neurogênese encontra-se diminuído nos indivíduos com depressão tardia.

Há uma redução das neurotrofinas, incluindo o fator neurotrófico derivado do cérebro (BDNF), que é uma proteína endógena responsável por regular a sobrevivência neuronal e a plasticidade sináptica do sistema nervoso central. Diniz et al. (2014) relataram que idosos com depressão maior remitida e comprometimento cognitivo persistente mostraram um declínio significativo nos níveis de BDNF ao longo de dois anos de acompanhamento, em contraste com idosos com depressão maior remitida sem comprometimento cognitivo e idosos controles sem depressão.

Outros fatores, como a excitotoxicidade causada pelo aumento da sinalização do glutamato e níveis mais baixos da sinalização do ácido gama-aminobutírico (GABA), a disfunção mitocondrial e o estresse oxidativo em áreas cerebrais semelhantes contribuem para a morte neuronal. A inflamação também pode ser um fator aditivo, já que os níveis de citocinas inflamatórias foram relatados como aumentados no córtex pré-frontal de pacientes com depressão, provocando diminuição do volume cerebral e disfunção cognitiva nesses pacientes (Kim et al., 2016).

As alterações neurobiológicas da depressão corroboram o consenso atual de que a presença de depressão aumenta o risco de ocorrência de demência. Ademais, várias

Seção IV – *Outros aspectos dos transtornos de humor e cognição*

doenças neurodegenerativas compartilham mecanismos fisiopatológicos semelhantes, o que será discutido adiante.

Diagnóstico diferencial

No idoso, a avaliação clínica pormenorizada é imprescindível para diferenciar a sintomatologia depressiva de doenças orgânicas e/ou neurodegenerativas comuns na fase tardia da vida. Na maioria dos casos, não é uma depressão verdadeira, mas sim uma sensação de indiferença, apatia ou fadiga. O afeto deprimido é geralmente ausente. Essas doenças incluem neoplasias, deficiências vitamínicas, distúrbios endócrinos (hipotireoidismo, hipertireoidismo e hiperparatireoidismo), encefalopatias tóxicas e doenças infecciosas (encefalopatia pelo HIV e neurossífilis), doenças inflamatórias (lúpus eritematoso sistêmico) e distúrbios metabólicos.

Os eventos adversos de alguns medicamentos também devem ser considerados, em especial aqueles com ação anticolinérgica. São exemplos antipsicóticos, benzodiazepínicos, amantadina, atropina, betabloqueadores, medicamentos anti-hipertensivos centralmente ativos, levo e alfametildopa, anti-inflamatórios esteroides, bloqueadores H2, sedativos e certos agentes quimioterápicos.

Consideram-se também no diagnóstico diferencial as circunstâncias de vida do idoso que provoquem sintomas de ajustamento depressivo, como conflitos conjugais, luto, perdas financeiras. O uso, o abuso ou a dependência de substâncias acarreta sintomatologia afetiva relacionada aos efeitos da intoxicação e/ou abstinência, o que depende da substância psicoativa utilizada.

Diagnóstico diferencial entre depressão e demência

A depressão e a demência são condições que frequentemente se mostram concomitantes, sendo comuns alterações cognitivas acompanhando quadros depressivos ou, inversamente, depressão como forma inicial de apresentação de um transtorno cognitivo, como a doença de Alzheimer. Os sintomas depressivos são comumente encontrados em portadores de demência. Pacientes com história de transtorno depressivo recorrente ao longo da vida têm maior probabilidade de desenvolver a doença de Alzheimer (Halaris e Leonard, 2017). Na prática, diferenciar demência e depressão exige cuidado e experiência clínica. A entrevista é a principal ferramenta para determinar se o paciente tem distúrbio cognitivo primário, distúrbio de humor primário ou ambos.

O acompanhamento dos sintomas ao longo do tempo também pode ser importante no diagnóstico de casos mais complexos. O seguimento do paciente permite determinar se os sintomas emocionais e cognitivos se resolvem, permanecem inalterados ou progridem ao longo do tempo. Por exemplo, se os sintomas cognitivos piorarem apesar do humor estável ou melhorado, isso sugeriria um distúrbio cognitivo primário. Alternativamente, se os sintomas cognitivos variarem com o estado emocional, por exemplo piorando com o aumento do sofrimento emocional, isso sugere um transtorno de humor primário. Quando os pacientes apresentam queixas emocionais e cognitivas significativas e concomitantes, os sintomas depressivos devem ser

Capítulo 20 Transtornos do Humor, Envelhecimento e Doenças Neurodegenerativas

tratados intensivamente para em seguida reavaliar-se a persistência ou não dos sintomas cognitivos.

Os pacientes em fases iniciais de quadros demenciais verbalizam mais frequentemente sua depressão do que os pacientes com demência mais grave. À medida que a demência se agrava, a depressão muitas vezes remite, dando lugar a sintomas deficitários da demência, como apatia, abulia e apragmatismo. Isso possivelmente ocorre pela inerente deterioração do sistema colinérgico subjacente à demência. As principais características clínicas que auxiliam no diagnóstico diferencial de ambas as condições estão resumidas no Quadro 20.2.

Quadro 20.2		
Diagnóstico diferencial entre depressão e demência.		
	Depressão no idoso	Demência
Início	Lento ou agudo.	Lento e progressivo.
Evolução	Ordem cronológica de eventos pode ser recordada.	História da doença não pode ser restaurada pelo paciente.
Qualidade de vida (como experimentada pelo paciente)	Diminuída.	O paciente não apresenta sua doença como um problema.
Cognição e memória	Diminuição da capacidade de pensar ou concentrar-se ou presença de retardo psicomotor.	Diminuição da capacidade para aprender novas informações ou para recuperar informações previamente aprendidas. Paciente tenta esconder os problemas cognitivos.
Linguagem e práxis	Normal.	Diminuída.
Afeto	Apatia, humor deprimido, retardo psicomotor.	Labilidade afetiva.
Somático	Distúrbios do sono. Problemas somáticos (insônia, tontura, dor etc.). Baixa energia. Variação do humor diurno.	Pode estar presente, mas não será a principal queixa.
Prognóstico	Tratável.	Irreversível.

Fonte: Traduzido de Damme et al., 2018.

Caso persista a dificuldade em se estabelecer o diagnóstico diferencial por meio da entrevista clínica, a realização da avaliação cognitiva pode ser um instrumento útil na avaliação global do paciente idoso. A avaliação neuropsicológica permite ao clínico geral, psiquiatra, neurologista ou geriatra obter informações que subsidiem tanto o diagnóstico etiológico do quadro em questão quanto o planejamento e a execução das medidas terapêuticas e de reabilitação a serem realizadas em cada caso (Reys et al., 2006).

Medidas preventivas da depressão no idoso

O controle dos fatores de risco para depressão é a estratégia preventiva recomendada e considerada a mais eficaz nos pacientes idosos. Os fatores de risco modificáveis

Seção IV – *Outros aspectos dos transtornos de humor e cognição*

mais comuns nessa faixa etária são as deficiências nutricionais e as doenças cardio-vasculares. Os fatores de risco vasculares, relacionados ao processo de aterosclerose, podem ser melhorados por atividade física, dieta equilibrada, cessação do tabagismo, bem como tratamento para hipertensão, hipercolesterolemia e hiperglicemia. A suplementação nutricional é direcionada a idosos com ou sem síndrome de fragilidade e consiste em aporte adequado de ácido fólico e vitaminas, doses elevadas de vitamina D e dieta rica em proteínas.

Tratamento da depressão no idoso

As abordagens terapêuticas na depressão do idoso podem ser farmacológicas e não farmacológicas.

Dentre as estratégias não farmacológicas, a psicoeducação consiste em esclarecimento do paciente e seus familiares acerca do diagnóstico da depressão, planejamento terapêutico e reabilitação psicossocial. A atividade física supervisionada mostra-se eficaz para casos de depressão leve a moderada (Catalan-Matamoros et al., 2016). A psicoterapia é o tipo mais importante de tratamento não farmacológico, tendo o papel de diminuir os sintomas depressivos em pessoas idosas. As abordagens psicoterápicas com base em evidências para depressão em idosos incluem terapia cognitivo-comportamental, terapia de resolução de problemas, terapia de reminiscência, terapia interpessoal e terapia de revisão de vida.

A escolha do tratamento farmacológico da depressão está relacionada à gravidade do quadro depressivo. Em geral, casos moderados a graves se beneficiam do tratamento combinado de psicoterapia com os antidepressivos. Para a escolha do medicamento, deve-se levar em conta as particularidades metabólicas do idoso, que afetam a farmacocinética e o mecanismo de ação dos psicofármacos. Observar ainda o perfil de efeitos colaterais e a segurança do medicamento escolhido. A polimedicação é frequente na faixa etária avançada, o que demanda maior cuidado do prescritor com as interações medicamentosas.

Embora não seja estabelecida uma classe de antidepressivos superior a outra em termos de eficácia, os inibidores seletivos de receptação de serotonina são preferidos na população geriátrica pelo perfil mais seguro de efeitos colaterais e de interações medicamentosas. Os mais utilizados são sertralina, citalopram e escitalopram. O citalopram não é recomendado em doses superiores a 20 mg por dia em indivíduos com mais de 60 anos, pelo risco de arritmias e prolongamento do intervalo QT.

Os antidepressivos tricíclicos são tão eficazes quanto os inibidores seletivos, porém são menos usados em idosos em razão dos efeitos colaterais anticolinérgicos de boca seca, constipação, ganho de peso, visão turva e retenção urinária. Caso seja necessário utilizar um antidepressivo dessa classe, o mais recomendado é a nortriptilina.

Inibidores da recaptura de serotonina e noradrenalina (duloxetina, venlafaxina, desvenlafaxina) são uma alternativa aos inibidores seletivos de receptação de serotonina para idosos deprimidos quando estes últimos são ineficazes ou contraindicados. Essa classe de antidepressivos também é eficaz no tratamento de dor neuropática periférica.

Outro antidepressivo de segunda geração que pode ser usado é a mirtazapina. Os efeitos colaterais da mirtazapina são usados como tratamento para insônia e inapetência, comuns nos quadros depressivos do idoso.

A eletroconvulsoterapia (ECT) consiste num estímulo elétrico dado por um breve período para produzir uma convulsão generalizada. É um tratamento eficaz e seguro para a depressão em adultos, incluindo os idosos mais velhos, acima de 80 anos (Kellner et al., 2015). Apresenta relativa segurança e efeitos cognitivos transitórios na memória (Kumar et al., 2016). Tem indicação na depressão do idoso, especialmente aqueles com depressão psicótica, depressão refratária ao tratamento, catatonia e depressão com perda de peso grave e anorexia. Proporciona taxas de remissão mais rápidas e mais altas do que os antidepressivos (Geduldig e Kellner, 2016). Evidências recentes sugerem que a velhice é um preditor positivo da resposta à ECT.

Correlações neuroquímicas comuns entre depressão e doenças neurodegenerativas

Alterações na neuroplasticidade, morfologia e neurotransmissão no cérebro parecem estar associadas à depressão e a doenças neurodegenerativas (Réus et al., 2016), incluindo doença de Alzheimer (DA), doença de Parkinson (DP), doença de Huntington (DH) e esclerose lateral amiotrófica (ELA).

Do ponto de vista neurobiológico, a difícil diferenciação entre a depressão e a doença de Alzheimer pode ser explicada pela presença de alterações neuroquímicas semelhantes. Na doença de Alzheimer, ocorre o acúmulo de proteína tau hiperfosforilada, destruindo a estrutura microfilamentar dos neurônios, bem como o depósito de placas beta-amiloides extracelulares que ativam a micróglia a liberar citocinas pró-inflamatórias. Na depressão, as citocinas pró-inflamatórias estão elevadas no sangue de portadores dessa doença, sugerindo que o aumento das vias de estresse oxidativo desencadeado pela inflamação resulta em processos neurodegenerativos. Há evidências de que as placas beta-amiloides também se acumulam em pacientes idosos com depressão (Rapp et al., 2006). Além disso, concentrações elevadas de cortisol tanto na depressão quanto na doença de Alzheimer causam danos diretos aos neurônios e também potencializam os efeitos neurotóxicos do beta-amiloide (Kim et al., 2016). Esses efeitos contribuem para a apoptose neuronal e consequente comprometimento da função cognitiva em ambos os distúrbios.

A doença de Parkinson (DP) é o segundo distúrbio neurodegenerativo mais comum após a doença de Alzheimer (Zou et al., 2014). Afeta o movimento e manifesta-se com tremores de repouso, rigidez muscular, bradicinesia e instabilidade postural. Os pacientes apresentam comumente déficits cognitivos, depressão, déficits olfativos, psicose e distúrbios do sono. Esses sintomas são consequência da perda progressiva de neurônios dopaminérgicos na substância negra compacta do mesencéfalo. As alterações neuroquímicas associadas a sintomas depressivos em pacientes com DP ocorrem principalmente nos neurotransmissores monoaminérgicos, como dopamina, noradrenalina e serotonina.

Seção IV – *Outros aspectos dos transtornos de humor e cognição*

A doença de Huntington (DH) é um distúrbio neurodegenerativo progressivo e fatal. Manifesta-se com sintomas de coreia, distonia, incoordenação, declínio cognitivo e dificuldades comportamentais que provocam um declínio progressivo da capacidade funcional, distúrbios psiquiátricos, perda de independência e, por fim, morte (Zielonka et al., 2015). Vários estudos mostraram uma forte associação entre depressão e DH, inclusive com maior incidência de suicídio do que na população geral (Halpin, 2012).

A esclerose lateral amiotrófica (ELA) é uma doença neurodegenerativa caracterizada por sintomas progressivos de paralisia, atrofia, insuficiência respiratória e, eventualmente, morte, em uma média de 3 anos após o início da doença. A incidência é de aproximadamente 2 a 3 casos por 100 mil pessoas a cada ano, comumente afetando indivíduos entre 50 e 75 anos de idade, e é ligeiramente mais comum em homens (Laferriere e Polymenidou, 2015). A degeneração afeta predominantemente o sistema motor, podendo apresentar também déficits cognitivos. Os danos aos neurônios motores estão associados à ativação microglial, que causa um processo inflamatório. Estudos recentes revelaram que os sintomas depressivos em pacientes com ELA afetam negativamente a qualidade de vida e maiores escores depressivos estão associados à progressão mais rápida da doença (Rabkin et al., 2015).

A presença de sintomatologia depressiva nas doenças neurodegenerativas é frequente e sinaliza para o clínico a necessidade de investigação e identificação precoce dos sintomas afetivos. A abordagem terapêutica apropriada minimiza as manifestações psiquiátricas e proporciona melhor qualidade de vida aos pacientes.

Transtorno afetivo bipolar no idoso

O transtorno afetivo bipolar (TAB) é um transtorno mental grave, caracterizado por alterações do humor, distúrbios do ritmo circadiano e por constantes flutuações nos níveis de energia, afeto, sono e cognição. A doença é crônica e costuma ter início em adultos jovens, porém pode também começar em indivíduos em faixas etárias mais tardias. Os episódios de variação do humor são denominados de mania ou depressão; são recorrentes, de duração variável e intercalados por períodos de normalidade do humor ou eutimia.

Define-se como TAB no idoso a ocorrência dessa patologia em indivíduos com 60 ou mais anos de idade. Nesse grupo, estão incluídos os pacientes que iniciaram a doença nessa faixa etária, bem como aqueles cujo transtorno afetivo bipolar se manifestou pela primeira vez mais precocemente e persistiu até os 60 anos ou mais de idade. Estudos recentes indicam que o TAB é um terço menos comum em idosos do que em pessoas mais jovens (Kessler et al., 2005). Isso pode ser provavelmente explicado pelo fato de os indivíduos com transtorno afetivo bipolar terem risco aumentado de mortalidade precoce (Miller e Bauer, 2014), que é decorrente de uma maior associação com comorbidades clínicas, principalmente diabetes, doenças da tireoide, obesidade, hipercolesterolemia, hipertensão e doenças cardíacas (Beyer et al., 2004).

Quanto aos aspectos clínicos, não há diferenças significativas na apresentação, gravidade e prevalência de sintomas maníacos e depressivos entre o TAB em adultos

Capítulo 20 Transtornos do Humor, Envelhecimento e Doenças Neurodegenerativas

jovens e o TAB naqueles com mais de 60 anos de idade (Almeida e Fenner, 2002). Como ocorre entre os indivíduos mais jovens, no TAB do idoso a presença de sintomas maníacos e psicóticos costuma ser menos frequente do que a presença de sintomas depressivos (Kessing, 2006; Schurhoff et al., 2000). Segundo estudos na população de idosos com TAB, cerca de metade dos pacientes experimentou depressão como primeiro episódio (Sajatovic e Chen, 2011).

A presença de mania como primeiro episódio no idoso está fortemente associada à saúde física do indivíduo, podendo ocorrer em pacientes com ou sem episódios depressivos prévios (transtorno afetivo bipolar de início tardio), ou estar associado a uma causa médica específica (mania secundária), além de potencialmente fazer parte de um quadro de *delirium* ou demência. Portanto, a investigação diagnóstica dessa mania de início tardio inclui uma investigação psiquiátrica pormenorizada, com histórico médico completo e exames de imagem como a ressonância magnética, com o intuito de investigar anormalidades vasculares estruturais e estabelecer diagnóstico diferencial de mania secundária por causas orgânicas. Existem várias condições neurológicas, distúrbios sistêmicos e medicamentos descritos como possíveis causas de mania secundária. Acidentes vasculares cerebrais, tumores cerebrais primários ou metastáticos e traumatismo cranioencefálico têm sido associados a sintomas maníacos. A mania também tem sido associada a epilepsia do lobo temporal, encefalite, meningite, encefalopatia pelo vírus da imunodeficiência humana e sífilis terciária. Além disso, a tireotoxicose, a doença de Cushing e a deficiência de vitamina B12 e niacina podem produzir sintomas que imitam a mania (Brooks 3rd e Hoblyn, 2005).

A diferenciação entre desinibição frontal e mania pode ser um desafio clínico, porque muitos sintomas se sobrepõem. A mania pode ser um sintoma da doença de Alzheimer (Woodward et al., 2010) ou da demência vascular (Staekenborg et al., 2010), dependendo da localização da neurodegeneração. A desinibição também é um dos principais sintomas da variante comportamental da demência frontotemporal (DFTvc), em que há a presença de pelo menos três dos seis principais sintomas de desinibição, apatia, comportamento estereotipado ou compulsivo, perda de empatia, hiperoralidade e déficits executivos. Uma possível ligação entre a demência frontotemporal e o transtorno afetivo bipolar tem sido sugerida por vários relatos de casos de pacientes que apresentam sintomas maníacos como primeira manifestação de DFTvc (Kerstein et al., 2013) e pacientes com um diagnóstico de transtorno afetivo bipolar ao longo da vida que evoluíram para DFTvc (Pavlovic et al., 2011).

Mesmo sem a presença de comorbidades associadas, de acordo com a hipótese da neuroprogressão presente no TAB, um declínio cognitivo progressivo pode ocorrer com a evolução da doença e associado positivamente à presença de maior número de episódios de humor e maior gravidade dos sintomas clínicos. Cada episódio de humor, especialmente aqueles com sintomas maníacos e psicóticos, seria neurotóxico para o cérebro, o que poderia explicar o comprometimento cognitivo e as alterações estruturais cerebrais leves que ocorrem em uma parcela dos pacientes com TAB (Rizzo et al., 2014). Uma série de estudos revisados por Cardoso et al. (2015) encontrou uma associação positiva entre declínio cognitivo e pior desfecho clínico no TAB. O maior número

Seção IV – *Outros aspectos dos transtornos de humor e cognição*

de episódios de humor foi tipicamente associado a menor velocidade psicomotora nas tarefas de aprendizagem e memória, memória verbal, atenção, flexibilidade cognitiva e funcionamento executivo. O número de internações correlacionou-se positivamente ao grau de comprometimento nos domínios memória, velocidade psicomotora e velocidade de processamento cognitivo.

Sob essa perspectiva, estudos recentes têm investigado se ocorre um processo de envelhecimento acelerado nos pacientes com TAB (Rizzo et al., 2014; Simon et al., 2006; Sodhi et al., 2012). Essa hipótese é decorrente da observação da presença de semelhanças entre o TAB e o envelhecimento normal, como o declínio cognitivo e funcional, a maior propensão para o desenvolvimento de doenças (p. ex., obesidade e doenças cardiovasculares), bem como um tempo de vida reduzido (Liu et al., 2013; Rizzo et al., 2014; Weiner et al., 2011). Os telômeros são estruturas especializadas localizadas na extremidade dos cromossomos, que são constituídos por repetições de ácido desoxirribonucleico (ADN). Após cada divisão celular, os telômeros encurtam e, por isso, a sua erosão é um marcador bioquímico relevante da senescência celular (Shalev et al., 2013). Estudos iniciais encontraram telômeros encurtados em pacientes com TAB, o que deu suporte à hipótese do envelhecimento acelerado nessa patologia (Simon et al., 2006; Rizzo et al., 2013). Entretanto, evidências mais atuais são discrepantes em relação a esse resultado. No estudo mais relevante, Colpo et al. (2015) realizaram uma meta-análise com 1.115 sujeitos e concluíram que o comprimento dos telômeros não difere entre os pacientes bipolares e os controles saudáveis e, portanto, as evidências não são consistentes para associar o transtorno afetivo bipolar ao envelhecimento celular acelerado.

A imagem cerebral no TAB do idoso mostra atrofia regional da substância cinzenta e hiperintensidades da substância branca, porém sem o padrão visto na demência. Existe a hipótese de que essas anormalidades das substâncias cinzenta e branca sejam decorrentes de um processo de inflamação crônica, em razão do aumento de citocinas pró-inflamatórias e consequente perda neuronal nessas áreas (Rosenblat e McIntyre, 2017). Além disso, pacientes idosos com TAB tipo I têm níveis séricos de BDNF mais baixos em comparação com um grupo de controles com idades semelhantes. Teoricamente, a diminuição do BDNF contribui para a redução da neurogênese e da neuroplasticidade cerebral, o que pode causar a retração do hipocampo, déficits cognitivos e demência (Soares et al., 2016).

A hipótese da reserva cognitiva postula que pacientes com maior quociente intelectual, escolaridade ou realização ocupacional têm menores riscos de desenvolver demência (Stern, 2002). O TAB, em associação a outros mecanismos neuropatológicos (p. ex., doenças vasculares), pode diminuir a reserva cognitiva, contribuindo para o aumento do risco de demência com a idade (Kessing e Andersen, 2004). Entretanto, ainda que essas alterações estruturais sejam semelhantes àquelas observadas em doenças neurodegenerativas relacionadas à idade, não há como afirmar uma relação longitudinal entre a idade e o declínio cognitivo na progressão da doença (Cardoso et al., 2015).

Diante da natureza complexa do transtorno afetivo bipolar no idoso, a presença frequente de comorbidades médicas e os distúrbios cognitivos e comportamentais, o reconhecimento da morbidade deve ser o mais precoce possível. O diagnóstico médico e psiquiátrico correto contribui para a estabilização adequada, uma recuperação social e funcional dos pacientes, bem como a prevenção efetiva de novos episódios. O tratamento é planejado de acordo com a polaridade da doença e a gravidade dos sintomas, incluindo modalidade de tratamento como o ambulatorial intensivo, os cuidados em um hospital-dia ou, nos casos mais graves, a internação hospitalar. Dentre as abordagens psicossociais, destacam-se a psicoeducação e as psicoterapias, individuais ou grupais. Do ponto de vista farmacológico, as pesquisas sobre farmacoterapia no transtorno afetivo bipolar do idoso mostram dados limitados, porque os adultos mais velhos são excluídos dos ensaios clínicos controlados e randomizados pelo maior risco de complicações médicas com o avançar da idade (Dols e Beekman, 2018). A maioria das diretrizes recomendam que a primeira linha de tratamento no idoso seja semelhante à do transtorno afetivo bipolar em outras faixas etárias, com especial atenção para a vulnerabilidade aos efeitos colaterais e comorbidades médicas do idoso com transtorno afetivo bipolar (Dols et al., 2016). Com relação à eletroconvulsoterapia (ECT), não há estudos sistemáticos sobre sua eficácia em pacientes idosos com TAB. No entanto, extrapolando resultados da ECT em adultos mais jovens com TAB e idosos com depressão refratária, deve ser considerada uma modalidade de tratamento indicada para casos de resistência ao tratamento farmacológico, presença de resposta prévia à ECT ou necessidade de intervenções urgentes para maior segurança do paciente, como no risco de suicídio, recusa alimentar e autonegligência grave (Versiani et al., 2010).

Referências bibliográficas

Almeida OP, Fenner S. Bipolar disorder: similarities and differences between patients with illness onset before and after 65 years of age. Int Psychogeriatr. 2002;14(3):311-22.

Almeida OP, Hankey GJ, Yeap BB, Golledge J, Flicker L. Depression as a modifiable factor to decrease the risk of dementia. Transl Psychiatry. 2017;7(5):e1117.

American Psychiatric Association (APA). DSM-5: Manual diagnóstico e estatístico de transtornos mentais. 5. ed. Porto Alegre: Artmed; 2014.

Artaza-Artabe I, Sáez-López P, Sánchez-Hernández N, Fernández-Gutierrez N, Malafarina V. The relationship between nutrition and frailty: effects of protein intake, nutritional supplementation, vitamin D and exercise on muscle metabolism in the elderly: a systematic review. Maturitas. 2016;93:89-99.

Avidan AY. Sleep and neurologic problems in the elderly. Sleep Med Clin. 2006;1:273-92.

Aziz R, Steffens DC. What are the causes of late-life depression? Psychiatr Clin North Am. 2013;36(4):497-516.

Bartus RT, Dean RL, Beer B, Lippa AS. The cholinergic hypothesis of geriatric memory dysfunction. Science. 1982:217:408-17.

Beyer J, Kuchibhatla M, Gersing K, Krishnan K, Ranga R. Medical comorbidity in a bipolar outpatient clinical population. Neuropsychopharmacology. 2004;30:401.

Bottino CM, Barcelos-Ferreira R, Ribeiz SR. Treatment of depression in older adults. Curr Psychiatry Rep. 2012;14(4):289-97.

Braver TS, Barch DM. A theory of cognitive control, aging cognition, and neuromodulation. Neurosci Biobehav Rev. 2002;26:809-17.

Seção IV – *Outros aspectos dos transtornos de humor e cognição*

- Brooks 3rd JO, Hoblyn JC. Secondary mania in older adults. Am J Psychiatry. 2005;162(11):2033-8.

- Butters MA, Whyte EM, Nebes RD, Begley AE, Dew MA, Mulsant BH et al. The nature and determinants of neuropsychological functioning in late-life depression. Arch Gen Psychiatry. 2004;61:587-95.

- Campbell S, MacQueen G. An update on regional brain volume differences associated with mood disorders. Curr Opin Psychiatry. 2006;19(1):25-33.

- Cardoso T, Bauer IE, Meyer TD, Kapczinski F, Soares JC. Neuroprogression and cognitive functioning in bipolar disorder: a systematic review. Curr Psychiatry Rep. 2015;17:75.

- Catalan-Matamoros D, Gomez-Conesa A, Stubbs B, Vancampfort D. Exercise improves depressive symptoms in older adults: an umbrella review of systematic reviews and meta-analyses. Psychiatry Res. 2016;244:202-9.

- Chang-Quan H, Zheng-Rong W, Yong-Hong L, Yi-Zhou X, Qing-Xiu L. Education and risk for late life depression: a meta-analysis of published literature. Int J Psychiatry Med. 2010;40(1):109-24.

- Cipriani G, Lucetti C, Danti S, Nuti A. Sleep disturbances and dementia. Psychogeriatrics. 2015;15:65-74.

- Colpo GD, Leffa DD, Köhler CA, Kapczinski F, Quevedo J, Carvalho AF. Is bipolar disorder associated with accelerating aging? A meta-analysis of telomere length studies. Journal of Affective Disorders. 2015;186:241-8.

- Damme AV, Declercq T, Lemey L, Tandt H, Petrovic M. Late-life depression: issues for the general practitioner. Int J Gen Med. 2018 Mar 29;11:113-20.

- Diniz BS, Teixeira AL, Machado-Vieira R, Talib LL, Radanovic M, Gattaz WF et al. Reduced cerebrospinal fluid levels of brain-derived neurotrophic factor is associated with cognitive impairment in late-life major depression. Journals of Gerontology. Series B: Psychological Sciences and Social Sciences. 2014;69(6):845-51.

- Djernes JK. Prevalence and predictors of depression in populations of elderly: a review. Acta Psychiatr Scand. 2006;113(5):372-87.

- Dols A, Beekman A. Older age bipolar disorder. Psychiatr Clin N Am. 2018;41(1):95-110.

- Dols A, Kessing LV, Strejilevich SA et al. Do current national and international guidelines have specific recommendations for older adults with bipolar disorder? A brief report. Int J Geriatr Psychiatr. 2016;31(12):1295-300.

- Fried LP, Tangen CM, Walston J et al. Frailty in older adults: evidence for a phenotype. J Gerontol A Biol Sci Med Sci. 2001;56(3):M146-56.

- Garcia A, Passos A, Campo AT, Pinheiro E, Barroso F, Coutinho G et al. A depressão e o processo de envelhecimento. Ciências e Cognição. 2006;7(1).

- Geduldig ET, Kellner CH. Electroconvulsive therapy in the elderly: new findings in geriatric depression. Curr Psychiatry Rep. 2016;18(4):1-6.

- Goldman-Rakic PS, Brown RM. Regional changes of monoamines in cerebral cortex and subcortical structures of aging rhesus monkeys. Neuroscience. 1981;6:177-87.

- Greenstein SP, McGonigle D, Kellner CH. Late life depression. In: Simon AB, New AS, Goodman WK, editors. Mount Sinai expert guides: psychiatry. Chichester, West Sussex: John Wiley & Sons; 2017. p. 312-21.

- Halaris A, Leonard BE, editors. Neuroprogression in psychiatric disorders. Mod Trends Pharmacopsychiatry. Basel, Karger. 2017;31:56-66.

Capítulo 20 Transtornos do Humor, Envelhecimento e Doenças Neurodegenerativas

Halpin M. Accounts of suicidality in the Huntington disease community. Omega (Westport). 2012;65:317-34.

Jellinger KA, Attems J. Neuropathological approaches to cerebral aging and neuroplasticity. Dialogues Clin Neurosci. 2013;15:29-43.

Kaasinen A, Rinne JO. Functional imaging studies of dopamine system and cognition in normal aging and Parkinson's disease. Neurosci Biobehav Rev. 2002;26(7):785-93.

Kellner C, Roy-Byrne PP, Solomon D. Unipolar major depression in adults: indications for and efficacy of electroconvulsive therapy. ECT. 2015.

Kerstein AH, Schroeder RW, Baade LE et al. Frontotemporal dementia mimicking bipolar disorder. J Psychiatr Pract. 2013;19(6):498-500.

Kessing LV. Diagnostic subtypes of bipolar disorder in older versus younger adults. Bipolar Disord. 2006;8(1):56-64.

Kessing LV, Andersen PK. Does the risk of developing dementia increase with the number of episodes in patients with depressive disorder and in patients with bipolar disorder? J Neurol Neurosurg Psychiatry. 2004;75(12):1662-6.

Kessler RC, Berglund P, Demler O et al. Lifetime prevalence and age-of-onset distributions of DSM-IV disorders in the National Comorbidity Survey Replication. Arch Gen Psychiatry. 2005;6:595-602.

Kim HK, Nunes PV, Oliveira KC, Young LT, Lafer B. Neuropathological relationship between major depression and dementia: a hypothetical model and review. Progress in Neuropsychopharmacology & Biological Psychiatry. 2016;67:51-7.

Kumar S, Mulsant BH, Liu AY, Blumberger DM, Daskalakis ZJ, Rajji TK. Systematic review of cognitive effects of electroconvulsive therapy in late-life depression. Am J Geriatr Psychiatry. 2016;24(7):547-65.

Laferriere F, Polymenidou M. Advances and challenges in understanding the multifaceted pathogenesis of amyotrophic lateral sclerosis. Swiss Med Wkly. 2015;145:w14054.

Li S, Rieckmann A. Neuromodulation of cognitive aging. Current Opinion in Neurobiology. 2014;29:148-58.

Liu CS, Carvalho AF, Mansur RB, McIntyre RS. Obesity and bipolar disorder: synergistic neurotoxic effects? Adv Ther. 2013;30:987-1006.

Mattson MP, Magnus T. Ageing and neuronal vulnerability. Nat Rev Neurosci. 2006;7(4):278-94.

Miller C, Bauer MS. Excess mortality in bipolar disorders. Curr Psychiatry Rep. 2014;16(11):499.

Okereke OI, Singh A. The role of vitamin D in the prevention of late-life depression. J Affect Dis. 2016;198:1-14.

Pace-Schott EF, Spencer RM. Sleep-dependent memory consolidation in healthy aging and mild cognitive impairment. Curr Top Behav Neurosci. 2015;25:307-30.

Pavlovic A, Marley J, Sivakumar V. Development of frontotemporal dementia in a case of bipolar affective disorder: is there a link? BMJ Case Rep. 2011;2011:bcr0920103303.

Preston. Ageing choroid plexus-cerebrospinal fluid system. Microsc Res Tech. 2001;52(1):31-7.

Rabkin JG, Goetz R, Factor-Litvak P. Depression and wish to die in a multicenter cohort of ALS patients. Amyotroph Side Scler Frontotemporal Degener. 2015;16(3-4):265-73.

Rajtar-Zembaty A, Sałakowski A, Rajtar-Zembaty J, Starowicz-Filip A. Executive dysfunction in late-life depression. Psychiatr Pol. 2017;51(4):705-18.

Seção IV – *Outros aspectos dos transtornos de humor e cognição*

Rapp MA, Schnaider-Beeri M, Grossman HAT et al. Increased hippocampal plaques and tangles in patients with Alzheimer disease with a lifetime history of major depression. Arch Gen Psychiatry. 2006;63:161-7.

Réus GZ, Titus SE, Abelaira HM, Freitas SM, Tuon T, Quevedo J et al. Neurochemical correlation between major depressive disorder and neurodegenerative diseases. Life Sciences. 2016 Aug 1;158:121-9.

Reys BN et al. Diagnóstico de demência, depressão e psicose em idosos por avaliação cognitiva breve. Rev Assoc Med Bras. 2006;52(6):401-4.

Rizzo LB, Costa LG, Mansur RB et al. The theory of bipolar disorder as an illness of accelerated aging: implications for clinical care and research. Neurosci Biobehav Rev. 2014;42:157-69.

Rizzo LB, Do Prado CH, Grassi-Oliveira R, Wieck A, Correa BL, Teixeira AL et al. Immunosenescence is associated with human cytomegalovirus and shortened telomeres in type I bipolar disorder. Bipolar Disord. 2013 Dec;15(8):832-8.

Rosenblat JD, McIntyre RS. Bipolar disorder and immune dysfunction: epidemiological findings, proposed pathophysiology and clinical implications. Brain Sci. 2017 Oct 30;7(11).

Rutherford BR, Brewster K, Golub JS, Kim AH, Roose SP. Sensation and psychiatry: linking age-related hearing loss to late-life depression and cognitive decline. Am J Psychiatry. 2018;175(3):215-24.

Sajatovic M, Chen P. Geriatric bipolar disorder. Psychiatr Clin N Am. 2011;34:319-33.

Salech FM, Jara RL, Michea LA. Physiological changes associated with normal aging. Rev Med Clin Condes. 2012;23(1):19-29.

Schurhoff F, Bellivier F, Jouvent R et al. Early and late onset bipolar disorders: two different forms of manic-depressive illness? J Affect Disord. 2000;58(3):215-21.

Seidler et al. Motor control and aging: links to age-related brain structural, functional, and biochemical effects. Neurosci Biobehav Rev. 2010;34(5):721-33.

Shalev I, Entringer S, Wadhwa PD, Wolkowitz OM, Puterman E, Lin J et al. Stress and telomere biology: a lifespan perspective. Psychoneuroendocrinology. 2013;38:1835-42.

Shankar SK. Biology of aging brain. Indian J Pathol Microbiol. 2010;53(4):595-604.

Simon NM, Smoller JW, McNamara KL, Maser RS, Zalta AK, Pollack MH et al. Telomere shortening and mood disorders: preliminary support for a chronic stress model of accelerated aging. Biol Psychiatry. 2006 Sep 1;60(5):432-5.

Soares AT, Andreazza AC, Rej S, Rajji TK, Gildengers AG, Lafer B et al. Decreased brain-derived neurotrophic factor in older adults with bipolar disorder. Am J Geriatr Psychiatry. 2016;24(8):596-601.

Sodhi SK, Linder J, Chenard CA, Miller DD, Haynes WG, Fiedorowicz JG. Evidence for accelerated vascular aging in bipolar disorder. J Psychosom Res. 2012;73:175-9.

Staekenborg SS, Su T, van Straaten EC et al. Behavioural and psychological symptoms in vascular dementia; differences between small- and large-vessel disease. J Neurol Neurosurg Psychiatry. 2010;81(5):547-51.

Stanton L, Kohn R. Depression and the aging brain. Med Health R I. 2012;95:210-1.

Stern Y. What is cognitive reserve? Theory and research application of the reserve concept. J Int Neuropsychol Soc. 2002;8(3):448-60.

Taylor WD, Aizenstein HJ, Alexopoulos GS. The vascular depression hypothesis: mechanisms linking vascular disease with depression. Mol Psychiatry. 2013;18(9):963-74.

Tiemeier H, van Dijck W, Hofman A, Witteman JC, Stijnen T, Breteler MM. Relationship between atherosclerosis and late-life depression: the Rotterdam Study. Arch Gen Psychiatry. 2004;61(4):369-76.

Unützer J. Clinical practice late-life depression. N Engl J Med. 2007;357(22):2269-76.

Versiani M, Cheniaux E, Landeira-Fernandez J. Efficacy and safety of electroconvulsive therapy in the treatment of bipolar disorder: a systematic review. J ECT. 2010;27(2):153-64.

Weiner M, Warren L, Fiedorowicz JG. Cardiovascular morbidity and mortality in bipolar disorder. Ann Clin Psychiatry: Off J Am Acad Clin Psychiatr. 2011;23:40-7.

Weyerer S, Eifflaender-Gorfer S, Köhler L et al. German AgeCoDe Study group (German study on ageing, cognition and dementia in primary care patients): prevalence and risk factors for depression in non-demented primary care attenders aged 75 years and older. J Affect Dis. 2008;111(2-3):153-63.

Woodward M, Jacova C, Black SE et al. Differentiating the frontal variant of Alzheimer's disease. Int J Geriatr Psychiatry. 2010;25(7):732-8.

Zielonka D, Mielcarek M, Landwehrmeyer GB. Update on Huntington's disease: advances in care and emerging therapeutic options. Parkinsonism Relat Disord. 2015;21(3):169-78.

Zou YM, Tan JP, Li N, Yang JS, Yu BC, Yu JM et al. The prevalence of Parkinson's disease continues to rise after 80 years of age: a cross-sectional study of Chinese veterans. Eur Rev Med Pharmacol Sci. 2014;18:3908-15.

Índice remissivo

A

Abordagem farmacológica do transtorno depressivo maior refratário ao tratamento, 105
Aceitação, 164
Acetilcolina, 45
Ácido(s)
  graxos ômega-3, 50
  valproico + valproato de sódio, 233
Aderência ao tratamento medicamentoso, 164
Agentes multimodais, 96
Agomelatina, 94, 197
Agonistas parciais/inibidores da recaptura de serotonina, 93
Alterações
  cerebrais na depressão, 78
  cognitivas
    associadas aos psicofármacos, 193
    da depressão no idoso, 304
  intracelulares, 42
  neurobiológicas da depressão no idoso, 305
Amígdala, 46
Anedonia, 4
Antagonistas
  de alfa-2, 95
  /inibidores da recaptura de serotonina, 95
Anticonvulsivantes, 149
Antidepressivos, 89, 106, 196, 224, 228
  classificação dos, 91
  efeito sobre os sintomas cognitivos da depressão, 101
  tempo de tratamento com, 91

  tricíclicos, 97, 194
Antiepilépticos, 232
Antipsicóticos, 107, 152, 198
  atípicos, 99
  de segunda geração, 230, 231
Apatia, 89
Aprendizagem, 255, 256
Aripiprazol, 108, 153, 199, 231
Asenapina, 232
Aspectos
  clínicos do(s) transtorno(s)
    –afetivo bipolar, 19
      do humor em crianças e adolescentes, 208
    forenses nos transtornos do humor, 285
Associação medicamentosa, 105
Atenção, 70
  alternada, 70
  concentrada, 70
  dividida, 71
Ativação, 24, 227
  comportamental, 116, 251
Atrofia neuronal, 42
  e neurogênese, 43
Autocontrole, 250
Autofagia, 60
Avaliação
  clínica e psicológica de crianças e adolescentes com transtornos do humor, 212
  dos aspectos afetivos e emocionais, 276
  neuropsicológica, 175, 176, 276

Índice Remissivo

B

Bateria Psicológica para Avaliação da Atenção (BPA), 71
BDNF, 64
Benzodiazepínicos, 199
Bipolaridade, risco para, 217
Brexpiprazol, 155
Bupropiona, 94, 106, 230

C

Cálcio, 63
Cancelamento, 71
Capacidade legal, 286
Carbamazepina, 151, 197, 233
Carbonato de lítio, 234
Carga e custos da depressão, 39
Cérebro e envelhecimento, 299
Cetamina, 110
Chaperona XBP1, 60
Ciclotimia, 7
Circuito(s)
　cerebral, 89
　límbico-frontoestriatal, 46
　neuronais disfuncionais na depressão maior, 88
Citalopram, 92, 229
Citocinas pró-inflamatórias, 62
Classificação
　dos antidepressivos, 91
　dos episódios depressivos, 6
Código, 71
Cognição, 3, 44
　"fria", 11
　social, 243
Colaboração do paciente no processo psicoterápico, 165
Completar figuras, 71
Consequências da depressão, 10
Controle inibitório, 75
Correlações neuroquímicas comuns entre depressão e doenças neurodegenerativas, 309
Córtex
　cingulado anterior, 46
　pré-frontal, 46
Covid-19, 122
Critérios diagnósticos dos transtornos afetivos pelo CID-10, 7

Cronobiologia, 65
Culpa, 89

D

Demência, 77
Depressão, 3, 37
　alterações cerebrais na, 78
　ao longo da vida, 76
　ativação comportamental, 116, 118, 251
　carga e custos da, 39
　cognição e, 130
　consequências da, 10
　de início tardio, 78
　e cognição, tratamento farmacológico da, 87
　e demência, diagnóstico diferencial entre, 306
　e doenças neurodegenerativas, correlação neuroquímicas comuns entre, 309
　e transtorno afetivo bipolar em crianças e adolescentes, fatores de risco para o desenvolvimento de, 211
　e transtornos de humor em jovens, fatores de risco para a, 241
　em crianças e adolescentes, sintomas específicos da, e algumas diferenças em relação à dos adultos, 240
　epidemiologia
　　e fisiopatologia da, 37
　　no Brasil, 40
　fatores etiológicos e prognósticos da, 8
　fisiopatologia, 40
　hipótese monoaminérgica da, 88
　importância da, 9
　no idoso, 301
　　fatores de risco para a, 302
　　medidas preventivas da, 307
　　tratamento da, 308
　quadro clínico e diagnóstico da, 3
　reabilitação neuropsicológica na, 129, 140
　sintomas cognitivos na, 11
　técnicas mais aplicadas na, 179
　unipolar grave, 291
Desvenlafaxina, 94, 229
Dificuldades
　executivas, 256
　oriundas de prejuízo cognitivo nos transtornos de humor, 184
Dígitos em ordem direta, 71

320

Índice Remissivo

Disfunção
executiva, 89, 256
mitocondrial e do retículo endoplasmático, 59
Distimia, 7, 21
Distorções cognitivas, 186
Divalproato de sódio, 197, 233
Doença
de Alzheimer, 309
de Huntington, 309, 310
de Parkinson, 309
Duloxetina, 94, 196, 230

E

Educação sobre o modelo cognitivo, 249
Eletroconvulsoterapia, 100, 309
Endofenótipo, 41
Ensaio comportamental, 167
Envelhecimento, 299
e neurotransmissores, 301
Episódio(s)
de hipomania, 29
de humor com características mistas, 30
depressivo(s), 4
classificação dos, 6
grave, 6
leve, 6
maior, 20
moderado, 6
maníaco, 24
Escala
de autoavaliação de hipomania, 32
de avaliação de disfunções executivas de
Barkley, 75
de depressão de Hamilton, 21, 22
de mania de Young, 25
Escitalopram, 93, 229
Esclerose lateral amiotrófica, 309, 310
Especificadores para transtornos depressivos, 6
Estabilizadores de humor, 109, 197, 230
Estimulação
cerebral, 100
profunda, 101
da capacidade de solução de problemas, 277
de processos metacognitivos, 276
magnética transcraniana, 100
Estimulantes cerebrais, 99
Estresse, 47

na depressão, 48
oxidativo, 61
Exercícios de remediação cognitiva, 186
Exposição comportamental, 251
Expressão gênica, 88

F

Fadiga, 89
Fator(es)
de crescimento neuronal, 64
de necrose tumoral alfa, 49
de risco
biológicos, 303
para a depressão
e transtornos de humor em jovens, 241
no idoso, 302
para o desenvolvimento de depressão e
transtorno afetivo bipolar em crianças e
adolescentes, 211
para o transtorno afetivo bipolar, 244
psicossociais, 304
estressores, 165
etiológicos e prognósticos da depressão, 8
inflamatórios, 62
neurotrófico derivado de linhagem de células
gliais, 64
Fenômeno de ativação, 25
Figura complexa de Rey, 74, 75
Flexibilidade cognitiva, 269
Fluoxetina, 92, 228
Fluvoxamina, 92
Fosfatidilinositol, 42
Funcionalidade, 80
Funções
cognitivas recrutadas nas intervenções
cognitivo-comportamentais, 173
executivas, 74

G

Glicogênio sintase quinase 3, 42, 64
Glutamato, 45, 63
Gráfico
de linha de vida, 182
do humor, 182
Grupos de intervenção em neuropsicologia no
HDI, 276

Índice Remissivo

H

Habênula lateral, 46
Habilidades de enfrentamento, 165
Hiper-homocisteinemia, 50
Hipocampo, 46
Hipomania, 30
Hipótese(s)
   de mecanismo de ação neuroquímica da
     depressão, 88
   monoaminérgica, 88
Homocisteína, 49
Hormônios tireoidianos, 99
Humor, 44
   deprimido, 4, 89

I

Identificação e o manejo dos sintomas, 165
Inflamação, 49, 62
Inibição da resposta, 268
Inibidores
   da monoaminoxidase, 96, 107
   da recaptura
     de noradrenalina e dopamina, 94
     de serotonina-noradrenalina, 93
   seletivos da recaptura de serotonina, 91, 194
Intervenção(ões)
   em aprendizagem para crianças e
     adolescentes
     com transtorno afetivo bipolar e ciclotimia,
       273
     com depressão, 269
   cognitivo-comportamentais, 172
   terapêuticas, 115

K

Kindling, 49

L

Lamotrigina, 110, 150, 198, 233
Lítio, 99, 109, 147
Lurasidona, 154, 232

M

Mania, 25
Mediadores
   anti-inflamatórios, 62
   pró-inflamatórios, 62

Medicações com efeito anti-inflamatório, 99
Medidas preventivas da depressão no idoso,
   307
Memória, 72
   de curto prazo, 72
   de longo prazo, 72, 73
   explícita, 73
   implícita, 73
   operacional, 73, 261
   recente, 73
   sensorial, 72
Mindfulness, 167
Mirtazapina, 95, 106, 196
Mitocôndrias, 60
Modelação, 167
Modelo
   cognitivo das psicopatologias, 173
   de diátese-estresse, 48
   neuropsicológico da cognição na depressão,
     11
Monitoramento do humor e demais sintomas,
   250

N

Neurogênese, 43
Neuroplasticidade, 42, 88
Neuropsicologia
   clínica, 175
   da depressão, 69
Neurotoxicidade, 49
Neurotransmissão, 44
Neurotransmissores, 62
   nos transtornos de humor, 87
Neurotrofinas, 64
Nível de desenvolvimento da linguagem, 243
Noção e compreensão da realidade, 243

O

Olanzapina, 108, 155, 199, 231
Oxcarbazepina, 152, 233

P

Paliperidona, 154, 231
Paroxetina, 92, 229
Pensamentos
   automáticos, 186
   mal-adaptativos, 116

Índice Remissivo

Perícias em saúde mental, 288
Peso e apetite, 89
Piora do comportamento suicida, 227
Potencializadores dos antidepressivos, 99
Pramipexol, 106
Prejuízos cognitivos, 47
Prevenção de recaídas, 117, 168, 186
Princípios da associação medicamentosa, 105
Processos oxidativos, 49
Procurar símbolos, 71
Protocolos integrativos, 176
Psicoeducação, 166
Psicomotricidade, 4
Psicopedagogia, 255
Psicoterapia em crianças e adolescentes com
   transtornos de humor, 219
Puberdade, 243

Q

Qualidade de vida, 80
Questões forenses nos transtornos do humor,
   291
Quetiapina, 108, 153, 231
Quinase C, 63

R

Reabilitação
   cognitivo-comportamental, 185
   com crianças e adolescentes com transtorno
      do humor, 268
   neuropsicológica, 175, 176
      na depressão, 129, 140
      nos transtornos psiquiátricos, 131
      para crianças e adolescentes com
         transtornos do humor, 267
Reavaliação cognitiva, 166
Receptores de monoaminas, 88
Reconhecimento
   de emoções em faces, 268
   de padrão de sintomas, 182
Rede(s)
   autobiográfica de memória, 47
   cerebrais funcionais, 47
   de controle cognitivo, 47
Redução do afeto positivo, 94
Reestruturação cognitiva, 116, 250
Reforçamento, 167
Regiões e redes cerebrais associadas ao humor e
   à cognição, 46

Registro de pensamentos disfuncionais, 180
Regulação emocional, 242
Relações sociais, 183
Relaxamento, 167, 250
Resolução de problemas, 116, 183, 186
Responsabilidade penal, 286
Resting state, 47
Retículo endoplasmático, 60
Risco
   de suicídio associado aos transtornos do
      humor, 216
   para bipolaridade, 217
Risperidona, 154, 231
   de longa ação (depósito), 155
Ritmos circadianos, 64

S

Segundos mensageiros, 63
Senilidade, 77
Sentimento de desvalia ou culpa, 4
Sertralina, 92, 229
Síndrome de deficiência de dopamina, 94
Sintoma(s)
   cognitivos na depressão, 11
   específicos
      da depressão em crianças e adolescentes
         e algumas diferenças em relação à dos
         adultos, 240
      do transtorno afetivo bipolar em crianças e
         adolescentes, 241
   psicomotores, 89
Sistema(s)
   de neurotransmissão, 45
   de segundos mensageiros, 63
   de transdução, 63
   dopaminérgico, 45
   mesolímbico, 45
   nervoso central, 61
   noradrenérgico, 44
Sono, 89, 300
Span atencional, 70
Stroop color, 75
Suicídio, 89

T

Temperamento, 243
Tempo de tratamento com antidepressivos, 91
Terapia cognitiva, 175
Terapia cognitivo-comportamental, 114

Índice Remissivo

e ativação comportamental para depressão em tempos de Covid-19, 122
nas intervenções neuropsicológicas nos transtornos do humor, 171
para a depressão, 114
para tratamento
  da depressão e bipolaridade em crianças e adolescentes, 239
  do transtorno afetivo bipolar, 163
Teste(s)
  Berg's Card Sorting Test, 81
  de aprendizagem auditivo-verbal de Rey (RAVLT), 74
  de atenção
    alternada (TEALT), 71
    concentrada (TEACO-FF), 71
    dividida (TEADI), 71
  de trilhas coloridas (TTC), 71
  dos cinco dígitos (FDT), 71, 75
  Torre de Londres, 81
  Wisconsin de classificação de cartas, 75
Tolerância à frustração, 268
Topiramato, 233
Trabalho, 80
Trail Making Test parte B, 75
Transtorno(s)
  afetivo bipolar, 7, 55, 292
    aspectos clínicos do, 19
    diagnóstico do, 19
    e a cognição tratamento farmacológico do, 145
    e comorbidades, 34
    em crianças e adolescentes, sintomas específicos do, 241
    epidemiologia, 56
    fatores
      de risco para o, 244
      genéticos, 57
    fisiopatologia, 57
    importância da cognição no tratamento do, 156
    no idoso, 310
    técnicas mais aplicadas no, 181
    tipo I, 292
    tipo II, 29, 292
  alimentares, 35
  de ansiedade, 34

de déficit de atenção e hiperatividade, 34
de humor, 47
  aspectos forenses nos, 285
  dificuldades oriundas de prejuízo cognitivo nos, 184
  em crianças e adolescentes
    aspectos clínicos e diagnósticos, 207, 208
    aspectos históricos, 207
    comorbidades, 215
    diagnóstico diferencial, 215
    diferenças no quadro de, 210
    impacto ao longo da vida, 215
    papel da escola, 219
    papel da família, 218
    planejamento terapêutico, 217
    psicoterapia, 219
    tratamento farmacológico dos, 223
  neurotransmissores nos, 87
  questões forenses nos, 291
  reabilitação neuropsicológica para crianças e adolescentes com, 267
  risco de suicídio associado aos, 216
  técnicas utilizadas com pacientes com, 178
de personalidade, 35
depressivo
  maior, 37
    refratário ao tratamento, 105
  recorrente, 7
disruptivo da desregulação do humor, 212
mentais e perícia, 288
por uso de substâncias, 34
psiquiátricos reabilitação neuropsicológica nos, 131
Tratamento(s)
  da depressão no idoso, 308
  em terapia
    analítico-comportamental, 113
    cognitivo-comportamental, 113, 245
  farmacológico, 87
    da depressão e cognição, 87
    do transtorno afetivo bipolar e a cognição, 145
    dos transtornos de humor em crianças e adolescentes, 223
  não farmacológicos, 100
Trazodona, 95

Índice Remissivo

Treinamento
de pais, 250
e a psicoeducação para os pais, 249
Treino
auto-orientado, 277
de habilidades sociais, 117, 167, 250
de resolução de problemas, 168, 250
em assertividade, 183
Tri-iodotironina, 109
Tricíclicos, 97
associados a inibidores seletivos da recaptura
de serotonina, 107

U

Utilização de mapas mentais, 277

V

Valproato, 149
Velocidade
de processamento, 71
psicomotora, 71
Venlafaxina, 93, 196, 229
Via mesocortical, 45
Vilazodona, 93
Virada maníaca, 227
Vitaminas do complexo B, 49
Vortioxetina, 96, 196, 230

Z

Ziprasidona, 155